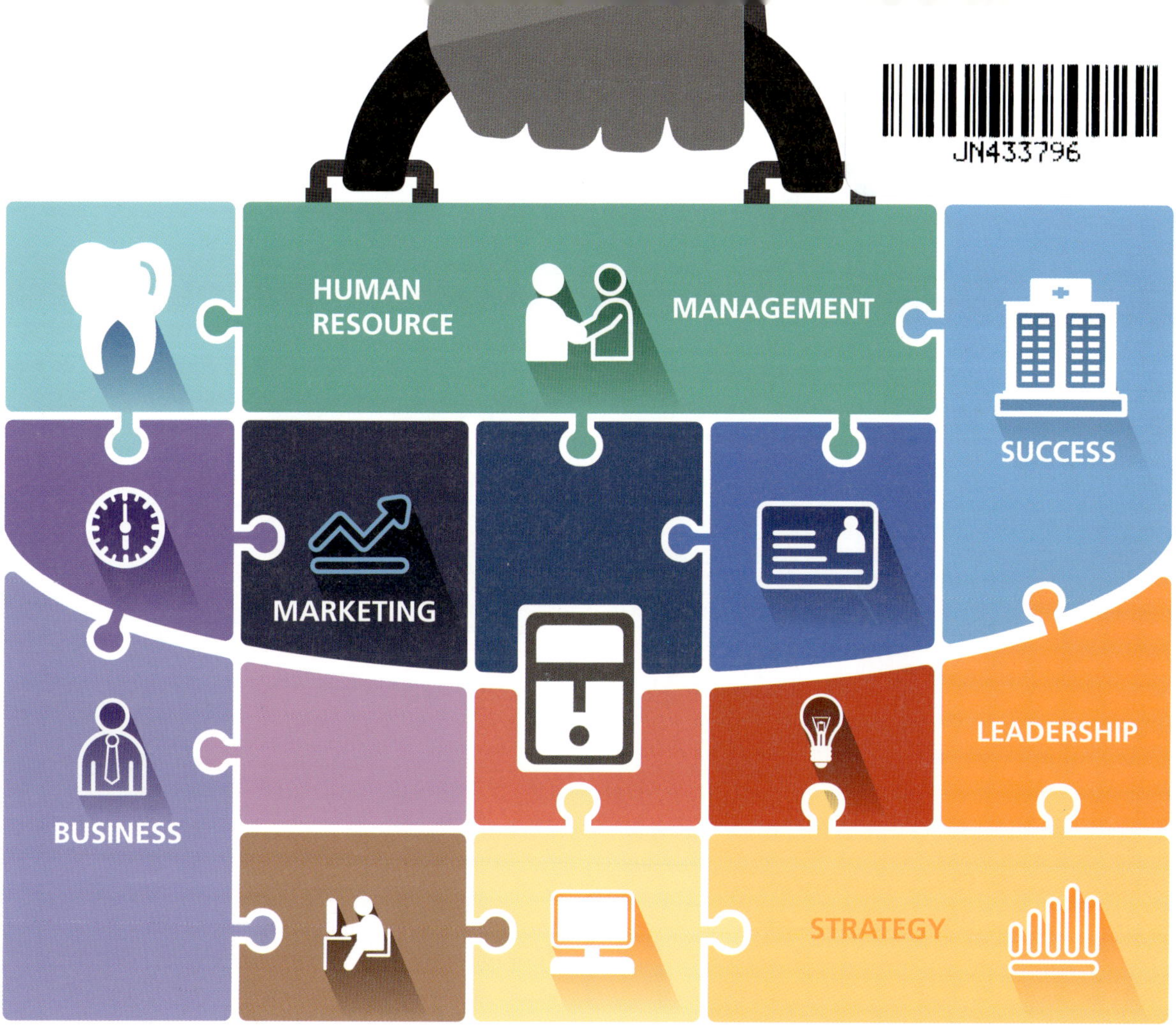

Management Class for Healthcare Professionals

전략, 마케팅, 인사관리를 중심으로

이정우 지음

의료인을 위한 경영학 수업

군자출판사

의료인을 위한 경영학 수업

첫째판 1쇄 인쇄 2023년 06월 20일
첫째판 1쇄 발행 2023년 07월 03일

지 은 이 이정우
발 행 인 장주연
출판기획 한수인
책임편집 박은선
디 자 인 신지원
발 행 처 군자출판사(주)
등록 제4-139호(1991. 6. 24)
(10881) **파주출판단지** 경기도 파주시 회동길 338(서패동 474-1)
전화 (031) 943-1888 팩스 (031) 943-0209
www.koonja.co.kr

ISBN 979-11-7068-025-3
정가 50,000원

전략, 마케팅, 인사관리를 중심으로

의료인을 위한 경영학 수업

시작하는 글

산업공학 전공이었던 형 덕분에 어깨너머 일찍부터 컴퓨터를 접할 수 있었음에 지금도 감사한다. 전형적인 이과생이었던 나는 경희대학교 치과대학을 졸업하고 길병원 치과에서 보철과 수련을 했다. 그 시절 다른 수련의들은 임상사진을 아날로그 카메라로 찍어 청슬라이드를 만들고 등사기로 돌리는 것이 일반적이었다. 그때 나는 48만 화소 디지털카메라를 200만 원(당시 수련의 월급이 125만 원 정도)에 구입하여 노트북으로 프레젠테이션을 시도했었다. 이러한 모습을 유심히 지켜보셨던 길병원 김영훈 주임 교수님 소개로 당시 서울대학교 치과대학에서 치과경영정보학교실을 만들고 대학원생을 찾고 있던 김명기 교수님을 만나 뵙고 '치과경영정보학' 대학원생이 되어 공부를 시작하였다.

2002년 3월 군의관을 마치면서 시작한 대학원 공부 과정은 험난했다. 개원 현장에서 일하면서 파트타임으로 시작한 경영 공부는 생소한 분야였다. 힘들었지만 당시 직원들이 내 맘 같지 않고 자꾸 퇴사하더라는 고민에 대한 해결책을 경영학에서 찾아보고자 공부에 열중하였다. 그래서 경영학 분야 중 인사관리(HRM, Human Resource Management)가 주요 관심분야였고, 그 연장선상에서 직원들을 잘 이끌 수 있는 이상적인 병원의 규모를 찾아보고자 당시 한참 유행이던 공동개원의 적절한 규모와 운영방식이 무엇인가를 찾아 석사 논문으로 결실을 보았다. 교실 개설 때부터 나보다 먼저 박사과정을 들어오셨던 수많은 분들이 지도 교수님의 깐깐한 요구사항에 맞추지 못하고 매년 포기하는 일이 이어졌다. 나도 포기하고 싶은 수년간의 어려운 순간들이 많았지만, 그 시간들을 넘기고 2011년 8월, 드디어 서울대학교 치과대학 치과경영정보학교실에서 첫 박사로 졸업할 수 있었다.

나는 감사할 것이 많은 인생을 살아왔다. 치대를 졸업하고 수련하던 1996년은 임플란트가 막 도입되면서 치과계가 성장하던 초기였고, 네트워크 치과의 태동 시기여서 당시 예치과, 모아치과 네트워크가 만들어지고 성장하는 모습을 가깝게 지켜볼 수 있었다. 인맥이 넓고 활발히 활동하셨던 은사님 덕분에 많은 배움과 인연이라는 자산을 물려받았고, 임상과 학업 분야에서 많은 리더 치과의사들을 만났고 성장할 수 있었다. 그러한 경험 덕분에 비교적 쉽게 개원에 안착할 수 있었고, 나름 40대 젊은 나이에 경제적 여유도 찾을 수 있었다.

그러한 내게 남은 일은 그동안 받은 사랑과 은혜를 후배들에게 물려주는 것이었다. 개원 초기부터 함께 일하는 페이닥터 후배들에게 내가 수련 시절 받았던 방식으로 교육해 왔다. 박사 졸업 후 박사논문 작성에 많은 도움을 받았던 김양균 교수님이 계신 경희대학교 경영대학의 MBA 과정을 더 공부하면서 실무와 이론적 지식을 쌓아 왔다. 예상하고 준비했던 것이지만 의료계에서는 치열한 경쟁이 점차 더 심화되고 있었고 각 치과대학에서 관련 공부를 하셨던 은사님들께서 후배들을 위한 재능기부의 기회를 내게 주셨다. 2013년도부터 의료경영을 먼저 공부하셨던 박영국, 권긍록 교수님께서 이끌어 주신 경희대에서, 2015년도부터는 예방치과학교실의 권호근, 김백일 교수님께서 소개해 주셔서 연세대에서, 그리고 2019년도부터는 현재 주임교수이신 김홍기 교수님께서 이끌어 주셔서 서울대에서 4학년 졸업반 학생들을 위한 '경영학' 수업을 현재까지 진행해 오고 있다.

개원 현장에서 치열하게 살았기에 한두 시간의 강의로는 모두 전달할 수 없는, 하고 싶은 얘기가 많았다. 매번 학생들에게 하는 얘기지만, 내가 강의를 하는 이유는 대학에 계신 교수님들께서 해 주실 수 없는 개원 임상 현장의 이야기가 있기 때문이다. 비유적으로 예를 들자면 동물원과 야생의 차이라고나 할까? 특히나 치과는 졸업 후 85% 이상이 개원가에서 진료를 하게 된다는 현실을 고려해 보면 개원가에서 마주치게 되는 현장의 어려움, 그것을 극복하기 위한 경영학적 지식이 필수적이다. 대학에 계신 은사님들께서는 경영이론을 배우긴 하셨지만, 그 부분만큼은 현장에서 경험하고 극복한 나의 지식을 높이 사 주셨기에 기회를 주셨을 것이라 생각하고 후배들과 함께 수년 전부터 그 경험과 지식을 나눠오고 있다.

MBTI 유형상 ISTJ 유형인 나는 시스템을 만들고 실용적 이론을 중시하는 사람이다. 학생 시절에도 추상적인 이론 얘기보다는 실제로 내 인생에서 그 이론이 어떻게 사용되는지가 중요했다. MBA 과정으로 경영학을 공부하던 2014년도 즈음만 해도 이론은 그저 이론이었고, 대부분 사례는 회사, 기업 중심의 이야기였다. 그래서 더 공부해 보겠다고 들어갔던 MBA 과정에서도 습관적으로 '저 이론이 내 현장에서는 어떻게 적용될 것인가?'를 생각하면서 적용해 보았고, 쓸 만하다 싶은 것은 일단 내 병원, 내 직원에게 먼저 적용해 보았다. 앞으로 이 책에서 소개할 내용들은 그 과정에서 의미가 있다고 검증된 것들이니 병원 임상 현장에서 유용하게 사용될 것이라 믿는다. 이 책의 전반에 걸쳐 10여 년 동안 학생들과 토론하면서 나누었던, 국가시험 과목도 아님에도 많은 학생들의 관심과 좋은 반응을 이끌었던 병원 임상 현장에 적용되는 경영학을 소개하고자 한다.

추천사

학문은 보편적 진리를 탐구하는 것을 목표로 삼지만 구체적 현실의 문제를 해결하는 데에도 기여해야 한다. 과학은 수많은 실험과 관찰을 통해 자연 및 사회적 현상을 설명하고 예측할 수 있는 이론을 생산하는 과학 커뮤니티의 활동이다. 하지만 특정 분야와 상황에 맞게 이론을 잘 해석하여 적용하기란 새로운 이론을 만드는 것 이상의 통찰력과 지혜가 필요하다. 저자인 이정우 교수는 다수의 임상치의학 학술논문을 출판한 연구자이면서 서울대학교 치전원에서 객원교수로서 후학들에게 치과의료경영학을 가르치는 강의자이다. 저자는 강단에서 경영학의 이론들을 단순히 전달하는 것이 아니라 치과의료계의 당면한 문제 해결의 방법들로 구체화하는 노력을 하기에 예비 치과의사들에게 큰 호응을 얻고 있다.

수많은 경영학 이론서와 대중서가 출판되었음에도 불구하고 개원의들의 현실적 고민을 토대로 쓰인 경영학 전문서는 매우 드물다. 저자는 학자이자 동시에 경영자로서의 경험과 깊은 고민을 이 책 한 권에 담아내었다. 이 책은 경영학에서 다루는 중요한 주제를 포괄적으로 다루고 있을 뿐만 아니라 여러 최신 이론들을 사례와 함께 재미있게 설명하고 있어 개원의들에게 필요한 전문 대중서이다. 의료 임상 현장에 계신 분들이라면 저자가 나누고자 한 임상 경영이론과 지혜를 함께해 보시기를 추천한다.

김홍기 교수, 서울대학교 치과대학 치과경영정보학교실 주임교수, 대한치과의료관리학회 회장

이 책의 저자인 이정우 원장과는 치과대학 선후배로 만났습니다. 이 원장은 젊은 시절 치과보철학을 전공하고 병원의료관리학으로 박사 학위를 취득한 특별한 경력의 소유자입니다. 저도 치과보철학을 전공하고 의료경영학을 공부한 인연으로 이 원장을 10여 년 전부터 치과대학에서 '병의원 경영학' 강의를 위해 제가 초빙하여 지금까지 함께하고 있습니다.

저자는 개원가에 있으면서도 꾸준히 학문 연구를 게을리하지 않았으며, 특히 의료경영학이라는 특별한 분야를 지속적이고 집요하게 공부하고 또 실제 치과병원에서 임상진료 및 경영을 통해 이론과 실제를 경험하면서 좋은 결과를 구현하고 있습니다. 그 결과를 토대를 이렇게 책자로 발표하는 부지런함을 보이고 있음에, 공직에 있는 저로서는 약간의 존경심과 부러움, 그리고 제 자신의 학문적 게으름에 대한 자책을 모아서, 비록 분에 넘치는 감은 있으나 추천사를 조심스럽게 적어 봅니다.

실제 치과 병의원을 운영함에 있어 경영은 극히 중요하고 실천적인 영역이기 때문에 아무리 강조해도 지나치지 않는 분야이고, 이론 또한 다양합니다. 일반 경영학의 다양한 분야에서 정립된 이론들이 치과 경영에 적용되어 환자의 적절한 관리뿐만 아니라 직원과 제품의 관리 또한 효율적으로 이루어짐으로써 기존의 dental clinic에서 환자를 치료하는 개념을 넘어, dental office에서 고객을 관리하는 개념으로 더욱 확장되고 복합적인 내용들이 공존하고 있다 할 수 있습니다.

저자는 지금까지도 본인의 경영철학을 개발하고 실증하기 위해 계속해서 환자와 치과병원 경영에 직접 적용하고 있습니다. 그리고 오랜 기간 동안의 경영 실적 자료를 정리하여 학부 학생들을 대상으로 교육할 뿐만 아니라 치과 임상가들에게 강연과 지면을 통해 발표하고, 나아가 이것을 하나의 책으로 완성한 저자의 학문적 열정과 끈기에 찬사를 보냅니다.

이 책에서 저자는 경영학을 정의하고 여타 다른 병의원과는 차별화하는 전략적 사고와 포지셔닝의 중요성을 강조하고 있으며, 가격, 환자의 심리, 그리고 서비스의 변화를 통한 환자 관리에 많은 내용을 할애하고 있습니다. 그리고, 인적관리 노하우와 리더십을 설명하는 장에서는 환자 치료와 병의원 경영의 주체로서의 역할에 대한 이론을 전개하고 있습니다.

저자는 30여 년의 개원 및 임상 진료 경험을 바탕으로 일반 경영학의 관점에서 본 이론들을 실제 병의원에 접목시켜 환자 진료 및 경영의 효과를 증명하고 있으며, 치과 임상가들의 실제 치과 경영에 도움을 주고자 노력한 점이 엿보입니다. 아무쪼록 이 책을 통해 보다 많은 임상가들이 병의원 경영에서 좋은 성과를 거둘 수 있는 방법들을 찾기를 기대합니다.

권긍록 교수, 대한치의학회 회장, 전 경희대학교 치과대학장

제자로 만난 저자는 수련의 시절부터 휴머니즘이 넘치는 따뜻한 의사였다. 전문의 과정을 마치고 임상의 치열한 최전선에서 연륜을 쌓아온 그는 이제는 후학들에게 의료 휴머니티스를 전파하는 인문과학자로서의 견고한 모습을 보여주고 있다. 군 복무 중 의료관리학으로 입문 제안을 묵묵히 받아들인 저자의 모습에서 성경의 한 구절이 떠오른다.

"순종(順從)이 제사(祭祀)보다 낫고 듣는 것이 숫양의 기름보다 나으니"

선친에게 물려받은 섬세함과 창의적인 예술성이 더해지면서 임상과 경영, 인문학 그리고 예술성이 함께 어우러진 진정한 의미의 통섭(統攝)을 설파하는 모습이 낯설지 않다. 문무를 겸비한 양수겸장(兩手兼將)이 초대한 혜안과 식견(息肩)의 지적(知的) 무대에 찬사를 보내며, 이 저서를 통해 임상 현장에 필요한 실천적 지혜(Practical wisdom)와 의사로서의 삶에 필요한 동찰(洞察)을 섭렵(涉獵)하는 기회가 되기를 바란다.

김영훈 교수, 전 가천의대 길병원 치과 주임교수, 전 김대중 대통령 의료 자문의

제가 이정우 원장을 처음 알게 된 것도 어느새 10년이 훌쩍 넘은 것 같습니다. 그 당시에 이미병원 경영에서 핵심적인 인사관리를 위해 MBTI라는 심리검사를 적극적으로 활용하여 저희 교실에서 발표하였던 것이 저에게 깊은 인상으로 남아 있습니다. 현재는 MBTI 검사가 과거의 혈액형 테스트만큼이나 일반적으로 알려져 있지만, 그 당시에는 이름조차도 생소한 검사였습니다. 그만큼 이정우 원장은 시대를 앞서 나가면서 병원 경영에 경영학을 포함한 다양한 인문학적 요소를 융합하려는 시도를 해 오셨다고 생각합니다.

새로 발간되는 이 책에서는 병원 경영자가 꼭 알아야 할 경영학적 이론과 지혜뿐 아니라, 코로나 이후의 대대적인 변화와 새로운 MZ세대의 특성을 이해할 수 있는 다양한 정보가 제공될 것으로 기대합니다. 이러한 내용들은 병의원 경영에 큰 도움이 될 것입니다.

김백일 교수, 연세대학교 치과대학 예방치과학교실 주임교수

경영대학에서 연구를 하면서 항상 아쉬운 점은 이론 따로 실무 따로라는 것이었다. 이번 이정우 박사의 저작은 그동안의 학술 연구와 현장 경험을 집대성한 책으로, 이러한 아쉬움을 해소할 수 있는 참신한 책이라는 생각이 든다. 저자의 글을 읽는 내내 임상 현장의 의사로서 경영이론과 임상 병의원 경영 실무를 조화롭게 결합하기 위해 많은 노력을 기울였음을 발견할 수 있었다.

이 책은 병원 경영 현장의 의료진과 실무 관리자에게 매우 필요한 내용으로 가득한 도서이며, 의료 경영에 관심있는 병의원 직원들, 연구자와 학생들이 필독할 만한 우수한 교재가 될 것이다. 이정우 박사는 나와 스승과 제자로 만났으나 평생의 동료로 지낼 수 있는 학자라는 생각이 들게 해 준 이 책을 추천하는 바이다.

김양균 교수, 경희대학교 경영대학 인사조직 전공 및 의료경영 전공 교수

평소에 의료경영에 대한 해박한 지식을 갖춘 이정우 원장이 치과 진료 현장에서의 경험과 수많은 강의와 토론을 통해 축적한 소중한 자료를 이제서야 저서를 통해 세상에 알리고자 하는 이야기를 듣고 많은 감동을 받았다.

길병원 수련의 출신으로 알게 된 이정우 원장은 일주일에 한두 번씩 함께 탁구를 같이 치면서 경영에 대한 관심이 많다는 것을 알게 되었는데, 이렇게 훌륭한 책을 출간한다는 소식을 듣고 마음속 깊이 축하를 보내면서 내용을 보고 또 한번 그의 해박한 지식에 놀라게 되었다.

내가 처음 의사면허를 받고 의사가 되었던 80년대는 그야말로 의사가 왕(?)이었던 시대였다. 심지어 한번은 외래를 방문했을 때 어떤 정형외과 의사가 환자 기브스를 풀면서 담배를 피고 있었는데, 환자에게는 담배를 피우면 안 된다는 말을 거리낌없이 하는 모습을 보고 큰 충격을 받았던 기억이 난다. 의료 서비스라는 개념조차 희미하던 시대를 겪은 나로서는 그야말로 상전벽해의 시대변화를 지나 이제 환자중심의 의료 서비스라는 말이 자연스러워진 이 시대에 이정우 원장의 저서를 보니, 환자 중심의 의료 서비스를 통해 성공하고자 하는 모든 의료인들, 치과개원의뿐만 아니라 일반 의료인, 의료경영을 하는 경영자들에게 꼭 필요한 자료라고 믿는다.

우리는 훌륭한 지식을 가지고 앞서가는 실력으로 의료행위를 수행하는 의료인을 좋은(Good) 의료인이라고 칭한다. 더 나은(Better) 의료인은 환자에게 우수한 치료를 제공하는 데 그치지 않고, 후학들에게 자신의 경험과 실력을 전달하는 자들이다. 게다가 좋은 진료와 강의에 더해 이와 같은 탁월한 저서를 통해 지식을 전달하고 집단지성의 힘을 발휘하는 토대를 마련하는 것은 가장 뛰어난(Best) 의료인이라고 할 수 있다. 이정우 원장의 이 저서 출판은 가장 우수한(Best) 의료인의 모범을 보여주는 것으로, 다시 한번 축하하며 강력히 추천하는 바이다.

박국양 교수, 심장혈관외과, 전 가천의대학장

의사와 병원의 존재 이유는 아픈 사람의 질병을 치료해주기 위함이라는 사실을 모르는 사람이 있을까? 그렇다면 단지 병만 잘 고쳐주면 그 의사와 병원은 환자와 대중으로부터 존경과 인정을 받을 수 있을까? 이런 당연한 질문을 새삼 다시 한번 던지는 이유는 병원의 경영 환경이 그만큼 어렵고 미래 전망 또한 밝지 않기 때문이다.

의료가 단순히 환자의 질병을 치료하는 영역을 넘어 거대한 서비스 산업으로 진화한 것은 이미 오랫동안 전개되고 있다. 의학은 현재 자신의 영역을 넘어 경영학, 인문학, 공학에 이어 AI기반의 챗GPT, 로봇 분야 등과 결합하여 자고 나면 달라질 만큼 엄청난 속도로 변화하고 있다. 이처럼 급변하는 병원 경영 환경에서 의료기관은 규모의 대소를 떠나 엄혹한 생존경쟁의 바다에 던져진 조각배 신세와 다름없다. 환자들이 병원을 선택하는 기준도 더욱 까다롭고 예리해져서 문만 열면 환자가 줄을 서던 시절은 옛날 이야기가 됐다. 외부 고객과 더불어 엄격하고 까다로운 'MZ세대'로 불리는 내부 고객까지 함께 만족시켜야 하는 것이 작금의 상황이다.

이 책은 이정우 병원장이 의료현장에서 직접 경험하고 부딪히며 터득한 환자와 직원을 대하는 병원 경영인의 인식과 태도의 전환, 효율적인 경영 방안 등에 대한 정확한 진단과 발전적인 제안을 담고 있다. 새내기 병의원 원장이나 오랜 시간 의료계에 몸담고 있는 병원 경영인 모두에게 또 하나의 해답을 제시하는 나침반 역할을 할 것으로 기대한다. 아픈 몸을 치료할 병원을 선택하는 데 고민하는 고객 입장에서도 더 나은 의사와 병원을 선택하는 데 좋은 지침서가 될 것이다.

정규형, 의료법인 한길안과병원 이사장

쇼펜하우어는 인간의 삶이 유한하기에 철학이라는 분야가 생겼다고 했습니다. 정신적인 고뇌가 철학으로 발전한 것입니다. 마찬가지로 유한한 삶 속에서 육체적인 고통을 치유하기 위해 의학이 존재합니다. 의료인으로서 항상 임상 현실을 개선할 방안에 대해 고민하고 그 고민을 결국 책으로 엮어낸 저자의 모습을 보며 쇼펜하우어가 얘기했던 철학자의 모습이 아닌가 생각해 봅니다.

항상 겸손한 자세로 타인과 세상의 목소리를 들어왔고, 전공한 경영이론과 임상 경험을 통해 얻은 지혜를 책으로 엮어 도움을 주고자 하는 저자의 책이 의료 현장의 다양한 분야에서 일하고 있는 종사자들에게 정신적 고뇌에서 벗어나는 길을 제시해 줄 것이라 확신합니다.

윤홍철 원장, 강남 베스트덴치과, 아이오바이오 대표이사

저자가 고군분투했던 의료 현장의 이야기가 고스란히 녹아 있어 흥미롭게 읽을 수 있었다. 이 책은 변화하는 의료 경영의 현실을 소개하면서 가장 중요한 변화들에 대해 어떻게 받아들이고 대처할 수 있는지 해법과 방향을 알려주는 실무적 이론서이다. 의료 경영의 현장에서 실제로 직면하는 변화를 알려주며, 저자 본인이 임상 현장에서 경영이론을 적용하고 시행착오를 통해 얻은 값지고, 실무적으로 적용 가능한 이론적 해법들을 세심하게 독자에게 전달하고 있다. 의료 경영의 현장에서 개원 및 병원 성장을 준비 중인 의사들, 진료팀의 리더들, 병원 행정 및 경영 부서 직원분들에게 반드시 필독할 만한 도서로 추천한다.

윤성민 교수, 진주제일병원 혈액종양내과 주임교수

의사로서 어떻게 행동해야 할 것인지 책을 통해 스스로 생각하게 해 준다. 저자가 언급한 대로 단순한 직장 상사가 아닌, 직원들을 성장시키는 '스승'이 되라는 은사님의 가르침을 평생 실천해 온 철학과 경험을 책 속 곳곳에서 발견할 수 있었다.

직원들과 내부 결속을 챙겨 병원을 만들었다면, 병원 성장을 위해 다음 중요한 것은 외부 고객들과의 관계이다. 저자는 차별화된 병원을 구축하기 위한 이론적 배경과 기존 고객들과의 깊은 관계를 유지하는 지역 주치의로서, 어려운 코로나 시기를 극복해 낼 수 있도록 해 준 철학과 경영이론들을 다양하게 소개하고 있다. 이러한 지혜와 경험들은 동물병원을 경영하는 현장에서도 새겨들을 내용이 가득하기에 병원 경영 지침서로서 충분하며, 관련 분야의 리더를 꿈꾸는 모든 분들에게 추천하는 바이다.

구호준 원장, 용인 스마일동물병원

목 차

CHAPTER 01 왜, 경영학인가? ······ 18

CHAPTER 02 전략적 사고, 포지셔닝을 통한 차별화 ······ 26

전략적 사고, Strategic Thinking ····· 26
포지셔닝(Positioning), 고객의 기억 속에 자리잡기 ····· 37

CHAPTER 03 상품과 프로세스 관리 ······ 48

Product, 의료가 상품인가? ····· 48
상품의 종류, 어떤 상품을 고객에게 제공할 것인가? ····· 55
서비스 신상품 전략 ····· 65
Process, 1시간 대기 3분 진료의 시대는 지났다! ····· 71

CHAPTER 04 Promotion, 촉진관리 ······ 84

통합적 마케팅 커뮤니케이션, Integrated Marketing Communication ····· 84
판매 촉진, Sales Promotion ····· 89
광고(Advertisement), 서비스 상품을 알리기 ····· 93
홍보, Public Relation, 병원 이미지를 알리기 ····· 96
스폰서십 마케팅 ····· 98

CHAPTER 05 Price, 가격관리 …… 100

Price, 가격관리, 양날의 검… 100
원가와 손익분기점, '버는 것이 모두 내 돈이 아니다'… 109
가격 경쟁의 탈출구, '어떤 가치를 제공할 것인가?' 113
가격 차별화의 실제 방안 117
심리적 가격 결정 전략 119

CHAPTER 06 고객의 심리 이해, Behavioral Economics …… 124

행동경제학, 고객은 이성적 판단만 하지 않는다 124
인지적 구두쇠, 사람들은 최대한 머리를 안 쓰려 한다? 125
이미 알고 있으나 '내 임상에 어떤 의미냐'가 중요한 것들 127
상담 관련 심리학 이론 131

CHAPTER 07 경쟁 전략, Competitive Strategy …… 156

경쟁 전략, 전략의 부재로 대부분의 경우 저수가 경쟁 중 156
전략적 포지셔닝, Strategic Positioning 162
지속적 경쟁 우위 전략, Sustainable Competitive Advantage Strategy 172
경쟁 전략 마련을 위한 실천 방안 180

CHAPTER 08 물리적 증거 관리, Physical Evidence Management …… 192

Servicescape? 서비스 공간의 중요성 192
물리적 환경의 차원 195
물리적 환경의 영향 198
물리적 환경 관리의 전략적 이슈들 201

CHAPTER 09 성격심리학, Personality ······ 214

Personal Traits? 성격 특성을 알아야 하는 이유 ········ 214
MBTI, Myers–Briggs Type Indicator ············ 223
MBTI 기질(Temperament)에 따른 4가지 분류 ········ 226
MBTI 유형의 임상 활용 ··················· 245
에니어그램, Enneagram ·················· 246
3가지 그룹, 머리형, 가슴형, 장형 ··············· 247
머리(사고)형, 5, 6, 7번 유형 ················ 248
가슴(감정)형, 2, 3, 4번 유형 ················ 252
장(본능)형, 8, 9, 1번 유형 ················· 255
에니어그램의 임상 활용 ················· 259
정서지능, Emotional Intelligence ············ 262

CHAPTER 10 서비스 사람 관리, Human Resource Management ······ 266

인적 자원 관리, HRM ··················· 266
내부 마케팅의 목표, 직원을 통해 무엇을 얻을 것인가? ····· 271
내부 마케팅의 실천 방안, 무엇부터 어떻게 만들어 갈 것인가? ·· 273
관계 마케팅, Relational Marketing ············ 283
관계 마케팅의 실제 수행단계 ··············· 286

CHAPTER 11 Mission, 사명선언문 작성 ······ 296

원장, 최고경영자 ····················· 296
진정한 꿈, 헛된 꿈 ···················· 300
목적 있는 삶, 생각한 대로 살기 위한 첫걸음 ········ 301
사명선언문 작성 첫 단계, 꿈의 목록을 만들라! ······· 304
가족과 가정 분야 ····················· 305
직업과 재정 분야 ····················· 306

지성과 교육 분야 · 306
신체와 건강 분야 · 307
사회와 문화 분야 · 308
정신과 윤리 분야 · 308
사명선언문 작성 두 번째 단계, 가치관과 우선순위 · · · · · · · 309

CHAPTER 12 동기부여, Motivation · · · · · · 320

Motivation의 필요성 · · · · · · · · · · · · · · · · · · · 320
급여의 공정성, 균등성 문제 · · · · · · · · · · · · · · · · 322
공정한 평가체계의 시작 · · · · · · · · · · · · · · · · · · 328
조직 문화를 들여다보라 · · · · · · · · · · · · · · · · · · 331
직원들의 가치관 변화 · · · · · · · · · · · · · · · · · · · 336
동기부여, 무엇을 어떻게 할 것인가? · · · · · · · · · · · · 338
원장의 소명의식, 근본적 동기부여 요인 · · · · · · · · · · · 342
교육과 훈련으로 직원의 능력부터 키워주자 · · · · · · · · · · 344
능력을 갖춘 직원들이라면 지원과 위임으로 동기부여하라 · · · · 346
Purpose, Autonomy, Mastery · · · · · · · · · · · · · · · 348

CHAPTER 13 리더십, Leadership · · · · · · 356

좋은 리더란 어떤 모습인가 · · · · · · · · · · · · · · · · · 356
리더십 연구의 흐름 · 358
인센티브, 지식 노동자를 대하는 리더의 함정 · · · · · · · · · 365
Giver, Matcher, Taker. 어떠한 리더가 될 것인가 · · · · · · 367
Followship, 두 걸음 전진을 위한 한 걸음 후퇴 · · · · · · · · 371

CHAPTER 14 변화하는 인사관리 관점과 대응방안 · · · · · · 376

변혁의 시대를 앞두고 준비할 솔루션들 · · · · · · · · · · · · 391

CHAPTER 01

왜, 경영학인가?

여러 의료분야 중에서 치과분야는 가장 경쟁이 심하다. 그도 그럴 것이 매년 배출되는 의사수가 3,000여 명인데 반해 치과의사는 1,000명 가까이 배출되기 때문에 절대수가 많다. 일반 의사들은 내과, 외과, 산부인과, 소아과, 피부과, 안과, 성형외과 등등 여러 전문과목으로 분산되고 공직도 많은 데 비해 치과는 오로지 치과로만 개원하며, 공직의 기회도 의과에 비해 훨씬 적다. 이러한 상황이니 대로변 사거리에 신호로 정차 중에 둘러보면 웬만한 큰 건물엔 치과가 모두 입점해 있고, 심지어 어떤 경우엔 한 건물에 두세 개 치과가 함께 있는 곳도 있다. 그만큼 경쟁이 치열한 상황임을 반증하는 모습이다.

첫 치과경영정보학 박사 학위 취득자로 소개된 후 필자에게는 좋은 기회가 많이 주어졌다. 치과경영정보학교실 대학원생 시절 선배님께서 하시던 치과의사협회 경영정책위원회 위원의 활동을 이어받아 했었다. 그 당시 만났던 인연으로 치의신보 기자분을 소개받아 만났었고, 졸업 후에는 경영칼럼을 연재해 달라는 의뢰를 해 주셨다. 2013년 봄, 처음 16회로 계획하고 시작했던 것이 10회가 추가되어 반년간 칼럼을 연재하였고 많은 좋은 반응을 받았던 좋은 추억이 있다. 다음은 그 칼럼을 시작하면서 썼고 최근 상황에 맞게 개편한 글이다.

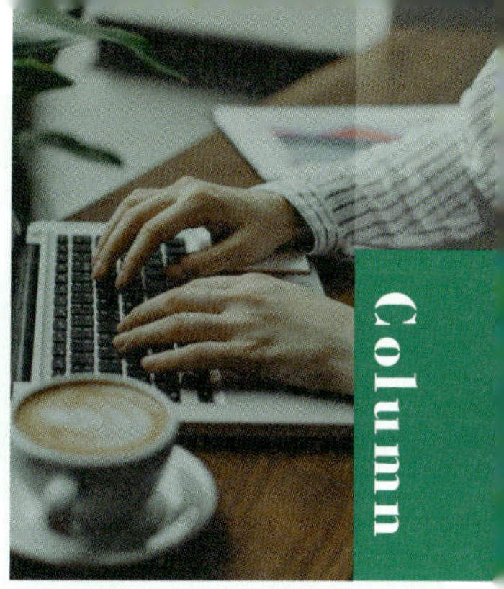

상품의 수명주기(Product Life Cycle)

* 치과 개원에 경영이 필요한 이유

요즈음 코로나로 주위 개원의들을 만나보면 다들 힘들다고 아우성입니다. 경기는 거의 바닥 수준으로 어려워졌고, 주위에 덤핑 치과들도 많이 생기고, 환자들은 수가를 자꾸 내리라고 압박이고 등등... 사실 객관적 현실이 과거와 달리 어려워진 것이 사실이지요. 그렇다면 치과 산업 자체가 사양 산업이 되는 것일까요?

이 상황에도 어떤 의사들은 불황을 모르고 붐비는 병원 상황으로 고민하기도 합니다. 치과 환자 자체가 줄지는 않았다는 말이지요. 다만 잘되는 병원은 더 잘되고, 그 외 병원들은 불황을 온몸으로 느끼고 있는 것이라 생각합니다. 오늘 저의 첫 칼럼에서는 그 상황에 대한 분석을 '상품의 수명주기'를 통해 설명하고자 합니다.

1-1은 '상품의 수명주기'라는 것을 보여주고 있습니다. 그림 설명이 없어도 보면 아시겠지만 '치과는 어디쯤 있다고 생각하는가'를 제가 담당하고 있는 치과대학 4학년 병의원 경영 강의시간에 학생들에게 물어보면 대부분 '쇠퇴기'에 접어들었다고 분석합니다. 아쉽지만 현실은 실제 그러한 듯 보입니다. 시간은 흐르고 세상은 바뀌는 것이 순리이니까요.

고객들이 치과의사들에게 요구하는 것들도 시대에 따라 변하고 있습니다. 과거 치과의원 자체가 부족했던 80년대까지는 사실 '치과의사 면허증'만 있으면 병원이 잘되던 시절이었죠. 그러나 치과들 간에 경쟁이 늘면서 90년대엔 '서비스'를 강조하는 병원(네트워크, 공동개원, 대형치과 등)이 생겨나기 시작했습니다. 그러다 2000년대 이후에는 경쟁이 격화되다 보니 최근엔 소위 '덤핑' 치과가 마치 대세인 것처럼 보이기도 합니다. 인정하고 싶지 않지만 서비스니 가격경쟁이니 하는 것들조차 싫어도 받아들여야 하는 것이지요.

치과만 열어 놓으면 잘되던 시절은 끝났다고 다들 공감하실 겁니다. 이 상황에서 시대의 흐름을 알고, 더 나아가 그 흐름에 앞서가자면 필요한 것이 '경영'이지요. 아직 선배님들 중에는 '서비스'니 '마케팅'이니 하는 얘기를 불편하게 생각하시는 분들도 계십니다. 그분들의 시대에는 그것이 필요하지 않았고, 지금도 크게 위기를 못 느끼고 계시기 때문이지요. 그러나 우리 젊은 의사들에게는 어려운 현실을 극복할 돌파구가 필요합니다.

경영은 먼저 그러한 현실을 겪을 수밖에 없었던 저에게 커다란 전환점이 되었습니다. 병원을 경영하며 만날 수밖에 없었던 직원 관리, 매출 향상, 병원 성장 등의 문제는 경영학에 그 답이 있을 것이라고 저는 믿었습니다. 경영을 공부하며 그 이론을 적용하여 병원을 운영하였고, 시작할 때에 비해, 병원을 제가 처음 맡던 시기에 비해 두 배 넘게 성장시켰고, 지금도 3명의 원장들과 함께 더 나은 미래를 만들어 가고 있는 중입니다.

그 과정에 저희 병원에 적용했던 이론들을 여러분들과 매주 함께하고자 합니다. 이론은 그것이 책 속에 머물지 않고 나의 삶에 영향을 줄 수 있을 때 진정한 의미가 있다고 생각합니다. 저는 그러한 생각으로 최대한 실무적이고 당장 내 치과 현장에 적용될 만한 이론만 여러분과 함께 할 예정입니다.

제가 경영을 공부하며 접했던 명언들 중 인상 깊었던 아인슈타인 박사님의 말씀을 전하며 오늘의 글을 마치려 합니다. “We do the same things again and again, expecting another results(다른 결과를 얻고자 한다면 어제와는 다른 일을 하라!).”

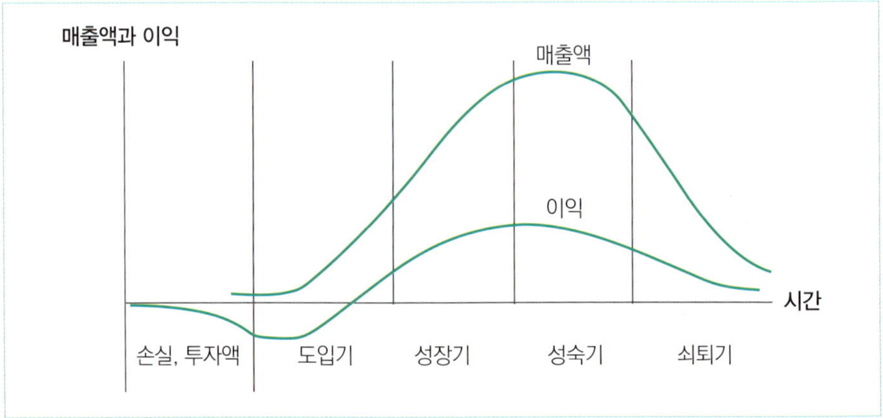

1-1. 상품의 수명주기.

이러한 상황이다 보니 치과 개원의 현실을 대부분 어둡게 내다본다. 독자께서도 앞서 소개된 수명 주기표에서 치과의 현재 상황을 대부분의 경우 성숙기와 쇠퇴기 중간 어디쯤으로 보고 계실 것이다. 내가 어떻게 준비하고 활동하느냐에 따라서 쇠퇴기로 갈 수도 있고, 성장을 지속할 수도 있는 것이다. 필자는 그 상황에서 상승을 이어가는 데 중요한 역할을 해주는 것이 경영학이라 생각했다.

예나 지금이나 잘되는 병원들은 다 이유가 있다. 따로 배우지 않아도 감각적으로 경영을 잘 해내는 분들도 있겠지만, 그렇지 않은 대부분 의사들은 무엇부터 어떻게 시작해야 하는가를 막막해 할 것이라 생각한다. 마케팅이니 서비스니 하는 말을 거북스럽게 생각하는 선배님들은 이미 성장기를 누리신 분들이다. 치과대학 4학년 강의 현장에서 학생들에게 물어보면 요즘 개원을 목표로 하는 신규 의사들은 업체를 끼고 외부마케팅을 하는 것을 대부분 필수라 여긴다. 선배들처럼 그저 개원하기만 하면 잘되던 시절이 아니라는 것은 그들이 더 절실히 느끼고 미래를 준비하고 있는 것이다.

71년생인 필자는 2차 베이비 붐의 정점에 태어나고 자랐다. 필자의 몇 년 선배님들은 좋은 시기에 개원하여 3~5년 정도면 대출을 모두 상환하고 수년 내에 건물주가 되는 모습을 흔히 보았다. 그러한 선배들의 모습을 보며 치과대학에 입학했지만, 점차 경쟁이 심해지고 졸업 즈음에는 IMF 위기가 닥치면서 좋은 시절이 끝나간다는 변화를 느꼈다. 현재의 학생들 시각에는 그럼에도 불구하고 힘들지만 조금만 노력하면 잘되는 병원을 만들 수 있었던 시절을 살아온 선배일 것이다.

병원 경영과 학업을 함께하는 것은 그 시절 필자에게도 힘든 일이었다. 대학원 공부를 위해 힘들게 시간을 쪼개서 학교에 갔는데, 개원가의 현실을 모르는 교수님들께서는 “대학원 공부를 하려면 페이닥터에게 확실히 맡기고 일주일에 사나흘은 나와서 공부해야지!”라는 말씀을 하는 분들이 계셨다. 그럴 때면 ‘저분들은 참 세상 물정 모르시네… 지금 얼마나 개원가가 경쟁이 심하고 힘든데, 그 힘든 시간을 쪼개서 학교에 온 학생에게 저렇게 얘기하실까’ 싶어

서운한 마음이 들기도 했다. 지금 학생의 입장에서 생각해보면 '꼰대' 교수님 소리 듣기 딱 좋은 상황이고, 이미 자리잡은 선배들이 후배들을 보고 '열심히 하면 다 돼'라고 얘기하면 그들이 느끼기엔 꼰대 선배라 느껴지는 것이다.

현재 졸업반 학생들의 미래에 대한 시각은 더욱 어둡다고 느낀다. 그들이 접하는 개원가의 소식은 몇몇 선배들의 성공사례를 제외하고는 부정적인 소식이 주류를 이룬다. 그래서인지 한 학기 동안 경영이론을 소개하는 '치과의사를 위한 경영학' 강의는 인생에서 가장 힘들지도 모르는 치과대학 4학년 학생들에게 나름 관심을 끄는 과목이 되었다고 들었다. 국가시험 과목도 아닌데 당장 개원을 앞둔 학생들 입장에서는 중요하다 생각되기에 힘든 과정에도 열심히 수강하는 시간이 아닐까 싶다. 필자의 역할은 그러한 학생들에게 길잡이가 되어주는 것이었고, 나름 임상을 먼저 경험한 선배로서 현장에서 실제로 작용하는 경영이론들을 사례를 중심으로 전해주는 강의를 하다 보니 좋은 반응을 얻을 수 있었다. 앞으로 소개될 경영이론들은 모두 현장에서의 답답함을 해소하는 데 도움이 될 것이다. 다음 소개될 글들은 한 학기 강의 후 학생들에게 강의평가를 부탁해 받은 글들이다. 부끄럽지만 앞으로 전해드릴 글들에 관심을 높이고자 강의평가 글을 공유한다.

한 학기 동안 열정적인 강의 및 피드백 감사드립니다. 어느덧 6월이 되어 병원생활을 마무리할 때가 되고 국시 및 각종 졸업 시험을 준비하다 보니 자연스레 내가 어떤 일을 하고 어떤 삶을 살지에 대해 고민을 해보게 되는 것 같습니다. 모두가 비슷한 삶을 살고 있다고 생각하는 동기들도 얼마 후에는 각자의 삶을 살고 있을 것이라 생각하니 외롭기도 합니다. 바쁜 병원 원내생 생활 속에서 많은 시간 그저 닥치는 대로 살았던 것 같습니다. 사는 대로 생각하지 않으려면 바쁜 일상 속에서도 흔들리지 않는 나의 줏대와 목표가 있어야겠다는 생각을 하였습니다.

예과 시절서부터 동아리 선배들을 만나면 요즘 치과 어렵다, 왜 치과대학에 왔냐는 이야기를 자주 들었던 기억이 납니다. 정말 내가 잘못된 선택을 한 것인가 하고 고민했었던 기억이 많이 나는데, 그때 그 선배들께서 힘들다는 말보다는 쉽지 않은 상황이지만 본인들은 어떤 전략으로 어떻게 헤쳐 나가고 있는지, 그 와중에 어떤 즐거움이 있는지 말씀해 주셨으면 좋았겠다는 생각을 합니다. 교수님의 강의를 통해 걱정보다는 정신 잘 잡고 나만의 철학을 투영한 치과, 리더가 되고 싶다는 생각을 하였습니다. 저 또한 후배들에게 불평, 불만만 이야기하기보다는 힘을 줄 수 있는 멘토가 될 수 있으면 좋겠다고 생각하였습니다.

단순히 어떻게 하면 돈을 많이 벌 것인가 고민하는 것이 아니라, 어떻게 하면 하나의 인간으로서 나의 삶을 살 것인가 고민해 보게 되는 시간이었습니다. 병원에 치여 지쳐가던 쯤 정신을 번쩍 들게 하는 시간이었습니다.

다시 한번 한 학기 동안 강의 감사드립니다.

– 서울대 한*진

짧게 한마디로 요약하자면 이정우 교수님의 치과의사를 위한 경영학 강의는 '진정 4학년을 위한 최고의 강의'였습니다.

기초에서 임상까지 굉장히 많은 수업을 들어왔고, 또 이번 학기에도 듣고 있지만 경영학 강의는 진정 치과대학생이 가장 고민하고 있는 미래 진로, 병원 경영에 대해 직접적으로 도움이 되는 방향으로 다루고 있다는 점이 가장 만족스러웠습니다.

하루 병원 일과를 마치고 경영학 강의를 들을 때면 지금 하고 있는 고생이 무엇을 위한 것인지 알게 되고, 다시 병원에 출근하였을 때 어떤 점을 생각하며 생활해야 하는가에 대해 생각하게 하는 강의였습니다.

저는 이 강의를 들으면서 병원의 교수님, 전공의 선생님들이 직원이나 환자를 대하는 태도를 유의하여 보게 되는 습관이 생겼습니다. 좋은 점은 배우려고, 좋지 않은 점은 타산지석 삼아 제 양분으로 키워 나가는 능동적 관찰을 하고 있는 셈이지요! ㅎㅎ

아직 원내생이라 각 선생님에 대해 깊게 알지는 못하지만, 추후 인턴 생활 및 전공의 생활을 하면서 진정으로 같은 비전을 공유하여 제가 follow를 할 수 있는 분이 나타났으면 좋겠다는 마음도 생깁니다.ㅎㅎ 오늘 강의 들으면서 혼자 모든 걸 다하려고 하지 않고, 훌륭한 동료와 비전을 공유하면서 함께 목표를 달성해 나가는 것이 쉽게 지치지 않고 오랫동안 멀리 갈 수 있는 방법은 아닐까 하는 생각도 많이 들었습니다.

예전에 치과대학에 입학하여 이미 치과 경영을 하고 계신 선배들을 보면서 남의 일이라고 생각했던 것 같은데, 어느새 4학년 졸업반이 되었습니다. 수련을 생각하고 있기 때문에 여전히 아직은 먼 일이라고 생각하는 부분이 없지 않고 그래서 이 강의와 같이 경영에 대한 계속적 remind를 시켜줄 수 있는 수업이 있었으면 좋겠다는 작은 바람도 있습니다.

이제는 강의실이 아니라 직접 선배들을 만나면서 그 강의를 들으러 다녀야겠지요! ㅎㅎ

모든 것은 제가 노력하기 나름이라고 생각하고 이 강의에서 들은 좋은 양분들 흡수하여 치과를 잘 경영하겠습니다. 한 학기 동안 강의를 제공해 주셔서 감사드리고, 또 고생 많으셨습니다. 기말고사 때 얼굴 뵙기를 바라며, 이만 한 학기 총평 마무리하겠습니다. 감사합니다.

– 서울대 손*한

한 학기 동안 좋은 수업 해주셔서 너무 감사합니다 교수님. 가장 마지막 부분에 해주신 말씀 "미래의 리더가 될 사람이라면 현재의 리더와 비전을 공유하고 현재의 리더를 본받아라"가 참 인상에 남는 것 같습니다. 학교에서는 동아리 회장을 맡으며 여러 선배 치과의사 선생님들을 뵙고, 학교 외적으로 또 여러 치과의사 선생님들을 만나 뵈면서 몇 분이 해주신 말씀이기도 합니다. "나는 내가 페이닥터로 살아온 인생에 본 치과가 제일 큰 세상이었고, 그래서 나의 그릇은 거기까지가 전부였다. 더 큰 시스템의 병원은 상상조차 해 볼 수 없었다. 크게 하고 싶으면 크게 하는 치과의 시스템을 배우려고 노력하고, 최소한 구경이라도 해봐라"라는 말을 듣고 오늘 교수님의 말씀과 너무 일치하여 나중에 졸업 후에 정말 그렇게 해야겠다는 생각도 들었습니다. 의원 경영에 대하여 많은 고민을 해보지 못한 채로 수업을 듣게 되었는데, 교수님께서 매시간 계속 생각하는 질문을 주시고 해서 제 나름대로 많은 발전이 있었다고 생각이 들어 다시 한번 감사의 말씀드립니다. 정말 교수님 아래에서 일하는 원장님들이 부러울 정도로 좋은 마인드와 철학으로 경영하시는 것 같아서 굉장히 존경스럽습니다ㅎㅎ(크게 운영하시는 몇 분 만나 뵈었는데 대화를 나눠봐도 교수님처럼 체계가 잡혀 있는 분들은 없었던 것 같습니다. 가격 경쟁력만으로 승부하는 느낌이랄까요? 물론 제가 모르는 다른 능력들이 충분히 많으시겠지만요). 인공지능의 업무 대체 가능성(제가 치과의사가 직접 해주는 각종 교육들을 확장상품의 예시(?)로 들었었는데 교수님께서 이런 새로운 관점을 제시해 주셨었죠), MBTI 채용, 내부마케팅, 인센티브 유용성 등 다양한 관점에서 경영을 바라볼 수 있는 좋은 시간이었습니다. 진료하시느라 바쁘실 텐데 학생들에게 귀중한 시간 내서 매주 피드백해 주셔서 너무 감사합니다. 수업내용들과 교수님의 말씀 잘 기억하며 나중에 성공한 치과의사가 되어 꼭 다시 인사드리겠습니다!!^^

– 경희대 이*현

이제껏 치과대학에서는 기초학, 임상학에 대한 공부만 반복적으로 하여 어찌보면 창의성이 죽어가는 느낌이 들었었습니다. 본과 4학년이 되어 듣게 된 교수님의 강의는 잠들어 있던 저의 창의성과 생각들을 깨우는 내용들이 많았고, 직원 관리, 소통, 개원, 채용 등 실제 치과의사가 되어 생활을 할 때에 매우 큰 도움이 되는 내용들이 많았습니다. 얼른 사회로 나가 실제로 경험하며 많은 감정들을 느껴보고 싶습니다. 한 학기 동안 좋은 수업 감사드립니다.

– 경희대 노*우

강의를 들으면서 제가 기존에 갖고 있던 시각과는 다른 시각으로 치과 개원 및 경영/관리에 대해 알 수 있었던 좋은 경험이었다고 생각합니다. 일부 주제는 저도 동감했고 일부 주제는 제가 동의하기 어려웠기도 하였으나 이는 제가 경험이 아직 부족한 탓이 아닐까 하는 생각이 듭니다. 한 학기 동안 도움되는 강의를 해주셔서 감사합니다.

추가로 제 st 환자분들께 치료 후 문제가 없었는지 문자나 전화로 연락드리니까 환자분들께서 매우 좋아하셨습니다. 그 덕에 환자분들께서 다른 환자도 제게 많이 소개해 주셔서 제가 구하지 못하고 있었던 케이스도 많이 채울 수 있었습니다^^

– 경희대 정*교

CHAPTER 02

전략적 사고, 포지셔닝을 통한 차별화

전략적 사고, Strategic Thinking

개원 입지가 가장 중요하다고 생각하던 시절이 있었다. 물론 현재도 입지는 중요하다. 다만 입지의 중요성보다는 원장의 경영 마인드, 직원 관리 능력 등 다른 요소들의 중요성이 훨씬 더 커지는 상황임은 부정할 수 없을 것이다. 2000년도 이전의 개원환경에서는 공급보다 수요가 많은 상황이었기에 개원만 하면 환자가 찾아오고 돈을 버는 것은 크게 걱정할 문제가 아니었다. 환자는 항상 많았기 때문이다. 현시점에서 생각해 보면 좋은 시절이었다.

20여 년이 훨씬 지나 요즈음 개원 박람회를 가보면 변화가 느껴진다. 개원이 무조건적인 성공을 보장하지 않는다는 것을 익히 들어왔기에 일단 개원하고 보자는 주먹구구식의 생각은 많이 변화한 듯하다. 하지만 아직도 초보 개원의들은 대개 '전술적 사고'와 '전투적 사고'만으로 개원을 준비한다. 전투, 전술, 전략, 이 용어들은 워낙 비슷해서인지 여전히 개념적으로 혼동이 있다. 경영학에서는 아주 중요한 개념인데 말이다. 2장에서는 전투와 전술이 아닌 전략적 사고의 중요성을 강조하기 위해 연재했던 칼럼을 먼저 소개한다.

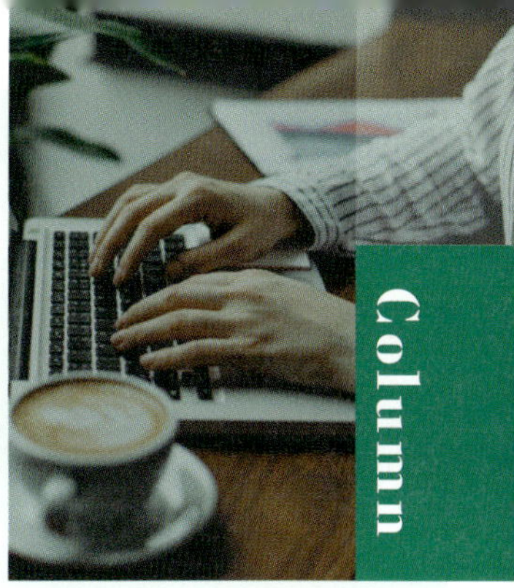

전략적 사고(Strategic Thinking)

* 이길 수 없는 싸움을 하고 있는 이유

개원 환경이 예전보다 많이 어려워졌다고들 말합니다. 예전 선배들이 3년이면 갚았다는 개원 빚을 지금은 10여 년이 넘도록 갚지 못하는 사람도 많습니다. 현재 상황에서 우리 개원의들에게 필요한 것은 생각의 전환입니다. 과거엔 큰 노력 없이도 병원을 안정시키는 것이 가능했다면, 이제는 어떻게 생존을 넘어설 것이냐를 고민하는 단계입니다. 그 단계에서 필요한 것이 '전략적 사고'이지요.

요즘같이 경쟁이 심한 시대에 '전략적' 사고는 필수입니다. 서울대 경제학과 송병락 교수님의『싸우고 지는 사람, 싸우지 않고 이기는 사람』이란 책에 보면 교수님의 사례가 나옵니다. 개강 첫 시간에 학생들에게 질문을 던지지요. "다음 달 말에 일본 최고의 사무라이와 칼싸움해야 한다. 지면 바로 죽음이지. 자, 어떻게 해서 이길 생각인가?"라고 말이지요. 여러분의 생각은 어떤가요?

대부분 학생들은 '전투적 사고'를 합니다. "지금부터 칼싸움을 연마해서 적어도 죽지는 않게 해 보겠다.", "칼을 더 날카롭게 갈아서 이겨 보겠다."는 등의 생각이지요. 그러나 상대는 일본 최고의 사무라이입니다. 상식적으로 이길 수 있을까요? 당연히 전투적 사고만으로 적을 이긴다는 것은 도저히 어려운 문제입니다.

조금 머리를 쓴다는 학생들은 '전술적 사고'로 접근합니다. 정상적인 상황에서는 이길 수 없으니 시합 전날 그 사무라이의 친구를 꼬드겨서 술을 잔뜩 먹게 한다든지, 칼을 녹슬도록 만들어 놓는다든지 하는 계략을 쓰는 것입니다. 이 정도만 생각을 바꿔도 승률이 많이 올라가기는 합니다. 그래도 이긴다는 보장이 확실하지는 않죠.

싸움에서 확실히 이기는 방법은 '전략적 사고'를 하는 것입니다. "칼싸움으로는 도저히 이길 수 없고, 지면 죽는다니... 나는 살기 위해서는 총을 들고 나가겠다."는 생각입니다. 좀 비겁하다고요? 하지만 지면 죽는다는데 사무라이의 게임 방식에 말려들어서 그냥 죽어 줄 수는 없는 문제 아닐까요? 물론, 칼싸움은 가정에 의한 것입니다만 우리가 개원을 준비하고 그 게임의 장에 들어갈 때도 별다르지 않은 모습으로 개원에 어려움을 호소하고 있다고 생각합니다.

대부분 개원의들은 전투적 사고로 무장한 채 개원합니다. 치과대학 졸업하고, 수련하고, 페닥 생활 좀 하다가, 연수회에서 좀 배우고, 남들이 좋아 보인다는 곳에 비집고 들어가서 개원합니다. 기존 개원의와 무엇이 다를까요? 전문가인 우리들이 보기에도 별다른 차이가 없는데, 환자들이 보기엔 어떨겠습니까? 그러다 보니 환자 입장에서는 의사가 다 비슷비슷하니 치료비용이 제일 싼 곳을 찾게 되지요. 별로 '다르다'고 내세울 것도 없지요.

경영학에서 소개하는 전략적 사고의 기본은 STP 전략(STP Strategy)이란 것입니다. 시장분석(Segmentation)을 먼저 해 보고, 그걸 분석해보니 어떤 시장이 제일 낫겠다는 시장을 선정(Targeting)한 후에 그 시장에 맞도록 나의 이미지(Positioning)를 만들어 내는 것이지요. 그런데 학생들과 대화해 보면 대부분 PTS 순서로 사고를 합니다. 즉, 내가 원하는 나의 치과 모습이 있으니, 고객이 당연히 있을 거라 생각하는 것이지요. 기껏 멋진 병원을 만들어 놓았는데, 그걸 찾는 환자가 없는 꼴입니다.

'개업'을 하지 말고 '창업'을 하라고도 합니다. 다른 병원과 내 병원이 무엇이 다른가를 말할 수 없다면 개업을 하고 계신 겁니다. 창업을 위해서는 뭔가 달라야 하는 것이지요. 어떻게 해야 다른 창업을 할 것인가에 대해서는 다음 회에 말씀드리기로 하지요. 궁금하신 내용은 언제든 제 블로그(https://blog.naver.com/dentmast)로 문의주시면 답해 드리겠습니다.

전략(strategy)이라는 용어는 원래 군대에서 시작되었다. 전쟁 승리라는 최종의 목적지 도달을 위해 개별 전투(battle)에서 이기기 위한 방법을 고안한 것이 전술(tactic)인 것이다. 그러나 전술만 가지고 이길 수 없었던 이유가 방향성, 즉 전략(strategy)의 부재라는 의미이다. 이 개념을 경영학에서 강조하는 이유는 무엇일까? 그렇다. 경영도 어쩔 수 없는 생존을 위한 전쟁 상황이라는 것이다.

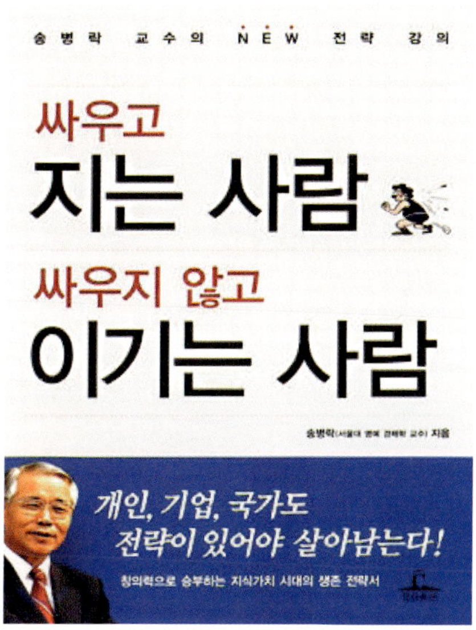

2-1. 싸우고 지는 사람, 싸우지 않고 이기는 사람(송병락, 청림출판, 2006).

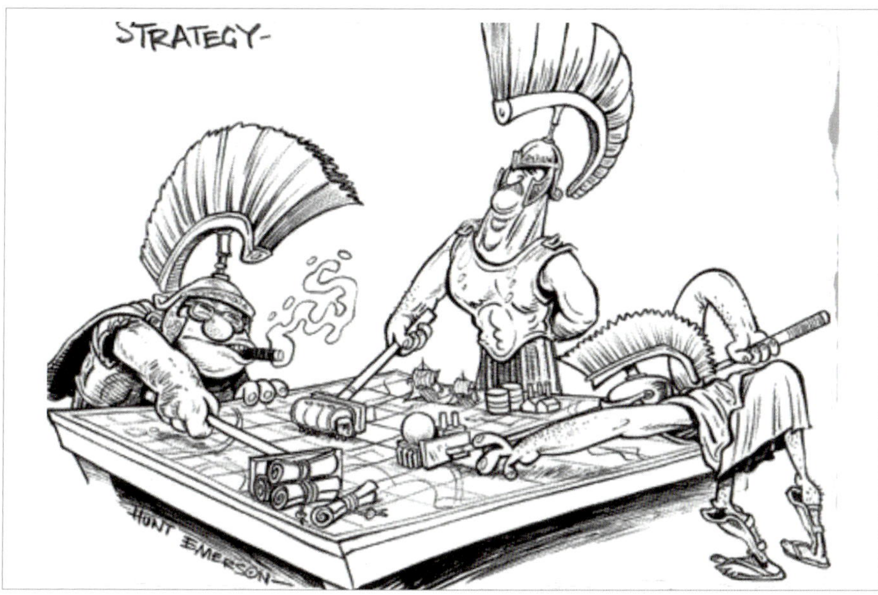

2-2. 전투, 전술, 전략 등의 혼동되는 군사용어.

치과 개원 환경은 특히나 매우 힘들다. 2022년 6월 국내 의과대학 총정원은 3,058명이다.[1] 이에 반해 치과대학 정원은 치전원에서 전환 관계로 약간씩 변동되고 있으며 매해 800여 명에 이른다.[2] 이 숫자를 보면 치과 개원의 경쟁 상황이 이해된다. 내과, 외과, 피부과, 성형외과, 산부인과, 안과 등 각 전문 분야로 진출하는 의사들에 비해 치과는 오로지 치과로만 개원할 수 있기에 경쟁이 치열하고 포화상태라고 느낀다. 1969년까지 서울 시내 3개 치과대학만 있던 상황에서 70년대에 전국적으로 치과대학이 생겨나고 11개 치과대학에서 매년 배출되는 상황을 생각하면 의사 수의 포화는 예견된 문제였다. 의사 공급이 늘면 경쟁은 심화할 수밖에 없다.

개원가의 경쟁 환경에서 앞서 나가기 위한 경영학적 시식의 도입은 필수적이다. 이미 2003년도에 그러한 주장과 함께 출판된 박상섭 원장의 『잘되는 병원 안되는 병원』이라는 책을 살펴보자. 이 책에서 저자는 잘되는 병원들의 특징들을 직원관리, 교육, 커뮤니케이션, 치료비 철학 등이 있는 치과라고 꼽았다.[3]

이제는 타고난 감각으로 잘하는 경영이 아닌 지식을 기반으로 하는 경영이 필요하다. 개원에 성공한 많은 분이 경영서도 저술하고 강연해 왔다. 기존의 많은 서적과 강연을 청취해 본 입장에서 아쉬운 점은 단순히 경험담의 전달에 그치는 경영책과 강연으로는 나의 임상 현장에 적용하기 어렵다는 것이다. 따라서 체계화된 경영이론을 바탕으로 접근이 필요하고, 그 기반이 있어야 모든 상황에 맞게 변형하여 적용도 가능하다고 본다. 3C 분석은 그 시작점에 해당한다. 경쟁자(Competitor), 병원(Company), 고객(Customer)을 분석해 보라는 3C 분석은 경쟁 우위에 도달하기 위한 이론적 배경의 기본이 된다.

치과 시장의 경쟁자는 옆 치과만 있는 것이 아니다. 흔히 라이벌(rivalry)이라 말하는 바로 인근에 개원한 치과 이외에도 경쟁자가 있다는 이론은 조금 낯설다. 경영학의 대가라 알려진 하버드 경영대학원의 마이클 포터 교수는 일찍이 경쟁자는 5가지가 있다고 주장했다. 즉, 인근의 치과의원만 있는 것이 아니

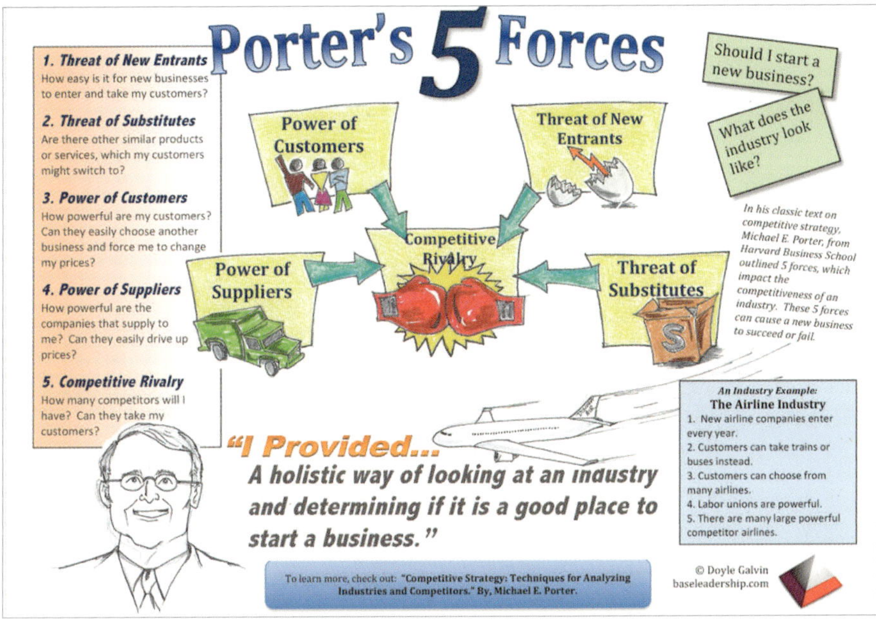
Porter's 5 Forces
1. Threat of New Entrants
How easy is it for new businesses to enter and take my customers?
2. Threat of Substitutes
Are there other similar products or services, which my customers might switch to?
3. Power of Customers
How powerful are my customers? Can they easily choose another business and force me to change my prices?
4. Power of Suppliers
How powerful are the companies that supply to me? Can they easily drive up prices?
5. Competitive Rivalry
How many competitors will I have? Can they take my customers?
Power of Customers
Threat of New Entrants
Competitive Rivalry
Power of Suppliers
Threat of Substitutes
Should I start a new business?
What does the industry look like?
In his classic text on competitive strategy, Michael E. Porter, from Harvard Business School outlined 5 forces, which impact the competitiveness of an industry. These 5 forces can cause a new business to succeed or fail.
An Industry Example:
The Airline Industry
1. New airline companies enter every year.
2. Customers can take trains or buses instead.
3. Customers can choose from many airlines.
4. Labor unions are powerful.
5. There are many large powerful competitor airlines.
"I Provided...
A holistic way of looking at an industry and determining if it is a good place to start a business."
To learn more, check out: "Competitive Strategy: Techniques for Analyzing Industries and Competitors." By, Michael E. Porter.
© Doyle Galvin
baseleadership.com

2-3. 마이클 포터 교수의 5가지 경쟁자 유형(5 Forces)(출처: Posters Five Force Assignment Help, locusassignments.com).

라 불법 치과 시술소(야매), 약국 등의 '대체제', 아파트 부녀회 등의 '소비자 권력', 치과의사 수를 결정하는 정부 정책당국 등 '공급자', 그리고 매년 새로 신규시장에 진입하는 '새로운 시장 진입자(신규 치과의사)' 등이 모두 경쟁해야 할 상대라고 보았다. 직접 경쟁한다고 느끼지 않을 수 있으나 이들은 알게 모르게 내 고객들에 영향을 주는 경쟁자들이다. 단지 동네 치과의원의 수준을 벗어나자면 반드시 인지해야 하는 경쟁자들이다(2-3).

경쟁자가 누구인지를 알았다면 스스로에 대한 분석도 필요하다. 그때 적용하는 이론이 흔히 알려진 SWOT 분석이다. 현재 내 치과의 강점(Strength), 약점(Weakness), 기회(Opportunity), 위기(Threat)가 무엇인지 작성해 보고, 그것을 활용하여 미래의 전략을 만들어 보라는 것이다. SWOT 분석은 흔히 경영 실무 서적, 강의 등이나 컨설팅 업체를 통해 소개되어 이미 많이 해 보았으리라 예상한다(2-4).

개원 현장에서 당연하다 싶음에도 흔히 간과하는 것이 고객에 대한 분석이다. 임상 현장에서 느끼는 고객은 절대 그저 그런 사람이 아니다. 대표적으로 대학병원에서 보는 고객과 동네 치과에서 보는 고객은 많이 다르다. 그저 경

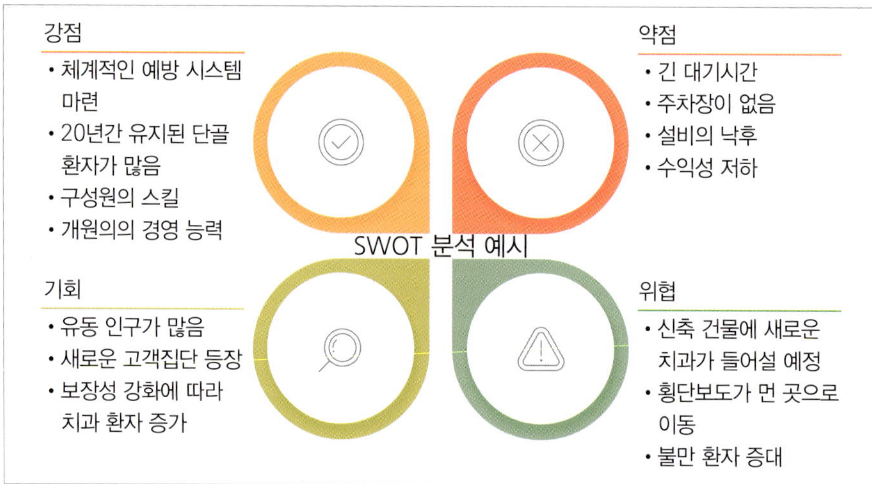

2-4. SWOT 분석 예시.[4]

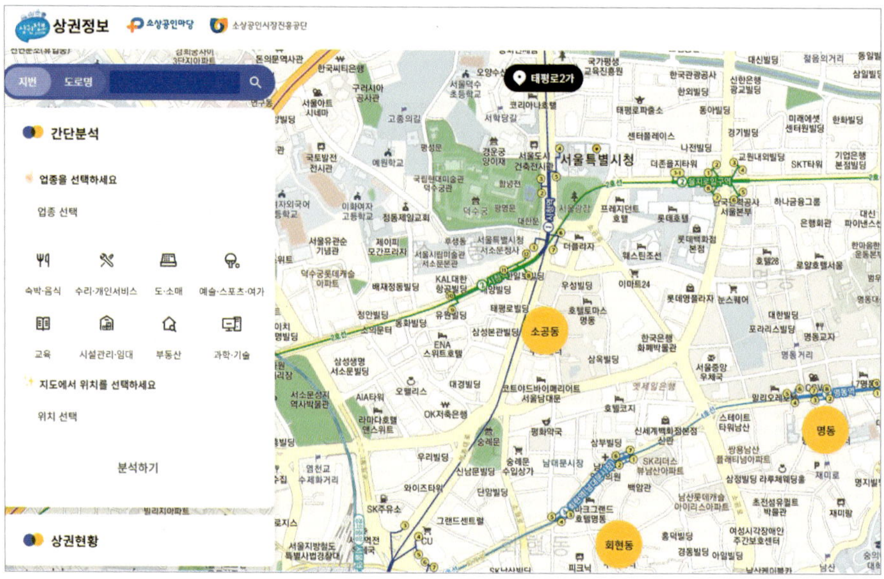

2-5. 소상공인시장진흥공단의 상권분석 페이지.

제적 수준만으로 구분할 수 있는 것도 아니다. 임상에서 우스갯소리로 '유전무골, 무전유골'이라는 말이 있다. 임플란트를 하고 싶고 돈도 있는데 뼈가 너무 없는 고객, 뼈가 너무 좋은데 임플란트를 할 돈은 없는 고객이란 의미이다. 이처럼 고객들이 처한 상황이 매우 다양하다. 따라서 어떻게 체계적으로 고객의 니즈를 분석하고 그에 맞는 의료 서비스를 제공할 것인가에 대해 고민하는 것은 곧 경쟁에서 승리할 수 있는 전략 수립일 것이다.

개인 사업으로서 개원을 준비하고 있다면 STP 전략은 반드시 고려해 보아야 한다. 앞서 칼럼에서 소개했듯 개원 입지의 시장을 분석해 보고(Segmentation), 그 시장에 본인이 생각하는 목표 고객이 충분히 있는지 검토한 후(Targeting), 그 고객이 원하는 병원의 모습을 만들어 가라는 것(Positioning)이다. 다양한 기준과 여러 자료들에 의한 시장 분석 과정을 통해 개원하려는 지역의 고객들을 분석해 볼 수 있다. 기본적인 인구 통계학적 자료 및 경쟁업체들에 대한 분석은 이미 소상공인시장진흥공단의 홈페이지에 상권분석[5]을 통해 충분히 파악할 수 있다(2-5).

목표 고객을 정할 땐 원칙이 있어야 한다. 누구나 경제적으로 여유로운 고객을 원한다. 그래서 강남 쏠림 현상이 치과 개원에도 나타난다. 하지만 그만큼 경쟁도 심하다는 것을 간과한 채 개원을 하면 극심한 경쟁과 저수가 현실을 방어하지 못하고 폐업하는 경우가 많다. 따라서 목표 시장을 정하기 위해서는 다음의 네 가지를 고려해야 한다. 1) 현재와 미래의 시장 규모(수요층이 탄탄히 존재하는가?), 2) 미래의 수요 및 경쟁구조(인구가 유입되는 지역이고, 경쟁자가 많지 않은가?), 3) 병원의 목표와 일치 여부(만들려고 하는 치과의 모습에 맞는 고객들이 있는가?), 4) 병원의 능력과 자원(고객들에게 그러한 서비스를 제공하기 위한 나의 실력과 직원 수급이 원활한가?) 등이다. 이 부분을 고려하지 않고 갓 졸업한 치과의사가 큰 비용을 투자하여 강남역 사거리에 개원을 한 경우라면 더 경쟁 우위에 있는 치과들 사이에서 고전만 하다가 폐업에 이르게 되는 것이다.

포지셔닝은 치과의 '이미지'라 간단히 설명할 수 있다. 그 치과가 전문의들에 의한 과별 진료를 하는 대학병원 같은 치과인가, 아니면 혼자서 운영하고 간단한 처치만 가능한 개인 의원인가 등을 말한다. 물론 원장 본인은 혼자서 하지만 대학병원급의 수준 높은 치료를 제공하는 병원을 꿈꾸고 '만들 수' 있다. 문제는 그러한 이미지를 고객들이 인정해 주느냐가 중요한 것이다. 포지셔닝(이미지)은 하루아침에 만들어지지 않으며 쉽게 변화하지도 않기에 처음부터 잘 설계하여 만들어 가는 과정이 필요하다. 신촌 대학가에 입지하면서 2~30대 젊은 층을 대상으로 사랑니 발치를 전문으로 포지셔닝을 하고 그들이

원하는 모습으로 병원을 만들고 있는 잎사* 치과병원은 좋은 사례이다.[6]

현장에서는 포지셔닝을 만들어가는 과정에 대한 문제가 흔히 나타난다. 즉, STP가 아닌 PTS 순서로 접근한다는 것이다. 대부분의 경우 남들 하는 대로 졸업 후 페이생활 몇 년 하다가 업자가 좋은 입지라며 소개해주는 곳에 개원하는 것이 일반적이다. 이것이 바로 남들도 다 하는 전투적 사고에 의한 개원이라 할 수 있다. 특별한 경쟁력 없이 시작한 개원은 역시 성공하기 어려울 수밖에 없다. 사전에 시장 분석도 철저하지 못하였으며, 나의 현재 임상과 경력을 고려할 때 어떠한 고객을 목표로 할지, 그러한 목표 고객이 충분히 있으며 미래 시장성은 있는지, 내가 그들을 만족시키기 위한 준비가 되어 있는지, 그 고객들이 어떠한 서비스를 원할지 등에 대한 고려까지는 생각해 보지도 못한 것이다. 그 결과는 최악의 경우 재정적 손해만 안고 폐업으로 종결된다. 다음은 '고객들이 다른 치과에 가지 않고, 내 치과를 선택하는 이유(내 치과의 이미지를 만드는 전략) 만들기'에 대한 칼럼이다. 여기서 STP 전략에 대해 자세하게 알 수 있을 것이다.

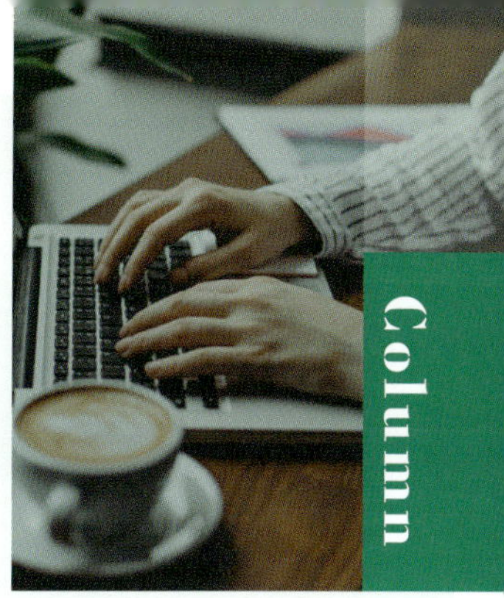

STP 전략(Segmentation, Targeting, Positioning)

* 준비된 개원인가?

이정우 원장입니다. 그동안 제 칼럼에 보여주신 관심과 호응 덕에 좀 더 여러분들과 함께할 수 있게 됨을 영광스럽고 기쁘게 생각합니다. 이번 글부터는 지난번 미처 다 말씀드리지 못했던 경영이론 중 핵심들을 추가로 짚고 넘어가 보고자 합니다. 오늘 말씀드릴 부분은 개원의 준비 및 발전 과정에 해당하는 STP 전략입니다.

지난 글을 통해 받은 질문 메일 중 많은 분들의 고민은 지금 개원한 자리에서 경영이 힘든 상황이라는 것이었습니다. 저 또한 그런 과정을 겪었습니다만 전략적 판단 없이 일단 개원을 한 상태에서 문제가 발견된 것이지요. 이것을 저는 'PTS'식 사고라고 부르고 싶습니다. 병원을 일단 만들고(positioning), 그 후 '고객이 있겠지'라고 생각하고(targeting), 그제서야 그 고객이 얼마 되지 않는다는 것(segmentation)을 절감하고 후회한다는 얘기지요. 대부분 힘드신 원장님들이 겪는 상황이 이렇지 않을까 예상합니다.

지금 상황이 말씀드린 바와 같다면 두 가지 중 하나를 선택하셔야 한다고 생각합니다. 하나는 현재 병원을 접고 다시 더 좋은 시장을 찾아서 이전 개원하는 것입니다. 이것은 확실한 방법이긴 합니다만 이것은 현실적으로 매우 어려운 결단일 것입니다. 따라서 대부분의 원장님은 두 번째 방법을 선택하실 것이라 생각합니다. 바로 현재 위치에서 STP 전략에 따라 본인 병원의 포지셔닝을 다시 만들어 가시는 것이지요. 그 과정을 설명드리겠습니다.

우선 필요한 것은 시장분석(Segmentation)입니다. 그 지역에 오랫동안 개원하신 상태라면 원장님 병원 주변의 주민들 특성을 잘 파악하고 계시리라 생각합니다. 인구분포, 교육수준, 경제력 등의 내용 말이지요. 시장분석에서 중요한 것은 경쟁구도도 함께 보셔야 한다는 것입니다. 좋은 시장은 반드시 경쟁도 치열하다는 것 잘 아시지요?

이런 내용을 어느 정도 파악하고 계시다면 어느 그룹에 집중할 것인가(목표시장 선정: targeting)를 선택하셔야 합니다. 이 과정에서 흔히 하는 오류 두 가지는 모든 시장을 목표로 하거나, 그 시장을 위해 스스로가 준비되어 있지 않다는 것을 간과하는 것입니다. 원장님 병원의 주 고객층은 어떤 분이신지요? 그리고 그 고객층은 주위의 다른 치과들과 중복되지 않나요? 원장님이 힘들어하는 이유는 원장님의 치과가 식당으로 보자면 마치 '김밥*국' 같은(특정 상호를 비하하려는 의도는 아닌 것 아시지요?) 그냥 단순한, 모든 사람이 오는 특색 없는 곳이기 때문이 아닐까요? 모든 주민들이 내 고객이라고 생각하시다가는 아무도 오지 않는 병원이 됩니다. 그런 병원은 그저 거리가 가깝고 가격이 저렴하니 간단히 상황을 해결하려는 고객들만 내원할 뿐, 충성도라는 것은 기대할 수 없게 되지요.

목표시장에 대한 원장님의 준비는 철저히 되어 있으신가요? 이 또한 흔히 간과하는 문제입니다. 예를 들어 세계 최고의 진료를 추구한다는 병원이 동네 구멍가게 같은 수준의 시설과 인력풀을 가지고 있다면 그냥 구호에 그치고 말 것입니다. 그런 병원을 만들자면 원장님 스스로 꾸준한 커리어를 계속 만들어 나가며, 임상에서 앞서 나가는 모습을 보이는 것이 기본입니다. 직원들 눈에 그런 모습이 인정될 때 환자들도 병원을 찾게 될 겁니다.

목표시장이 명확하다면 이미지 만들기(positioning)도 쉬워집니다. 원장님이 목표로 하는 고객의 특성은 원장님도 잘 아실 터이니 말이지요. 원장님이 단순히 생각하는 이상적인 병원의 모습이 아닌, 내 고객이 원하는 바로 그 모습을 만드는 것이 핵심입니다. 원장님 생각과 고객의 생각이 일치하는 병원이고 그 수요가 충분하다면 틀림없이 성공하는 병원이 될 것입니다. 이미지를 만드는 구체적인 방법은 목표 고객이 무엇을 원하는가를 고민하면서 찾으시면 저절로 나오거든요. 궁금하신 건 https://blog.naver.com/dentmast 아시지요?

포지셔닝(Positioning), 고객의 기억 속에 자리잡기

무리다 싶을 정도로 투자하여 개원한 후 잘하는 치과라고 아무리 떠들어도 고객들은 알아주지 않는다. 훌륭한 원장, 잘한다는 치과가 너무 많아서 그렇다. 물론 별다른 노력하지 않았는데도 고객이 큰 불만 없이 이미 잘 다니는 치과도 있다. 단골 병원을 바꾸는 것은 귀찮기도 하고 많은 수고를 필요로 하는 일이기 때문이다. 사람들이 치과 광고를 그나마 관심 있게 보는 것은 먼 지역으로 이사하여 새로운 치과를 찾고 있거나, 기존 다니는 치과에 불만이 있을 때 정도일 것이다. 중요한 것은 '그 고객들이 원하는 치과의 모습은 어떤 것인가'이다. 핵심만 간단히 말하자면 '달라야(different)' 한다.

마케팅의 교과서와 같은, 포지셔닝 개념을 잡는 데 도움을 주는 책을 소개한다. 1993년에 출판된 『마케팅 불변의 법칙』이란 책은 마케팅 기업 회장들인 알 리스와 잭 트라우트가 함께 쓴 책으로 아직도 개정판이 지속되는 경영에 관심 있는 사람이라면 한 번쯤 읽어 보았을 책이다. 워낙 베스트셀러라 국내 번역본만도 세 곳의 출판사에서 다양하게 나와 있다. 이 책에서 소개한 '고객의 기억 속에 들어가기 위한 법칙'들은 30년이 지난 지금도 읽으면 경영의 지혜를 주는 내용들이다. 예를 들면 '선도자의 법칙', '기억의 법칙', '영역의 법칙' 등

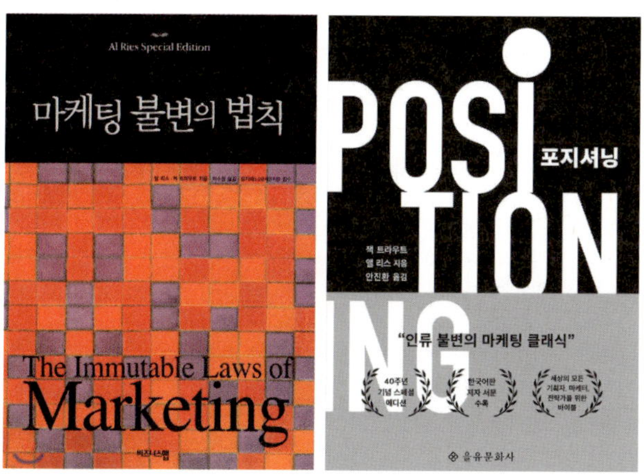

2-6. 알 리스, 잭 트라우트의 저서인 마케팅 불변의 법칙(비즈니스맵, 2008)과 포지셔닝(을유문화사, 2021).

개원 환경의 돌파구가 될 만한 아이디어를 던져 준다. 임상 현장에 당장 적용해 볼 만한 몇 가지 이론을 소개하려 한다.

선도자의 법칙 - 사람들은 1등만 기억한다. 더 좋은 것보다는 맨 처음이 낫다.

공급 과잉의 현상황에서 고객의 선택을 받기 위해서는 뭔가 달라야 한다. 닐 암스트롱은 처음으로 달 표면을 걸은 사람이다. 혹시 여러분은 두 번째로 걸은 사람을 알고 있는가? 지프(최초의 4륜구동차), 제록스(최초의 일반용지 복사기), 스카치테이프(최초의 셀로판테이프) 등 최초의 상품이 그 계통의 대명사로 인식되기도 한다. 사람들의 머릿속은 넘쳐나는 정보의 홍수로 너무 복잡하다. 각 분야마다 하나씩 기억하기도 쉽지 않다. 따라서 같은 분야의 두 번째 이후는 과잉정보로 사라져 버리는 것이 일반적이다.

치과계에도 이러한 사례는 흔히 발견된다. 현재 국산 임플란트 시장은 거의 춘추전국시대이다. 그 와중에도 꿋꿋하게 시장 점유율 1위를 놓치지 않는 업체가 '오스템 임플란트'이다. 오스템은 수입 임플란트가 대세를 이루던 90년대 후반에 '아바나'라는 상품명으로 최초로 국산 임플란트를 출시하였고, 점차 국산 임플란트가 대세를 이루는 변화 속에 새로 개발되어 나오는 여러 브랜드를 물리치고 최초의 국산 임플란트라는 선도자의 법칙을 잘 활용하여 현재도 그 위치를 지켜 나가고 있다.

선도자의 법칙을 따른 개원은 신도시, 아파트 단지, **마을 최초의 치과로 개원하는 것이다. 필자가 개원하고 있는 인천시 부평구 백운역 인근만 해도 걸어서 갈 만한 곳에 치과가 10곳에 이른다. 오래된 지역이라 계속 주민이 바뀌고 있긴 하지만, 오래 사신 분들의 기억에는 아파트 입주와 함께 개원한 조** 치과의원을 계속 다니는 분들이 지금도 계신다. 일단 한번 단골로 정착하면 쉽게 바꾸지 않는 특성을 잘 활용한 경우다.

선도자는 후발 주자의 추격을 계속 의식해야 하고 지속적인 성장과 변화도 필수적이다. 선도자로서 누리는 이점은 틀림없이 있고, 그러한 상황이라면 안주하기 쉽다. '초년 성공의 함정(젊은 나이에 준비되지 않은 반짝스타의 경우 인기가 지속될 신작을 내지 못하고 기억 속에서 사라지게 되는 현상)'에 빠지기 쉬운 상황인 것이다. 현재 먼저 개원하여 자리잡은 선도자라면 새로운 지식, 경영 감각까지 교육받고 나오는 후배들을 의식하고 끊임없이 임상적, 경영적으로 성장하는 모습이 되어야 한다. 그렇지 않은 경우 선도자의 이점은 곧 사라지게 된다. 물론 경영적 감각이 뛰어난 후배들은 이미 지역에서 선도자가 될 수 없음을 깨닫고, 후발 주자의 성공 전략을 끊임없이 연구하고 적용하려 하고 있다.

영역의 법칙 – 1등을 놓쳤다면 새로운 영역에서 1등이 되라

대부분의 시장에는 이미 선도자가 존재한다. 후발 주자로서 선도자가 가지고 있는 이점을 극복하기는 대단히 어렵다. 선도자를 피해 경쟁 우위를 가지는 방법은 '새로운 영역'을 개척하는 것이다. 구글과 라이코스가 검색엔진 시장의 확고한 선두 주자였던 상황에서 후발대로 진입한 네이버는 검색엔진뿐만 아니라 무료 이메일, 블로그, 웹툰, 게임 서비스 등을 결합하면서 다양한 서비스를 제공하는 포털 분야 1위가 되었다. 결국 2001년, 시장 2위이던 Daum의 한게임까지 병합하여 NHN으로 사명을 변경하고 강자로 군림하고 있다.

후발 주자가 취할 수 있는 가장 쉬운 방법은 기존시장에서 경쟁이 없는 새로운 영역의 선도자가 되는 것이다. 네이버 사례처럼 선도자가 제공하지 않는 새로운 서비스를 제공하는 전략(서비스개발 전략)이다. 예를 들면, 먼저 개원한 치과의원이 있다면 소아치과 전문, 교정치료 전문 치과의원으로 개원하거나, 전문의들이 모인 치과병원으로 개원하여 그 분야에서 첫 번째 치과로 기억되도록 하는 것이다. 이 방법은 기존 개원한 치과와 상생도 가능한 방법이기에 과거 많은 개원 성공 사례들이 있다. 문제는 그러한 영역조차 이제는 더 이상 개발하기 어렵고 포화상태라는 것이다.

따라서 이후 후발 주자는 선두 주자에게 없는 서비스로 고객이 선택할 이유를 제공해야 한다. 아파트 단지 입주와 함께 시작했던 모 치과는 개업초기 안정을 거둔 후 한참 임플란트가 치과계의 블루오션으로 성장하고 있던 시기에도 전통 보철 치료만을 강조하였고, 결국 새로운 임플란트 치료를 찾는 고객들로부터 외면 당하여 현재는 겨우 명맥만 유지하고 있다. 그렇다면 뒤늦게 개원한 치과들은 무엇으로 고객에게 인정받았을까? 기존에 안 하던 진정요법, 소아교정, 사랑니 발치, 장애인 치료 등 소외된 서비스를 계속 연구하여 수준 높은 진료를 제공하는 것이다. 이러한 전략으로 비록 후발 주자로 시작하였지만 지역 내에서 인정받는 치과로 성장한 케이스가 생각보다 많다. 즉, 후발 주자라면 고객들에게 새로운 서비스를 제공하고, 그 영역이 의미 있음을 알리며 연구와 성장을 거듭하여 새로운 영역의 선도자가 되도록 해야 한다는 것이다. 일단 선도자가 되었다면 항상 후발 주자를 앞서가도록 지속적으로 성장하고, 또한 새로운 영역까지 확장해야 하는 노력이 필수적이다. 경쟁 시장에서 제자리 걸음은 곧 퇴보를 의미한다.

기억의 법칙 - 고객의 기억을 바꾸려 말라

대한민국 현실에서 '서울대'의 브랜드 파워는 막강하다. 실제 연구성과, 세계대학 평가를 고려해 보면 사실 연세대, 고려대 등 다른 대학과 비교해 아주 큰 차이라고는 할 수 없을 것이다. 하지만 한국인들이 느끼는 1등 브랜드 이미지는 확고하다는 것을 부정할 수는 없다. 적어도 한국인들에게서 그 기억을 바꾸자면 핵전쟁 후 서울시가 없어지지 않는 한 어려운 정도라는 우스갯소리도 있다. 그만큼 고객의 기억을 바꾸는 것은 현실적으로 대단히 어렵다.

MBA 과정을 공부하면서 '시장 빅3의 법칙'을 배운 적이 있다. 어떤 시장이든 초기 치열한 경쟁이 있은 후 시장 점유율 빅3인 제너럴리스트(광범위 고객을 수용하는 기업)와 나머지 다수의 스페셜리스트(작은 목표 틈새시장을 노리는 기업)로 재편된다는 얘기다.[7] 모바일 통신시장이 열린 후 여러 통신사가 나왔으나 현재는 빅3라 할 수 있는 SKT, KT, LGT으로 빅3를 구성하고 있고, 나머지 다수의 알뜰폰 통신사가 있는 것이 그러한 예라 할 수 있다. 이러한 모습은 치과 개원 시장에서도 흔히 볼 수 있다.

고객들은 어느 지역이나 잘한다는 소문이 있는 3개 정도의 치과 중에서 갈 곳을 선택하게 된다. 통상 빅3 치과는 시장 점유율이 10~40% 정도이며, 나머지 치과들은 5% 미만을 차지한다. 치열한 경쟁이 끝난 후 안정된 상태에서(안정된 개원 지역에 신규 진입하려는 경우) 현재 5~10%의 애매한 시장 점유율을 보이는 상태라면 반드시 다음의 선택을 고민해야 한다. 전체 대중을 상대로 더 큰 점유율을 차지하는 빅3의 길을 선택할지, 아니면 소수의 고객에게 집중함으로써 수익률을 높이는 방향을 택할지 말이다.

기억의 법칙이 의미하는 것은 다수 고객들의 기억을 바꾸려는 시도는 무의미한 노력과 희생이라는 것이다. 신규 개원의의 입장에서 현재 개원 예정인 지역에서 확고한 상위 3개 치과 병의원이 이미 존재한다면 그것을 극복하고 3위 이내에 들어가려는 노력은 무의미하다. 고객들은 기억을 바꾸려는 수고를 해 주지 않기 때문이다. 불안한 2, 3위가 존재한다면 해 볼 만하다. 다만 이미 확실한 상위 3개 병의원이 있다면 그들과의 정면 승부로 극복하려는 시도보다는 다른 지역을 찾던지 앞서 언급한 확실한 인정을 받을 수 있는 '다른 영역'으로 치밀한 전략을 준비해야 한다.

인식의 법칙 – 저가형으로 성공한 후 고가형으로 전환은 불가능하다

현대자동차에서 제네시스 브랜드를 함께 만들고 있다는 것은 다들 알고 있는 사실이다. 하지만 시장에서 인식은 마치 다른 고급 브랜드인 것처럼 받아들이고 있다. 고급 브랜드로 만들어 놓으니 외형만 다를 수 있는 차량임에도 더 고가로 판매가 된다. 제네시스 론칭 이전에 현대자동차에서는 고급차를 만들어도 비싼 값을 받기 어려웠고, 판매량도 많지 않았으나 제네시스 브랜드로 생산한 차량은 고가임에도 여전히 많은 판매량을 기록 중이다.

현재 브랜드 이미지에 한계가 있다면 고객들의 인식을 바꿀 브랜드를 만들어 내야 한다. 요즘 신규 개원의들 사이에서는 개원 초기 마케팅 업체를 통한 환자 유치를 당연히 해야 하는 것으로 인식하고 있다. 문제는 젊은 의사들이 환자를 유치한 경우 내세울 수 있는 것이 저렴한 의료비밖에 없는 경우가 많은 데, 일단 생존을 위해 저가형 의원을 선택한 경우 나중에 문제가 된다. 고객들의 인식에는 거기는 저가형 치과라는 이미지가 이미 형성되어 있기 때문이다.

저가형 치과로 자리잡으면 향후 성장에 문제가 된다. 어느 정도 환자가 늘어난 후 이제는 수가를 제대로 받고 싶다고 해도 고객들이 가지고 있는 저가형이라는 이미지 때문에 수가를 높이는 것이 현실적으로 불가능하다. 바로 다른 인근의 치과로 떠나버리는 것이다. 따라서 성장을 원하고 상황이 된다면 차라리 다른 브랜드의 고급형 치과를 개원하는 것이 더 성공적으로 자리잡을 확률을 높이는 전략이다. 토요타, 현대자동차가 그러했던 것처럼.

선택과 집중의 법칙 – '김밥천국 치과'는 많다

음식물 보관을 위해 흔히 집에서 사용하는 락앤락이라는 제품이 있다(📷 2-7). 대부분 수입품이라고 알고 있는 이 제품은 1978년 설립된 국내 회사인 하나코비에서 만든 제품이다. 당시 바구니, 양동이, 바가지 등 온갖 플라스틱 용품을 만들던 하나코비는 다양한 플라스틱 제품들 중 음식물 보관용기에 선택과 집중을 하기로 결정했고 그때 런칭한 브랜드가 Lock&Lock이다. 잘 알고 있듯 세계로 수출하는 제품이며, 회사의 효자 상품이기도 하다. 이처럼 한 가지에 집중하여 인정받은 사례는 치과계에도 있다.

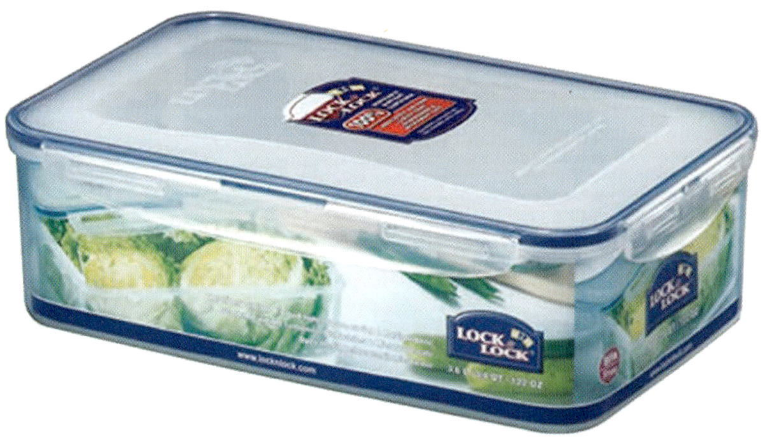

📷 2-7. 락앤락의 음식물 보관용기.

현재 치과 방사선 영상장비 시장에서 가장 큰 점유율을 가진 회사는 바텍(Vatec)이다. 웬만한 개원치과에는 바텍의 파노라마 장비가 다 들어가 있다고 해도 놀랍지 않다. 바텍도 1992년 창업 당시에는 여러 가지 의료장비를 만들던 회사였으나 2006년경부터 방사선 장비의 디지털화에 집중하였고, 현재는 세계시장의 점유율을 높여가고 있는 중이다. 이처럼 고도의 기술이 요구되는 시장에서는 여러 분야를 섭렵하는 것보다는 하나의 분야에서 확실한 주도권을 가지고 가는 것이 시장의 선택을 받는 데 더 유리하다. 안타까운 것은 대부분 개원의들이 선택과 집중을 못하고 있는 것이다.

특색 없이 비슷한 '김밥천국' 치과들이 많은 것이 문제다. 당신이 알고 있는 김밥천국 중에서 대박 업소라고 꼽을 수 있는 곳이 있는가? 줄 서서 먹는 설렁탕 대박집은 있어도 줄 서서 먹는 김밥천국은 아마도 볼 수 없을 것이다. 왜일까? 모든 것을 다 잘한다는 곳치고 뭐 하나 만족스럽게 잘하는 것을 찾기도 힘들다(📷 2-8). 이것은 대부분의 개원의에게도 비슷한 모습으로 나타난다. 특색 없이 모든 진료를 다 잘한다고 얘기하는 치과 수가표를 보고 있는 듯하지 않은가?

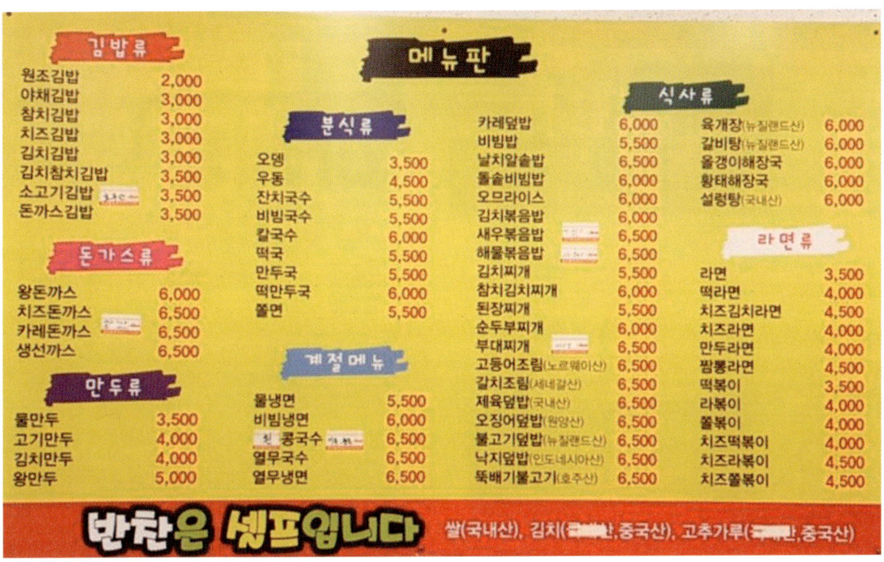
메뉴판
김밥류
원조김밥 2,000
야채김밥 3,000
참치김밥 3,000
치즈김밥 3,000
김치김밥 3,000
김치참치김밥 3,500
소고기김밥 3,500
돈까스김밥 3,500
돈가스류
왕돈까스 6,000
치즈돈까스 6,500
카레돈까스 6,500
생선까스 6,500
만두류
물만두 3,500
고기만두 4,000
김치만두 4,000
왕만두 5,000
분식류
오뎅 3,500
우동 4,500
잔치국수 5,500
비빔국수 5,500
칼국수 6,000
떡국 5,500
만두국 5,500
떡만두국 6,000
쫄면 5,500
계절메뉴
물냉면 5,500
비빔냉면 6,000
콩국수 6,500
열무국수 6,500
열무냉면 6,500
식사류
카레덮밥 6,000
비빔밥 5,500
날치알솔밥 6,500
돌솥비빔밥 6,000
오므라이스 6,000
김치볶음밥 6,000
새우볶음밥 6,500
해물볶음밥 6,500
김치찌개 5,500
참치김치찌개 6,000
된장찌개 5,500
순두부찌개 6,000
부대찌개 6,500
고등어조림(노르웨이산) 6,500
갈치조림(세네갈산) 6,500
제육덮밥(국내산) 6,500
오징어덮밥(원양산) 6,500
불고기덮밥(뉴질랜드산) 6,500
낙지덮밥(인도네시아산) 6,500
뚝배기불고기(호주산) 6,500
육개장(뉴질랜드산) 6,000
갈비탕(뉴질랜드산) 6,000
올갱이해장국 6,000
황태해장국 6,000
설렁탕(국내산) 6,000
라면류
라면 3,500
떡라면 4,000
치즈김치라면 4,500
치즈라면 4,000
만두라면 4,000
짬뽕라면 4,500
떡볶이 3,500
라볶이 4,000
쫄볶이 4,000
치즈떡볶이 4,000
치즈라볶이 4,500
치즈쫄볶이 4,500
반찬은 셀프입니다
쌀(국내산), 김치(,중국산), 고추가루(,중국산)

📷 2-8. 김밥천국 메뉴.
줄 서서 먹고 싶은 맛집인가?

선택과 집중 전략을 통해 고객들에게 사랑받는 치과들을 소개한다. 포항시민의 절반 이상이 고객이라는 자부심을 가진 이재* 원장의 *세계치과는 빠르고 편안한 임플란트 식립이라는 부분에 집중하였고 인정받았다. 2000년대 초반에 무통치료에 관심이 많았던 곽호* 원장의 테라*치과는 치과의사로서 미국 마취과 수련을 하여 수면진정요법을 이용한 무통치료의 전도사로 경쟁이 심한 강남에서 성공 신화를 써 가고 있다. 또한 치과 간 경쟁이 심한 강남역 상권에서 예방 관리에 집중하여 그 콘셉트에 맞는 의료 장비인 큐레*를 이용한 사업과 진료를 동시에 경영하고 있는 윤홍* 원장의 베스트*치과 또한 선택과 집중으로 고객들에게 사랑받는 좋은 사례라 소개할 만하다.

어떤 분야에 선택과 집중을 할 것이며, 어떻게 차별화할 것인가? 이는 모든 개원의사에게 가장 어려운 문제이다. 사실 딱히 차별화라고 할 것 없이 모두 비슷한 진료를 하고 있는 것이 현실이다. 더구나 힘들게 무엇인가 개발하여 잘된다고 소문이 나면 어느새 인근에서 모방 병원들이 바로 개원하는 것이 현실이다. 그래서 차별화를 위해서는 남들이 쉽게 따라하지 못하는 것이 중요하다. 차별화와 관련하여 작성했던 칼럼을 소개한다. 일독하시고 본인 병원에서는 무엇으로 차별화를 만들 것인지 책을 통해 정보를 얻고(📷 2-9) 진지하게 고민하는 시간을 가져 보시길 권해드린다.

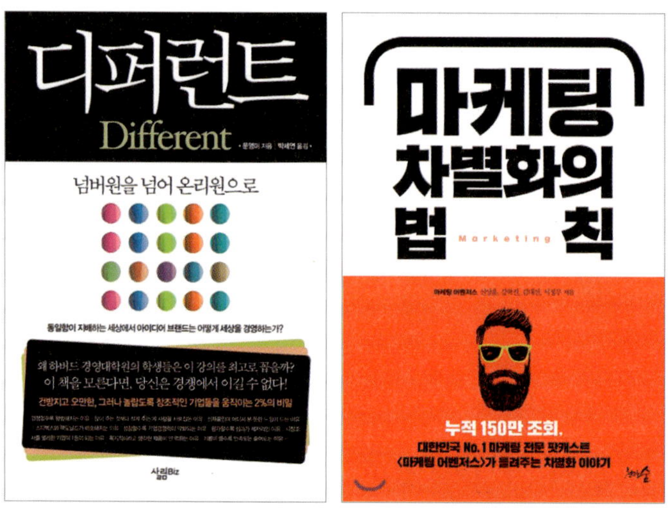

📷 2-9. 디퍼런트(문영미, 살림Biz, 2011), 마케팅 차별화의 법칙(신상훈 외, 천그루숲, 2019).

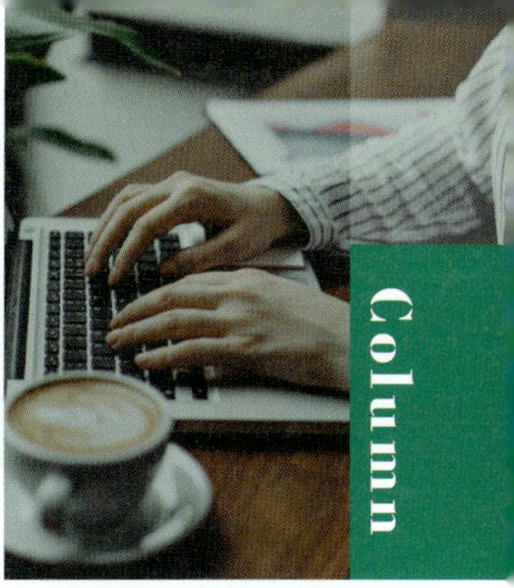

차별화(Differentiation)

* '김밥천국' 같은 치과?

원장님 병원 인근에는 치과가 몇 곳이나 있나요? 제가 일하는 곳 인근의 병원만 해도 500미터 걸어갈 거리에 10여 곳이 넘는 치과가 있습니다. 적어도 우리가 도시라 부르는 곳에는 치과가 없어서 못 가는 환자는 없지요. 오히려 우리 개원의 입장에서는 너무 많아서 문제입니다. 매년 1,000명에 가까운 인원이 신규 치의로 배출되는 상황에서 환자들은 우리 병원의 어떤 면을 보고 다른 곳이 아닌 우리 병원을 방문하는 것일까 생각해 보셨는지요?

차별화라는 것은 경쟁이 심할수록 더욱 중요한 요소입니다. 하버드대 경영학과 문영미 교수님의 책 『디퍼런트』에는 다음과 같은 사례가 나옵니다. 학생들의 성적이 학년 초에는 과목별로 차이가 나는데, 대부분의 학생들은 성적이 떨어지는 과목의 향상을 위해 집중한다는 것입니다. 그래서 졸업할 즈음 되면 학생들의 점수는 대체로 평균에 수렴하게 되는데, 이것은 여러모로 난감한 일이라 호소하시네요.

교수님 입장에서는 무엇 하나가 특출한 학생이 필요하다는 것이지요. 그러나 대부분 학생들이 비슷해서 특히 기억나는 학생을 찾기 어렵다고 합니다. 이 과목은 좀 못해도 저 과목에서 유난히 두각을 나타내는 그런 학생이 필요하고, 그런 학생이어야 그 분야에 대해서 더 심도 있는 연구를 함께해 볼 수 있지 않겠습니까? 어느 분야에 적당한 사람보다는 뭐 하나라도 확실히 뛰어난 사람이 요구되는 것은 치과도 마찬가지라 생각합니다.

환자들 입장에서도 치과가 많지만 다 비슷하니 문제입니다. 환자들 보기엔 '김밥천국' 같이 모든 메뉴를 제공하는 그냥 '치과'일 뿐이지요. 우리 입장에서야 원장이 다르고 직원이 다르고 제공하는 서비스의 질도 다른데, 환자들이 그걸 못 알아주고 치료비를 깎으려고만 하니 아쉽죠. 그렇다면 환자들이 진정으로 원하는 치과가 어떤 모습일지 고민해 보셨나요?

차별화를 위해서는 무엇 하나든 확실하게 잘한다는 얘기를 듣는 것이 중요합니다. 유명한 맛집일수록 맛있는 메뉴 하나로 성공하지, 김밥천국처럼 여러 메뉴를 가지고 성공한 집은 못 보셨을 겁니다. '그것' 하나만 확실하다면 좀 비싸더라도 거기서 치료받겠다는, '그것'이 원장님 병원에는 있으신가요? 소위 '대박치과'라는 곳을 보면 미백이든 악교정 수술이든 어느 하나가 확실한 치과이지 '김밥천국'같은 치과는 아니지요. 환자들은 치과가 다 비슷하다 생각하기 때문에 치료비가 제일 싼 곳을 찾는 것 아닐까요?

차별 요소를 만들고는 싶은데 그 '무엇'을 어떻게 만들면 좋을까요? 너무 어렵게 생각하실 필요 없습니다. 원장님이 좋아하고 잘하는 것을 정하시고 10년 이상 꾸준히 발전시키시면 됩니다. '1만 시간의 법칙'이라는 말도 있지요. 무엇이든 10년쯤 한 분야에 대해 깊이 연구한 사람의 내공은 결코 무시할 수 없는 법입니다. 별것 아닌 것 같지만 제가 아는 어느 분 중엔 '아프지 않은 치과'라는 것만 꾸준히 연구, 발전시킨 결과 그 지역에서 인정받고 인터넷을 보고 멀리서도 찾아오는 지역 최고의 병원을 만든 원장님도 계십니다. 아직도 '대박 아이템'이 있을 것이란 환상을 믿으시나요? 잘되는 치과는 결코 하루아침에 만들어지지 않습니다.

원장님 병원만의 차별화된 '무엇'을 만들기 위한 다른 방법도 있습니다. 다른 병원에서 잘 하지 않는 것을 만들든지 해내면 되는 것이지요. 그 부분에 대해서는 다음 글에 말씀드릴 예정이니 잠시 시간을 내서 원장님 병원만의 차별화된 강점이 무엇인가를 딱 5분간만 진지하게 고민해 보시지요. 그리고 그것이 차별화된 경쟁 우위요소가 될지는 원장님께서 제일 잘 아시겠지만 궁금하시면 제 블로그(https://blog.naver.com/dentmast)로 언제든 문의 주시기 바랍니다. 제가 함께 고민해 드리겠습니다.

2장을 마치며 확인할 것들…

▶ 전투, 전술, 전략의 개념 차이를 설명할 수 있는가?

▶ 내 병원 입장에서 인근 약국, 아파트 부녀회장은 어떤 종류의 경쟁자인가?

▶ 목표 고객을 선정하기 위해 고려해야 할 중요한 기준 4가지는 무엇인가?

▶ STP 전략을 간단히 설명하자면?

▶ 지역 내 최초의 치과로 개원하지 못하였다면 당신이 선택할 수 있는 개원 전략은?

▶ 학습한 개념을 바탕으로 본인의 차별화된 개원 전략을 간략히 요약하면?

확인 사항들을 정리해서 이정우 교수의 개인 블로그(https://blog.naver.com/dentmast) 열독인증 파트에 올려 주시면 이 교수 및 경영 멘토들이 응답해 드립니다.

참고문헌

1. 나무위키, "의과대학", https://namu.wiki/w/%EC%9D%98%EA%B3%BC%EB%8C%80%ED%95%99
2. 나무위키, "치과대학", https://namu.wiki/w/%EC%B9%98%EA%B3%BC%EB%8C%80%ED%95%99
3. 박상섭. 잘되는 병원, 안되는 병원. 신흥 인터내셔널; 2003.
4 정동훈. (2016년, 10월 13일). 치과 전략 제대로 세우려면 SWOT 분석부터. https://www.dentalarirang.com/news/articleView.html?idxno=14550
5. 소상공인시장진흥공단 – 상권정보시스템. https://sg.sbiz.or.kr/godo/index.sg
6. 스브스뉴스 SUBUSUNEWS. "사랑니 3초 컷;; 지금까지 사랑니 14만 개 발치했다는 '사랑니의 신' 만나봄 / 스브스뉴스." 2022. 5. 11. 동영상. 6:27. https://www.youtube.com/watch?v=rfT6o-FUFWk
7. 김남국. '빅3법칙'과 시장 점유율의 덫. 55호(2010년 4월 Issue 2). 동아비즈니스리뷰. https://dbr.donga.com/article/view/1202/article_no/2906

CHAPTER 03

상품과 프로세스 관리

Product, 의료가 상품인가?

의료 서비스. 이제는 익숙한 말이지만 필자가 학생이던 30년 전만 해도 의료가 무슨 서비스냐고, 의료는 숭고한 봉사와 헌신의 일이라고 자부심에 차서 말씀하시는 선배들이 대부분이었다. 안타깝게도 수요에 비해 공급이 넘치는 현재 상황에서는 '서비스 마인드'가 없으면 병원경영 자체가 힘들다. 물론 요즘도 많은 메디컬 대표 원장들은 권위적이고 직원들하고는 함께 식사시간에 마주 앉지도 않는다는 분들의 얘기가 들리기는 한다. 하지만 근래에는 메디컬에서도 환자 중심의 서비스 마인드를 갖춰가고 있다는 소식이 들려서 변화가 느껴진다. 개념을 확실히 하도록 학술적으로도 의료는 서비스인가를 살펴보기로 하자.

학창 시절 우리는 1, 2, 3차 산업에 대해 배운 바 있다. 농업, 제조업, 서비스업이라는 분류이다. 상식적인 얘기지만 서비스업의 비중이 점차 커지고 있다(3-1). 상품은 재화에 의해 거래되는 유형, 무형의 제품이라고 정의된다. 쌀이나 휴대폰과 같이 내 손안에 만져지고 형태를 갖춘 상품(1, 2차 산업의 생산품)이 있지만 강의, 배달 서비스 등은 우리가 만질 수 있는 제품의 형태를 갖춘 상품은 아니다. 현실에서는 익히 알고 있듯 삼성전자보다 구글의 기업 규모가 훨씬 크다. 이에 따라 제조업에서도 서비스업을 동시에 수행하려는 노력이 보인다.

수년 전부터 제조기업의 서비스 기업화는 대세적 흐름이 되었다. 이를 서비타이제이션(servitization)이라 한다. 과거엔 '렌탈 서비스'라는 형태로 정수기, 비데 등 제품을 제공하고 관리해주는 것이 대표적이었으나 요즘은 구독 서비스(넷플릭스, 차량 공유 등)라는 모습으로 확장되었다. 2차 산업의 제품들을 소유하지 않고 잠시 또는 정기적으로 이용하는 형태까지 진화한 것이다. 이는 제조가 주를 이루던 2차 산업에 3차 산업(서비스업)을 결합함으로써 산업형태의 경계를 허문 것으로 해석할 수 있다. 이러한 서비스 상품은 다음과 같은 4가지의 특성을 가진다.

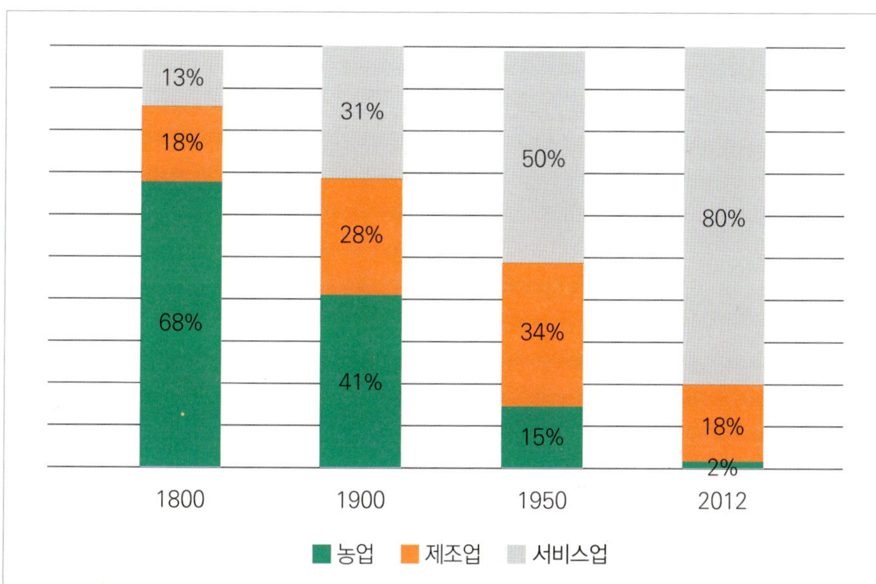

3-1. 점차 늘어가는 서비스업의 비중.[1]

무형성(intangibility)

서비스는 기본적으로 형태가 없다. 이 점은 공산품과 같은 유형의 재화 서비스와 구별되는 특징이다. 강의, 보험, 법률 서비스 등과 마찬가지로 의료 서비스도 소유할 수 있는 특정한 형태를 가지지 않는다. 이는 때때로 서비스 제공자 입장에서 곤란한 문제가 되기도 하는데, 고객의 입장에서 자신이 제공받는 서비스의 형태를 눈으로 확인할 수 없기 때문이다. 따라서 이러한 단점을 극복하기 위해 특히 어린이들을 중점적으로 진료하는 소아치과의 경우, 📷 3-2와 같은 어린이들을 위한 특별한 인테리어로 자신들만이 제공하는 서비스의 특징을 적극적으로 표현하는 것으로 소비자에게 어필한다.

비분리성(inseparability)

서비스 상품은 특성상 생산과 소비가 동시에 일어난다. 예를 들어, 사랑니 발치라는 진료 서비스 상품은 환자(고객)를 대상으로 시술을 시작하고 종료되면 서비스 상품 제공이 완료된다. 비분리 특성에 의해 고객이 생산 과정에 직접 참여하고, 생산자(의사 및 직원)와의 직접적 상호작용하는 모든 과정이 서비스의 품질을 결정한다. 대량 생산 체제(예를 들면, 한 원장이 하루 발치만 300건)를 만들기 어렵다. 고객의 입장에서는 서비스를 미리 테스트해 볼 수 없기에 서

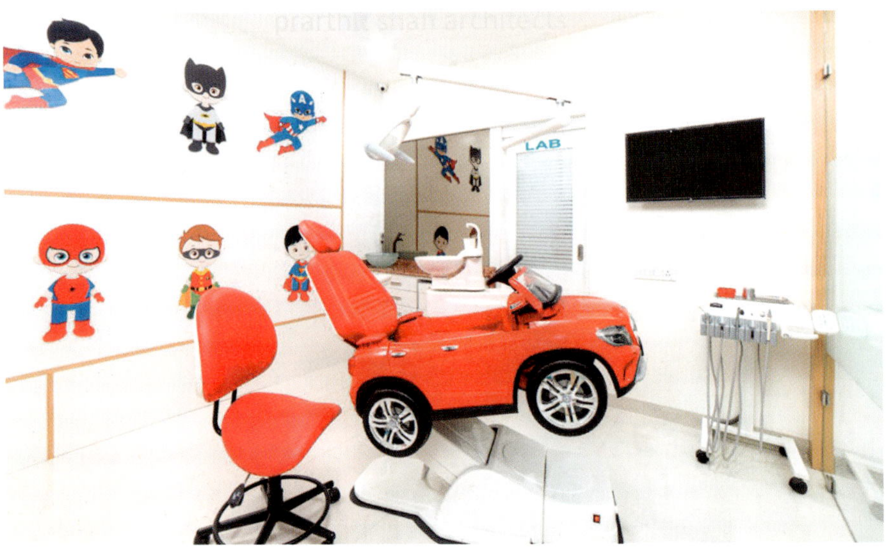

📷 3-2. 어린이를 위한 특별한 인테리어를 갖춘 치과 모습 (출처: Smile Design Center Interiors | Organic Studio By Prarthit Shah (archilovers.com).

비스 상품에 대한 사전 정보가 제한적이다.

비분리성에 따른 문제 해결을 위해서는 원장에 의해 진행되는 직원의 선발과 교육이 핵심이다. 고객 입장에서는 서비스를 제공하는 직원이 곧 서비스 그 자체가 되기 때문이다. 따라서 10장에서 설명할 직원의 선발과 교육은 원장의 입장에서 가장 신경 써야 할 부분이다. 또한 양질의 서비스 제공을 위해서는 '고객'도 중요하다. 치료 안 받겠다고 떼쓰는 어린아이를 경험해 보면, 나의 의료 수준과 무관하게 고객(어린이)이 협조를 안 해서 최상의 진료를 제공하지 못하고 마무리할 수밖에 없는 상황이 이해가 될 것이다(3-3). 그나마 다행인 점이 '목표 고객을 어떤 사람으로 할 것인가?'는 서비스 제공자가 설정할 수 있는 부분이므로 선택과 노력의 여지가 있다는 것이다.

이질성(heterogeniety)

필자는 진료를 편안하게 받는 것을 중요한 핵심 가치로 둔다. 그러기에 직원들에게 일찍부터 'pain paradox (통증 모순, 아프고 불편하니 안 아프게 하려고 병원에 찾아온 환자에게 '안 아프게 해줄 테니 아픈 것 참아라'고 말하는 것은 모순이라는 의미. 따라서 처음부터 끝까지 안 아프고 편안한 진료를 해 줘야 한다)'라는 개념을 설명하고 그러지 않기 위해 노력하자고 강조해 왔다. 다행히 20여 년 이상 그

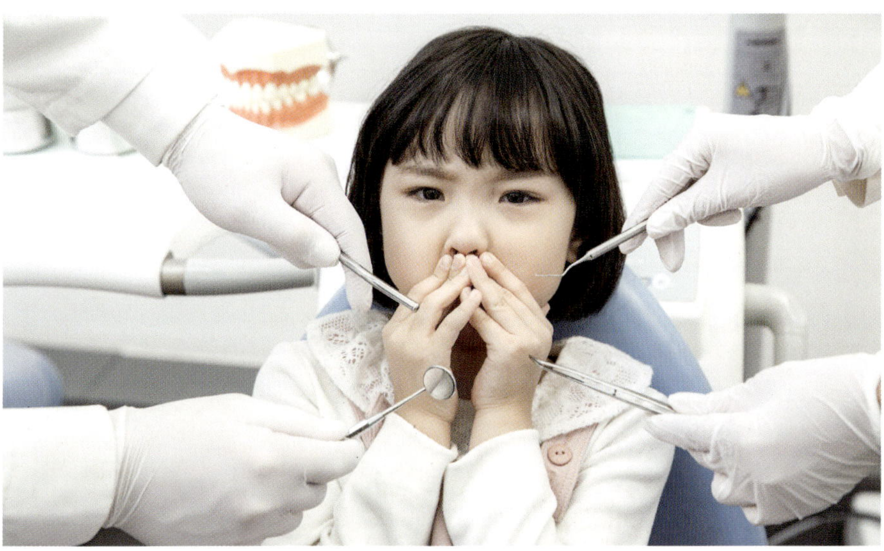

3-3. 치료를 겁내고 힘들어 하는 어린이.

철학을 강조하고 지키면서 진료해 온 결과 그러한 이미지(포지셔닝)를 찾는 환자들이 이제는 꾸준히 찾는 병원이 되었다.

그러나 마취를 아무리 안 아프게 잘 해준다고 해도 입을 막고 안 하겠다고 울고불고하는 아이에게 편안하고 안 아픈 서비스를 제공하는 것은 여전히 어렵다. 고객이 진료에 협조해 주어야 최상의 품질이 나오는 것이다. 여기서 문제가 발생한다. 나(의사)라는 생산 주체는 같은데, 고객이 어떻게 반응해 주느냐에 따라 제공되는 의료의 품질이 달라진다는 것이다. 이것이 이질성의 개념이고 병원 현장에서 문제가 된다.

이질성을 극복하기 위해서는 두 가지 방안이 있다. 하나는 의료의 질을 일정 수준 이상으로 유지하기 위한 진료의 표준화(진료 프로토콜, 매뉴얼화)를 위해 노력해야 한다. 물론 각자 마음속에 정해진 규칙(암묵지, 노하우)은 있을 것이다. 다만 그것은 원장 본인만 알고 있는 내용이고, 병원이 성장하자면 그것을 매뉴얼화(형식지, 3-4)하여 함께 일하는 원장들도 똑같이 진행할 수 있어야 한다. 한때 필자와 동업했고 헤어진 원장이 그러했다. 그는 안 아프게 해야 한다는 점은 동의했으나 방법에 있어서 '어차피 불편할 거 빨리 끝내주는

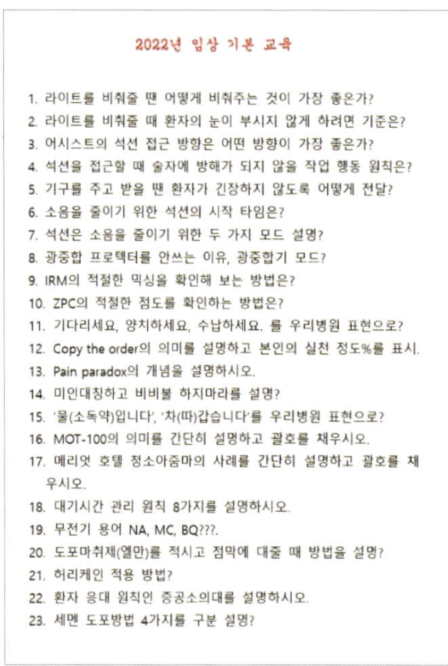

2022년 임상 기본 교육

1. 라이트를 비춰줄 땐 어떻게 비춰주는 것이 가장 좋은가?
2. 라이트를 비춰줄 때 환자의 눈이 부시지 않게 하려면 기준은?
3. 어시스트의 석션 접근 방향은 어떤 방향이 가장 좋은가?
4. 석션을 접근할 때 술자에 방해가 되지 않을 작업 행동 원칙은?
5. 기구를 주고 받을 땐 환자가 긴장하지 않도록 어떻게 전달?
6. 소음을 줄이기 위한 석션의 시작 타임은?
7. 석션은 소음을 줄이기 위한 두 가지 모드 설명?
8. 광중합 프로텍터를 안쓰는 이유, 광중합기 모드?
9. IRM의 적절한 믹싱을 확인해 보는 방법은?
10. ZPC의 적절한 점도를 확인하는 방법은?
11. 기다리세요, 양치하세요, 수납하세요. 를 우리병원 표현으로?
12. Copy the order의 의미를 설명하고 본인의 실천 정도%를 표시.
13. Pain paradox의 개념을 설명하시오.
14. 미인대칭하고 비비불 하지마라를 설명?
15. '물(소독약)입니다', '차(따)갑습니다'를 우리병원 표현으로?
16. MOT-100의 의미를 간단히 설명하고 괄호를 채우시오.
17. 메리엇 호텔 청소아줌마의 사례를 간단히 설명하고 괄호를 채우시오.
18. 대기시간 관리 원칙 8가지를 설명하시오.
19. 무전기 용어 NA, MC, BQ???.
20. 도포마취제(엘만)를 적시고 점막에 대줄 때 방법을 설명?
21. 허리케인 적용 방법?
22. 환자 응대 원칙인 증공소의대를 설명하시오.
23. 세멘 도포방법 4가지를 구분 설명?

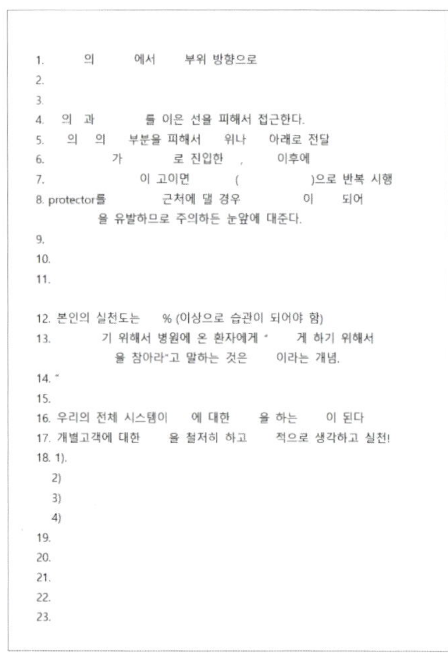

1. 의 에서 부위 방향으로
2.
3.
4. 의 과 를 이은 선을 피해서 접근한다.
5. 의 의 부분을 피해서 위나 아래로 전달
6. 가 로 진입한 , 이후에
7. 이 고이면 ( )으로 반복 시행
8. protector를 근처에 댈 경우 이 되어 을 유발하므로 주의하든 눈앞에 대준다.
9.
10.
11.
12. 본인의 실천도는 % (이상으로 습관이 되어야 함)
13. 기 위해서 병원에 온 환자에게 " 게 하기 위해서 을 참아라"고 말하는 것은 이라는 개념.
14. "
15.
16. 우리의 전체 시스템이 에 대한 을 하는 이 된다
17. 개별고객에 대한 을 철저히 하고 적으로 생각하고 실천!
18. 1).
   2)
   3)
   4)
19.
20.
21.
22.
23.

3-4. 노하우를 형식지화하여 교육자료로 만든 사례.

것이 낫다'는 접근 방식을 택하다 보니 당시에는 병원의 이미지를 만들 수가 없었다. 따라서 중요한 원칙적인 내용이라면 매뉴얼을 확실히 만들어 교육하고 모든 원장과 직원이 함께 같은 모습으로 움직이는 것이 필수적이다.

또 다른 해결책으로 개별화가 필요하다. 매뉴얼을 만들었다고 해도 모든 고객이 같은 모습으로 반응하지 않는다. 울고 떼쓰는 아이처럼 말이다. 따라서 특별한 고객들은 특별한 방식으로 대응할 수 있어야 한다. 필자 병원의 경우 안 아프고 편안한 진료를 원칙으로 삼고 노력하다 보니 다양한 도포마취 약제(3-5)를 도입해서 사용해 보게 되었고, 그것으로 해결되지 않는 고객들을 위해 연구하다가 10여 년 전부터 적극적으로 수면치료(3-6)를 도입하게 되었다. 그 결과 코로나 위기 극복에도 큰 도움이 되는 차별화 요소가 될 수 있었다.

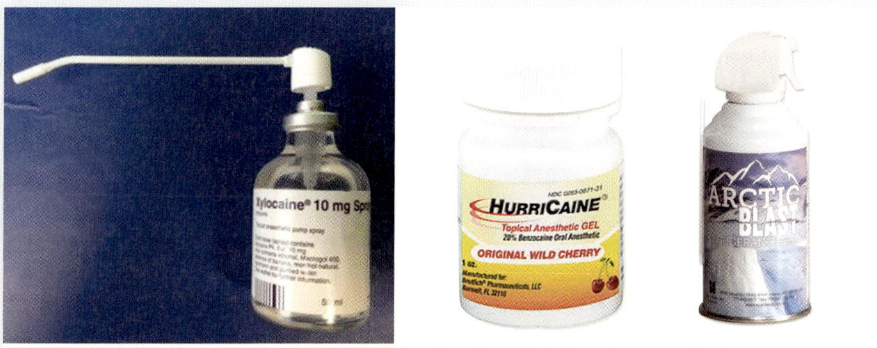

3-5. 필자가 사용해 본 도포마취 약제들.

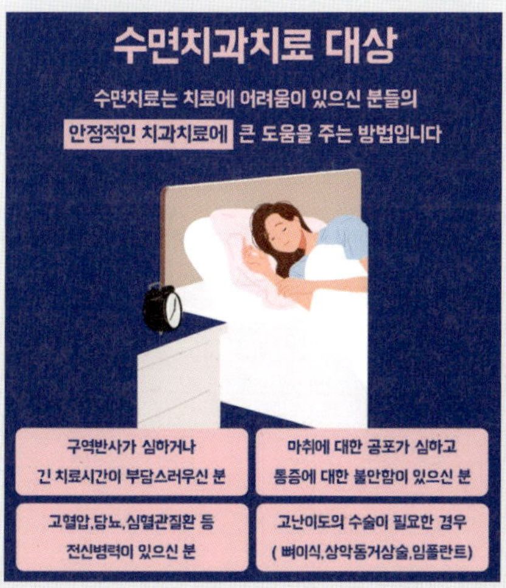

3-6. 의식하 진정법에 의한 수면치료를 소개하는 홍보물.

소멸성(perishability)

환자 없는 넓고 텅 빈 진료실을 바라보는 원장의 마음은 답답하다. 십여 년 이상 어려운 의학공부를 하여 의사 면허증을 취득했고, 힘들었던 페이닥터, 수련 과정을 거쳐 실력을 쌓았다. 이제는 나의 클리닉을 열어도 되겠다는 생각이 들어 고객을 위해 많은 자본을 투자하여 넓고 쾌적한 공간을 만들어 두었고, 인건비 부담을 안아가면서 다수의 직원도 채용을 했건만 환자가 없는 것이다(3-7). 그 반대의 경우도 있다.

몰리는 요일, 시간대에 환자가 집중되어 대기시간이 길어진다. 기다리다 보니 환자들의 불만도 커져간다. 기다리다 지쳐 떠나가는 환자도 생긴다. 원장의 마음은 조금이라도 잡아두면 시간을 내서 치료해 줄 수 있지만, 직원들의 마음은 다른 데 가 보겠다는 고객에게까지 관심 두긴 너무 힘들다고 느낀다. 두 가지 상황 모두 임상 현장에서 겪게 되는 문제다.

의료 서비스 상품은 휴대폰처럼 먼저 생산해 두고 재고로 저장해 둘 수 없다. 생산과 동시에 소비되기에(비분리성) 바쁠 땐 직원 일손이 부족하다 느낄 정도로 바쁜데, 한가할 땐 텅텅 비는 진료실이 되어 버린다. 직원들은 한창 바쁜 시간을 기준으로 일하기 힘드니 직원 채용을 늘려달라고 건의하지만 마냥 직원 수를 늘릴 수도 없다. 한가한 시간에 시간만 때우고 있는 직원들을 보고

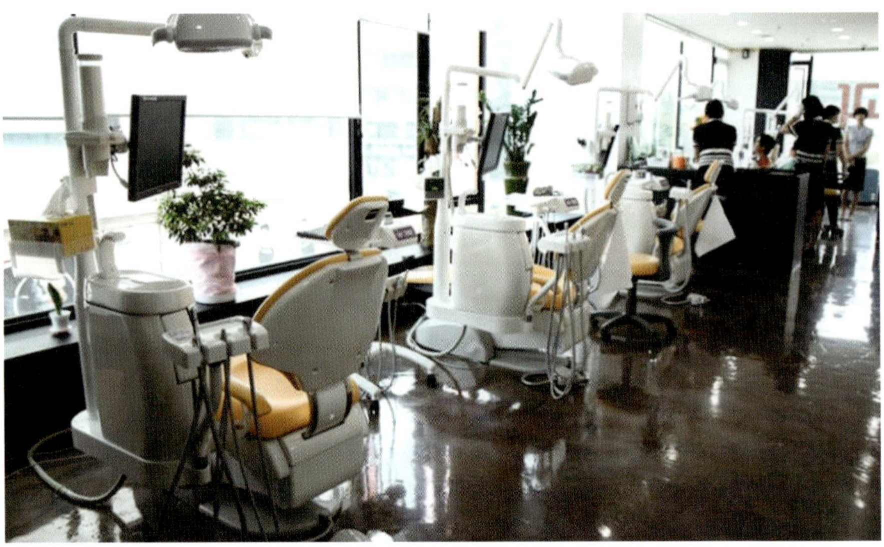

3-7. 활용되지 못하고 자리만 지키고 있는 진료 유닛체어.

있자면 경영자 원장의 마음엔 스트레스가 쌓여간다. 환자를 휴대폰처럼 재고로 쌓아 두었다가 서비스를 판매할 수는 없는 걸까?

안타깝게도 서비스는 재고로 보관할 수 없기에 그 시간에 생산되지 못한 서비스는 사라져 버린다는 것이 소멸성이다. 따라서 이때 중요한 것이 서비스 수요와 공급을 맞춰 가고자 하는 노력이다. 다행히 우리 의료 서비스에는 예약 시스템이 있다. 비록 서비스 자체를 재고로 보관할 수는 없지만, 서비스 수요 자체는 향후 이용할 수 있도록 예약에 의해 재고화 할 수는 있는 것이다. 소멸성을 극복하기 위해서는 한 주, 한 달 정도의 기간을 정하고 환자 내원 수를 시간대별로 분석할 필요가 있다. 그러한 분석을 통해 혼잡시간대가 언제인지를 파악하고, 가급적 한가한 시간대로 예약을 분산해서 잡는 것이 효율을 높이는 방법이다(구체적인 해결 방안은 8장 혼잡성 관리 참조).

상품의 종류, 어떤 상품을 고객에게 제공할 것인가?

이제부터 아주 중요한 개념을 설명하고자 한다. 다음 소개할 내용은 치의신보 네 번째 칼럼에 소개했던 내용으로 고객이 찾는 잘되는 병원이 되기 위해서 어떠한 서비스 상품까지 생각해야 하는가에 대한 이야기이다.

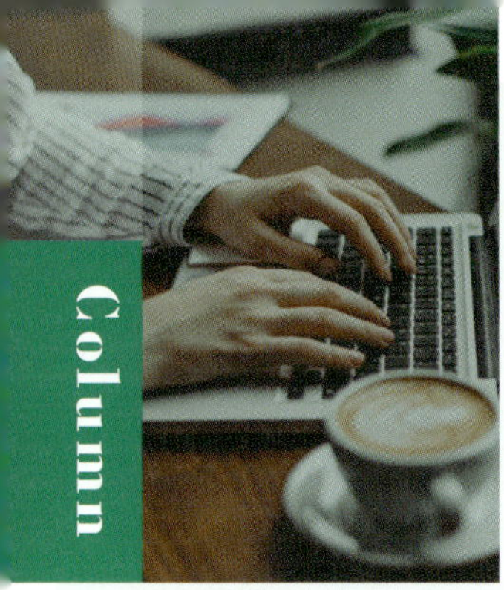

상품의 종류(4 Kinds of Product)

* 고객 감동 아이디어를 찾아보라

이웃 치과와 차별화를 한다는 것이 생각보다 어렵지요? 임상의학이 발전하고 있는 속도도빠르지만 그것을 받아들이는 임상의들의 속도도 빨라져서 임상 수준에서 차별을 만들어 내기는 대단히 어려운 것이 현실입니다. 그렇다고 임상을 대충하시라는 말씀은 아니니 오해 마시길. 오늘은 임상 수준이 기본 이상은 된다고 자부하고 계신 원장님의 병원에 환자가 없는 원인에 대해 말씀드리려 합니다.

환자가 없는 가장 큰 이유는 '기본상품'만 제공하고 있기 때문입니다. 기본상품이라 하면 치과진료를 제공한다는 말씀입니다. 진료 서비스는 그야말로 기본 아닌가요? 임상 수준이 어느 정도 이상은 되어야 한다는 말씀도 이것을 충족시키라는 의미입니다. '기본'도 되지 않은 치과에 환자들이 잠시 속아서 올 수는 있지만 결국 시간이 지나면 알아보고 떠나갈 것이 자명하기 때문입니다. 더구나 요즘 환자들은 치과에 대한 기대수준이 상당히 높습니다.

기본은 충분하면서 '기대상품'까지 제공해도 환자들은 당연하다 생각합니다. 기대상품이라 하면 직원의 친절, 의사의 자세한 설명, 철저한 위생 등 기본에 당연히 따라 온다고 환자들이 생각하는 것들입니다. 원장님의 많은 노력에도 불구하고 환자들이 감동하지 않는 듯 보이는 이유는 당연히 그 정도는 해야 한다고 기대하고 오기 때문입니다. 그 기대를 충족시키지도 못하는 경우 환자들은 원장님 병원을 선택하지 않고 떠나가겠지요. 그렇다면 그 이상 무엇에 더 신경을 써야 환자들이 우리 병원에 오는 것일까요?

'확장상품'까지 제공해야만 환자들은 충성고객으로 변합니다. 확장상품이라 하면 'wow factor'라고도 하며 환자들이 기대하지 않았던 서비스를 말합니다. 예를 들면 치과에서 제공하는 도서대여, 주차대행, 휴대폰 충전 등의 서비스를 말하지요. 환자들이 보기엔 어느 치과든 기본상품과 기대상품은 일정 수준 이상 충족을 시켜줍니다. 환자들을 붙드는 것은 그 치과가 얼마나 이용하기 편리한가, 다른 병원과 다른 어떤 서비스를 받을 수 있는가 등과 같은 요인들이며, 그런 것이 있다면 당연히 그 치과를 이용하게 되지요.

중요한 것은 확장상품은 우리 치과만 그 서비스를 제공했을 때 의미가 있다는 것입니다. A 병원에서는 임플란트 수술 후 환자분께 죽을 제공해 드리는 서비스를 하여 좋은 반응을 얻었습니다. 이 소문을 들은 인근 치과에서도 죽을 사서 나르는 직원들이 보이기 시작했다고 합니다. 그 후로 그 동네 환자들은 치과에 와서는 "여긴 임플란트 수술 후 죽도 안 주느냐"는 말로 항의를 하기 시작했다고 하네요. 환자들 사이에 소문이 나서 수술 후 죽 제공 서비스는 이제 더 이상 '확장상품'이 아닌 '기대상품'이 되어 버린 것이지요(기대상품화).

더 노력하는 원장님이라면 '잠재상품'까지 관리하셔야 합니다. 잠재상품이라 하면 STP 전략에서 이야기했던 '이미지'에 해당합니다. 지역사회, 해외에서 의료 봉사활동을 하신다든가, 장학금이나 후원금을 내는 등의 꾸준한 활동을 통해 '그 병원 원장은 좋은 일 많이 하는 사람이야. 그러니 기왕이면 조금 비싸도 그 병원에 가서 치료를 받자'는 생각이 따라오는 활동을 말합니다. 물론 의도적으로 활동하면 사람들이 알아봅니다. 진심에서 원장님의 철학에 따라 즐겁게 자발적으로 하는 활동이어야 지속도 되겠지요.

원장님 병원이 기본과 기대의 충족에만 노력해왔다는 것을 발견하셨나요? 잘되는 병원을 만들고 싶으시다면 확장상품으로 무엇부터 해 볼 것인지 오늘 당장 고민해 보시지요.

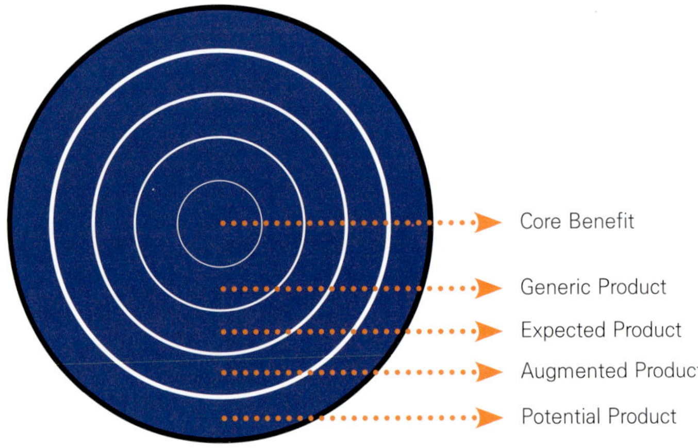

3-8. 코틀러가 제시한 5가지 수준의 상품.

다음 그림은 본래 필립 코틀러가 5가시 제품 차원(5 product levels)이라 소개했던 것이다(3-8). 그중 고객이 제품을 구입할 때 만족해하는 근본적인 필요 또는 욕구를 의미하는 핵심 혜택(core benefit)은 의료 서비스의 경우 치료 자체를 말한다. 따라서 이는 특별히 상품(product)이라 표현하지 않고 핵심 혜택이라 정의한 것처럼 특별히 신경 쓰지 않아도 따라오는 것이라 할 수 있다. 이 책에서는 개원의들이 꼭 개념적으로 알고 있어야 할 나머지 4가지 상품에 대해 설명하고자 한다.

기본상품(일반상품, 핵심 서비스, generic product)

이는 말 그대로 당연히, 기본적으로 제공하는 서비스 상품을 말한다. 치과를 예로 들자면 충치치료, 사랑니 발치, 임플란트 시술 등 서비스를 제공한다는 의미이기도 하고, 그 서비스를 제공하기 위해 치과의사가 진료하고, 유닛체어가 있으며, 치과위생사와 리셉션의 서비스를 받을 수 있도록 준비되어 있음을 의미한다. 기본상품은 그야말로 '기본'으로 '당연히' 있어야 할 것들이다. 이것을 잘 갖추어 놓는다고 경쟁력이 생긴다고 보기엔 어렵다. 그렇다고 관심을 꺼두면 안 되는 부분이기도 하다. 예를 들면, 개원 연수가 오래되다 보면 인테리어는 노후하기 마련인데, 그것 또한 신경 써서 관리하지 않으면 고객들에게 오히려 마이너스가 되기 때문이다(3-9).

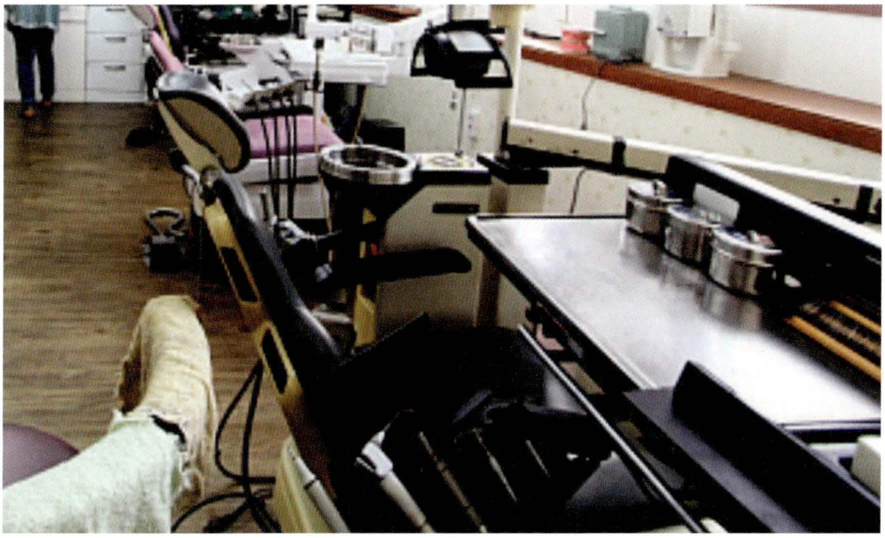

3-9. 노후해 보이는 유닛 체어와 의자 위에 정리 안 된 걸레들. 고객의 시각으로 보면…

기대상품(가치 지원 서비스, expected product)

이는 고객이 서비스를 구입할 때 '기대'하는 것을 말한다. 진료 자체에 따라 당연히 그 정도는 해 두었을 것이라 기대하는 것으로 예를 들면, 훌륭한 의료진, 친절한 설명, 안 아픈 치료 등 의료진과 직접 관련된 것들이다. 근래에는 고객들의 기대치가 올라가면서 철저한 소독, 이용에 편안한 깨끗한 화장실, 편안한 주차시설 등까지도 기대하고 온다.

기대상품은 직접적으로 진료 서비스와 관계가 되며, 관리가 필요하다. 원장님은 대학을 졸업했고 의사면허가 있다고 끝나는 것이 아니라 전문의 자격이 있는가, 지속적으로 연구, 신기술 도입을 하는가 등까지 기대하고 온다는 것이다. 점차 고객이 줄어들고 있다고 느껴진다면 특히나 더 신경 써야 할 부분이다. 이러한 기대치를 충족시켜야 한다는 것은 다들 공감하고 있겠지만, 그것을 위해서는 많은 시간, 자본, 노력이 투입되어야 하고 투입한 것에 비해 당장의 큰 효과를 느낄 수 없다는 것이 임상의에게는 어려움으로 다가온다. 고객의 모든 기대치를 충족시키기엔 어렵기 때문이다.

요즘은 고객의 기대치가 계속 높아지고 있다. 개인적으로 필자는 수련기간 동안 교정치료를 받았다. 교정치료의 경험으로 진료실에서 환자들에게 좀 더

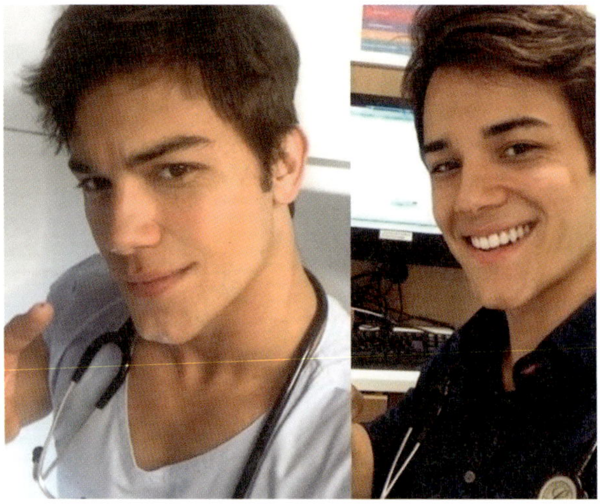

3-10. 보기만 해도 나을 듯? 브라질 훈남의사.
(출처: 헤럴드경제, 2015.06.19.)

실제적인 이야기를 해 줄 수 있기도 하다. 교정치료를 해 준다는 치과의사의 치아가 부정교합인 것을 상상할 수 있는가? 안과의사들 대부분은 안경을 쓰지 않는다. 성형외과 의사들은 일반적으로 인물이 좋다. 진료만 잘해주면 되지 그렇게까지 할 필요가 있을까 싶지만 고객들이 바라본다고 생각하면 의사들 자신에게 적지 않은 투자도 필수적이다.

어려움을 극복하고 기대상품을 충족시켰다고 해도 환자가 넘치는 병원을 즉시 기대할 수는 없다. 수요보다 공급이 많아진 현실에서 고객들은 그 정도 기대치를 충족시키는 병원도 이미 많기 때문이다. 개원 입지에서 보면 나만 학별 좋고, 전문의인 것이 아니며, 어느 순간 나보다 뛰어난 후배들이 더 열정적으로 인근에서 개원하고 있는 것을 발견하게 된다. 병원 성장을 위해 무엇을 더 신경 써야 하나가 고민되는 시점에 필요한 것은 다음에 소개할 확장상품이다.

확장상품(가치 증대 서비스, augmented product)

이는 경쟁 병원과 차별화하는 데 도움이 되는 추가적인 기능 또는 서비스 등을 의미한다. 의료 서비스 자체의 가치를 높여주는 서비스로 고객이 기대하지 않았던 서비스를 말한다. 다른 표현으로 'wow factor'라고도 하며, 고객의 입장에서는 놀랍고, 기분 좋고, 감사하게 만드는 부가 서비스를 말한다. 가장 흔한 것은 독자분들은 다른 병원에 가면 아마도 고객을 위한 고급 커피머신이나 메이크업 룸이 가장 먼저 눈에 들어오고 당장 본인 병원에 적용해 보고 싶을 것이다.

이러한 서비스는 고객의 입장에서 생각해보면 쉽게 개발할 수 있다. 예를 들면, 야간 진료 시간에 맞춰 오느라 저녁 식사도 제대로 챙겨먹지 못하고 온 고객들을 위해 간단히 요기할 수 있도록 오븐에 빵을 구워 놓고 드시도록 제공했던 경험이 있다(3-11). 잠시지만 빵을 굽는 냄새는 병원 내부에 전체적으로 퍼지고, 고객들은 자연스럽게 정성스레 준비한 빵으로 요기를 하고 편안한 마음으로 진료실에 들어와서 치료를 받고 기분 좋게 돌아갔다. 이러한 사례로는 우산과 도서대여, 발레파킹, 진료 중 휴대폰 충전 서비스 등등 아이디어는 차고 넘친다. 생각만 해도 기분 좋아지지 않는가?

확장상품은 내 병원을 찾아 준 고객께 감사하는 나눔의 마음에서 시작된다. 필자의 병원에서는 임플란트를 무서워하는 고객들을 위해 수술을 편안하게 받으시라고 수면치료를 일찍 도입했다. 자고 일어나니 임플란트 수술이 끝나있다는 점은 고객들에게 큰 장점으로 다가왔고, 병원이라 비싸다고 알려진 수가에도 찾는 고객들이 늘어났다. 아이디어는 잠에서 겨우 깨어난 고객들이 집에 가서 식사를 챙겨먹기가 어렵겠다는 생각에서 시작되었다. 그래서 수술을 마친 고객들을 위해 집에서 드시도록 병원 식사를 준비해주는 이모님께 부탁하여 죽을 챙겨드렸다. 물론 이 서비스를 받은 고객들은 감동하셨고 주위에 소개도 많이 해 주셨다. 문제는 이것이 입소문을 타고 동네에 퍼졌다는 것이다.

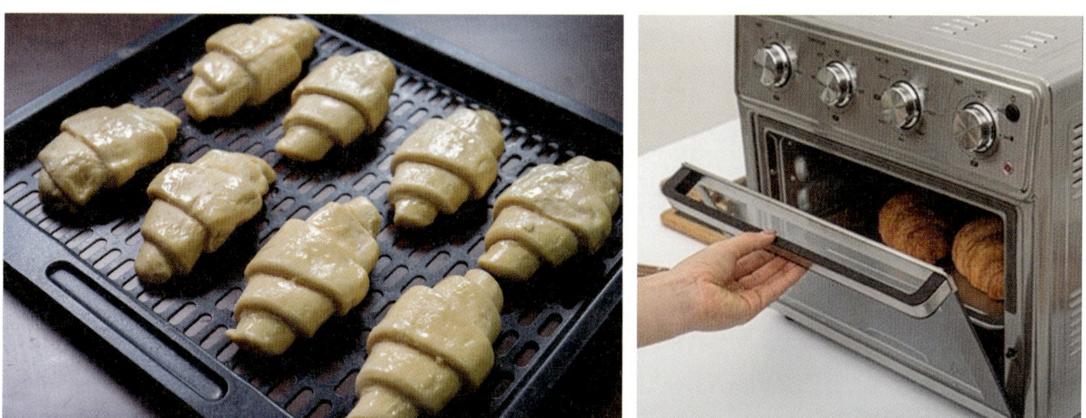

3-11. 대기시간 병원 고객들이 이용하도록 준비해 둔 베이커리 오븐.

고객들의 반응이 좋은 확장상품은 경쟁 병원에서 쉽게 모방하여 '기대상품화' 된다. 우리 병원에서 임플란트 후 죽을 준 것이 좋은 호응을 얻고, 그것에 그치지 않고 고객들은 조금 더 저렴한 인근 의원에 가서 임플란트 상담하면서 "임플란트 수술했는데 집에서 먹을 죽 안 주나요?"라고 묻기 시작했고, 필자의 병원 인근 치과들은 수술 후 죽을 챙겨주는 것이 일반화되었다. 오히려 안 챙겨주면 '그런 것도 안 챙겨주냐'고 핀잔을 듣는 상황이 되었고, 그러다 보니 환자들에게는 어느새 기대상품이 된 것이다. 따라서 확장상품은 경쟁 병원들에서 모방하기 쉽고, 항상 새로운 아이디어로 감동시킬 서비스를 개발해야 한다는 점이 중요하다.

확장상품은 기왕이면 모방하기 어려운 것을 개발하는 것이 현명하다. 내가 좋아 보이는 것은 남들이 보기에도 좋아 보이기 마련이다. 필자의 병원에서 고객들에게 좋은 반응을 얻었던 메이크업 룸, 휴대폰 충전, 커피머신, 양치 가글 제공 등은 누구나 쉽게 도입할 수 있는 서비스이다. 기왕 차별화를 위해 확장상품 아이디어를 내자면 모방이 쉽지 않아야 한다. 예를 들면, 수술한 환자에게 원장이 직접 안부 전화 드리기와 같은 확장상품은 한두 번은 흉내 낼 수 있지만 습관이 되어 소문이 나기까지는 많은 시간과 노력이 들기에 알면서도 제공하지 못하는 확장상품이다. 병원 임직원이 모여 확장상품을 개발하기 위한 아이디어 회의를 해 볼 것을 추천한다. 좋은 시간이 될 것이라 확신한다.

잠재상품(potential product)

요즘 치과대학에 강의를 나가 보면 부모님이 치과의사이신 학생이 보통 절반 전후는 되는 듯하다. 부의 세습이라는 측면을 반영하는 듯하여 안타까운 마음이지만 그러한 학생들과 이야기하다 보면 이미 어렸을 때부터 보고 경험한 것이 있고, 그래서 같은 내용을 강의해도 받아들이는 것이 조금 다르다고 느끼기도 한다. 그들의 입학 때 부모님의 직업이 입학 기준으로 작용하지 않았기를 바라지만, 누구나 영향이 하나도 없었을 것이라 생각하진 않을 것이다. 이럴 때 작용하는 것이 후광효과(halo effect)이다. 더 잘 이해하고 훌륭한 치과의사가 되어 줄 것이라는 기대. 물론 그것이 실제로 이어질지는 미지수나 선입견은 갖게 된다. 그것이 그 학생에 대한 이미지이다.

잠재상품이라 하면 그렇게 만들어진 '이미지'를 말한다. 앞서 STP 전략에 대해 논의했었다. 거기서 얘기하는 포지셔닝이라는 개념과도 비슷한 의미이다. 고객이 원하는 모습으로 내 병원을 만들어 가는 것, 그래서 형성된 나의 이미지(포지셔닝)는 그 모습을 선호하는 고객들을 끌어 모으게 된다. 여기서 중요한 것은 이러한 잠재상품(이미지, 포지셔닝)은 시간을 가지고 만들어 간다는 것이다. 병원을 경영해야 하는 원장의 철학과 사명에 따른 관리가 필요한 부분이다. 꾸준히 수년간 지속해야 만들어지기 때문이다.

여러 국내 기업 중 이러한 이미지 관리를 가장 성공적으로 한 기업이 '유한킴벌리'이다. 잘 알고 있듯 유한킴벌리는 기저귀, 티슈 등 소비재를 만들어내는 기업이다. 다만 미국에서만 매년 200억 개가 소비된다는 그 기저귀가 매립지에서 분해되는 데만 500년이 걸린다는 환경의 문제도 잘 알려져 있다.[2] 간단히 말하자면 공해물질을 생산하는 기업인 것이다. 이를 간파한 회사에서는 일찍부터 '우리 강산, 푸르게 푸르게!'라는 캠페인을 통해 환경을 생각하는 기업의 이미지를 심어 왔다. 어쩔 수 없이 사용하는 기저귀니 기왕이면 환경을 생각하는 업체의 제품을 쓰자는 마음이 생기도록 하는 것이다. 병원에도 이러한 노력이 이미 널리 퍼져 있다.

병원들은 흔히 '의료 봉사'에 진심인 병원 이미지를 홍보하고 있다. 지역사회나 해외 봉사를 통해 나눔을 실천하는 병원이라는 이미지를 고객들에게 알리는 것이다. 필자 병원의 경우도 동사무소에서 동장님이 환자로 내원하신 이래 설과 추석 등 명절이 되면 지역사회 어려운 이웃을 위해 정해진 예산에 따라 기부를 지속해 왔다. 그러한 노력을 알아주시고 동장님이 바뀔 때마다 소개해 주시고 좋은 인연을 이어 왔고, 그것이 곧 지역사회에 좋은 일도 많이 하는 병원이라는 이미지를 가지도록 해서 고객을 유치하는 것으로 이어지고 있다. 물론, 좋은 일이지만 대부분 병원들은 '준조세'처럼 인식하고 꺼리는 것이 현실이다. 다만 다른 병원들과 차별화할 기회는 남들이 하기 싫어하는 일을 하는 것에서 온다는 생각을 해 보면 먼저 나서서 할 일이다.

잠재상품을 만들기 위해서는 원장의 철학과 고객에 대한 사랑이 출발점이다. 이는 일회성으로 그치지 않기 위해 절대적으로 필요하다. 포항시에서 *세계 치과를 개원하고 계신 이재* 원장은 농사를 짓고 계신 고객이 계셨고, 치료를 잘 받고 좋은 관계로 지내던 그 고객께서 판로 개척에 어려움을 느낀다는 얘기를 하신 것을 놓치지 않고 기회 삼아 햅쌀도 팔아 드릴 겸 고객과 어려운 이웃들을 위한 나눔 행사를 10년 이상 해 오고 계신다. 농산물 구입은 세무상 절세와 기부금 처리도 가능하니 현명한 활동이다. 이러한 꾸준한 활동을 통해 지역사회에 '좋은 일 많이 하는 치과'라는 이미지(잠재상품)를 만들게 되었고 고객들은 병원을 기쁜 마음으로 방문하게 된다. 또한 개원 지역 포항대 치위생과에도 시간을 내서 강의를 다니면서 장학금을 주는 활동을 이어가고 있다. 이러한 활동들을 통해 직원 채용과 고객 유치에 모두 도움을 받고 계신다 하니 먼저 나눔을 실천하고 도움을 받기도 하는 스마트 기버(13장 '어떠한 리더가 될 것인가' 참조)의 좋은 사례라 하겠다(3-12).

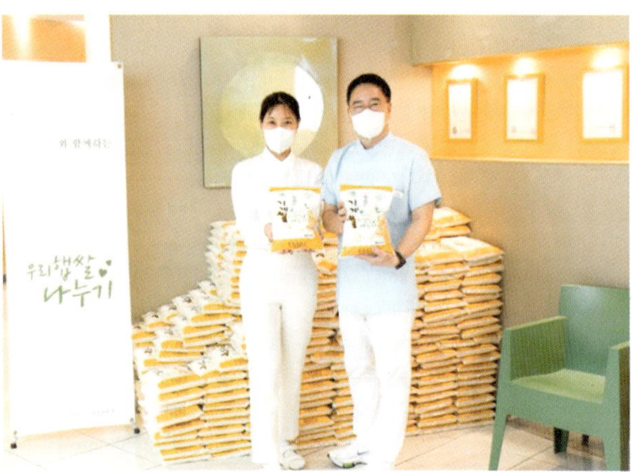

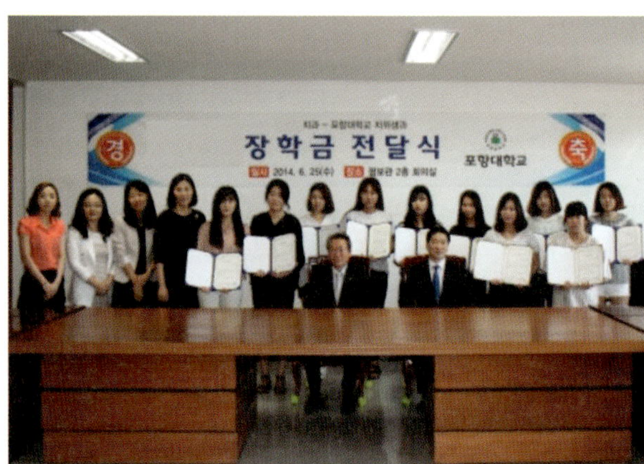

3-12. 지역사회 내, 외부 고객을 위한 나눔을 실천하는 포항 *세계 치과 이재* 원장.[3]

서비스 신상품 전략

풍요로운 세상을 사는 현대인들은 신상품에 흔히 매료된다. 과거 없이 살던 시절, 자동차, 시계 등은 워낙 고가여서 10여 년 이상 사용하는 것이 미덕이었다. 그러나 요즘은 마치 패션과도 같이 고가의 상품을 바꾸기도 한다. 신상을 추구하는 것이다. 이러한 추세를 맞춰 자동차 업계에서는 끊임없이 신차를 만들어 낸다. 요즘 트렌드에 맞춰 새로운 기술을 탑재한 신형 전기차는 고가임에도 불구하고 없어서 못 파는 상품이며, 중고차량 가격이 신차보다 높게 형성되기도 한다. 사람들은 신상품에는 돈을 아끼지 않는 듯하다. 이러한 현상은 의료계에서도 발견된다.

새로운 의료기술이 계속 개발되어 나오는 현실에서 의료 현장에서도 신상품을 제공하는 전략은 중요하다. 다만, 기존의 의술을 모두 배워 체화하고 제대로 된 진료를 제공해 주는 데만도 많은 시간과 노력이 필요하기에 일반적 의사들의 경우 신의료기술로 차별화를 이루는 것은 쉽지 않다. 다만, 다음에 소개하는 신상품 전략은 본인의 개원을 준비하는 단계에서 머릿속에 반드시 체계화하고 전략의 방향을 잡아 나가야 할 부분이라 생각되어 예전 칼럼을 소개한다.

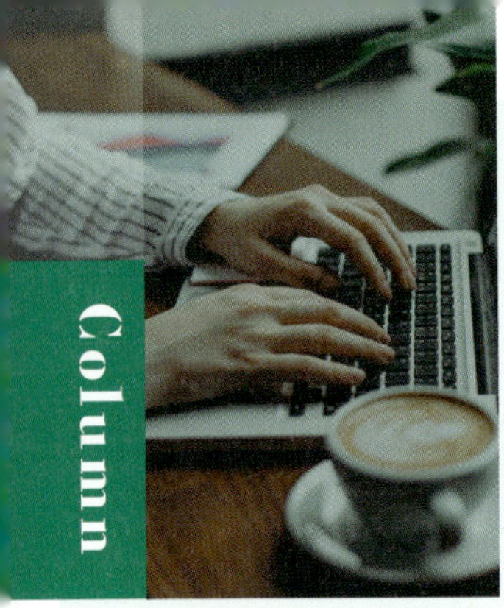

서비스 신상품 전략(The Ansoff Matrix)

* 새로운 개원 모델을 찾아서...

원장님, 4번째 칼럼에서 말씀드렸던 상품의 4가지 종류 기억하시지요? 기본, 기대, 확장, 잠재상품 말씀입니다. 단지 기본, 기대상품만 제공할 것이 아니라 확장, 잠재상품을 개발하고 관리하는 것은 병원의 차별화를 위해 중요한 문제입니다. 핵심이라 강조 드렸고, 오늘은 더 나아가 병원의 개원과 관련하여 '서비스 신상품 전략'을 말씀드리려 합니다.

신상품 전략 매트릭스는 두 개의 축으로 이루어진 4가지 전략으로 구성됩니다. 나의 개원지역을 어디로 가져갈 것이냐와 관련된 기존시장과 신시장의 축, 그리고 그 시장에 내가 어떤 상품을 가지고 들어갈 것인가의 문제인 기존상품과 신상품으로 이루어진 축입니다. 이는 나의 개원이 어떤 상태인가를 설명해주는 전략적 사고와도 관련되어 있습니다.

기존시장에 기존 상품을 가지고 진입하는 것을 '시장 침투 전략(market penetration)'이라 합니다. 이미 치과가 많은 지역에 똑같은 치과치료를 제공하는 '침투형' 개원이라는 말씀이지요. 이는 과거 공급보다 수요가 많았던 시절에는 괜찮았던 전략입니다. 하지만 현재 이 전략으로는 성공 개원은커녕 유지도 어렵지요. 원장님께서 "개원할 자리가 없다.", "개원이 점점 힘들다."라고 말씀하시는 것은 이러한 '시장 침투 전략'에 머물고 계시기 때문입니다.

근래까지 성공모델로 평가되었던 것은 '서비스 개발(service development) 전략'입니다. 기존 시장에 새로운 서비스 상품을 가지고 진입하는 것이지요. 예를 들면 교정 전문치과, 소아 전문치과 등 기존 시장의 빈틈을 찾고, 특화하여 인근 치과들과도 상생하는 전략입니다. 또 다른 예로 병원 내에 기공소를 운영한다거나, 구강위생용품이나 치과 위생재료 등을 상품화하여 판매하는 등의 서비스를 병원 내에서 함께 진행하는 방식이지요. 그러나 현재 이 방식의 공급자도 많아져서 성공가능성을 보장하기는 좀 어려운 전략이라 생각합니다.

현 상황에서 성공가능성이 높은 전략은 '시장 개발(market development) 전략'이라고 저는 생각합니다. 기존 치과 서비스를 제공하지만 공급이 적은 시장을 개척하여 진출한다는 의미로, 쉬운 예는 치과가 적거나 없는 지방 소도시에 개원하는 것을 말합니다. 그마저 포화상태라고요? 그렇다면 직업 군의관, 재소자 전문 치과, 치과 전문 기자, 치과 관련 공무원 등 다른 사람들이 잘 하려 하지 않지만 본인의 현재 능력으로 충분히 인정받을 수 있는 시장을 '개발'하여 '선점'하는 것도 좋은 방법입니다.

더 확실하고 성공가능성 높은 시장 개발도 있습니다. 동남아 해외여행 다녀 보셨지요? 치과의사라고 소개하면 교민들이 이구동성으로 하는 말이 있습니다. "제발 여기 와서 개원해 달라"고 말이지요. 잘 아시다시피 동남아 지역의 치과 의료 상황은 열악합니다. 요즘은 영어 잘하시는 원장님도 많은 상황이니 더 넓은 곳으로 눈을 돌려 그곳에 개원하신다면 지금보다 훨씬 스트레스가 적은 개원을 하실 수 있을 겁니다.

다양한 학부 전공을 가진 치전원 학생들에게 제가 강의하면서 권하는 방식도 있습니다. 학부 때의 다양한 전공을 살려 '다각화(diversification) 전략'을 취하라는 것이지요. 상대 출신의 기업 마인드를 살려 오스템을 만드신 최규옥 사장님 같은 분이 대표적입니다. 다른 예로 전자공학 전공을 살린 치과의료 장비 사업, 약학전공을 살린 치과의약품 개발 사업, 메디컬 인맥과 결합한 소아과 및 소아치과 연합 병원 등이 그러한 다각화라 할 수 있겠지요.

3-1. The Ansoff matrix

	기존시장	신시장
기존 서비스	시장 침투	시장 개발
신규 서비스	서비스 개발	다각화

현재 상황에서 중요한 것은 단순한 '시장 침투 전략'으로만 접근하려는 마인드를 시급히 벗어나는 것입니다. 원장님께서 최고의 실력, 최고의 학벌, 더불어 최고의 경영마인드까지 모두 가지고 계시지 않은 이상 성공할 수 없는 전략이기 때문입니다. 제 글을 읽으시고 미래 전략이 고민이시라면 블로그(https://blog.naver.com/dentmast)로 문의 주세요. 함께 고민해 드리겠습니다.

치과 영역은 새로운 의료기술이 지속적으로 개발되어 나오고 있다. 30여 년 전만 해도 이가 빠지면 브릿지를 해 넣는 것이 일반적인 치료 방법이었다. 그러던 것이 90년대 초반쯤 우리나라에 임플란트 치료가 소개되고 도입된 이래 2000년대 초반에는 대부분 치과에서 임플란트 시술을 하면서 치과계의 성장을 이루어냈다. 2010년 전후엔 레이저를 이용한 무통 치료가 한때 유행하기도 했으며, 최근 10여 년 전부터 도입된 구강 스캐너를 활용한 디지털 기술은 현재 빠르게 기존 보철물 제작 방식을 대체해 가고 있다. 이처럼 치과계에서는 신기술이 개발되는 것도 전체적인 확산도 매우 빠른 편이다. 그 이유는 치과들간의 경쟁이 심하기 때문에 고객들에게 선택되기 위한 노력을 적극적으로 하기 때문이다.

신기술개발의 속도는 느리고 확산 속도는 빠르기 때문에 대부분 치과의 경우 신기술로 인한 차별화는 어렵다. 또한 많은 시간, 비용과 노력을 통해 기술적으로 앞서가더라도 그 경쟁 우위가 오래 지속되지는 못한다. 이러한 상황은 임상 현장에서 병의원들 간에 거의 차이가 없는 상황을 만들어낸다. 고객들 입장에서는 대부분 비슷하다고 생각하기 때문에 가격으로 비교할 수밖에 없는 것이다. 그러다 보니 신규 개원의들은 대부분 인근 치과와 비슷한 규모, 진료 내용을 가지고 개원하는 '시장 침투 전략'으로 개원을 하게 되고, 초반에 저가로 고객을 끌어오지 않는 이상 힘든 개원 초기 몇 년을 맞게 되며, 더 저가형의 새로운 치과가 진입하면 충성도가 낮은 고객은 바로 이탈하는 결과를 보게 된다. 이것이 시장 침투 전략의 한계이다.

20여 년 전 필자가 개원가에 처음 나올 때만 해도 전문의라는 것은 경쟁력을 높여주는 수단이 되었다. 그 당시 전문의 과정을 마치고 나온 동기들의 개원 전략은 '교정, 소아치과, 양악수술 전문치과' 등 자신의 전문과목에서 수익성이 좋은 진료를 특화하는 것이었다. 이것은 기존 시장에 새로운 진료 서비스를 제공하면서 차별화를 하는 '서비스 개발 전략'이었는데 당시에는 대부분이 모든 진료를 다 하는 작은 규모의 일반 치과였던 상황에서 나름 경쟁 우위를 가질 수 있었고, 일반 개원의들의 아쉬운 부분을 해결해주는 상생의 모델이기도 했다. 20여 년이 지난 현재 이 전략의 한계는 이러한 서비스를 전문적으로 제공하는 개원모델도 지역마다 꽤 많아져서 최근에는 중심 상권에서는 차별화가 좀 어렵다는 것이다.

2010년도를 전후로 치과계에는 큰 변화가 두 가지 나타났다. 첫 번째는 '치의학 전문 대학원(이하 치전원)'이라는 교육 시스템이 만들어졌다는 것이다. 다양한 학부 전공 배경을 가진 신입생들이 치전원에 진학하였으며, 원래 취지는 이들의 학부 전공을 배경으로 치의학과 융합 연계된 학문적 발전을 위한 것이었다. 그러나 현실은 이들이 치과계에 진입하는 연령이 비교적 높아 대부분은 기초학의 발전에 기여하기보다는 개원이라는 현실적인 선택을 하는 경우가 대부분이었다.

두 번째, 큰 변화는 성장한 치과시장에서 덤핑 치과라는 형태로 가격 경쟁이 격화되기 시작하였다는 것이다. 90년대에 도입되고 치과계의 성장을 이끌었던 임플란트 시장이 성장하였고, 때마침 도입된 치전원 제도하에서 개원하려는 수요가 늘다 보니 개원 현장의 경쟁이 더욱 치열해졌다. 그 당시 치과계에서는 유* 치과, *플란트 치과라는 곳이 임플란트 저수가 경쟁으로 시장을 혼란시키는 주범으로 논란의 중심에 오르게 되었고, 이제 막 성장하려는 치과 시장에서 제 살 깎아먹기 경쟁이 시작되었다. 5장 서비스 가격관리에서 언급하겠지만 진료비를 구성하는 것들에 대한 잘못된 이해로 시장 전체의 공멸을 향하는 정책이었던 것이다.

이러한 상황에서 돌파구를 찾기 위해 새로운 경향성이 발견되는 것이 있었다. 그것은 포화된 국내 시장에 머물지 않고 중국, 베트남, 필리핀 등 우리나라보다는 치과 시장의 경쟁이 심하지 않은 새로운 시장으로 이미 높아진 기존의 치과 의료 서비스를 가지고 진출하는 것이었다. 이를 '시장 개발 전략'이라 하며, 나름 현지에서 성공적인 모델을 만든 곳도 나오기 시작하였다. 필자도 몇 번 개인적인 인연으로 중국 치과 현장에서 진료를 다녀 보았으나 공산국가라는 특성상 실패를 경험하고 오기도 하였다. 그러나 꾸준히 해외 시장 개척을 위해 노력한 치과의사들 덕분에 성공스토리를 만든 곳도 보고되고 있으며,

베트남 시장 진출에 성공 모델을 만들어 준 고범* 원장의 BF Dentistry도 참고할 만한 모델이다(3-13).

병원을 키워나가다 보면 자연스럽게 사업을 확장하게 된다. 환자가 늘고 매출이 늘어나는 것은 물론 경영자의 입장에서 환영할 일이다. 그러나, 매출만 늘어나면 참 좋겠지만 늘어난 매출만큼 늘어나는 지출의 단위는 생각보다 크다. 때문에 늘어난 지출을 줄여보려 여러 방안을 생각하지 않을 수 없다. 그 생각의 연장선상에서 흔히 하는 방식이 치과 기공물 제작을 근본적으로 원내에서 해 버리는 방식이다. 2010년대부터 적극 도입되기 시작한 디지털 기공 방식을 적용하여 원내에서 보철물을 제작하여 기공 비용을 절감하는 방식은 이미 흔하다. 또한 재료비 절감을 위해 친인척 등 지인을 통해 치과재료업을 함께 운영하여 저가에 공급받는 방식 또한 흔히 나타난다. 필자의 경우도 그렇지만 직원들의 숫자가 늘어나면 원장들은 복지를 위해 고민하는 과정에 기숙사 제공을 위해 임대업을 겸하기도 한다. 이렇듯 치과 본연의 진료 외에 다른 사업 영역으로 확장하는 것을 '다각화 전략'이라고 한다.

다각화 전략을 추구하는 과정에 큰 사업체를 이루기도 한다. 흔히 알고 있는 국산 치과 임플란트 시장을 만들어 낸 오스템의 최규옥 회장, 덴티움의 정성민 회장 등과 같은 분들은 치과를 운영하다가 연관된 사업에 진출하는 과정

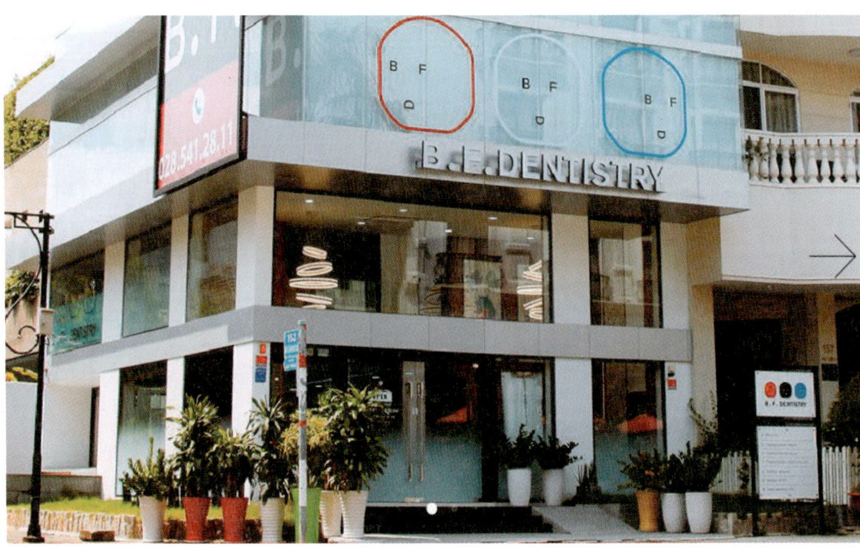

3-13. 베트남 호치민에 성공적으로 진출한 BF dentistry.[4]

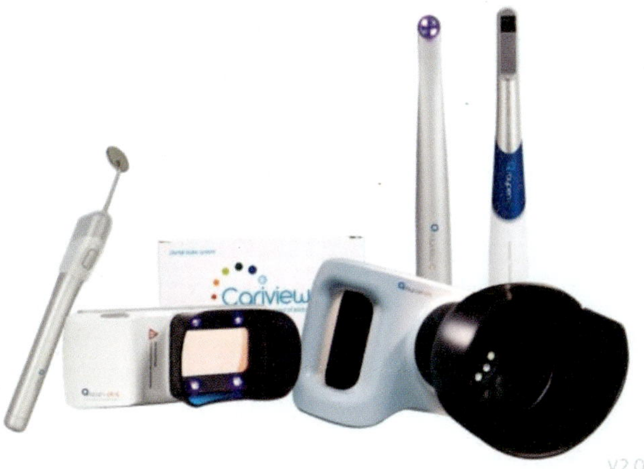

3-14. 윤홍철 대표께서 경영하는 ㈜아이오바이오의 다양한 진단 장비들.

에서 임플란트 제조 회사를 만드셨고 본업인 치과보다 훨씬 큰 세계적인 사업체를 만들기까지 하신 분들이다. 이분들과 같은 큰 사업을 하기는 어렵다고 포기할 일만은 아니다. 다양하게 본인이 관심있는 영역에서 최고의 사업체를 만들어낸 분들도 많다. 환자를 위하는 마음에서 출발하여 구강 위생관리에 관심을 가지고 병원을 운영하다가 연구소까지 운영하며 위생용품 사업까지 일구어 낸 ㈜닥스 메디의 김혜성 대표(사과나무치과 재단 이사장), 그리고 일찍부터 충치 진단이 주관적이라는 관점을 개선하고자 우식진단 장비를 통해 치과시장을 확장하는 분야에서 앞서 나가고 계신 아이오바이오의 윤홍철 대표도 다각화의 훌륭한 모델이시다(3-14).

Process, 1시간 대기 3분 진료의 시대는 지났다!

병원 시스템은 세상 복잡한 시스템 중에서도 최상급이다. 사람의 몸을 다루는 곳이기에 철저해야 하고, 작은 실수지만 생명을 위협하는 상황이 만들어질 수도 있기에 모든 과정이 철저히 관리되어야 한다. 일반적인 대학병원에서 진료를 받기까지 얼마나 많은 과정을 거치는지 상상해 보면 대략 느낌이 올 것이다. 모든 환자들이 접수, 사전 검사 등 전 과정을 거친 후에야 그 결과를 가지고 의사를 만나 진료를 받는 시스템이다 보니 과정마다 대기시간이 생길 수밖에 없는 구조이다.

모든 의사들은 매일 대기실엔 환자가 넘치고, 원장이 바쁘면 적당히 해 줘도 고객이 끊이지 않는 병원이길 바란다. 그러나 요즘같이 신규 개원의가 넘치고 수요보다 공급이 많은 현실에서 병원 문을 열기만 하면 사람들이 줄을 서서 기다렸다가 진료보는 병원을 기대하기는 현실적으로 어렵다. 가만히 기다리기만 해도 환자가 줄을 서는 시대는 이미 끝났다. 대학병원에서 원내생, 수련의 생활을 하면서 보던 대기실의 익숙했던 모습이 내가 개원한 지역에서는 보기 힘든 모습이었던 것이다(3-15).

앞서 이야기했듯 지금은 공급 과잉의 시대이다. 매년 배출되는 의사가 3,000여 명, 치과의사가 900명에 가깝게 늘어나고 있다. 특히 치과는 졸업생의 약 85%가 개원가에서 근무하게 된다는 현실에 비추어 보면 경쟁의 심화는 충분히 예상할 수 있는 문제이다. 한때 인기를 끌었던 '갯마을 차차차'라는 드라마에서 보였던 '윤치과'처럼 경쟁이 심하지 않은 곳에서는 진료를 잘해 주는 것만 신경 쓰면 될 것이다(3-16). 다만, 요즘 신규 개원의들이 일반적으로 선택하는 입지는 아니다. 실제 강의시간에 질문해 보아도 대부분 개원 예정지

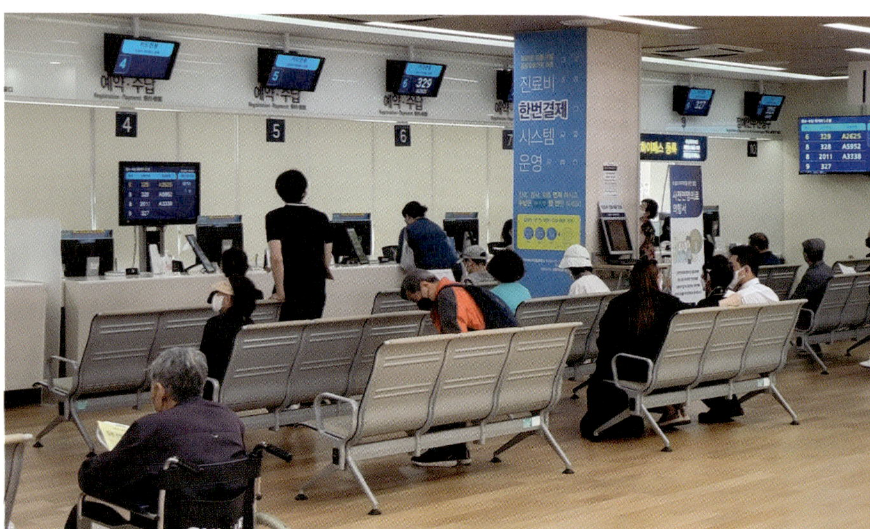

3-15. 환자로 복잡한 병원 대기실.

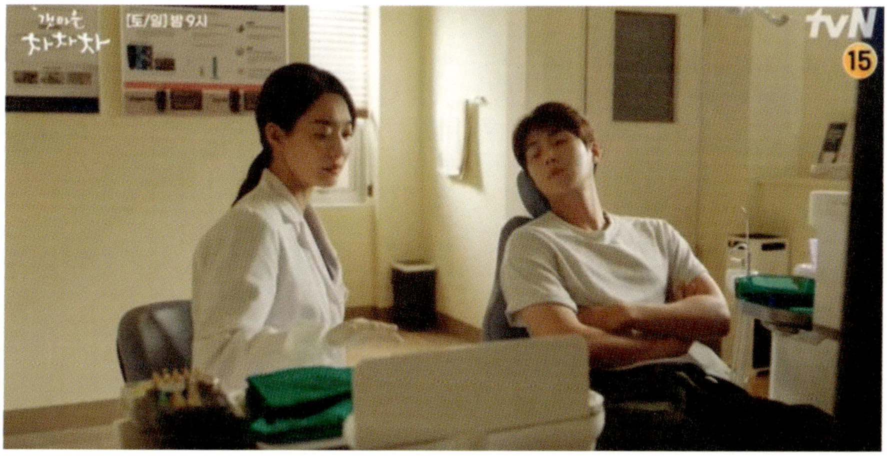

3-16. 드라마 갯마을 차차차의 배경이 된 공진마을 윤치과.

역은 수도권을 희망하고 있다. 고객들의 심리 또한 너무 한가한 병원보다는 좀 기다리더라도 유명한 병원을 찾아가는 것이 일반적이다.

너무 긴 대기시간은 고객을 떠나가도록 만들기도 한다. 필자는 최근 소개를 받고 유명하다는 한의원에 방문한 적이 있다. 상계동에 위치해 두어 시간이 걸려 찾아갔던 등*당 한의원은 예약 시스템 자체가 없었다. 고객들이 너무 많아서 오는 순서대로 진료한다는 것이었다. 그렇게 대기를 한 시간 이상 하면서 지켜본 대기실의 모습은 안타까웠다. 시들어가는 화분들, 말라버린 어항, 낡은 대기실 의자, 당일 신문 빼고는 너무 낡은 잡지 등 읽을 거리들… 한눈에 보아도 원장이 신경 쓰지 않음을 알 수 있었다. 물론 직원들의 친절을 기대하기도 어려웠다. 그래도 장시간 걸려 찾아가고 기다렸던 것은 좋은 진료를 받기 위함이었는데, 딱히 아주 탁월하다는 느낌도 들지 않아서 결국은 더 이상 찾지 않는 병원이 되었다. 물론 지금도 그 병원을 찾는 고객들은 계속 찾을 것이지만 얼마나 오래 잘 유지할지는 의문이었다.

고객들의 시간도 소중히 여겨 주어야 계속 찾게 된다. 외과시술이 많은 치과진료는 진료시간이 길어지는 것이 흔하다. 가급적 대기시간이 적도록 예약을 잡아주지만, 필수적으로 거쳐야 하는 접수 과정, 사전 검사에서도 적지 않은 시간이 소요되는데, 진료하는 과정에서 예상치 못한 상황, 응급 상황, 당일 해결을 원하는 고객 등의 돌발 변수는 생기기에 고객들은 어쩔 수 없이 대기하는 상황이 발생하게 된다. 이러한 상황을 개선하기 위해 과정을 생략할 수 없다면 관리가 필요하다. 일찍(1985년 발표)부터 이러한 부분을 연구했던 하버드 비즈니스 스쿨의 D. Maister 교수는 대기시간 동안 고객의 인식 관리를 위한 방안을 제시하였다.[5] 이 내용은 워낙 중요해서 필자의 병원 직원들에게도 '아전근길, 원혼불가'라고 첫 자를 따서 외우도록 교육하는 내용이다.

'아'무것도 안하고 기다리면 길다(Occupied time feels shorter than unoccupied time)

병원에 가면 일단 접수하고 기다리는 것부터 시작이 기본이다. 고객들도 당연히 가자마자 바로 진료를 시작한다고 기대하진 않고 방문한다. 문제는 '잠깐 기다리세요'라고 얘기를 듣고는 마냥 기다린다는 것이다. 진료가 곧 시작되겠지 하고 기다리는 것이 10분이 넘어가면 슬슬 짜증이 나기 시작한다. 나름 예약시간 맞춰 오느라 힘들게 찾아왔는데, 그 시간도 넘어가고 계속 기다리게 되는 상황은 어쩔 수 없이 발생한다. 개인차가 있겠지만 현대인, 젊은 사람으로 갈수록 잠시 기다리는 것도 힘들어 하는 경향성을 띄는 것이 사실이다.

이러한 경향을 잘 알기에 예전부터 대기실에는 '아무것'을 준비해 놓는 것이 일반적이다. TV 방송도 나오고, 커피머신도 있고, 책들, Wi-Fi까지 갖추어 놓고 있기도 하다. 요즘은 아이, 어른 할 것 없이 대기실에 신문과 책자가 갖추어져 있어도 그것보다는 휴대폰을 보면서 각자 관심사를 찾아 보며 시간을 보내는 것이 가장 흔하다. 그러나 '폰질'로 시간을 때우는 것도 한계가 있어서 마냥 기다리고 있자면 시간이 길고 짜증 나기도 한다. 따라서 추가로 '아무것'이 필요하다. 병원 진료에 대한 안내, 원장들 소개 영상, 진료 전후 비교사진, 병원 홍보 영상 등 대기시간 동안 보고 있자면 시간이 잘 갈 만한 정보를 제공하고, VIP 고객의 경우엔 차나 음료수를 제공하고 선호하는 신문을 드리기도 한다. 이와 같이 그저 '기다리세요'라고 얘기하고 끝날 것이 아니라 무언가 하고 있을 것들을 제공하는 것이 고객의 심리적 대기시간을 짧게 느껴지도록 하는 방법이다.

치료 '전' 대기시간이 더 길게 느껴진다(People want to get started)

환자들은 원장과 얘기하고 싶어한다. 나름 비싼 병원비를 내고 왔기 때문이다. 그런데 현실에서는 어떠한가? 접수하고 대기하고, 검사하고 대기하고, 결과 나오기까지 대기하고… 대기의 연속이다. 원장을 만나 얘기하고 진료가 시작되기 전까지 기다리는 시간이 너무 긴 것이다. 진료 전 대기에 비해 일반적으로 진료가 끝나면 결제하고 집에 가면 된다. 환자로서 마음이 돈을 내야 하는 것, 결제를 해야 한다는 것 외에는 스트레스가 적다. 따라서 다음 스케줄이 연속으로 있는 것이 아니라면 좀 쉬면서 커피를 한잔하고 가도 된다. 즉, 치료 후보다는 치료 전에 마음이 조급하고 길게 느껴진다.

이를 고려하면 병원 직원들이 할 일이 떠오른다. '진료가 이미 시작되었다'고 느끼도록 만들어 주는 것이다. 접수만 하고 기다리라 할 것이 아니라 당일 진료에 대한 설명, 원장님의 실력 자랑 등을 얘기해 주고, 검사 후 결과를 기다리면서도 검사의 목적, 결과가 나오면 어떤 것을 주의해서 보아야 할지 등등 해 주자면 할 일이 너무 많다. 필자의 병원에서 직원들에게 암기를 시키는 이유가 그것이다. 고객의 상황에 대한 이해가 없고, 대처방법을 모르니 그저 하염없이 기다리도록 내버려두기에 상황에 따른 대처 방법을 교육하고 실천하도록 하고 있다.

'근'심, 걱정이 있는 경우 더 긴장되고 길게 느낀다(Anxiety makes waits seem longer)

외과 시술 위주의 치과진료는 부득이하게 불편감을 동반하게 된다. '수술'이라 하면 누구나 긴장하기 마련이다. 치과를 방문하는 많은 환자들은 당일 받아야 할 치료에 대한 불안감이 크기에 웬만큼 불편한 것이 아니면 참고 버티다가 어쩔 수 없는 상황에서 병원을 방문하게 되는 일이 흔하다. 그 와중에 치료비에 대한 걱정도 무시 못할 상황이다. 이러한 여러 가지 복잡한 상황 속에서 환자들은 치과에 내원하게 된다. 이렇게 생각이 복잡한데 당장 해결책을 주긴커녕 그저 기다리라고 하니 더욱 짜증스러울 수밖에 없다.

직원들에게 응대의 원칙으로 '증공소의대'를 교육한다. 대부분의 경우 접수해달라 얘기하면 일단 '대기'를 먼저 얘기하고, 순서가 되면 '의료보험카드' 등 신상 파악을 하여 차트를 만든다. 이후 내밀어 받아본 서류에는 환자의 관심사와 무관한 '소개자'가 누구냐, 예전에 치료하면서 특별히 불편했던 점(예: 공포)은 없었는가 등의 가벼운 질문 후에 증상(Chief Complaint)을 묻는 것이 일반적이다. 정확히 거꾸로 가고 있다. 즉, 고객이 접수를 위해 다가오면 어디가 불편한지 증상을 먼저 묻고, 예전에 치료하면서 불편했던 것이 있는지를 묻는 등의 순서로 접근해야 한다는 것이다. 환자 입장에서는 그것부터 얘기하고 안심하고 싶은 것이다.

어쩔 수 없는 대기가 예상되는 환자에겐 당일 치료에 대한 걱정, 근심을 반드시 해소해 주어야 한다. 기다리는 것도 힘든데 당일 치료받을 것에 대한 근심, 걱정, 공포감을 가진 채 대기하면 더욱 기다림이 힘들고 짜증나며 길게 느껴질 수밖에 없는 것이다. 필자의 경우 수년 전 인근의 한* 안과병원에서 수술을 받은 적이 있었는데, 그때 수술 전에 기다리는 동안 수간호사 선생님이라 소개하신 분이 간단히 수술에 대해 설명해 주시고 "수술이 잘되도록 기도해 드리겠습니다."라고 말씀해 주시며 짧게 기도의 시간을 가졌던 경험이 있다. 개인적으로 독실한 신자는 아니었지만 걱정이 많았던 순간 참으로 마음의 위로가 되었던 기억으로 지금도 그 안과병원을 이용하고 있다.

이쯤 배우고 나면 원장으로서 직원들에게 할 얘기가 많을 것이다. 즉, 임플란트 수술, 발치 등 당일 힘든 치료가 계획되어 있는 환자의 경우엔 진료 시작 전에 면담하면서 걱정, 근심을 해소할 수 있도록 설명을 해 주어야 한다. 직원의 입장에서 본 원장의 높은 실력, 많은 임상 경력, 성공 사례 예시 등을(이미 충분하다면 대기시간에 홍보를 하면 될 일이고) 일부러 없는 것을 만들어서라도 자랑해 주어야 한다. 몸을 맡겨야만 하는 환자에겐 '오늘 수술을 믿고 맡겨도 되겠구나'라는 믿음을 주는 것도 진료의 완성도를 높이기 위한 중요한 과정이다.

얼마나 기다려야 할지 모르면… (Uncertain waits are longer than known, finite waits)

명절 고속도로에서 10시간 이상 운전을 해 본 경험은 잊히질 않는다. 그야말로 고속도로가 주차장을 방불케 하는 꽉 막힌 상황이 연속되고, 도대체 왜 막히는지 얼마나 더 가야 시원하게 뚫리는지 막막한 상황은 참으로 답답하고 짜증스럽다. 이 상황에서 반대 차선에서 지나오는 차량이 '3킬로 전방에 사고 지점만 통과하면 쭉 잘 빠집니다'라는 한마디만 던져주고 지나가도 기다림에 힘이 날 텐데 하는 생각이 든다. 병원 대기실에서 마냥 기다려야만 하는 우리의 고객들도 마찬가지이리라.

참지 못해 짜증 내는 고객들의 컴플레인은 대부분 병원의 잘못된 응대가 원인이다. 고객은 틀림없이 예약을 하고 왔고, 접수도 잘 했는데 마냥 기다리게 되는 것이다. 대부분의 고객은 그래도 응당 그러려니 생각하고 이해를 해 준다. 그러나 도저히 더 이상은 안 되겠다고 할 때 안내 데스크에 와서 항의를 하는 것이다. 따라서 예약을 하고 왔음에도 기다릴 수밖에 없는 상황이라면 고객에게 적어도 얼마나 기다려야 하는지 대기시간의 '길이'를 알려 주어야 한다. 그래야 꽉 막힌 고속도로에서 마냥 기다려야만 하는 것과 같은 답답하고 짜증 나는 상황을 느끼지 않게 된다.

왜 기다려야 하는지 '원'인을 모르면… (Unexplained waits are longer than explained waits)

대부분 치과 방문 환자는 예약을 하고 온다. 치과진료의 특성상 잠깐의 검진과 처방으로 끝나지 않는 경우가 많고, 예상 시간을 잡아 두긴 하지만 치과진료를 하자면 30분 내외 일정 시간이 필요하다. 예약 후 안 오는 분들도 반드시 계시기에 대부분의 경우 예약 부도까지 예상해서 중복 예약을 잡아둔다. 진료하다 보면 예상했던 시간보다 상태가 더 심각한 경우와 인접치까지 문제가 있는 등 돌발 변수가 생기고, 어떤 경우엔 멀리서 일부러 찾아온 환자가 원하니 그 상황을 고려하여 계획에 없던 진료까지 함께 진행하기도 한다. 이런저런 이유로 다음 시간 예약 환자는 예약했던 시간이 지나고서야 진료를 받기도 한다.

마음이 너그러운 환자도 너무 대기가 길어지면 예약시간이 지켜지지 않는 것에는 짜증을 낸다. 나름 예약시간을 맞추기 위해 끼니도 거르고, 택시를 타고 오고, 뛰어오는 등 환자 입장에서는 시간을 맞추려 노력했는데, 그렇게 힘들게 찾아온 병원에서는 진료 시작 시간이 늦어지는 것을 아무렇지도 않게 받아들인다면 짜증 나는 것이 당연하다. 따라서 이 상황에서 중요한 것은 왜 기다리게 되는지에 대한 설명이 필요하다는 것이다. 그저 왜 기다리게 되었으니 이해해 달라고 하면 해결이 된다.

'왜냐하면'이라는 말은 사람들에게 큰 힘을 발휘한다. 하버드의 심리학자 엘런 랭어 교수의 '복사기 줄에 끼어들기'라는 유명한 실험을 소개한다.[6] 복사기 앞에서 줄 서서 기다리는 사람들의 중간쯤 사람에게 다음과 같이 말을 한다.

1) 죄송합니다만, 제가 5장을 복사해야 하는데 먼저 사용하면 안 될까요?
2) 죄송합니다만, 제가 5장을 복사해야 하는데 먼저 사용하면 안 될까요?
   왜냐하면 제가 지금 굉장히 바쁜 일이 있어서요.
3) 죄송합니다만, 제가 5장을 복사해야 하는데 먼저 사용하면 안 될까요?
   왜냐하면 제가 꼭 복사를 해야 하거든요.

1)의 양보율은 60%, 2)는 94%였다. 놀라운 것은 3)의 양보율이 93%라는 것이다. 별로 합당치 않은 이유인데도 양보를 이끌어 낸 것은 '왜냐하면'이라는 말의 효과가 있음을 의미한다. 실제로 임상 현장에서도 대기가 길어지는 것에 대해 그 이유를 '기다리시게 해서 죄송합니다. 왜냐하면 ** 때문에 길어지고 있거든요'라는 설명만으로도 고객들은 너그러이 90% 이상 이해해 준다는 것을 경험하게 된다. 이렇듯 대기시간이 발생한 이유에 대한 설명은 (합당치 않은 만들어낸 이유라도) 필수적이다.

'혼'자 방문한 사람은 더욱 신경 써야 한다(Solo waits feel longer than group waits)

치과 첫 방문은 많은 경우 가족을 동반하여 함께 온다. 겁이 나기도 하고, 돈 들어갈 일이 걱정되니 가족과 친구 등 함께 방문해서 조언을 듣기 위함이다. 그래서 함께 병원을 방문한 가족, 친구와는 이런저런 얘기를 하며 대기시간을 보낼 수 있다. 그렇게 수다를 떨며 시간을 보내다 보면 어느새 진료 순서가 되어 치료를 진행하게 된다. 문제는 혼자 방문한 사람의 경우다. '폰질'을 하면서 시간을 때우고 있기에도 한계가 있지 않은가…

혼자 방문하여 대기실에서 '을(乙)'의 감정을 느끼고 있을 고객에게는 더욱 관심을 가져야 한다. 안 그래도 병원이란 곳은 고객이 약자로서 방문하는 곳이기에, 직원들이 바빠서 관심을 가지지 못한 경우라도 고객은 자신을 소홀히 해서 그렇다고 오해할 여지가 많다. 따라서 혼자 방문하여 오랜 시간 대기의자에 앉아 있는 고객이 발견된 경우 따로 불러서 간단히 당일 치료에 대해 설명을 해 준다거나, 구강검진, 스케일링, 사진 촬영 검사 등 비용이 들어가지 않는 간단한 처치를 해 주는 등 혼자 와서 무시당하고 있지 않다는 생각이 들도록 해 줄 필요가 있다. 이러한 서비스가 부족했을 때 조용하던 고객이 안내데스크에 와서 큰 소리로 항의하는 일이 발생하는 것이다.

늦게 와서 먼저 진료받는 '불'공정! (Unfair waits are longer than equitable waits)

MZ세대를 설명하는 키워드 중 '공정'이 중요한 비중을 차지하고 있다. 20대 초반의 자녀를 키우고 있는 필자에게도 그들의 심정이 이해는 된다. 풍요롭게 성장했고, 둘째라고 첫째가 쓰던 것을 물려주어도 당연히 여기고 감사히 쓰던 세대가 아님을 넘어서 그들은 불공정함을 당당히 개선해 달라고 요구하는 세대로 성장해 왔다. 따라서 앞으로도 공정의 문제는 중요한 가치로 자리 잡을 것이다. 치과 대기실에서 흔히 겪게 되는 불공정한 상황은 나보다 늦게 온 사람이 먼저 진료실로 들어가는 것을 보는 것이다. 남겨진 고객의 입장에서는 당연히 세대 차이를 떠나 불공정에 대한 불만이 생길 수밖에 없다. 오해에서 비롯된 큰소리가 대기실에 발생하기도 한다.

이 상황은 내용을 고객에게 제대로 인식시키지 못한 직원들이 문제다. 더 근본적으로는 그러한 상황에 대해 응대 방법을 제대로 교육하지 못한 원장에게 그 책임이 있다. 따라서 경영자로서 원장은 이러한 상황이 발생했을 때 고객들을 응대할 방법에 대해 교육해야 한다. '먼저 예약하신 ***님 들어가시겠습니다', 'B 원장님 진료 예약이신 ***님 들어오세요' 등 늦게 왔지만 예약하고 오셔서, 담당 원장님이 다른 분이셔서, 응급 상황이셔서 등 '왜냐하면'을 미리 설명드리면 대부분의 고객은 이해하신다. 그래서 진상(black consumer) 환자는 타고나는 것이 아니라 병원에서 만든 것이라는 생각을 해야 한다. 적어도 처음부터 진상인 환자는 없다. 일단 약자로 병원에 오는 것이 아닌가.

간단한 진료는 길게 기다릴 수 없다(The more valuable the service, the longer the customer will wait)

필자는 일반적으로 줄 서서 기다렸다가 식당을 이용하는 경우가 없다. 개인적 취향이긴 하나 맛난 것을 먹기 위해 시간을 쓰기보다는 얼른 인근에서 대체재를 찾아 해결한 후 그 시간 동안 다른 일을 하는 것이 소중하기 때문이다. 즉 맛난 것보다는 생산적인 일에 더 큰 가치를 두고 있고 거기에 더 많은 시간과 노력을 투자하게 된다. 누구나 자신이 소중하다고 생각하는 것에 더 많은 시간을 쓰는 것은 인지상정이 아닐까 한다.

임플란트 치료는 일반적으로 고가의 치료이다. 전문 서비스에 해당하기 때문에 고객들도 그 치과가 잘하는지, 치료비용은 적절한지 등등 적어도 두어 곳 이상은 물어보고 큰맘 먹고 치과를 방문하게 된다. 그렇게 치료받으려는 수술 당일은 다른 약속도 잡지 않는다. 내 소중한 시간을 거기에 적어도 반나절은 투자하는 것이다. 이 경우 환자들의 마음은 너그러워진다. 수술 준비 등으로 실제 진료가 30여 분 정도 지연되더라도 충분히 이해해 주는 것이다. 그러나 반대의 경우도 있다.

간단히, 별로 심각하게 생각하지 않는 처치를 받는 경우 얼른 마치고 다음 스케줄을 생각하게 된다. 예를 들면 발치 후 실밥 제거, 크게 불편함이 없는 상황에서의 정기검진, 조금 이상한 느낌이 들어 검진차 방문한 경우 실제로 진료시간은 3분도 넘기지 않기에 30분 정도 대기해야 한다고 하면 환자들은 '그럼 다음에 올게요'라고 얘기하고 가버리기도 한다. 본인의 시간이 아까운 것이다. 따라서, 대기 중에 있는 많은 환자들이 똑같이 기다리지 않게 하는 것이 중요하다. 당일 진료에 큰 '가'치를 두고 있는 환자보다 간단하다고 생각되고 금방 끝날 수 있다고 생각되는 환자의 경우엔 오래 대기하도록 하지 말고 얼른 원장을 잠깐 뵙고 갈 수 있도록 만들어 주는 것이 훨씬 효율적인 것이다. 진료실이 여럿인 필자의 병원에서는 원장이 여러 곳을 다녀야 하는지라 팀장은 치료의 상황에 따라 진료 순서를 바꿔서 원장이 찾아갈 순서를 정해주어 효율을 높이고 있다(3-17).

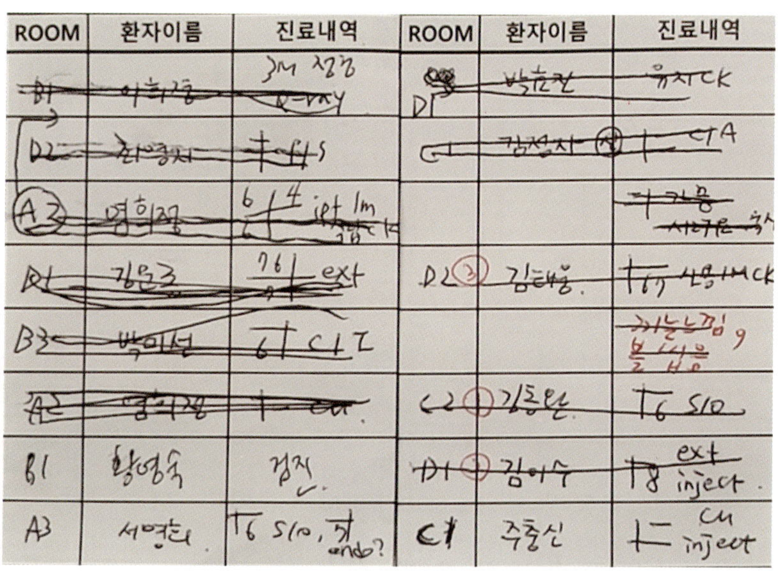

3-17. 접수 순서 및 수정된 진료 순서를 정리한 쪽지.

3장을 마치며 확인할 것들…

- ▶ 서비스 상품의 특징 4가지 및 의료에서 그것을 극복할 방안은?
- ▶ 상품의 종류 4가지 중 고객에게 선택받기 위해 특히 많은 고민을 해야 할 부분은?
- ▶ 신상품 전략 매트릭스에서 본인의 개원 형태는 어떠한 전략에 속하며 그것을 위해 현재 하고 있는 것은 무엇인가?
- ▶ 부득이하게 있을 수밖에 없는 대기시간에 대한 고객들의 인식 관리를 위해 직원들에게 교육해야 할 원칙 8가지를 설명하자면?

참고문헌

1. 김성혁. (2018년, 1월 3일). 서비스는 미래 산업이다. 민플러스. http://www.minplusnews.com/news/articleView.html?idxno=4305

2. 남주원. (2020년, 3월 27일). '기저귀 퇴비화'...내 아기와 지구 둘 다 지킨다. 뉴스펭귄. https://www.newspenguin.com/news/articleView.html?idxno=1402

3. 강은정. (2021년, 11월 3일). 포항신세계치과 "이웃 나눔 실천" 치의신보. https://dailydental.co.kr/mobile/article.html?no=117298

4. chaovietnam. (2018년, 11월 12일). BF Dentistry 고범진 원장의 이유 있는 하얀 미소! 씬짜오 베트남. http://www.chaovietnam.co.kr/archives/23972

5. DH Maister. The Psychology of Waiting Lines. 2008. https://www.researchgate.net/publication/200085847_The_Psychology_of_waiting_lines

6. 로버트 치알디니 외. 웃는 얼굴로 구워삶는 기술. 박여진. 위즈덤하우스; 2019.

CHAPTER 04

Promotion, 촉진관리

통합적 마케팅 커뮤니케이션, Integrated Marketing Communication

오래전엔 이사를 가면 새로운 이웃들에게 떡을 돌리며 인사하는 문화가 있었다. 새로운 동네 이웃이 되었으니 잘 부탁한다는 의미였다. 그러나 요즘은 그러한 모습을 보기 힘들며, 같은 아파트에 수년째 살고 있어도 같은 층 이웃 주민도 얼굴을 못 알아보고 엘리베이터 같은 층에 내리면서 인사를 하기도 한다. 그만큼 이웃과의 소통이 적어졌다는 의미이기도 하고 바쁜 사회생활로 필요성을 못 느끼기도 한다. 그러나 서비스업에 종사하는 우리는 달라야 한다. 원래 내향적인 성향인 필자조차도 사업을 위해 일부러 많은 사람을 만나고 사귀려 노력하고 있다.

심장 수술 분야에서 유명 인사이신 박국* 교수님, 뇌 수술 및 뇌과학 연구 분야에서 국내 최고를 이끌고 계신 김영* 교수님은 평소 교류하며, 인사드리고 있는 필자의 지인이다. 대단한 능력만큼이나 훌륭한 인품을 갖추신 분들이라 늘 존경하는 마음을 가지고 있다. 감사하게도 필자에게 그분들이 가진 좋은 영향력을 아낌없이 나누어 주시기에 가끔 함께 운동도 하며 인연을 이어오고 있다. 그러나 그러면 안 되기도 하거니와 필자가 아파서 그분을 찾아갈 일은 없길 진심으로 바란다. 누가 뇌나 심장에 문제가 있어서 물어보면 모를까 먼저 나서서 '혹시 뇌 수술, 심장 수술할 일이 있으면 꼭 그분께 가라'고 미리 추천할 일도 아니다. 솔직한 말로 평생 그분 병원에는 갈 일이 없길 바란다. 하지만 평생 목욕 안 하고 살 수 없는 것처럼 치과는 평생 안 가고 살 수는 없는 진료과이다.

문제는 이미 임상 현장에 치과가 너무 많다는 것이다. 1996년 2월에 졸업하며 받은 치과의사 면허번호가 14000번대인 필자의 입장에서는 최소 1만여 명의 경쟁자가 있었다. 단순히 2022년 시점에서 생각해 보면 2022년 신규 치과의사로 근무하고 있는 원장의 면허번호가 35000번대이니 이미 임상 현장에서 활동하고 있는 최소 경쟁자가 3만여 명이란 얘기다. 필자가 졸업할 때에 비해서 단순 수치로 경쟁이 3배는 더 심해졌다는 의미이기도 하다. 이러한 과도한 경쟁상황을 반영하듯 요즘 치과대학 4학년들 강의 중 학생들에게 개인적으로 물어보면 그들은 개원하면서 마케팅 업체를 활용하여 개원 마케팅을 하는 것을 거의 필수로 여기고 있다.

ICM, 통합적 마케팅 커뮤니케이션이란 고객과의 소통 방법으로 여러 가지를 모두 잘 활용해야 함을 의미한다. 흔히 생각하기에 업체를 통한 외부광고만을 생각하지만 그것 이외에도 개원 이벤트를 알리는 물티슈 등의 판촉물, 블로그나 SNS를 통해 흔히 하는 대인 커뮤니케이션, 그리고 인터뷰, 뉴스를 빙자한 병원 이미지 홍보 등 여러 가지 방법이 있다. 어느 하나만으로 모든 소통이 가능하지도 않고 그래서도 안 된다는 의미이다. 대부분의 경우 소개된 여러 가지 방법을 모두 동원하여 마케팅 비용을 지불하면 틀림없이 효과가 있긴 하다. 다만, 그 효과라는 것이 지속성에는 문제가 있다는 것이다.

강남에서 가장 큰 치과를 운영하고 있는 대학원 후배 원장의 사례를 소개한다. 혼자 개원하며 대학원 공부를 하던 시절부터 마케팅에 관심이 많았고, 그 배운 것을 직접 실행까지 하니 당연히 대한민국에서 가장 큰 치과를 이루어냈을 법도 하다. 다만, 그 대규모의 치과를 운영하고 있는 원장에게도 고민은 있었다. 매달 2억여 원에 이르는 마케팅 비용을 지불하는데, 물론 마케팅의 효과를 톡톡히 보고 있긴 하지만 마케팅을 중단하면 곧 환자가 줄어드는 것이 느껴진다는 것이다. 거기서 딜레마가 생긴다. 언제까지 쏟아부을 것인가? 또한 높은 매출을 위해 내 진료 철학을 맞출 것인가? (최고의 매출을 올리는 치과가 목표인가?) 하는 문제이다. 이러한 고민으로 예전 올렸던 글을 소개한다.

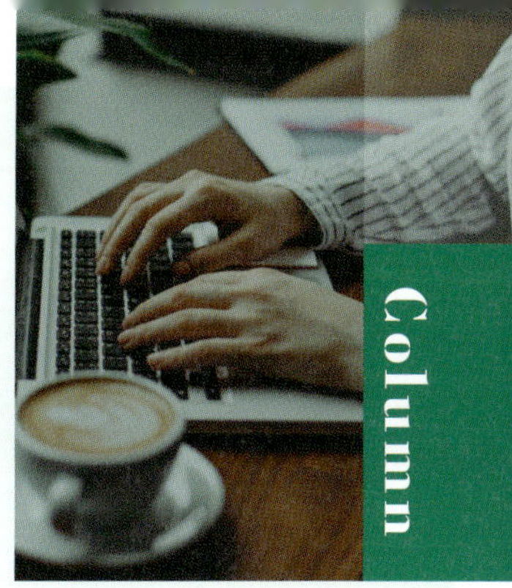

게임이론(Game Theory)

* 병원 광고를 하는데 왜 효과가 없을까?

요즘은 지나가는 버스에서도 치과 광고를 볼 수 있는 세상입니다. 2007년부터 의료광고를 원칙적으로 허용하는 것으로 의료법 내용이 개정된 이래 요즘은 여기저기에서 병원을 알리는 광고를 흔히 접하게 됩니다. 대외 광고를 원칙적으로 거의 하지 않는 저조차도 지하철 역사에 위치 광고는 매년 해 오고 있습니다. 그런데, 광고비를 많이 쓰는 분들의 공통적인 의견은 예전처럼 광고의 효과가 나타나지 않다는 것입니다. 광고 비용에 만만치 않은 큰돈을 쓰는데도 말이지요. 과연 투자한 만큼 효과가 있는 비용일까요?

광고 비용과 관련하여 우리는 고민에 빠지게 됩니다. 투자가 만만치 않은데 과연 광고비 이상의 효과를 나타내 줄 것인가 하는 문제 때문에 말입니다. 지인을 통해 알아보니 나름 효과가 좋다는 헬스*선 같은 경우 전면 광고 비용이 하루 게재료가 1,500만 원 선이라 합니다. 일회성 광고인데 만만치 않은 비용이지요. 그렇게 많은 돈을 들여서 광고하면 조금 효과가 있긴 한데, 광고 기간이 끝나면 환자가 확 줄어든답니다. 이렇듯 하다가 멈출 수도 없고, 큰 효과도 못 본다 하는 광고의 유혹에 왜 빠지게 될까요?

'죄수의 딜레마' 또는 '게임이론'이라고 알려진 경영학 사례는 그 이유를 설명해 줍니다. 공범인 두 명의 죄수를 분리하여 수감해 놓고 취조를 하는 얘기입니다. 둘 다 부인하는 경우 둘 다 석방됩니다. 한 사람은 자백하고 한 사람은 부인하는 경우 자백하는 사람은 벌금형, 부인한 사람은 5년 형에 처해집니다. 둘 다 자백한 경우 모두 3년 형을 살게 되지요.

자, 이런 상황이라면 죄수 입장에서 최선의 선택은 둘 다 부인하는 것입니다. 그런데, 둘을 각방에 두고 서로 짜고 합의하지 못하게 만든 상황에서 죄수는 딜레마에 빠집니다. 둘 다 부인하는 것이 제일 좋긴 한데, 상대방이 혼자 자백을 해 버리면 본인만 5년 형을 살게 되니 그게 걱정되어 결국 모두 자백을 한다는 것이지요. 이것이 의료광고와 어떤 연관이 있을까요?

최선은 모든 사람이 비용이 드는 광고를 안 하는 것입니다. 예전에, 의료법에서 금지해 줄 때는 입소문에 의한 광고라 의료광고로 인한 비용이 들지 않았지요. 의사들 모두에게 이득입니다. 그런데, 의료광고가 허용된 후 광고를 한 의사들은 광고의 효과를 보고 그렇지 않은 경우엔 오히려 손해를 보는 듯한 상황이 되었습니다. 그러니 대부분의 의사들이 광고에 뛰어들게 되고 결국 광고의 효과는 떨어진 채 광고로 인한 비용 부담만 더 늘어난 셈이 되었지요. 개인적으로 저는 광고는 마약과 비슷하다는 느낌이 듭니다. 하면 좋은 듯한데 잠시 그때뿐이고, 하다가 안 하면 오히려 불편한 느낌이라 안 할 수가 없다는 것이지요. 그래서 저는 최소의 알림 광고만 유지합니다. 원장님의 가처분 소득은 정해져 있으니 병원의 돈을 어디에 더 쓸 것인가 하는 가치의 문제죠.

병원의 이미지(평판)는 길게 보고 만들어 가야 합니다. 일반적으로 광고는 과장될 수밖에 없고, 고객은 그만큼 더 큰 기대를 가지고 찾아옵니다. 그 큰 기대치를 충족시켜주지 못하여 실망한 고객은 오히려 병원을 떠나갑니다. 이런 식으로는 병원의 이미지를 좋게 만들기 어려울 겁니다. 개인적으로 저는 광고사에 줄 그 큰돈으로 차라리 내부고객인 직원의 만족을 높이고, 외부고객인 환자를 만족시키기 위한 복지와 병원 시설 등에 투자합니다. 그것이 더 나은 방향이라고 저는 이론과 현장 경험을 통해 확인하고 있습니다. 광고를 통해 수익을 창출하고자 하신다면 차라리 지역사회에 이미지 광고를 하는 셈 치고 기부금을 내 보세요. 훨씬 좋은 소리를 듣고 이미지도 장기적으로 좋아질 겁니다. 비용을 들여서 하는 대외 광고라는 마약은 시작하지 않는 것이 가장 좋으며, 이미 시작한 상황이시라면 한동안 고생을 감수하고서라도 끊는 과정이 필수적입니다. 원장님이 쓸 수 있는 돈은 한정이 돼 있을 테고, 돈 나갈 곳은 점점 더 많아지니까요. 궁금하신 것은 https://blog.naver.com/dentmast 아시지요?

요즘 개원을 준비하는 졸업반 학생들을 보며 시대와 문화가 바뀐 것을 느낀다. 필자가 졸업하던 1996년도만 해도 의료광고라는 것이 흔치 않았고, '꼭 광고까지 해야 하나?' 하는 생각이 대다수였다. 광고비를 지출하는 원장들을 보면서 '얼마나 돈독이 올랐으면 저렇게까지 할까…'하는 생각을 했었다. 하지만 경쟁 상황이 단순히 3배로 늘어난 2022년 기준 그저 개원만 하면 알아서 환자가 찾아오는 시대는 지났다는 공감대가 형성되어 있다. 효과가 얼마나 있을지는 모르지만, 안 하면 안 되니 어쩔 수 없이라도 마케팅에 돈을 써야만 하는 시대가 된 것이다. 20여 년 전에는 개원만 하면 그럭저럭 병원이 되었다면, 지금은 마케팅을 해야만 겨우 환자가 있는 치과가 된다는 것이다. 따라서 마케팅 활동이 필수적인 현재, 어떻게 준비할 것인지를 알아야 제대로 진행할 수 있을 것이라 믿고, 기본적으로 알아야 할 것들을 짚어 보고자 한다.

판매 촉진, Sales Promotion

기본적으로 판매 촉진(이하 판촉) 활동은 두 가지로 나뉜다. 가격지향적인 판촉과 비가격지향적 판촉이다. 대표적인 가격지향적 판촉으로 일상화되어 있는 것은 '가격 할인' 방법이다. 예를 들면 어버이날 감사, 수험생 이벤트 등을 통한 임플란트와 교정치료 비용을 할인해 주는 방식이다(4-1). 이러한 방식

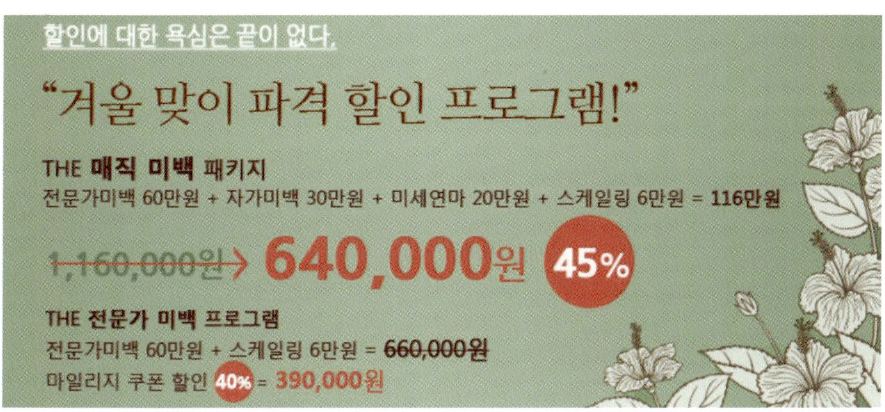
할인에 대한 욕심은 끝이 없다.
"겨울 맞이 파격 할인 프로그램!"
THE 매직 미백 패키지
전문가미백 60만원 + 자가미백 30만원 + 미세연마 20만원 + 스케일링 6만원 = 116만원
1,160,000원 → 640,000원 45%
THE 전문가 미백 프로그램
전문가미백 60만원 + 스케일링 6만원 = 660,000원
마일리지 쿠폰 할인 40% = 390,000원

4-1. 가격지향 판촉 활동의 사례.

은 즉각적인 반응이 나타나며 매출 신장에 기여할 수 있다는 장점은 있으나 이러한 이벤트성 가격 할인에 익숙해진 고객들이 많아지면 원래의 적정 치료 비용에 대한 준거가격(공식 수가표에 나와 있는 가격)이 내 의도와 달리 어쩔 수 없이 낮춰진다는 단점이 있다. 즉 많은 환자들이 원래의 수가대로는 치료받으려 하지 않고 낮게 이벤트성으로 설정한 저렴한 비용이 고객들의 마음속에 최고가임을 결정하는 기준이 된다는 것이다.

가격지향 판촉을 위해서는 현명한 설계가 필요하다. 우선, 이러한 가격지향적 판촉은 불규칙적으로, 명분을 가지고 제한된 기간 동안만 운영해야 고객들로부터 원하는 프로모션 효과를 거두고 부작용을 최소화할 수 있다. 비정기적 또는 불규칙적이란 의미는 때마다 진행하는 할인 이벤트여서는 안 된다는 의미이다. 예를 들면, 설 명절과 추석 때마다 매년 진행하는 이벤트라고 고객들에게 인식되는 순간 고객들은 그때를 기다리며 치료를 잠시 보류하게 된다. 이는 오히려 제값을 주고 치료하려는 수요를 없애고, 가격 인하로 인해 매출이 저하되는 결과로 이어진다. 이벤트에 명분이 필요하다는 것도 고객들에게 중요하다. 그저 때가 되니 정기적으로 진행하는 것이 아닌, 개원 20주년 감사, 원장님 박사 학위 취득 기념 등 고객들이 느끼기엔 '특별한' 이유가 있어야 미루고 기다렸다 해야겠다는 수요를 없앨 수 있는 것이다. 어떠한 설계이든 가격지향적 판촉은 최소로 진행하는 것이 원칙이다.

임상 현장에서 제대로 알고 적극적으로 노력해야 하는 것은 비가격지향적 판촉 활동이다. 이러한 활동에는 쿠폰, 경품, 프리미엄, 단골 프로그램 등이 해당된다. 다만, 이들 중 쿠폰과 경품은 국내 의료법상 환자 유인행위에 해당되기에 여기서는 간략한 소개만 하고자 한다. 쿠폰은 일반적으로 해당 쿠폰을 가져오면 가격을 일정부분 할인해 주는 방식으로 무작위로 제공되는 가격 할인 프로모션 방법이다. 경품 또한 해당 활동을 하면 그중에서 추첨하여 경품을 제공한다는 것으로 환자 유인행위에 해당하여 병의원에서 직접 도입, 적용하기엔 어렵다. 그 외에 소개된 프리미엄과 단골 프로그램은 고객들이 보기에도 긍정적인 이미지를 주는 방식으로 자세히 알아보기로 하자(■ 4-1).

표 4-1. 프로모션 수단의 비교

	종류	도달범위	비용	장점	단점
광고	TV, 인터넷, 인쇄, 옥외광고 등	광범위	보통	신속, 통제 가능	효과 측정 어려움, 정보량 제한
판매촉진	가격 할인, 샘플, 쿠폰, 경품, 경연대회 등	광범위	비싼 편	인지도 향상, 빠른 효과	경쟁사들의 모방 용이
대인 커뮤니케이션	인적판매, 고객서비스, 텔레마케팅, 구전 등	개별고객	비싼 편	정보의 양과 질이 탁월, 즉각 피드백	높은 비용, 느린 속도
홍보	언론매체, 컨퍼런스, 스폰서십, 박람회 등	광범위	유료/무료	높은 신뢰성	통제 어려움, 간접효과, 고비용
뉴미디어	팟캐스팅, 모바일광고, 블록, SNS 등	광범위, 개별고객	저렴, 보통	빠른 확산, 대중 및 개인 마케팅 가능	통제 어려움, 부정적 구전 문제
기타	웹사이트, 인테리어, 장비, 유니폼 등	보통	보통	서비스의 무형성 극복	정량화가 어려움

출처: 이유재. 서비스마케팅 6판. 학현사, 2019. p.424

프리미엄은 주요한 고객들에게 감사를 표하는 방식으로 제공된다(사진 4-2). 클래식 음악 애호가인 필자는 공연장을 보러 다니는 일이 잦았고, 그 과정에 음악하는 사람들과도 친분을 쌓았다. 기회가 되어 오페라단을 후원하는 일도 하게 되었는데, 후원금을 조금 내다 보니 공연이 있을 때마다 후원회원이라고 티켓을 꽤 많이 받게 되었다. 이 티켓을 평소에 고객들과 얘기하던 중 음악을 좋아하시는 분들을 파악했다가 VIP들에게 선물했다. 그분들의 입장에서는 특별한 선물을 받은 셈이고, 그래서 우리 병원에 대한 충성도가 높아지는 데 기여를 하게 되니 이러한 활동은 추천할 만하다. 다만 내가 클래식 음악을 좋아

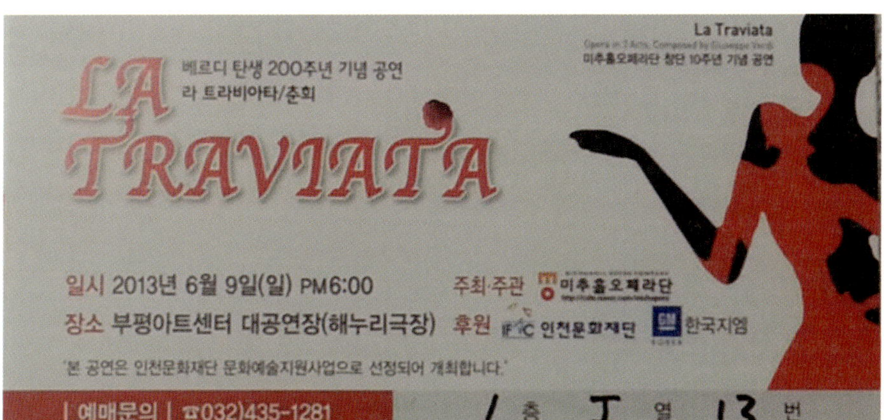

사진 4-2. VIP 고객들을 위해 준비한 오페라 공연 초대권.

하지도 않는데 억지로 할 필요는 없다. 어떠한 활동이든(예: 각종 악기, 미술품 전시회 등 동호회 활동을 매개로) 평소에 좋아하는 활동을 하면서 고객과 함께 할 일이 있을 때 선물하며 나눈다고 생각하면 쉽게 접근 가능한 방식이다. 물론 모든 고객에게 제공할 수도 없고, VIP들을 미리 선별해 두어야 활동이 가능하다.

반드시 잘 갖추어 두어야 할 비가격지향적 프로모션은 단골 프로그램이다. 깊이 공부하기 전의 일이다. 진료 후에 컴플레인 환자 브리핑을 받은 적이 있다. '내가 이 치과에서 임플란트 하느라고 몇 백만 원 돈을 썼는데 이 3,000원짜리 치간칫솔을 돈을 받고 파느냐'고 화를 내고 가셨다는 것이다. 보고받고 보니 뜨끔함을 느꼈다. 필자가 배웠던 단골 프로그램을 제대로 안 만들어 두었기에 생긴 일이란 걸 느낀 것이다. 치과에서 많은 돈을 쓰게 되는 고객의 입장에서는 스스로 생각하기에 VIP이다. 하지만 은행, 백화점, 항공사 등과 거래해 보면 알지만, 그들은 철저히 매출 기여에 따라 등급을 매기고 거기에 따른 혜택을 제공한다. 그래서 특별히 어떠한 서비스를 못 받는다 해서 불만을 제기하지도 않는다. 병원에도 그러한 원칙이 필요한 것이다.

단골 프로그램을 구성하자면 다음 원칙들을 반드시 고려해야 한다. 첫째, 일정 기간 동안 정해진 기준 이상의 매출을 올려 준 고객이라야 한다. 이것은 대부분의 현장에서 기준을 가지고 있을 것이다. 둘째, 기준 매출 기여 액수에 따른 등급이 명시되어 있어야 한다. 그 환자분께서 화내고 가셨던 것이 이것이 명확하지 않아서 그렇다는 것을 알게 되었다. 즉, 그분의 입장에서 몇 백만 원 매출 기여는 본인의 주관적 기준이고, 우리 병원 입장에서는 해당되지 않는 금액이었던 것이다. 셋째, 혜택은 어떠한 조건을 충족한 경우 어떠한 절차를 거쳐 제공된다는 것이 명시되어 있어야 한다. 앞에 소개드렸던 고객은 시술 직후에는 무상으로 드렸지만 5년 이상 지난 일이고 평생 무상은 안 되기에 정기검진 때 구매를 권유 드렸던 것인데, 그러한 기준이 명확하지 않았던 것이 문제였다. 넷째, 이후 지속적인 치료로 새로운 기여를 하는 것이 없다면 혜택의 유지기간도 명확해야 한다. 한번 VIP면 평생 VIP인가? 마음적으로는 그

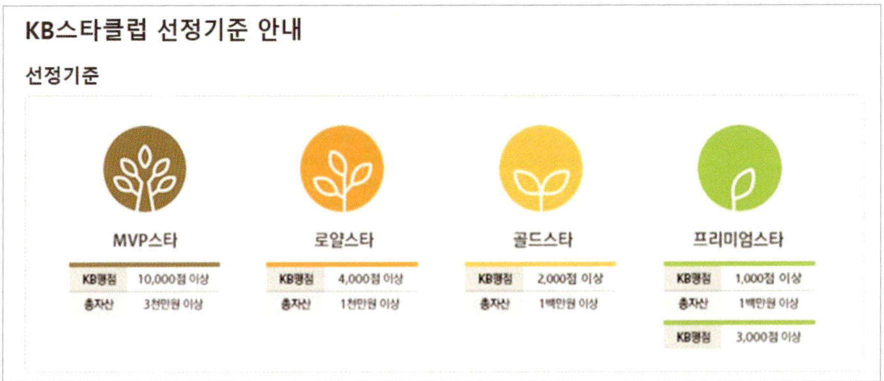
KB스타클럽 선정기준 안내
선정기준
MVP스타
KB평점 10,000점 이상
총자산 3천만원 이상
로얄스타
KB평점 4,000점 이상
총자산 1천만원 이상
골드스타
KB평점 2,000점 이상
총자산 1백만원 이상
프리미엄스타
KB평점 1,000점 이상
총자산 1백만원 이상
KB평점 3,000점 이상

4-3. 국민은행의 우수고객 선정기준 안내(2022년 9월 기준).

럴 수 있지만 혜택은 비용과 기간에 명확해야 한다. 은행, 카드, 백화점의 서비스를 생각해 보자. 그게 당연한 것이다(4-3).

광고(Advertisement), 서비스 상품을 알리기

의료기관 간의 경쟁이 심해진 요즘의 임상 현장에서 병원을 알리는 일은 필수적이다. 이제는 지나가는 버스, 택시, 지하철에서도 흔히 병의원 광고를 접할 수 있다. 필자도 외부 광고에 대해 부정적이었으나, 요즘은 외부 광고의 필요성을 절감하고 있다. 기왕 할 것이면 잘해야 하기에 개념적으로 정리하고 갈 것이 있다. 광고는 정보 제공(예를 들면, '본뜨지 않는 디지털 보철'), 고객 설득(그로 인한 편안함 제공), 상품 회상(예전 힘들었던 기억을 떠올리게 만들고, 이것이 해결 방안이라 제시), 구매 행동 유도(편안하게 치료받을 수 있을 것이라는 기대로 방문)라는 목적을 가지고 있으므로 이러한 목적을 달성할 수 있도록 만들어져야 한다.[1] 그 방안을 소개한다.

첫째, 서비스 내용을 고객에게 이해시켜야 한다. 개원 초기부터 치과 하면 떠오르는 '아프고, 무섭고, 비싸고, 시끄럽고 등'의 부정적 치과 이미지를 개선해야겠다는 생각으로 '통증 없고 편안한 치과'를 연구해 온 필자는 2000년대 초 일찍부터 수면치료에 관심을 가지고 도입했다. 현재는 치과 공포증을 가진 환자가 신환의 1/3 정도를 차지할 정도로 많은 고객들이 수면치료, 무통치료라는 것을 검색해서 내원하고 있다. 그러한 고객들의 유입을 늘리고자 블로그를 통한 외부광고를 시행하면서 '수면치료'에 대한 정보를 제공하여 치과 공포증을 가진 환자들에게 편안함을 주도록 노력하고 결실을 얻고 있는 중이다(📷 4-4).

둘째, 고려 상표군에 들어가도록 만들어야 한다. 고려 상표군(consideration set)은 고객이 구매의사 결정을 하기 전에 고려 대상으로 떠올리는 상표들의 집합이다. 새로 이사 간 지역에서 이웃들 간의 소통이 예전 같지 않은 현재 많은 고객들은 인터넷 검색을 통해 새로운 치과를 찾아본다. 당장 현재 개원하고 있는 지역, 구 단위에서 치과 검색만 해 보아도 수많은 치과들이 검색된다. 고객들은 광고의 홍수에 노출되어 선택에 어려움을 느끼고 있다(📷 4-5). 일단 고려 상표군에 들어가지 못하면 선택될 가능성은 희박하기에 표적 고객이 자주 접하는 매체를 통한 광고가 필요하다.

셋째, 지속적인 광고를 해야 한다. 대부분 사람들은 이미 다니고 있는 치과가 있다. 이러한 상황에서 고객들은 광고의 홍수 속에 살고 있기에 웬만한 광고는 눈에 띄지 않는다. 현재 다니는 치과가 맘에 들지 않거나 새로 이사를 와서 찾는 등 고객이 필요해서 찾고자 할 때 광고가 눈에 띄어야 한다. 따라서 중요한 것은 '지속성'이다. 다만 나만 광고하는 것이 아니기에 지속적으로 노출시킴으로써 잠재 고객들이 필요할 때 떠오르는 브랜드로 인식시키는 것이 중요하다. 그러자면 지속적인 투자는 필수적이다. 따라서, 전담 직원 또는 외부 업체에 지속적 비용 지출이 동반되는 것은 시작부터 고려해야 한다.

넷째, 지킬 수 있는 약속을 하는 것이 중요하다. 2000년대 초반 치과계에 큰 유행을 이끌었던 '물방울레이저'라는 장비가 있다(📷 4-6). 당시 무통치료, 마취 없는 임플란트를 내걸고 도입했지만 큰 기대를 하고 방문했던 고객들에게는 완전한 무통은 아니어서 오히려 실망하고 떠나가게 하는 결과가 되기도 했다. 당연히 생각하고 있듯 광고를 통해서 약간의 과장된 정보를 제공하게 된다. 그러나 광고를 보고 병원에 방문하는 고객들은 광고를 통해 '기대'를 하고 내원한다. '만족 = 현실/기대'라는 공식을 고려하면 기대치가 큰 고객을 만족

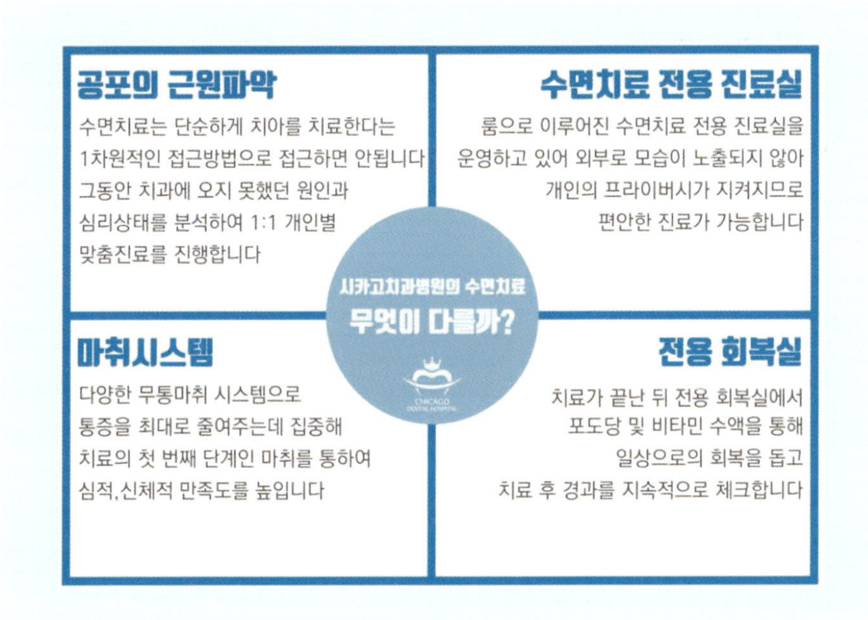

4-4. 인천 시카고치과병원의 수면치료 광고.

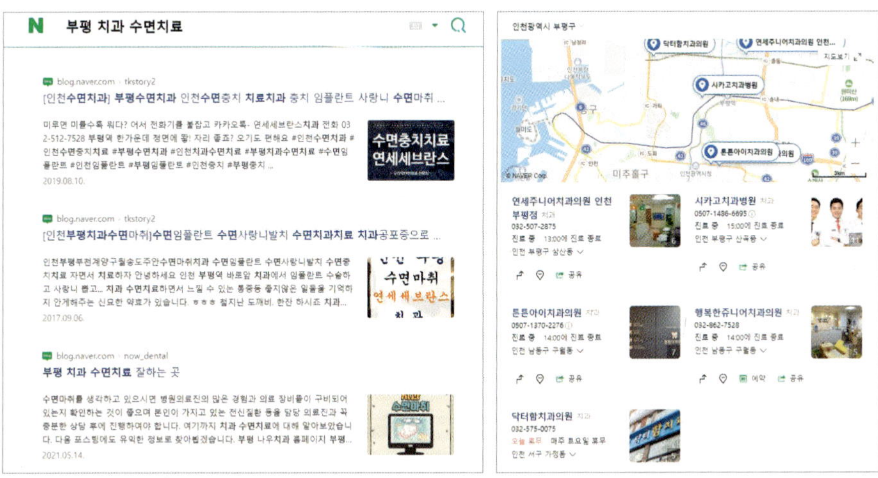

4-5. 키워드 검색해 보면 나오는 수많은 치과들 사례(2022년 9월 기준).

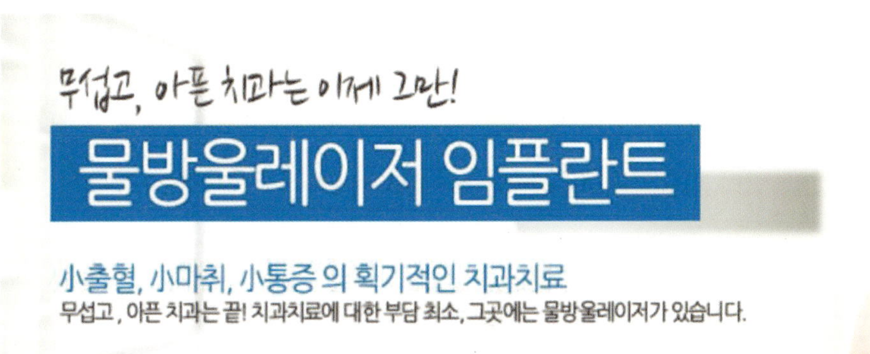

4-6. 출혈, 마취, 통증이 없음을 강조했던 물방울레이저 장비.

4-2. 과다한 약속을 하는 광고가 고객의 인식에 미치는 영향

	기존고객	잠재고객	내부고객(직원)
단기	아마 진짜일 수도…	그럴 듯한데?	과연 약속을 지킬 수 있을까?
중기	또 속았군!	내가 생각했던 게 아니네..	애초부터 불가능한 약속이었어..
장기	이 병원은 믿을 수 없어!	그냥 허풍이구나	다른 직장을 찾아봐야겠다!

출처: 이유재. 서비스마케팅 6판. 학현사, 2019. p.446

시키기 위해서는 현실에서 제공하는 서비스가 충분히 커야 한다. 그렇지 못하고 경쟁 병원과 비슷한 수준의 서비스를 제공해서는 오히려 불만을 느낀 채 떠나가는 고객이 되어 버리기 때문에 외부 광고를 할 때는 확실한 차별화를 할 수 있는 서비스를 준비한 후 객관적으로 제시해야 한다(4-2).

홍보, Public Relation, 병원 이미지를 알리기

광고의 홍수 시대에 사는 고객들은 광고에 거부감을 가지고 있다. 이미 허구가 포함된 내용이란 것을 전제로 보며 일단 의심하고 본다는 것이다. 그런 이유로 광고는 투자한 비용에 비해 효과를 얻지 못하는 경우가 발생한다. 따라서 앞서 나가는 병의원이라면 상품의 직접 판매를 위한 광고보다는 병원의 브랜드 이미지를 알리는 홍보에 더욱 노력할 필요가 있다. 이러한 홍보는 뉴스 등의 객관적 매체를 통해 전달되면서 진실성을 가지며, 접하는 고객들의 경계심을 완화하는 효과를 가진다. 다만 언론 매체 등을 통해 전달되면서 매체에서 그 내용을 편집하기 때문에 병의원에서 원하는 방향을 전달하기는 하나 완전히 통제는 불가능하다(4-7).

병원에 대한 긍정적인 이미지(포지셔닝)는 구매로 이어진다. 앞 장 포지셔닝에서 언급했듯 기왕이면 좋은 일도 많이 하는 병원에서 치료받자고 하는 생각으로 이어지기 때문이다. 따라서 많은 병의원들은 의료봉사라는 활동을 통해 고객에게서 받은 사랑을 함께 나누는 활동에 열심이다(4-8). 이러한 외부 봉사활동에 대한 홍보는 또 다른 긍정적 측면을 갖는데, 그건 바로 함께하는

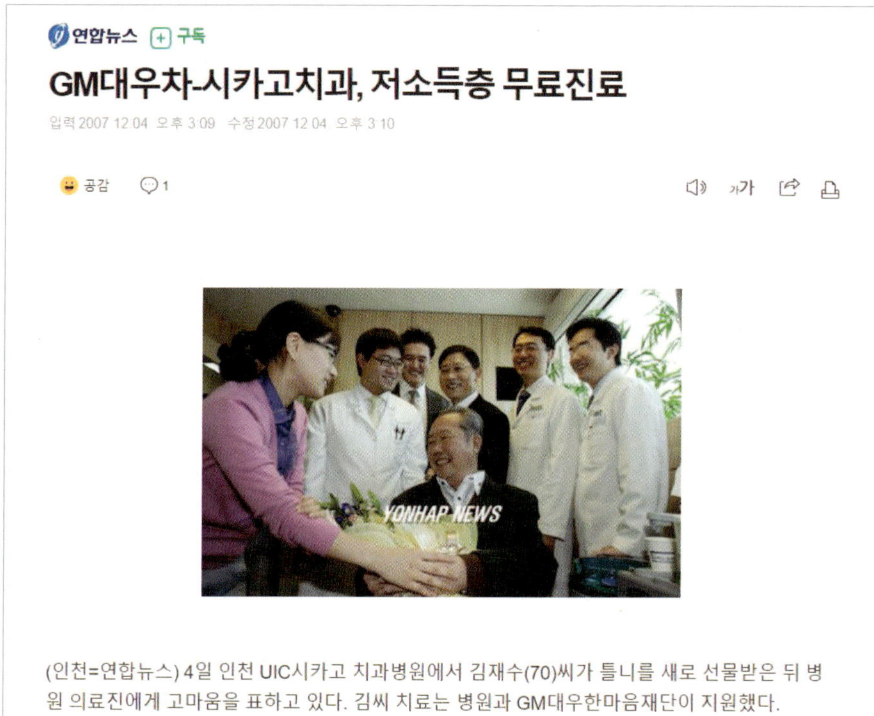

연합뉴스 + 구독

GM대우차-시카고치과, 저소득층 무료진료

입력 2007.12.04 오후 3:09 수정 2007.12.04 오후 3:10

공감 1

(인천=연합뉴스) 4일 인천 UIC시카고 치과병원에서 김재수(70)씨가 틀니를 새로 선물받은 뒤 병원 의료진에게 고마움을 표하고 있다. 김씨 치료는 병원과 GM대우한마음재단이 지원했다.

4-7. 무료 치과진료 사업에 대한 홍보성 기사 사례.

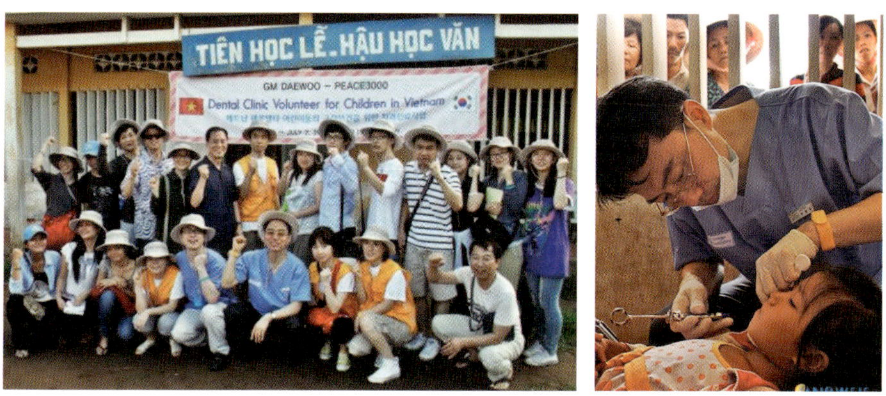
TIÊN HỌC LỄ. HẬU HỌC VĂN
GM DAEWOO – PEACE3000
Dental Clinic Volunteer for Children in Vietnam

4-8. 평화3000, 한국GM과 함께 다녀온 의료봉사 홍보.

직원들에게도 긍정적인 이미지를 갖게 한다는 것이다. 실제 내 경험으로도 신입 직원 채용 면접 과정에서 지원 동기를 묻게 되는데, 그때 돌아온 많은 답변이 '의료 봉사를 다닌다는데 함께하고 싶어서'라는 답변이었다. 따라서 기회가 된다면 원장이 먼저 관심을 두며 사회적 책무라는 의식을 가지고 나눔을 실천하는 활동에 동참하길 권한다.

스폰서십 마케팅

원장님들 중 문화, 예술, 체육 분야에 뛰어난 분들이 많다. 학생 때 첼로 연주를 하며 오케스트라 활동을 했던 필자는 힘들게 배운 악기를 놓고 싶지 않아서 졸업한 후에도 교회 예배 반주팀에서 봉사활동을 통해 악기를 놓지 않고 있다. 그렇게 활동을 하다 보니 함께 활동하는 분들을 통해 소개를 받고 기회가 되어 지역사회 아마추어 오케스트라 모임의 단장이 되어 활동을 하게 되었다(📷 4-9). 물론, '장'을 맡는다는 것의 의미는 '리더'가 된다는 의미도 있지만 '스폰서'가 된다는 의미이다.

좋아하는 취미활동을 함께 하면서 나눔도 실천할 수 있다면 지속적으로 할 수 있다. 만일 필자에게 지역 축구 동호회에 300여 명의 회원이 있으니 단장을 맡아 달라는 제안이 왔다면 맡지도 않았겠지만 지속이 되었을지도 의문이다. 필자가 좋아하는 음악을 하는 단체이기에 함께 활동하면서 즐기고 나눔도 실천할 수 있었고, 그 과정에 함께하는 분들이 치과에 방문하여 환자로서 인연도 이어갈 수 있었다. 어차피 할 외부 활동이라면 내 사업에 도움이 되면 더 좋지 않겠는가?

스폰서십을 통한 프로모션에서 가장 중요한 것은 '나눔'의 마음이다. 의치대를 졸업하고 사회에서 부여한 '의사면허'라는 보호막을 통해 이 시대에 남들 보기에 여유 있는 삶을 살 수 있도록 해 준 우리 사회를 위해 내가 할 수 있는 일이 무엇인가 생각해 보아야 한다. 자신에게 주어진 능력을 통해 함께 사는

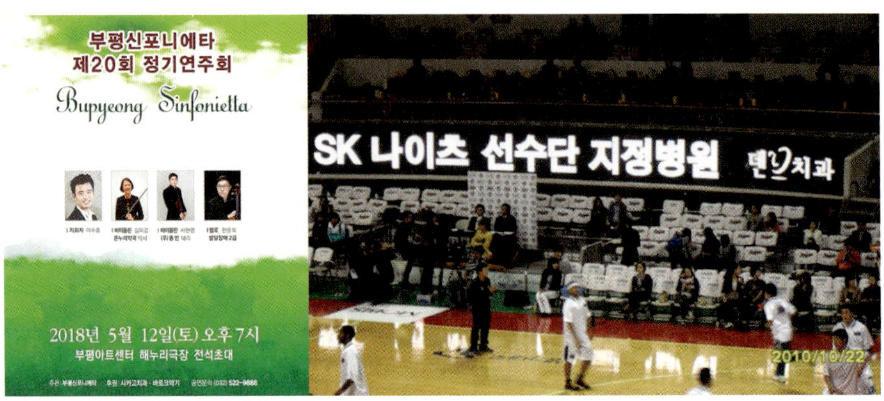
부평신포니에타
제20회 정기연주회
Bupyeong Sinfonietta
2018년 5월 12일(토) 오후 7시
부평아트센터 해누리극장 전석초대
SK 나이츠 선수단 지정병원
2010/10/22

📷 4-9. 스폰서십 사례.

사람들에게 도움이 될 수 있는 활동을 하는 수많은 분들이 계신다. 각종 동호회에서 회장 역할을 담당하며 아마추어들을 이끌어 가고 있는 수많은 분들, 진료 봉사를 통해 어려운 이웃을 위해 나눔을 실천하고 계신 분들 말이다. 이 분들 모두 본인이 좋아서 시작한 작은 일이지만, 송구하게도 본인이 한 것에 비해 더 큰 감사를 표현하는 모습을 틀림없이 보셨을 거라 믿는다. 이 글을 읽는 분들도 프로모션을 떠나서 일단 본인이 즐겁게 했던 취미 생활을 한다는 생각으로 병원 외부 활동을 통한 나눔을 실천해 보시길 권한다. 내가 함께 나눈 것보다 더 많은 것을 돌려주는 많은 분들을 경험하게 될 것이다.

4장을 마치며 확인할 것들…

- ▶ 의료광고 시장의 상황을 게임이론과 연관하여 설명할 수 있는가?
- ▶ 현재 본인의 병원에서 목표 고객에게 맞춰 진행하거나 의도하고 있는 방법을 4-1에 제시한 특징 및 장단점을 통해 살펴볼 때 개선점은?
- ▶ 현재 본인의 병원에서 운영 중인 비가격지향적 프로모션인 단골 고객을 위한 프로그램에서 개선할 점은?
- ▶ 현재 본인 병원의 광고안은 4-2의 관점에서 볼 때 과다한 내용은 아닐지, 개선할 점은?
- ▶ 원장 본인은 움직이는 광고판이라는 것을 고려할 때, 병원 외부 활동을 위해 실천 중인 외부 활동을 나열하고, 그 효과를 짚어 보자면?

참고문헌

1. 이유재. 서비스마케팅. 6판. 학현사; 2019. p. 438.

CHAPTER 05

Price, 가격관리

Price, 가격관리, 양날의 검…

비보험 진료가 많은 진료과에는 장단점이 있다. 경쟁이 심하지 않던 과거에는 비보험 수가를 높게 하여 많은 수익을 낼 수 있었고, 보험 진료는 크게 신경 쓰지 않아도 되었던 시절이 있었다. 그러나 경쟁이 심해지면서 주요 수입원이던 비보험 진료 수가가 점차 덤핑의 영향으로 낮아졌고, 2010년 전후로 임플란트와 보험 등 많은 부분이 보험 진료에 편입이 되었다. 달리 얘기하자면 진료 수가 하락으로 수익성이 낮아졌다는 말이다. 보험 진료가 대부분인 내과의 경우 기본적으로 진행하는 수많은 검사들을 통해 일찍부터 수익성 개선을 위해 노력해 왔던 것과는 대조적이다.

경쟁 우위를 위해 진료 수가를 의도적으로 낮추는 것은 달콤한 유혹이다. 가격은 원장의 의도에 따라 얼마든지 맘대로 (할인액 적용을) 결정할 수 있고, 그렇게 (가격을 낮추는 등) 결정하면 고객은 당장 치료하겠다고 쉽게 결정하여 병원 매출에 즉각 결과로 나타나기 때문이다. 그러나 가격을 너무 쉽게 변동시켜버리면 고객의 신뢰를 잃게 되는 부작용도 있으니 쉽게 결정할 문제는 아니란 것도 반드시 고려해야 한다.

진료비는 여러 가지를 고려하고 복잡한 과정을 걸쳐 결정되며 변동이 없어야 한다. 과거에는 병원과 고객 간 정보의 비대칭이 매우 심했고 병원에서 결정한 진료비면 대부분 불만 없이 지불했다. 그러나 인터넷의 발달, 진료비 정보의 공개로 요즘은 많은 고객이 비급여 진료비에 대하여 어느 정도 정보를 가지고 상담하게 된다. 고객들이 가지고 있는 진료비 기준(예를 들면 임플란트는 보통 100만 원 정도)을 '준거가격'이라 하는데 이를 기준으로 고객들은 진료비가 비싸다고 얘기하는 것이다. 그런데 여러 병원에 상담을 받아보며 조금 더 저렴하게 해 주겠다는 설명을 듣다 보면 그 준거가격이 점차 내려가게 되고, 그러한 정보를 가지고 방문하는 환자를 상담하다 보면 기존 진료비를 고수하기가 점차 더 어려워진다. 경쟁력이 특별히 없다 보면 본인의 의도와 다르게 점차 '저렴한 의원'이 되어가는 것이다.

진료비가 비싸다는 얘기가 나오면 '두 마리 토끼'를 생각해야 한다. 좋은 의사에게 저렴하게 치료받는 것은 모든 환자의 희망일 것이다. 그러나 두 마리 토끼를 잡기란 역시 쉽지 않다. 명의라 한 번 입소문이 나면 환자는 몰리기 마련이다. 거기에 진료비까지 저렴하면 고객이 더욱 몰려서 많이 기다릴 수밖에 없고, 처음엔 봉사하겠다는 마음으로 진료하던 의사도 사람인지라 결국에는 지친다. 외과 계열인 치과에서 계속 저렴한 진료비를 고수하면 한 환자에게 집중할 수 있는 시간에는 한계가 있으니 효율을 높인다는 명목으로 불법적인 위임진료까지 이어져 진료의 질이 떨어지는 것은 감수할 수밖에 없다. 이러한 경과를 당연히 여긴다면 점차 평판이 떨어지는 의사가 될 수밖에 없으니, 그러지 않자면 진료비가 올라가는 것이 당연하다.

진료비용(가격) 설정에서 반드시 알고 있어야 하는 것이 그 구성이다. 예를 들면 임플란트 진료비는 임플란트 바디, 어버트먼트, 보철비용 등의 '직접비'와 수술 준비와 인상채득 과정을 위한 장비, 인건비 등의 '간접비', 그리고 의사 본인의 '이윤'으로 구성된다.[1] 임플란트 진료비를 2022년 말 기준 38만 원까지 낮춘 치과들은 이러한 개념이 없거나, 간접비를 고려하지 않은 실수를 범하고 있다는 것을 모르는 것이다. 이에 관한 예전 칼럼을 소개한다.

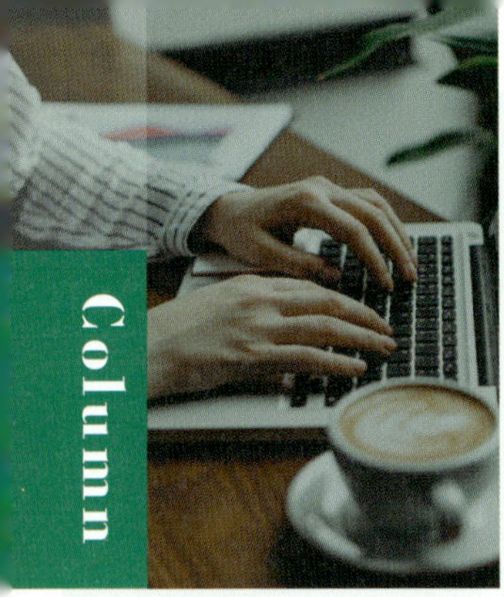

서비스 가격(Price)

* 덤핑 치과가 살아남기 어려운 이유

원장님 병원의 확장상품을 만드셨나요? 직원들하고 확장상품을 만드는 회의라도 하고 나면 뭔가 병원이 발전하는 느낌이 들죠. 고객들이 감동할 참신한 아이디어를 만드셨으리라 믿습니다. 그런데 말씀드렸듯 우리 병원에서 감동 좀 주었나 싶으면 어느새 옆 치과에서도 따라하고 있으니 정기적으로 계속 새로운 것을 만드셔야 합니다. 우리 병원만 할 수 있는 것이면 더 좋겠지요. 투자라 생각하면 매일 즐거운 병원으로 출근하시게 될 겁니다.

문제는 이런 투자에 반드시 비용이 필요하고 그것은 치료비에 반영할 수밖에 없다는 것이지요. 재벌가에서 후원하지 않는 이상 손해 보면서 운영할 수는 없는 문제 아니겠습니까? 더구나 일회성도 아니고 계속 이러한 활동을 계속하다 보면 비용은 어느새 자꾸 늘어나 있고, 고정지출이 되어 우리 병원의 수익성을 악화시키는 요인이 되기도 합니다. 그런 상황에서 고객들로부터 치료 수가는 자꾸 인하하라는 압박이 들어오니 힘들다 말씀하는 것이지요.

일부 치의들은 일단 '생존'을 위해 치료비 덤핑이라도 해서 병원을 유지하려 합니다. 요즘같이 경쟁이 치열하고 밀리면 병원 폐업까지 생각해야 하는 현실에서는 어쩔 수 없는 선택이라 자위하기도 합니다. 그러나 내가 아무리 덤핑을 해도 더 큰 자본력을 가진 인근 병원에서 가격 경쟁에 합류하면 작은 병원들은 성장은 둘째 치고 버티기조차 힘들어집니다.

치료비가 낮아서 병원을 선택한 환자들만 보다 보면 원장님의 의도와 달리 저렴한 병원이 되어버린다는 문제가 큽니다. 소개를 해도 꼭 그런 걸 원하는 사람들만 함께 오지요. 충성 고객이라 생각했지만 조금 더 싼 곳이 있다는 소문에 아무런 미련 없이 떠나가는 것을 봅니다. 이런 고객에게 원장님의 수익을 줄여가면서 확장상품으로 감동을 주고 싶으신가요?

수익성이 낮은 상황에서는 고객을 위한 확장상품을 기획할 수 없게 됩니다. 원장님이 만들고 싶은 치과는 하루아침에 만들어지지 않습니다. 최소한 몇 년이 걸려야 만들어지는 것인데 수익성이 보장되지 않는 상황이라면 병원의 모습을 만들어 가는 것이 고민이 아니라 생존을 고민하게 됩니다. 이러한 모습은 서비스 가격의 구성을 잘 이해하지 못하여 생기는 문제라고 생각합니다.

치료비는 직접비와 간접비 그리고 이윤으로 구성됩니다. 덤핑해도 남는다는 생각은 비용에서 단순히 직접비만을 고려하기 때문입니다. 임플란트가 대표적이죠. 임플란트를 하는데 재료비만 들어갈까요? 임플란트 수가에는 인건비, 임대료, 시설장비 감가액, 광고홍보비, 교육비용, 사후관리비 등 여러 가지 간접비용이 당연히 포함됩니다. 그런데 재료비만 생각하기 때문에 49만 원 임플란트까지 나올 수 있는 것이지요. 나머지는 본인의 이윤이라 생각하지만 간접비용을 추가로 제하고 나면 이윤은 생각보다 훨씬 적어집니다. 더구나 세금까지 고려해 보면 49만 원으로도 남는다는 것이 과연 잘한 판단일까요?

저렴한 치료비로 승부해서는 결코 지속할 수 없다는 문제도 있습니다. 싸고 잘해주는 병원이 있을까요? 있다고 가정해 봅시다. 환자가 너무 많겠지요? 그러면 잘해주는 것이 가능할까요? 페이닥터를 두면 된다고요? 그 선생님이 원장님 속이나 안 썩이면 다행입니다. 직원을 늘리면 된다고요? 직원들 월급은 어떻게 감당하실 건가요? 무엇보다도 이 모든 것의 전제는 환자가 많다는 생각인데, 결정적으로 요즘은 그것이 어려운 것 아시지요?

그래도 덤핑의 유혹을 떨쳐내지 못하는 분을 위해 다음 글에는 가격 탄력성에 대해 말씀드리려 합니다. 요즘 같은 무한 경쟁의 시대에 저렴한 가격으로 승부하시려는 원장님의 생각을 바꾸기 힘드시다면 제게 문의 주세요(https://blog.naver.com/dentmast). 생각을 바꿔드리죠.

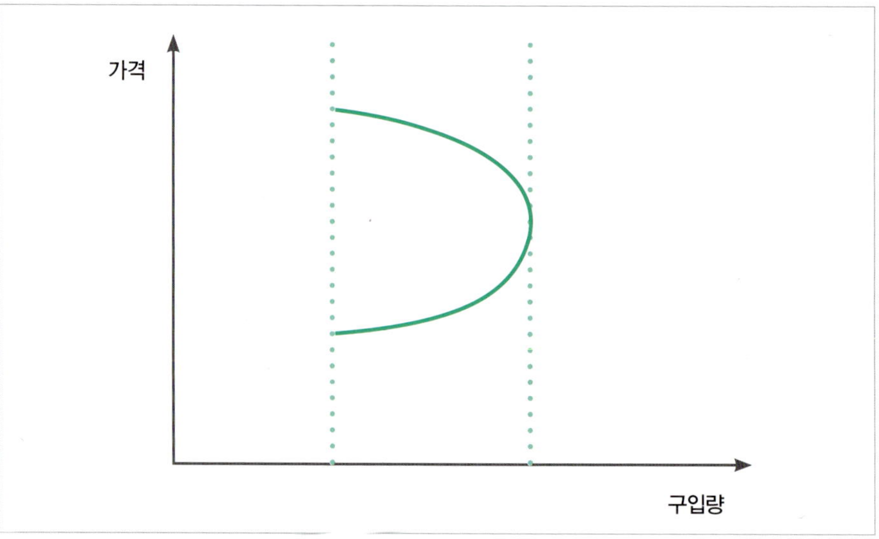

5-1. 가격 탄력성. 낮은 가격이 낮은 품질을 연상시킨다.[2]

저가형을 추구하는 의사들이 간과하는 것이 '가격 탄력성'이다. 5-1을 보면 제품의 판매량은 가격에 따라 선형적으로 변동하지 않는다. 특히 진료를 통해 내 몸을 맡긴다는 특성상 고객들은 너무 저렴한 진료비를 제시할 경우 '싼 게 비지떡'이라는 생각을 하게 되며, 저렴하게 한다고 수요가 계속 늘어나지는 않는다는 것이다. 다음은 그것을 설명했던 칼럼이다.

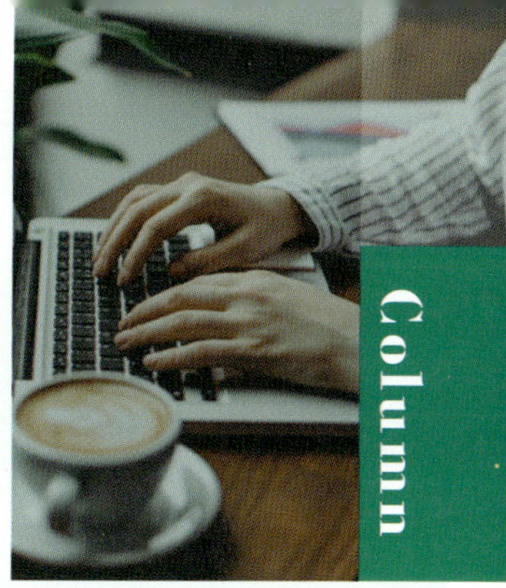

수요의 가격 탄력성(Price Elasticity of Demand)

* 가격을 싸게 했는데 환자가 늘지 않는 이유

지난 글로 진료비 인하 폭을 결정하는 것이 주먹구구식이었다는 것을 느끼셨나요? 단순히 직접비용만 고려하여 수가 인하를 결정하는 것은 큰 오류를 만들어냅니다. 간접비용을 포함한 생산 원가는 원장님이 생각하시는 것보다 상당히 높거든요. 그 상황에서 인하 폭을 대범하게 내려버린 후 그래도 환자가 적당히 늘어나면 이익이라고 보통 생각하고 있지요.

치료비를 내리는 것은 원장님이 쉽게 선택할 수 있는 가격 정책입니다. 하지만 수요에 대한 예측을 정확히 하지 못한 채 가격만 대폭 내리면 원치 않던 결과를 초래합니다. 예를 들어 레진치료를 건당 10만 원씩 주당 평균 10개 정도 시술해 왔다고 합시다(= 100만 원/주). 수익률이 40%라 하면 레진치료를 통한 수익은 주당 40만 원이 됩니다. 인건비, 재료비가 오르니 진료비를 만 원 올리면 비싸다고 떠나갈 환자가 많을까요? 두 사람 정도는 떠나간다고 해도 5만 원으로 수익이 늘었으니 8개만 시술해도 수익은 같습니다. 반대로 치료비를 9만 원으로 내린다면 동일하거나 그 이상의 수익을 올리기 위해서는 3만 원의 수익으로 줄었으니 4케이스 이상 시술을 더 해야 합니다(3×14 = 42만 원/주). 즉, 지금보다 4케이스 이상 늘어나지 않으면 치료비를 내린 것이 오히려 손해를 초래하는 결정인 셈이지요. 만 원 내린다고 4명 이상 더 치료가 늘어날까요? 의문입니다.

우리는 흔히 치료비가 낮아지면 환자가 늘어날 것이라 생각합니다. 그런데 대부분 기대와 다른 결과가 나타납니다. 왜일까요? 그것을 설명하는 것이 가격 탄력성(price elasticity)입니다. 가격이 낮아짐에 따라 수요가 많이 늘어나면 가격에 탄력적인 수요라고 하고, 가격이 낮아져도 수요가 늘어나지 않으면 가격에 탄력적이지 않은 수요라고 말합니다.

가격 탄력성은 판매하려는 상품의 특성과 관련이 있습니다. 예를 들어 명품 가방을 25% 할인한다고 하면 많은 사람들이 구매하겠다고 할 겁니다. 탄력적이지요. 하지만 침대를 25% 할인한다고 해서 침대의 수요가 명품 가방만큼 폭발적으로 늘지는 않습니다. 비탄력적이란 것이지요. 이것은 명품 가방과 침대가 '소비재'인가 '내구재'인가 등의 상품

특성이 달라서 생기는 결과의 차이입니다. 우리의 주 관심사인 치과치료는 어떨까요?

일반적인 치과치료는 가격에 탄력적인 수요를 보이지 않습니다. 치료비를 내린다고 해서 수요가 폭발적으로 늘지는 않는다는 것입니다. 보통 환자들은 '아파야 치과를 간다'고 생각하는 경우가 많습니다. '아프지는 않지만 치료비가 내렸으니 치료받자'하고 결심하지는 않는다는 것입니다. '임플란트가 100만 원 하던 것이 80만 원 한다니 이 기회에 치아를 빼서 임플란트를 합시다'하고 설득한다고 환자가 찾아올까요? 잠시 동안은 환자가 늘어난 듯이 보이더라도 이는 어차피 비싸도 하려던 환자에게 우리가 먼저 수익을 포기하고 기꺼이 제공하는 오류를 범하고 있는 셈인 것입니다.

수요가 늘지 않을 상황에서 치료비만 인하하는 것은 수익성의 악화를 가속화시킵니다. 원장님도 느끼고 계시다시피 매년 인건비, 관리비, 임대료, 재료비 등의 비용은 계속 증가합니다. 이런 상황에서 진료비가 인상되기는커녕 오히려 인하되고 있다면 그것은 원치 않던 순수익의 감소를 초래하게 됩니다. 매년 예전보다 더 많이 일하고 많이 버는 것 같기는 한데 집에 가져가는 수익은 줄었다고 느끼고 계시지 않나요? 그건 바로 앞서 말씀드린 저가정책과 그에 따라 대폭 늘지 않은 환자 수가 가져온 필연적인 결과입니다. 그러고 싶지 않지만 실제 고민은 인근에 덤핑 치과가 있으니 혼자 많이 받을 수도 없다는 것이 문제지요.

이것을 극복하기 위해서 필요한 것은 '경영 전략'을 확고히 하는 것입니다. STP 전략에 따라 수익성 낮고 경쟁이 심한 그 시장을 벗어나서 더 나은 다른 고객층을 목표로 삼고 우리 병원을 어떠한 이미지(포지셔닝)로 만들겠다는 확고한 결심이죠. 이런 경영 전략이 없이 당장 병원을 운영은 해야 하니 덤핑 치과와 경쟁하고 있는 셈인데, 절대 오래 지속할 수 있는 방법은 아니겠지요. 앞으로 계속 연재를 통해 경영 전략을 만들 방법을 알려드릴 테니 혼자서만 고민 마시고 궁금하신 것은 저와 함께 상의해 주시지요(https://blog.naver.com/dentmast).

앞서 칼럼에서 강조하고자 하는 바는 저렴한 진료비가 경쟁력이 되어서는 안 된다는 것이다. 저가 경쟁은 진입 장벽에 낮아서 누구나 적용하는 전략이기 때문에 결국, 대형 규모, 큰 자본을 가진 자가 그 저가 경쟁 전략에서 우위를 선점하기 쉽다. 문제는 이러한 전략의 무분별한 치과 의료 시장을 교란하였고, 레드오션이 되었다. 이 과정에 간과하고 있는 개념이 평균비용(average cost)과 한계비용(marginal cost)이라는 개념을 착각하고 있다는 것이다.

임플란트 시술의 경우에서 평균비용과 한계비용[3]을 살펴보자. 앞서 가격의 구성요소가 직접비, 간접비, 이윤이라 했던 것을 고려하여 임플란트를 시술비용을 책정해 보자. 직접비인 임플란트 재료비 외에도 간접비에 해당하는 수술키트, 소독 재료, 인상 재료, 유닛체어 시설, 인건비, 임대료 등을 고려해야 하며, 이윤을 포함하면 대략 임플란트 하나 시술에 130만 원 정도가 평균비용이라 가정해 보자. 그런데 경쟁하다 보니 가격 인하의 유혹이 생긴다. 유닛체어는 이미 사 둔 것이고 인건비도 어차피 나가는 것이어서 눈에 들어오진 않으니 직접비(5-2)만 고려하면 이윤이 많이 남는 듯이 보인다.

5-2에 보여준 '재료비(재료 원가)'를 다른 말로 한계비용이라 한다. 쉽게 생각하면 당장 직접 지출되는 비용이며, 이보다 비용을 더 받으면 나머지는 모두 이윤이라는 착각이 발생하는 것이다. 그런 생각으로 저가 임플란트를 경쟁력으로 삼는 치과에서는 2022년 10월 기준 38만 원까지 수가가 나왔다는 얘기

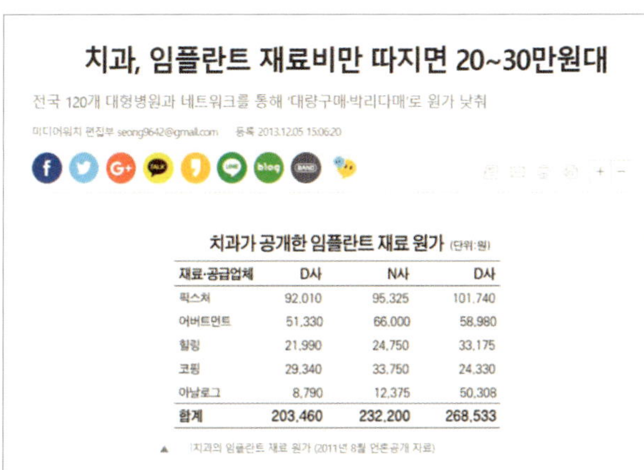

치과, 임플란트 재료비만 따지면 20~30만원대

전국 120개 대형병원과 네트워크를 통해 '대량구매·박리다매'로 원가 낮춰

미디어워치 편집부 seong9642@gmail.com 등록 2013.12.05 15:06:20

치과가 공개한 임플란트 재료 원가 (단위: 원)

재료·공급업체	D사	N사	D사
픽스처	92,010	95,325	101,740
어버트먼트	51,330	66,000	58,980
힐링	21,990	24,750	33,175
코핑	29,340	33,750	24,330
아날로그	8,790	12,375	50,308
합계	203,460	232,200	268,533

▲ |치과의 임플란트 재료 원가 (2011년 8월 언론공개 자료)

5-2. 임플란트 원가 논란.

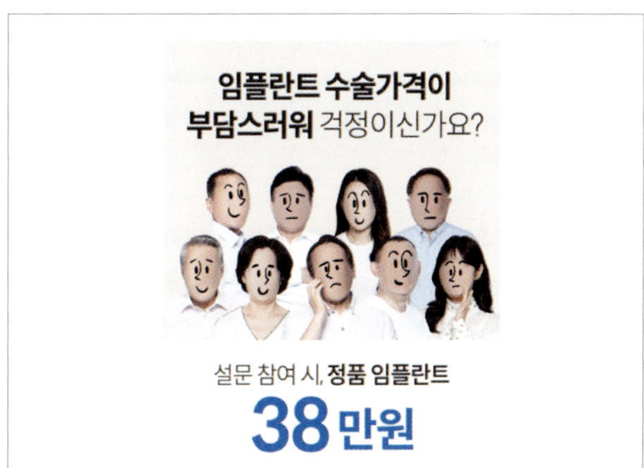
임플란트 수술가격이
부담스러워 걱정이신가요?
설문 참여 시, 정품 임플란트
38만원

5-3. 모 치과에서 이벤트로 진행한 광고.

가 들린다(5-3). 이렇게 한계비용이 작은 산업에서 가격 경쟁이 심해지면 산업 전체의 공멸로 이어진다. 이미 임플란트 산업에서 보고 있는 현실이다. 임플란트가 도입되면서 키워온 치과계의 파이를 우리 스스로가 원가 개념을 잘못 이해하여 망가뜨리고 자멸하고 있는 셈이다.

저가 경쟁을 극복할 방향은 무엇일까? 5-4는 가격 결정의 상, 하한선을 보여준다. 그때 고려할 것이 원가, 경쟁자, 가치라는 부분이다. 치과 임플란트 시장에서 보았듯 가격 구성을 잘못 이해한 원장들은 간접비와 이윤을 고려하지 못한 원가 계산으로 하한선을 잘못 이해하고 마이너스 수익선까지 내려버렸다. 일단 그 경쟁구도에 들어가면 더 큰 대자본의 진입과 치열한 경쟁 속에 생존을 지속적으로 고민해야 한다. 그렇다면 경쟁 우위를 가지기 위해서는 경쟁자와 고객이 생각하는 가치라는 측면을 살펴보아야 한다. 가격 경쟁에 끌려가지 않으려면 고객이 찾는 경쟁자의 장점이 무엇인지 파악하고, 고객이 비용이 들더라도 중요하게 생각하는 가치가 무엇인가를 찾아야 한다. 예를 들면 치과 공포증을 가진 환자, 구토 반응이 심한 환자는 진료만 가능하다면 진료비가 비싸다는 것을 문제 삼지 않는다. 즉, 고객에게 특별한 가치를 제공할 수 있다면 인근 병원과 수가 경쟁을 할 필요가 없다는 것이다.

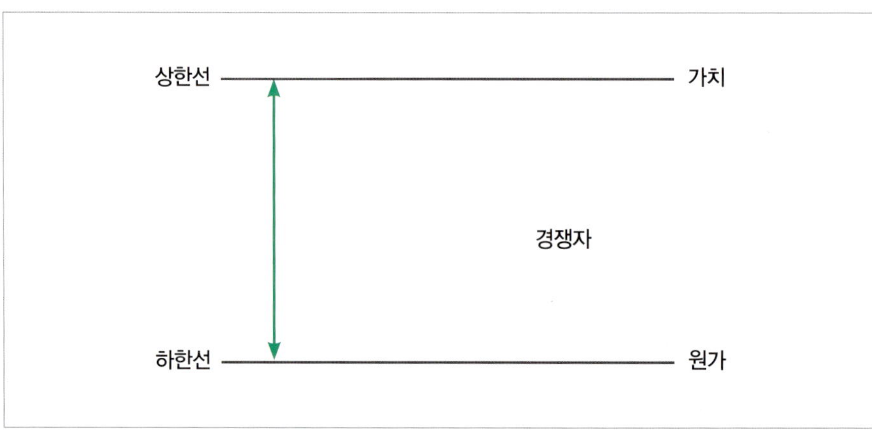

5-4. 가격 결정의 상, 하한선 기준.

원가와 손익분기점, '버는 것이 모두 내 돈이 아니다'…

코로나19가 거의 끝나가는 2022년 10월 가장 큰 문제는 인플레이션이다. 거기에 30년 만에 처음으로 최고 금리를 기록하면서 물가가 치솟고 있다. 이제 세계화(globalization) 시대가 끝나고 신냉전시대가 시작되었으며, 저금리 저물가의 좋은 시절은 끝났고 힘든 시대가 이어질 것이란 전망이 힘을 얻고 있다. 필자가 사회에 첫발을 내디딘 1996년, 보철과 인턴을 시작할 당시 급여는 125만 원 정도였다. 그러다가 2002년 군의관을 마치고 개원가에서 일을 시작하면서 1,000만 원 이상의 수입이 들어오니 갑자기 큰 부자가 된 느낌이었다. 그래서 당시엔 중고등학교 동창들과 오랜만에 만나면 제일 많이 번다고 술을 사는 자리가 많았다. 그 꿈에서 깨어난 것은 그다음 해였다.

내가 번 돈은 모두 내 돈이 아니란 것을 알게 된 것이다. 세금을 모두 제하고 실수령액을 받아쓰던 수련의 시절과 달리, 월간 결산 후 받은 소득에는 개인 사업자이기에 다음 해에 지출해야 할 소득세가 포함되어 있다는 것을 알게 되었다. 소득에 따른 누진세율이 적용되어 필자는 어느새 소득세율 35% 구간에 이르는 사람이 되어 있었다. 그때 경험으로 알게 된 것이 항상 세금을 위한 비용은 미리 준비해 두어야 한다는 것이었다. 이것은 사업체를 경영하는 사람이라면 알아야 할 손익분기점(📷 5-5) 그래프에 대한 이해가 없었던 것이 문제였다. 다음은 이러한 비용과 관련하여 기고했던 글이다.

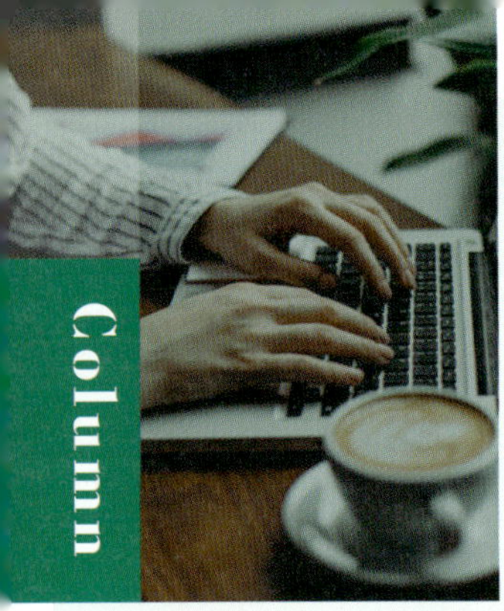

손익분기점(BEP: Break Even Point)

* 고정비용 관리가 핵심!

원장님은 집이 있으신지요. 2차 베이비붐 세대의 정점에 태어난 저는 비슷한 연배의 원장님들이 그러하시듯 부동산 붐이 일던 시절 대출을 최대로 받아 집을 구입했습니다. 그 이후 부동산 버블이 꺼지기 시작했고, 개원 12년 차입니다만 병원 인수를 위해, 집을 사기 위해 일으킨 대출은 아직도 많이 남아 있습니다. 그러다 보니 버는 것이 모두 내 돈이 아니더군요. 역시 대출이 없어야 진정한 투자자, '부자 아빠'인가 봅니다. 병원 개원에도 어쩔 수 없이 초기 투자를 위해 대출을 하고 상환을 해 나가야 하는데, 오늘은 그와 관련하여 손익분기점(BEP)의 관리에 대해 이야기를 해 볼까 합니다.

5-5에서 보듯 손익분기점은 수익이 발생하는 포인트를 의미합니다. 그전에는 매출이 발생해도 지출이 더 많기에 수익은 마이너스인 상황이지요. 저희 병원에서는 매일 그날의 매출을 그래프로 원장실에 공지하는데, 그것이 5-5에서 매출 선입니다. 월평균 지출은 저뿐만 아니라 전 직원이 알고 있지요. 원장님의 관심사인 순수익을 늘이는 방법은 매출을 늘리거나 지출을 줄이는 것을 통해 달성됩니다. 요즘 현실에서는 매출 향상이 쉽지 않지요? 오늘은 지출을 관리하는 방법에 대해 먼저 생각해 보도록 하겠습니다.

2002년 개원가에 들어선 저는 갑자기 부자가 된 느낌이었습니다. 군의관 시절에 비해 엄청나게 늘어난 수입을 즐기며 어느새 지출도 커져 있더군요. 그런데, 알고 보니 버는 돈이 모두 제 것이 아니었고 '소득세'라는 의외의 복병도 숨어 있었습니다. 일단 늘어난 지출은 줄이기가 결코 쉽지 않은 문제였지요. 개원 전 소비습관이면 벌써 상환했을 대출이 그래서인지 지금까지 남아 있습니다. 듣기에 치전원 후배님들은 학생 때부터 '마이너스 통장'을 사용하는 것을 당연하게 여기고 있다니 지금 상황에서는 좀 걱정되는 현실입니다.

개원을 위해 제게 조언을 구하는 후배들에게 꼭 해주는 말이 있습니다. 개원 시작 때 꼭 6개월 정도의 운영자금을 가지고 시작하라고요. 본인이 만들고자 하는 병원의 이미지(포지셔닝)를 만들기 위해서는 수익이 나지 않아도 원칙을 정한 대로 추진해 나가야 하며, 그러기 위해서는 6개월 정도는 버틸 수 있는 자금이 필요하다는 말씀입니다. 준비 없이 개원부터 하고 나면 당장 '마통'을 해결해야 하니, '포도청'인 '목구멍' 해결을 위해 의도하지 않았던 덤핑이라도 해서 매출을 내야 하나 고민을 하게 되거든요. 그래서 이러한 준비는 병원의 포지셔닝을 위해서도 중요한 문제입니다. 원래 의도한 병원이 덤핑 치과는 아니었잖습니까?

중요한 것은 '고정비'입니다. 그림에서 보시듯 총비용은 고정비와 변동비로 구성됩니다. 기공료, 골드 구입비 등과 같은 변동비용은 매출이 증가할수록 함께 늘어나기에 낭비 관리만 된다면 커지는 것 자체는 별로 문제가 되지 않습니다. 그러나 임대료, 인건비, 리스료, 대출 상환을 위한 금융비용 등의 고정비용은 매출 규모와 관계없이 고정적, 지속적으로 지출되는 것입니다. 따라서 요즘같이 경기가 좋지 않을 때는 우선 관리의 대상이 되어야 하지요.

고정비용을 줄여 나갈 때는 '철학'이 필요합니다. 임대료를 줄이자고 규모 축소, 병원 이전 결정을 쉽게 할 수는 없는 것 아닙니까? 고정비를 줄이자고 먼저 인건비에 손대기 시작하면 남은 직원의 스트레스 증가, 그로 인한 고객 서비스의 질 저하 등 부작용도 함께 따라오기 때문에 신중해야 합니다. 그나마 쉽게 할 수 있는 것은 '원장님 본인'의 지출을 줄이는 것이지요. 최근 거품이 꺼진 후 이제야 정신 차리고 돌아보니 병원의 시설 장비에 투자는 미룬 채 제 개인 소비만 늘었던 것이 눈에 보였고, 제가 변하고 나서야 직원들도 그런 제가 불만이었다고 말해 주더군요. 어떤 것부터 줄일지는 원장님의 '철학'에 따라 잘 판단하시리라 믿습니다. 다음 주에는 매출을 향상시킬 방법을 함께 고민해 보겠습니다.

필자가 매달 벌어들이는 매출액(gross)에는 비용이 포함되어 있다. 그 비용은 고정비용(fixed cost)과 변동비용(variable cost)으로 구성되는데, 고정비용에 대한 이해가 없었던 것이다. 2019년도 기준으로 단독 개원 치과의 경우 보통 월 매출액은 4,700만 원 정도라 알려져 있다.[4] 여기에 평균적인 수익률인 35%를 적용해 보면 총비용은 3,055만 원 정도 된다. 코로나 확진으로 두 주간 어쩔 수 없이 진료 휴무를 했더라도 나가는 돈이 있다. 건물 임대료, 직원들 인건비, 장비 리스 비용, 대출 이자 등이다. 이러한 비용은 근무와 상관없이 지출되므로 고정비용이라 한다. 반면 진료를 쉬었으니 기공료, 재료비 등 소모품들은 사용량이 적어졌다. 그래서 비용도 적게 나가게 된다. 이렇게 근무와 연결되어 많이 벌면 많이 나가는 비용이 변동비용이다.

비용 지출에서 관리해야 하는 것은 고정비용이다. 변동비용은 많이 나가도 부담이 적다. 그만큼 많이 벌었다는 것을 의미하기 때문이다. 문제는 고정비용이다. 나의 의지, 고객 매출과 무관하게 지출되기 때문이다. 업체에서는 '절세'라는 달콤한 말로 장비 투자를 권유한다. 그러다 보니 고가로 구매하고도 잘 쓰지 않는 의료장비 한둘쯤은 가지고 있으리라. 그 장비를 위해 투입한 리스 비용은 고스란히 나의 월 매출이 얼마이던 고정비용으로 지출된다. 그제야 충분히 고려하지 않고 '지름신'의 유혹에 넘어갔음을 느끼게 된다.

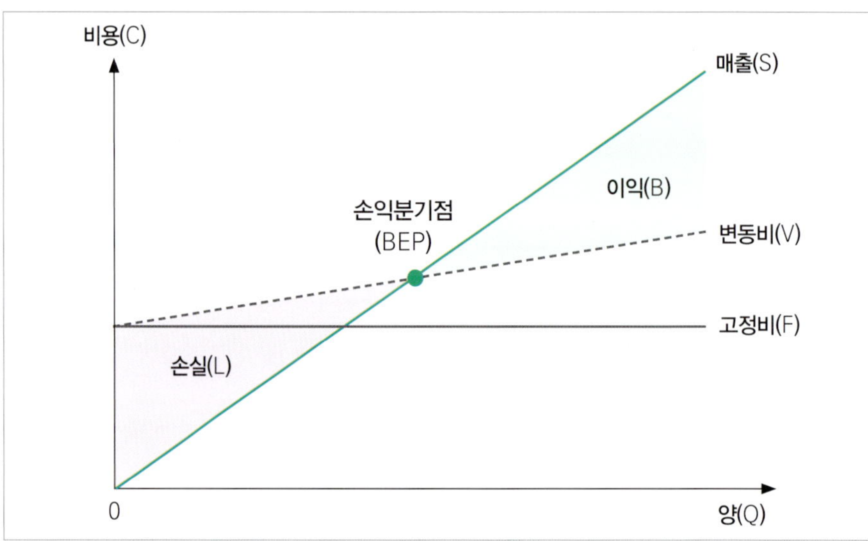

5-5. 손익분기점 그래프.

경기가 어려울수록 지출 관리에 신경 써야 한다. 6년여 동업하던 후배의 횡령 사실을 알고 각자의 길을 가자고 헤어졌던 2013년, 가장 힘든 것은 비용이었다. 어쨌든 병원의 매출에 큰 부분을 맡던 후배와 일부 직원, 그리고 환자까지 함께 떠나간 이후 감소한 매출에 비해 지출은 그만큼 줄지 않았기 때문이다. 당시 지출을 줄여보고자 아껴도 보고 안 쓰기도 해 보았으나 그 과정에서 느낀 것은 한 가지. 힘들다는 것이었다.

직원들도 힘들기에 더 큰 문제는 직원들로부터 들려온 불만의 목소리였다. '원장님은 좋은 차를 리스로 때마다 바꿔 타면서 유닛체어는 계속 고장 나는데 바꿔 주지도 않는다'는 직원들의 수군거림을 들었을 때, 크게 놀랐고 반성했다. 그 이야기를 들은 이후 필자는 수입차를 타지 않는다. 직원들을 위해 시설, 장비 투자에 인색하지 않으려 하고, 국산 차도 많이 좋아졌기에 굳이 '하차감'을 위해 투자할 이유도 없어졌기 때문이다. 힘든 시기를 지내면서 필자가 얻은 결론은 '비용을 줄이는 스트레스보다 매출을 늘리려는 스트레스가 낫다'는 것이었다.

가격 경쟁의 탈출구,
'어떤 가치를 제공할 것인가?'

치전원 출신들은 졸업 후 바로 개원하는 경향이 두드러졌다. 아무래도 회사생활 후 대학원에 진학하고 졸업하고 나오면 어느새 30대 중반 정도가 되니 이해가 된다. 다만 충분한 준비 기간을 거치지 않고 일단 개원하는 경우가 많아지니 경쟁 우위 요소라 할 것이 없고, 저가형 치과로 일단 개원하고 보는 경우가 대부분이었다. 문제는 그러한 콘셉트의 치과가 너무 많다는 것이다. 결국 최후의 승자로 남을 수 있는 것은 'tit for tat' 전략[5](상대보다 더 강력한 공격으로 대응함을 통해 승리하는 전략을 말함)을 구사하는 대자본의 치과밖에 없음을 생각하면 저가로 방향성을 잡을 일은 아니다.

그래서 고객들이 생각하는 '가치'가 중요하다. 고객에게는 '최저가'라는 가치도 중요하다. 하지만 내 병원의 포지션을 어디로 잡느냐에 따라 이러한 고객은 내 목표 고객이 아닐 수 있으니 다른 가치를 살펴보자. 가장 대표적으로 생각할 수 있는 것은 진료 '품질'이다. 물론 이것은 궁극적으로 모든 치과가 추구하는 바이지만 앞서 얘기한 대로 대부분 기대상품 수준에 머물 수밖에 없다. 이것을 최고의 가치로 삼고 경쟁력을 가지자면 최소한 그 분야에서 학술 저널을 지속적으로 발표하고, 강연 연자로 활동할 정도로 앞서 나가는 실력을 갖춰야 할 것이다. 일반적인 개원의가 쉽게 선택할 수 있는 방향은 아니므로 문제는 아니니 다른 것을 살펴보자.

내 병원에서 제공할 수 있는 '혜택'도 중요한 가치이다. 유닛체어에 오랜 시간 누워 진료를 받다 보면 헤어스타일도 망가지고, 입술 립스틱도 지워지기 마련이다. 그래서 2000년도에 개원한 필자의 병원에서 당시 앞서 나갔던 것은 진료 후 이용할 수 있는 메이크업 룸이었다. 유닛체어에 오랜 시간 누워 진료를 받다 보면 헤어스타일도 망가지고, 입술 립스틱도 지워지기 마련이다. 또한 요즘은 워낙 차량으로 방문하는 고객이 많아져서 주차 공간을 확보해 주는 것이 큰 과제이다. 건물을 사서 확보하지 않는 한 어려운 문제여서 인근의 공영주차장 주차권을 구해주는 것도 좋은 혜택이 된다(5-6).

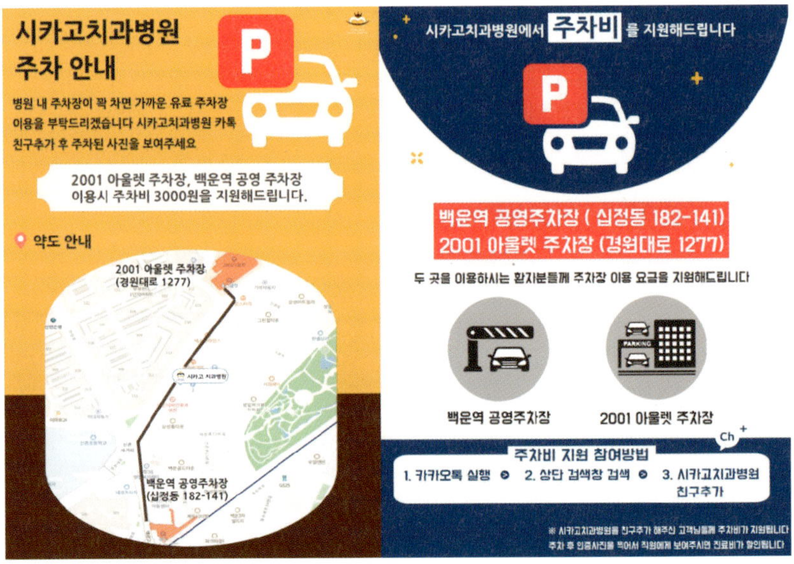
시카고치과병원
주차 안내
병원 내 주차장이 꽉 차면 가까운 유료 주차장 이용을 부탁드리겠습니다 시카고치과병원 카톡 친구추가 후 주차된 사진을 보여주세요
2001 아울렛 주차장, 백운역 공영 주차장 이용시 주차비 3000원을 지원해드립니다.
약도 안내
2001 아울렛 주차장 (경원대로 1277)
시카고 치과병원
백운역 공영주차장 (십정동 182-141)
시카고치과병원에서 주차비 를 지원해드립니다
P
백운역 공영주차장 (십정동 182-141)
2001 아울렛 주차장 (경원대로 1277)
두 곳을 이용하시는 환자분들께 주차장 이용 요금을 지원해드립니다
PARKING
백운역 공영주차장
2001 아울렛 주차장
Ch
주차비 지원 참여방법
1. 카카오톡 실행
2. 상단 검색창 검색
3. 시카고치과병원 친구추가
※ 시카고치과병원을 친구추가 해주신 고객님들께 주차비가 지원됩니다
주차 후 인증사진을 찍어서 직원에게 보여주시면 진료비가 할인됩니다

5-6. 필자의 병원에서 안내, 제공하고 있는 주차 서비스.

일반의가 흔히 기피하는 진료는 나만의 경쟁력이 되어 고객에게 큰 가치를 제공한다. 치과 공포증을 가진 환자가 점차 늘어난다고 느낀다. 다행히 2000년대 초반부터 수면치료에 관심을 가졌고 많은 경험과 노하우가 있기에 이제는 환자의 마음을 읽는 것부터 시작하게 된다. 그러나 일반 진료만 하는 의원의 경우 공포증 환자는 좀 골칫거리이다. 수면치료를 할 수야 있지만 위험 부담도 되고 인력과 시간을 많이 투입해야 하는 것에 비해 수가를 제대로 받기는 힘든 구조라서 그렇다. 그러다 보니 치과 공포증을 가진 환자의 경우 상태가 많이 심각해진 후에야 치과를 방문하곤 한다. 그들에게는 수면치료라는 '해결책'을 제시하는 곳이 흔치 않고, 비용을 떠나서 찾아가야 하는 곳이기도 하다. 경험상으로도 치과 공포증이나 장애인을 수면치료하다 보면 이들은 대단히 충성도가 높은 고객임을 느끼게 된다. 10여 년을 목표로 차별화 요소를 만들도록 도전해 볼 만한 분야다.[6]

고객의 '인식'을 바꿔주는 것도 가치를 높여주는 방법이다. 기능의 차이가 거의 없음에도 제네시스 브랜드에는 (같은 제조사인 현대차보다) 더 높은 가격을 주고라도 구입하는 사람들이 많다. 브랜드라는 가치가 있기 때문이다. 병원에 적용해 보자면 같은 의사라면 더 많은 경험을 가진 의사, 더 좋은 학벌, 석박사 학위, 전문의 등의 경력을 내세우는 것은 고객들의 인식 가치를 높이려는 것이다. 현재 본인의 커리어가 대학 졸업한 것 이외에 부족하다면 지속적인 성장을 위한 노력을 보여주는 것(대학원 과정, 연수회 교육과정 등)은 본인과 고객 모두의 만족을 위해 필요한 부분이니 평생 노력할 일이다.

고객의 입장에서는 '불확실성을 제거'해 주는 것도 가치를 높이는 일이다. 치과치료는 많은 경우 큰돈이

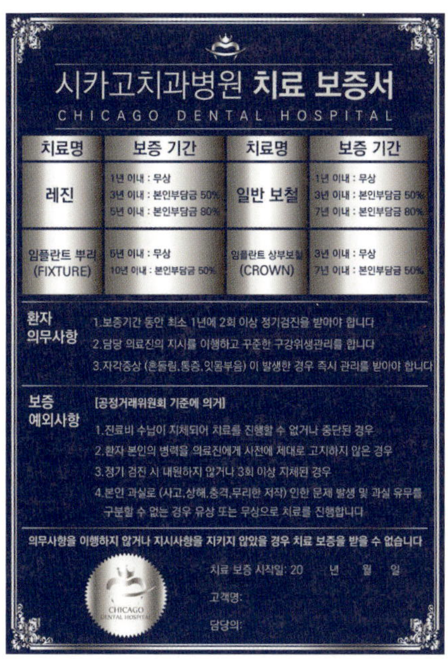

시카고치과병원 **치료 보증서**
CHICAGO DENTAL HOSPITAL

치료명	보증 기간	치료명	보증 기간
레진	1년 이내 : 무상 3년 이내 : 본인부담금 50% 5년 이내 : 본인부담금 80%	일반 보철	1년 이내 : 무상 3년 이내 : 본인부담금 50% 7년 이내 : 본인부담금 80%
임플란트 뿌리 (FIXTURE)	5년 이내 : 무상 10년 이내 : 본인부담금 50%	임플란트 상부보철 (CROWN)	3년 이내 : 무상 7년 이내 : 본인부담금 50%

환자 의무사항
1.보증기간 동안 최소 1년에 2회 이상 정기검진을 받아야 합니다
2.담당 의료진의 지시를 이행하고 꾸준한 구강위생관리를 합니다
3.자각증상 (흔들림,통증,잇몸부음) 이 발생한 경우 즉시 관리를 받아야 합니다

보증 예외사항
[공정거래위원회 기준에 의거]
1.진료비 수납이 지체되어 치료를 진행할 수 없거나 중단된 경우
2.환자 본인의 병력을 의료진에게 사전에 제대로 고지하지 않은 경우
3.정기 검진 시 내원하지 않거나 3회 이상 지체된 경우
4.본인 과실로 (사고,상해,충격,무리한 저작) 인한 문제 발생 및 과실 유무를 구분할 수 없는 경우 유상 또는 무상으로 치료를 진행합니다

의무사항을 이행하지 않거나 지시사항을 지키지 않았을 경우 치료 보증을 받을 수 없습니다

치료 보증 시작일: 20 년 월 일
고객명:
담당의:

5-7. 필자 병원의 보증제도 사례.

들어가는 치료이므로 치료가 불편하지 않을지, 치료 후에 문제가 발생하면 어떻게 하지 등등 걱정이 많을 수밖에 없다. 이 경우 치료 보증 프로그램을 제시하여 5년 이내에 발생하는 문제에 대해서는 추가 비용 발생이 없다는 등의 보증서를 제공하면 훨씬 신뢰가 생길 것이다(5-7). 이 보증제도로 고객들에게 신뢰를 주자면 확실히 보증할 수 있는 부분만을 제시해야 하며, 문제 발생 시 환자 본인의 과실이 아니라면 무조건적으로 보증을 해 주어야 한다. 그렇지 않으면 오히려 부정적인 이미지만 강화할 수 있으니 주의해야 한다.

고객과의 관계는 오랜 시간에 걸쳐 만들어지며, 일단 끈끈한 관계가 되면 매우 강력한 힘을 발휘한다. 치과의사가 많아졌지만 주위에 편안하게 얘기할 수 있는 치과의사가 없는 고객이 물론 훨씬 더 많다. 그러기에 응급 상황이 발생했을 때 물어볼 수 있는 치과의사가 있다는 것은 고객에게 큰 힘이다. 5-8은 인근에 사시다가 멀리 이사 가신 후에도 가끔 찾아오시는 고객께서 보내신 카톡 문자이다. 믿고 찾을 치과가 없는 지방에서 궁금한 치과 문제를 믿고 물어볼 수 있는 의사가 있다는 것. 이분과 관계를 만들기까지 얼마나 긴 시간이 걸렸을지, 충성도가 얼마나 높을지 잠시 생각해 볼 일이다. 참고로 이분은 인천 치과까지 경상북도 안동에서 5시간 걸린다 하시면서도 찾아오시는 분이다.

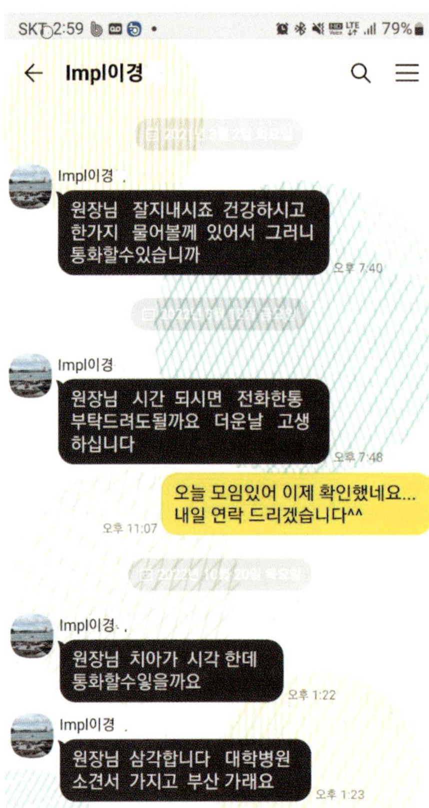

5-8. 지방으로 이사 가신 고객께서 보내주신 문자.

가격 차별화의 실제 방안

경쟁이 심한 임상 현장에서 고가의 정책만 고수할 수는 없는 일이다. 심리적 저항을 줄여주기 위해 이벤트 형식으로 가격 할인행사를 하기도 한다. 그때 고려할 것이 '시간, 구매자, 구매량'의 3가지 요인이다. 앞서 말했듯 가격 할인은 수시로 남발하면 준거가격에 문제가 생기므로, 고객이 납득할 만한 '명분'이 있어야 한다. 가장 흔한 사례는 설과 추석 명절, 어버이날, 수능 후 등 특별한 날에 시행하는 이벤트성 할인 제공이다(5-9). 생각해 보면 이 방식은 이미 남들도 다 하고 있어서 크게 차별화가 안 된다. '특별한' 분들을 위한 이벤트라 느끼도록 만들 필요가 있다.

개인사는 이러한 이벤트에 참고할 만한 중요 요인이다. 필자의 경우 군의관 출신이라 군에서 찾아오신 직업 군인들에게는 특별함을 느낀다. 이들은 군에서 의료 혜택을 주는 것을 마다하고 나오시는 분들이라 부담과 걱정을 더 가지고 오시기에 인연을 확인하고 조금만 더 신경 써 드리면 충성 고객이 된다. 또한 음악을 통해 만난 동호회 지인들에 대해서도 조금 더 조정을 해 드린다. 물론 그 경우 특별한 인연으로 연결된 고객들이기에 충성도가 높은 편이다.

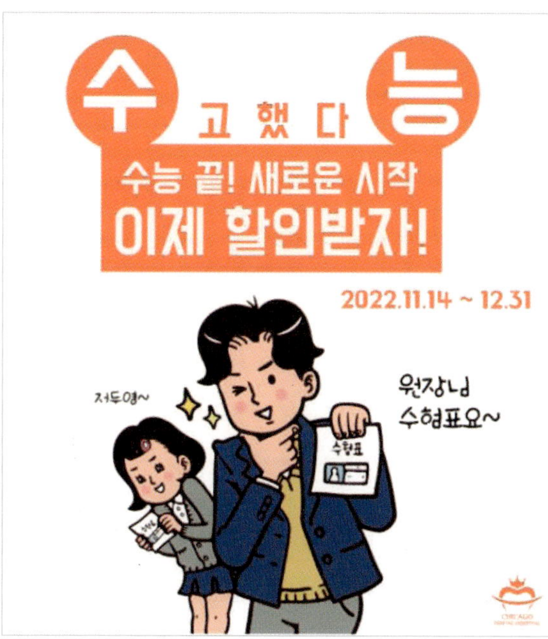

5-9. 인천 시카고치과병원의 수험생 할인 이벤트.

온 가족이 찾아오시는 경우 더 많은 관심이 필요하다. 숫자적인 면에서도 중요하지만 한꺼번에 많은 치료를 결정하는 경우 특별한 고려가 필수적이다. 예를 들면 형제, 자매가 모두 찾아와 상담을 받고 교정치료를 결정한 경우 일반적인 경우보다는 조정률을 조금 더 적용해 드리면 고객과 병원 모두 만족스러운 결과를 만들어 내는 데 도움이 된다. 물론 같은 맥락에서 임플란트를 통한 전악 재건술(full mouth reconstruction)이 필요한 고객의 경우 원칙적인 상담에 추가로 혜택이 필요할 것이다.

'묶음가격(price bundling) 전략'도 충분한 이해가 필요하다.[7] 순수 묶음가격 전략은 따로 분리해서 제공하지 않는 것을 말하기에 진료 현장에서 거의 사용되지 않는다. 그보다는 개별 구매도 가능한 혼합 묶음가격 전략이 중요하며, 전체 수익을 증대시키기 위하여 전략적 판단이 필요하다. 즉, 단순한 묶음이 아닌 수요가 많은 것(리더 서비스)을 중심으로 할인을 많이 해 주더라도 수요를 늘려야 하는 서비스를 묶는 것이다. 예를 들면 교정치료를 이미 주력 진료로 많은 케이스를 진행하고 있는 경우, 고부가 가치인 미백치료의 수요를 늘리기 위해 미백치료와 교정치료를 묶어서 미백치료의 여유 있는 이윤을 활용하여 할인을 좀 더 해 주는 것이다. 이러한 방식을 통하여 전체 이윤을 향상, 조절할 수 있고, 시술과 상담 과정에 드는 시간과 노력을 절감할 수 있다.

서비스와 제품의 결합도 중요한 전략적 판단이다. 흔히 가격 조정을 요구하는 고객들을 모습을 상상해 보자. 임플란트 비용을 5~10%(만 원) 조정해 주는 것보다 임플란트 시술을 받게 되면 필수적으로 해야 할 관리를 위한 워터픽이나 큐스캔 장비 등을 권장가격(10~15만 원 선)보다 낮은 가격에 구매 또는 무

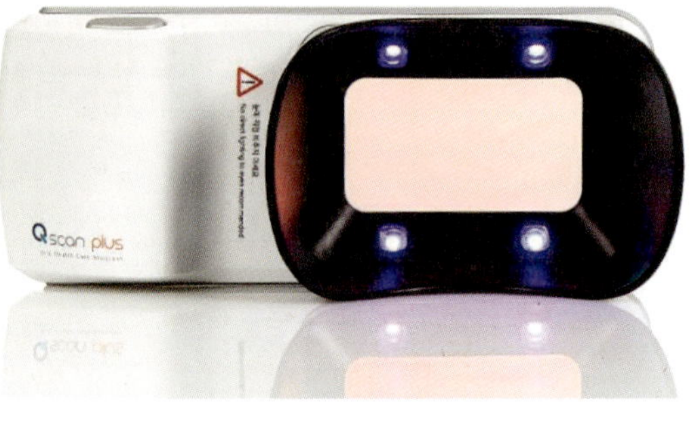

5-10. 자가 구강관리를 위해 적극 권장하는 큐스캔 플러스.

상 제공할 수 있도록 해 주는 것이 더 좋은 수익률을 보장할 수 있다(📷 5-10). 이 방식은 임플란트 시술의 수가를 방어하여 수익률을 높이면서, 장비 판매를 통해 고객의 관리능력을 향상시켜 병원 측의 사후관리 비용을 줄이며, 장비 구입에 대한 비용처리를 할 수 있다는 측면에서 단순히 임플란트 수가를 조정해 주는 것보다 훨씬 효과적이다.

심리적 가격 결정 전략

고객들은 의료 서비스를 이용하는 데 반드시 가성비를 고려하는 등의 이성적 결정을 하지 않는다. 가격에 따른 구매행동의 변화를 이해하기 위해 심리학 이론으로 해석된 다음의 가격 결정 전략은 이미 우리 임상 현장에서 많이 활용하고 있는 것들이다.

'단수가격(odd pricing)'은 흔히 9로 끝나는 가격들이다. 100만 원 임플란트와 99만 원 임플란트는 큰 가격차이가 아니지만 고객들은 후자를 더 저렴한 가격이라 느낀다는 것이다. 이러한 단수가격 전략은 앞서 사례에서 보듯 세 자릿수를 두 자리로 낮추는 방식과 앞의 큰 숫자를 줄이는 방식 등을 포함한다(📷 5-11).

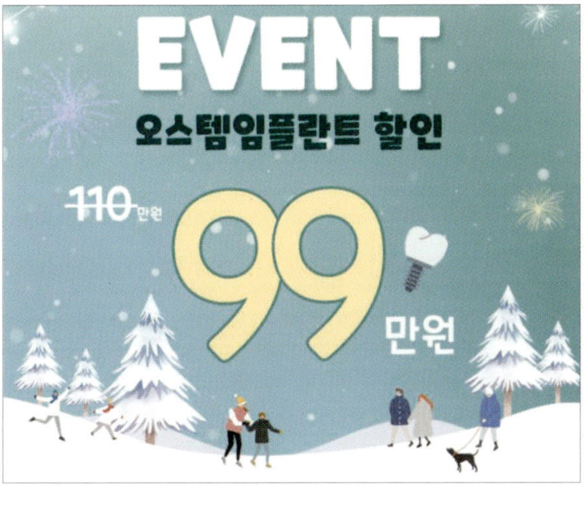

📷 5-11. 단수가격 전략 사례.

'가격 계열화(pricing lining)'는 고객의 선택권을 보장하는 것을 의미한다. 우리 병원을 찾아온 환자가 임플란트를 원하는데 단지 수입품, 비용 200만 원짜리만 시술한다고 가정해 보자. 아마도 요즘 같은 불경기에는 상담만 받고 떠나갈 확률이 90% 이상일 것이라 예상한다. 그와 달리 '우리 병원에는 200만 원짜리 수입 임플란트뿐만 아니라 일반적으로 많이 선택하는 120만 원의 국산 임플란트도 있고, 뼈가 좋은 경우엔 **사의 79만 원 기본형도 제공한다'고 상담한다면 고객은 치료를 우리 병원에서 결정할 확률이 높아질 것이라 예상할 수 있다. 이처럼 하나의 치료에 대하여 최상, 적정, 최소 단계의 비용과 품질을 제공하는 치료 방안을 가격별로 제공한다면 고객 입장에서는 선택하기가 더 용이해질 것이다. 달리 얘기하면 일단 찾아온 고객에게 어떤 선택이라도 우리 병원에서 가능하게 하여 넓은 시장을 확보하기 위한 방안이기도 하다(5-12).

'위신가격(prestige pricing)'을 위해 사용하지도 않을 수입 임플란트 재고를 확보하는 일도 생긴다. 2022년 연초에 발생한 오스템 직원의 1,880억 원 규모의 횡령 사건이 발생한 후 치과계에는 마치 오스템 임플란트가 파산할 것 같은 위기감이 느껴졌다.[8] 워낙 임플란트 시장 점유율이 높던 회사여서 파산은 걱

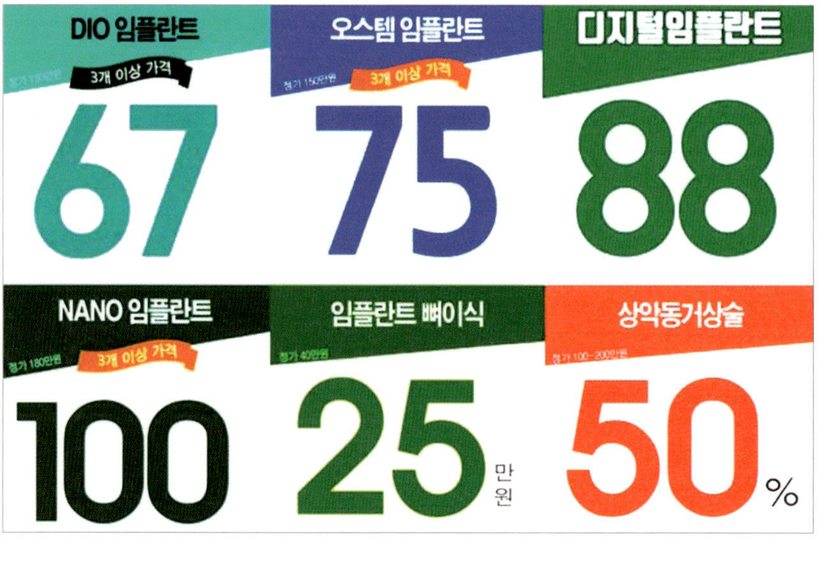
DIO 임플란트
3개 이상 가격
67
오스템 임플란트
3개 이상 가격
75
디지털임플란트
88
NANO 임플란트
3개 이상 가격
100
임플란트 뼈이식
25
만원
상악동거상술
50
%

5-12. 가격 계열화 사례.

정이 안되었으나, 몇몇 고객들에게 불만의 목소리가 터져 나왔다. 사건 전까지만 해도 국내 시장 1위 임플란트를 심어드렸다고 자부심을 가지고 말씀드렸으나, 일부 고객들은 '도산할지도 모르는 임플란트 회사 제품을 심어주면 어떻게 하느냐'고 얘기하는 분도 있었다. 이때 생각난 것이 '위신가격'이었다. 오스템 사건을 계기로 우리 병원엔 고객 입장에서 그동안 품질에 큰 차이가 없다고 고려하지 않았던 수입품 임플란트를 구색을 맞추어 갖춰 놓게 되었다. 흔치는 않지만 몇몇 '위신'을 생각하는 고객에게 가격을 떠나서 '세계 최고 품질의 임플란트'를 제공해 드린다는 명분도 필요했기 때문이다. 물론 코로나 이후 경기 불황으로 실제 고가의 수입 임플란트를 일부러 찾는 분들은 흔치 않다.

'유도가격(leader pricing)'은 위신가격과 반대로 저가를 통해 접근성을 높이고자 하는 것이다. 위신가격이 이미 방문한 고객의 선택을 위한 것이라면, 유도가격은 고객의 방문을 유도하고자 하는 가격정책이란 의미이다. 즉, 일반적인 치료비용이 조금 고가의 병원이어서 내원 고객 수가 적은 상황이라면 흔히 받을 수 있고 필요성이 높은 레진치료와 같은 치료는 비용을 일반적인 수가보다 적게 (대략 재료비 수준인 5만 원 정도) 책정하여 고객들의 입소문을 유도하고 쉽게 접근할 수 있도록 하는 것이다. 병원 입장에서 레진치료(손실 유도품, loss leader)는 원가 이하일 수도 있는 낮은 치료비 책정으로 손해라 생각할 수도 있으나, 이를 통해 찾아온 고객들은 레진만 하는 것이 아니라 다른 치료도 자연스럽게 하게 되므로 전체적으로는 수익률 향상에 기여하기 위한 목적으로 설정하는 것이다.

5장을 마치며 확인할 것들…

- ▶ 저가 경쟁 전략을 추구하는 경우 특히 원가에 해당하는 직접비용만 고려하면 장기적 경영이 어렵게 된다. 원가(직접비용) 이외에 반드시 고려해야 할 가격을 구성하는 나머지 두 가지 요인은 무엇인가?
- ▶ 가격을 구성하는 세 가지 요인을 활용하여 평균비용과 한계비용의 개념을 설명해 보자.
- ▶ 판매량에 따른 누적 매출액 그래프를 그리고 손익분기점, 고정비용, 변동비용, 총매출, 순익에 해당하는 부분을 설명해 보자.
- ▶ 저가 경쟁에 휩쓸리지 않으려면 고객에게 차별화된 가치를 제공해야 한다. 본인의 병원에서 시행하고 있거나 제공 예정인 핵심적인 '고객 가치'는 무엇인가?
- ▶ 묶음가격 전략으로 서비스 상품을 선정할 때 고려할 사항은 무엇이며, 본인의 병원에서 시행하고 있는 사례를 적어보자.
- ▶ 본인의 병원에서 시행 중인 위신가격(prestige pricing), 유도가격(leader pricing) 서비스 상품을 나열해 보자. 없는 경우 이번 기회에 만들어 보라.

참고문헌

1. 이유재. 서비스마케팅. 6판. 학현사; 2019. p. 376.
2. 위의 책, p. 372.
3. 한겨레TV. "섣부른 가격할인은 산업 전체를 무너뜨린다." 2013. 5. 27. 동영상. 2:23. https://www.youtube.com/watch?v=_cFnlm12WX4&list=PLFB5HY_etnNoJf5T1Vo3MyJYcNfyCvDWp&index=24)
4. 최희수. (2021년, 4월 1일). [특별기고] 도대체 남들은 얼마나 벌고 있는 것인가? 덴탈아리랑. https://www.dentalarirang.com/news/articleView.html?idxno=31273
5. Ray 수학. "현존하는 최고의 전략 팃포탯 | 게임이론 Tit for Tat." 2021. 2. 20. 동영상. 6:51. https://www.youtube.com/watch?v=0rrmt8kFak8
6. 박지원. (2020년, 10월 12일). 장애인은 치과 진료받으러 원정길 떠나야... "아파도 참는 수밖에" 소셜포커스(SocialFocus). https://www.socialfocus.co.kr/news/articleView.html?idxno=8705
7. 이유재. 서비스마케팅. 6판. 학현사; 2019. p. 395-7.
8. 조남호. (2022년, 1월 3일). [공시] 오스템임플란트, 1880억 원 규모 횡령 혐의 발생…거래정지. 이투데이. https://www.etoday.co.kr/news/view/2092518

CHAPTER 06

고객의 심리 이해, Behavioral Economics

행동경제학, 고객은 이성적 판단만 하지 않는다

애덤 스미스는 '국부론'에서 생산자와 소비자 모두가 최대의 만족을 이루는 가격을 결정하며 '보이지 않는 손'이 이를 결정한다고 보았다.[1] 흔히 알고 있는 시장의 균형가격을 이야기하는 것이다. 이에 따르면 사람들은 모두 자신에게 최대의 이익을 생각하고 합리적인 판단을 한다는 것인데, 실제 인간은 비합리적인 의사결정을 한다고 주장하는 심리학자가 있었고, 불확실한 상황에서 행하는 인간의 판단과 선택을 설명한 이론으로 2002년 노벨 '경제학상'을 수상하기까지 했다. 그 주인공은 행동경제학(behavioral economics)을 만들어낸 대니얼 카너만(Daniel Kahneman)이다.[2]

우리 주변의 고객들을 봐도 합리적이지 않아 보인다. 명문대를 졸업, 유학,

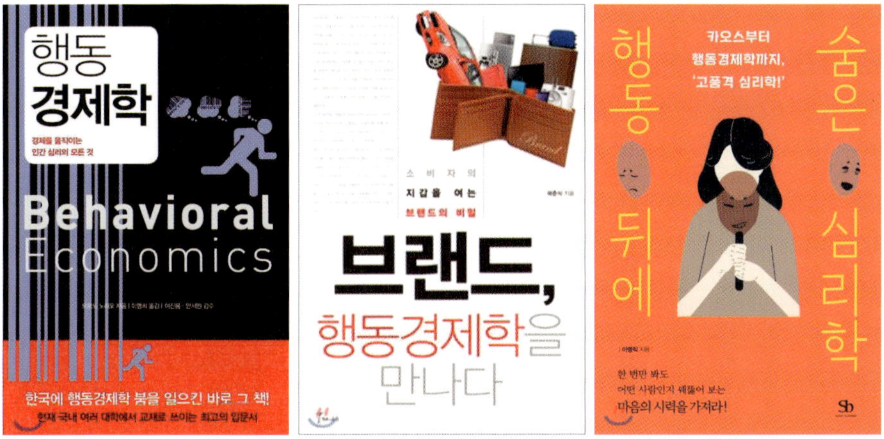

6-1. 행동경제학을 소개한 서적들(출처: 예스 24).

학위, 많은 경력을 쌓고 전문의까지 취득한 실력파 의사를 찾기보다는 동네 원장을 더 편안하게 찾는 경우가 많다. 더구나 내 몸을 맡기는 중차대한 결정인데 말이다. 필자를 비롯한 관심 있는 의사들은 그 이유를 찾아왔고, 그러한 과정에 고객을 이해할 수 있는 해법을 제시한 분야가 바로 행동경제학이다(6-1). '사람들이 왜 이성적이지 않은 판단을 할까…'라는 문제에 대한 해답을, 그러한 사람들에게 어떠한 방식으로 대응해야 그들의 선택을 받아 병원을 키워나갈 것인가에 대한 답을 필자는 행동경제학이라는 심리학 교수의 설명을 통해 이해할 수 있었다.

인지적 구두쇠, 사람들은 최대한 머리를 안 쓰려 한다?

우리 고객은 평범한 인간이며, 인지적 구두쇠(cognitive miser)다. 전체 몸무게의 2%밖에 안되지만 전체 에너지의 20%를 소비하는 인간의 뇌는 기본적으로 많은 에너지를 소비한다. 학생 때를 생각해 보면 별로 몸을 움직이진 않았지만 졸업을 앞두고 국가시험 공부한다고 오랜 시간 앉아 있다 보면 금방 배가 고파지는 경험을 했으리라. 뇌는 그만큼 많은 에너지를 소비한다는 얘기다.

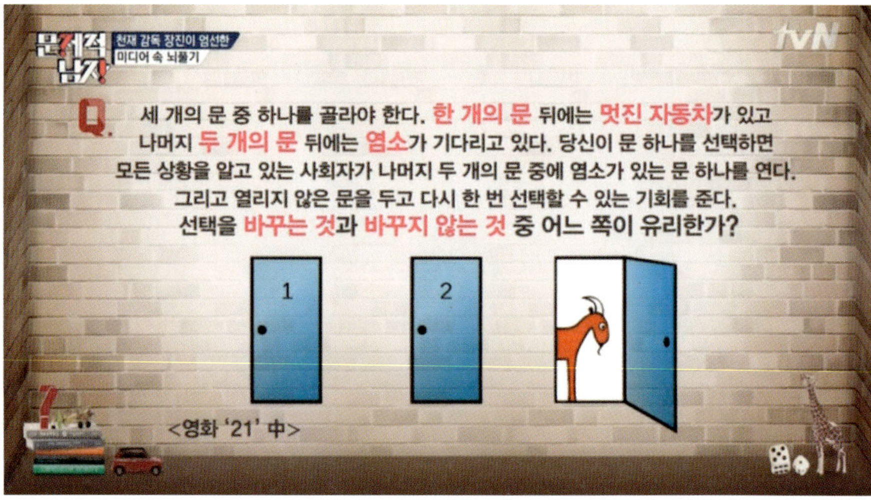

6-2. 몬티홀 문제(많은 생각을 해야 하는 문제. 출처: tvN 방송).

인지적 구두쇠란 1984년 미국 프린스턴대 수잔 피스크 교수와 UCLA의 테일러 교수가 발표한 이론으로, 사람들은 최대한 간단하고 두뇌의 에너지를 적게 쓰는 방식으로 문제를 해결한다는 것이다.[2, 3]

대표적으로 소개되는 생각을 좀 많이 해야 하는 사례가 '몬티홀 문제'이다. 6-2에서 보여주듯 이 경우 선택을 바꾸는 것이 나을지 그냥 고수하는 것이 나을지는 세 가지 고민을 하게 된다. 1) 남은 문은 두 개뿐이니 확률은 반반으로 동일하다. 2) 선택을 바꾸는 것이 자동차를 선택할 확률을 높인다. 3) 선택을 바꾸지 않는 편이 확률이 더 높다는 고민이다. 이 경우 대부분 쉽게 생각하면 맞을 확률이 1/3이었다가 하나가 확실해졌으니 확률은 반반이기에 어떤 것을 선택하더라도 확률은 비슷하다는 결론이 나온다. 아주 많이 생각해 보면 확률은 바꾸는 편이 더 높다. 그런데 사람들은 이런 식으로 생각하지 않는다는 것이다.

현실에서도 깊게 생각하지 않는 사람들의 특성은 일반적이다. 병원을 경영하는 원장의 입장에서 생각해 보자. 환자 본인의 건강을 위해 이성적인 판단을 하자면 진료비가 비싸더라도 최고의 의사를 찾아가는 것이 합리적인 선택이다. 그런데 의료의 질에 대한 이성적 판단을 못하는 일반인의 입장에서는 모든 의사가 비슷해 보인다. 그러니 진료비 차이가 가장 먼저 들어오고, 그것으로 경쟁 우위를 점해보고자 하는 의사들이 몰리면서 의사들 자신도 실력으로 승부하고 친절함, 자세한 설명 등의 본질적인 것보다는 비합리적인 선택을 하고 있음을 보게 된다.

이러한 사람들의 '마음'에 경제학적 원리를 연결한 것이 '행동경제학'이란 학문이다. 우리는 흔히 '가성비'를 따지는 이성적인 고객도 보지만 기분에 따라 과시적인 소비를 하는 사람들도 본다. 일찍부터 마케팅 담당자들은 이러한 사람들의 마음(심리)에 주목했고, 그 심리적 기반을 이해하고 경영 현장에 적용해 왔다. 우리가 흔히 보는 이러한 현상의 근본에는 '가처분 소득(수입에서 지출을 뺀 실제로 쓸 수 있는 돈)'의 차이가 있기 때문이다. 이러한 알고 보면 당연한 사람들의 '마음'을 하나씩 알아보기로 하자.

이미 알고 있으나 '내 임상에 어떤 의미냐'가 중요한 것들

최고점과 마무리 관리, Peak end effect

좋은 소식과 나쁜 소식이 하나씩 있다. 어떤 소식부터 듣고 싶은가? 달리 말하면 슬프게 끝나고 싶은가 아니면 기분 좋게 끝나고 싶은가의 문제이다. 대부분의 경우에 나쁜 소식을 먼저 듣고 싶어 한다. 예를 들면, 주차위반 범칙금으로 10만 원이 부과되었다는 우편물을 받아 기분이 나빴는데, 마침 물건을 사면서 증정품으로 받았던 복권에 당첨되어 10만 원을 받게 되었다는 소식을 듣게 되어 다행히 이전의 문제를 큰 고민 없이 해결할 수 있게 되길(happy ending) 바라는 것이다. 누구나 알고 있는 사실이지만, 이것을 내 임상에서 어떻게 활용할 수 있을까?

누구나 치과에서 느끼는 아픔은 싫어한다. 심지어 해병대 출신 환자분조차도 고통의 두려움에서는 예외가 아니다. 그분 말씀이 '뼈가 부러지는 것은 참을 수 있는데, 이가 아픈 것은 못 참겠다고 무섭다'고 하시니 잘 이해가 안 된다. 출산의 고통까지도 참을 수 있는데, 치과치료는 무섭다는 분도 계신다. 이렇듯 많은 환자분들께 치과치료는 공포의 대상이다. 심지어 치과 공포증(dental phobia) 환자라는 용어까지 있지 않은가? 매일 진료를 행하는 입장에서 치과치료 중에 아픈 것은 피할 수 없는 상황으로 보이기도 한다. 그래서 생각을 바꿔야 한다.

아픈 것을 피할 수 없다면 적어도 끝날 때는 아프지 않아야 한다. 아이들 젖니를 빼는 과정을 생각해 보자. 힘을 좀 주니 이가 흔들리면서 아프다고 한다. 거의 덜렁거리고 매달려 있는 수준이어서 조금만 따끔하면 금방 나올 것 같다. 그래서 '잠깐이면 돼'라고 말하며 순간 힘줘서 빼 주면 아이는 울음을 터뜨린다. 이 아이의 머릿속엔 저 치과의사 선생님은 아프게 하는 사람이라 다시는 몸을 맡겨서는 안되겠다는 기억이 남는다. 이러한 모습을 원하는가?

고객에게 안 아프게 해 주겠다고 했으면, 끝까지 안 아파야 한다. 적어도 중간엔 좀 불편하더라도 끝날 땐 안 아파야 하는 것이다. 그래야 이 원장님은 안 아프게 해 주는 사람이라고 기억하는 것이다. 매일 하는 마취를 생각해 보자. 주사기가 들어가면 '따끔'한 것이 당연한 것이라 생각하는가? 그렇다면 첫 단추부터 잘못 끼우고 있는 것이다. 안 아플 수 있고 안 아파야 한다. 그 방법은 이미 나와 있고 본인만 그렇게 하지 않을 뿐이다. 마취약을 주입하다 보면 조금의 통증은 느낄 수 있다. 그것이 당연한 것인가? 그 생각도 바꿔야 한다. 중간에도 아프면 안 되고 그에 대한 대비책을 드려야 한다. 필자의 경우 "(아픈데도 참고 있으면 알 수 없으니) 혹시라도 아프면 엄살 부리세요"라고 미리 말씀드린다. 그러면 환자는 중간에 아픈 것을 잘 표현해 주며, 혹시라도 왼손을 든다 싶으면 바로 멈춰야 한다.

적극적으로 마음을 읽어 주고 반응해 준 고객은 의사에게 믿음을 조금씩 준다. 한 번이라도 중간에 그렇게 손을 들었던 환자는 반드시 해야 할 일이 있다. 마취 앰플이 모두 들어간 후에도 바로 마무리하는 것이 아니라 환자의 불편감에 대해 한 번 더 확인해야 한다. "지금은 괜찮으세요?" 아직 조금 아프다고 하면 일부러 주사를 제거하지 않고 넣는 액션만 하면서 더 기다린다. 이제는 괜찮다는 얘기가 나올 때까지 더 기다리고 환자에게서 "이제는 괜찮다"라는 대답을 확인한 후에 마취주사를 제거하는 것이다. 이 작은 액션을 취해주는 것만으로도 환자는 세심한 배려를 느낀다. 이렇게 마취주사를 해 주면 고객의 마음속에는 '중간에 조금 불편하긴 했지만 원장님이 안 아프게 잘 해줬어'라는 좋은 기억으로 남는다. 우리가 원하는 모습이 아닌가?

타협 효과, Compromise effect

흔히 '잘 모르면 중간만(너무 튀지 않게) 하자'라는 생각을 한다. 첫 만남, 데이트를 생각해 보자. 나름 분위기 좋은 레스토랑에 자리를 잡은 후 메뉴판을 펼쳐 들고 보니 가격대가 만만치 않다. 1인분 가격이 9만 원, 6만 원, 4만 원짜리가 있다. 어떤 것을 선택할까? 대부분의 경우 가장 비싼 메뉴를 이미 잘 알고 있고 그것을 먹으러 온 것이 아니라면 중간 가격대의 적절한 것을 선택할 것이다. 가장 싼 메뉴를 고른다면 상대에게 좀 눈치 보이는 일 아닌가? 그래서 잘 모를 땐 중간 것을 선택하는 것이 일반적이다. 이 원리를 임상에 적용해 보자.

신환이 처음 병원에 상담하러 온 경우 스타일은 크게 두 가지 정도로 생각해 볼 수 있다. 하나는 많은 할인 제공형이고, 또 하나는 고객의 선택을 유도하는 유형이다. 할인 제공형 상담은 이것저것 치료할 것이 많고, 해야 한다며 강조한 후, 총비용이 얼마인데 특별히 얼마까지 조정을 해 주겠다고 제시하는 방식이다. 이는 고객에게 많은 조정으로 배려를 받았다고 느끼도록 의도하는 방식인데, 대부분의 저가형 치과에서는 이러한 방식으로 접근한다. 고객의 입장에서는 '꼭 해야만 하는 치료 맞나? 더 저렴한 곳은 없을까?'라는 생각을 하게 한다. 적어도 필자의 병원에서는 저가만을 따지는 고객은 내 고객이 아니라 생각하고 정중히 그렇게 많은 조정은 어렵다고 말씀드린다.

고객은 본인이 가능하다면 치료 방법을 직접 선택할 수 있길 원한다. 다만 구체적인 방법에 대해 모르기 때문에 끌려간다는 생각을 하고 비용만 보는 것이다. 그래서 필요한 것이 타협 효과를 활용한 상담이다. 즉, A(이상적), B(적정), C(최소) 방안을 제시하고 각각의 장단점을 설명한 후 고객에게 선택하도록 하는 것이다. 물론, 감사하게도 '알아서 잘 해달라'고 선택을 어려워하는 고객도 있고, 모든 케이스에서 이런 방식으로 상담하는 것도 현실적으로 불가능하다. 다만, 적어도 치료할 것이 많은 고객에게는 이러한 방식으로 접근하는 것이 상담 동의율을 높이는 방법이 될 것이다.

타협 효과를 활용한 상담은 여러 방식으로 이용될 수 있다. 기본적으로 좋은 이미지를 가지고 찾아온 신환에게는 원장이 생각하기에 적절하다 생각하는 것을 B안으로 제시하여 설명드린다. 이 경우 대부분 B안을 선택한다. 치료 비용만 따지고 비싸다고 깎아 달라 떼쓰는 고객에겐 C안을 설명드리되 그 단점을 명확히 설명드리고 차트에 기록하고 서명까지 받아 두어야 한다. 상담과정에 블랙컨슈머라는 느낌이 드는 분도 있다. 이런 고객에게는 A안을 적극 권장하고 그게 아니면 해결이 어렵다는 말씀을 드린다. 안타깝지만 이러한 고객은 치료를 진행하는 과정에 많은 의심과 불만으로 쳐다보고 있기에 작은 실수라도 생기면 '저렴하게 해 준다고 대충 해 주는 거 아니냐'는 불평의 소리도 흔히 듣게 된다. 따라서 이러한 고객은 반드시 A안을 선택하게 하여 원장 입장에서는 스트레스를 받는 대신 비용이라도 많이 받던지, 아니면 고객이 비싸다고 떠나가는 상황(demarketing)[4]을 만들어야 한다.

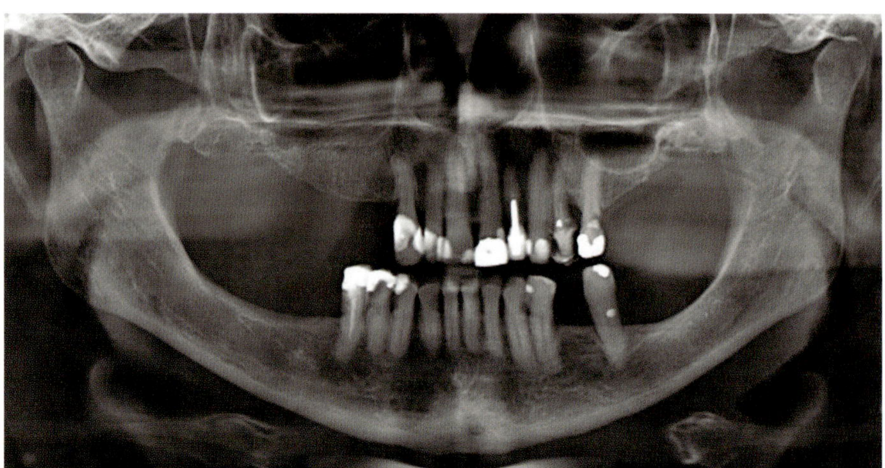

6-3. 치료할 것이 많은 환자의 파노라마 사진. 어떤 치료 방법을 제시할 것인가?

상담 관련 심리학 이론

기준점 휴리스틱(Anchoring heuristic)과 확증편향(Confirmation bias)

휴리스틱이란 모든 정보를 수집해서 꼼꼼히 따져 결정하기보다는 경험과 쉽게 얻을 수 있는 몇 가지 정보만 바탕으로 결정하는 방식을 말한다.[5] 쉽게 말하자면 '어림짐작', '통법에 의한 결정' 등의 용어로 설명할 수 있겠다. 사람들은 여러 가지를 고려해야 하는 상황에서 대표적인 모습만 보거나(대표성 휴리스틱), 내가 접할 수 있는 정보만을 바탕(가용성 휴리스틱)으로 중요한 결정을 내린다는 얘기인데, 심리학에 나오는 이 용어가 나의 임상과 어떤 관련이 있을까?

고객들은 병원에 방문하여 상담할 때 휴리스틱을 활용한다는 것이다. 의료의 전문가인 의사들도 법정에 가면 문외한이 된다. 다른 전문적인 분야는 잘 모르기에 변호사에게 의존할 수밖에 없지 않은가? 마찬가지로 일반적인 고객들의 경우 대부분은 임상 자체를 잘 모른다. 그저 알고 있는 것은 주위의 일반적인 얘기들(대표성), 먼저 상담을 받은 치과에서 들은 얘기들(가용성) 정도이다. 복잡하고 바쁜 세상에서 모든 일을 하나하나 따져서 최선의 판단을 하는 경우는 없다. 나름 현명한 결정 방식이다.

문제는 고객들이 잘 모르는 상태에서 생각을 형성해 가는 과정에 잘못된 정보에 의해 생각이 고정되어 버리는 경우이다. 유튜브에 흔히 떠도는 정보는 고객들의 확증편향(confirmation bias,[6] 태극기 부대 노인들로 대표되며, 극단적 사고를 가지고 듣고 싶은 얘기만 골라 듣는 정보의 편향성을 말함)을 강화한다. 대표적인 사례가 임플란트 가격에 대한 환자의 편향적 사고이다. 상담을 받으러 오는 환자들 중에는 '옆 치과에서 얼마에 해 준다더라'는 얘기를 듣고 오신 분들이 대표적이다. 우리 병원에 상담하러 오셔서는 다른 얘기는 아무리 설명해 드려도 들으려 하지 않고 비용이 거기에 비해 비싸다는 정보만 들린다. 이런 고객들과는 어떻게 상담해야 할까?

휴리스틱으로 판단하고 있는 그 정보 소스에 대한 파악이 우선이다. 예를 들면 임플란트 비용이 80만 원이라고 알고 오신 분의 경우, 80만 원보다 적은 비용 정보 이외에는 잘 들으려 하지 않는다. 이 경우 고객의 휴리스틱을 바꾸자면 접근 방법은 무엇일까? 이분이 가진 확증편향을 유발하는 요인(저가 임플란트)을 파악하고, 그 문제점을 설명해 주는 것이 왜 우리 병원의 임플란트가 가격이 더 높은가에 대해 설명하는 것보다 그나마 훨씬 귀에 들어올 것이다. 고객이 조금 흔들리고 듣는다면 그때 임플란트를 시술하는 경우 중요한데 이전 상담 시 듣지 못한 새로운 선택 기준(예: 무통 시술, 치과병원의 전문성, 보증제도 등)을 제시한다. 이러한 방식으로 접근해야 상담 동의율도 높아질 것이라 본다.

틀짜기 효과, Framing effect

틀짜기 효과[7]란 쉽게 말해 옛말 '아' 다르고, '어' 다르다는 의미이다. 이는 1981년 행동경제학자 카너먼과 트버스키가 발표한 논문에서 처음 소개된 것으로, 같은 내용이더라도 어떻게 제시되느냐에 따라 사람들의 해석이나 의사결정이 달라지는 인식의 왜곡 현상[8]을 가리키는 말이다. 예를 들면 6-4에 보이는 푯말은 결국 같은 얘기다. 다만 어떻게 전달하느냐에 따라서 받아들이는 입장에서는 느낌은 조금 다르다. 여기서 핵심은 프레임 자체는 정보 전달자가 만든다는 것이고, 정보 수용자의 입장에서는 그 틀을 가지고 사고한다는 점이다.

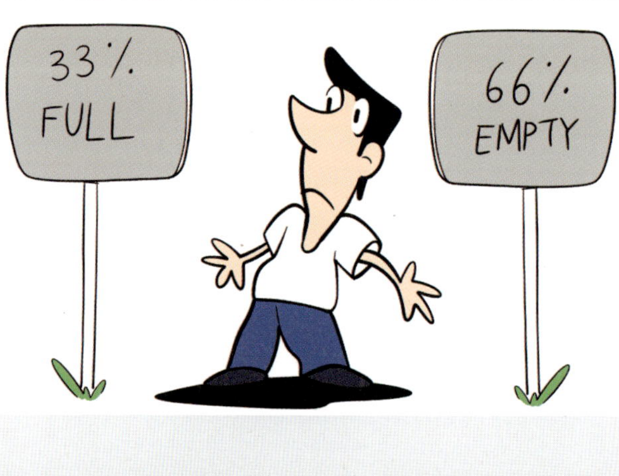

6-4. 같은 내용이라도 프레임을 어떻게 제시하느냐의 차이.

정보 제공자의 입장인 병원 직원들은 상담에서 이를 잘 활용해야 한다. 즉, 치료비 상담을 할 때 가격만 따지는 환자에게 '임플란트는 공장에서 만들어온 것을 그냥 판매하는 '상품(공산품)'이 아니라 의사가 어떻게 해 주느냐에 따라 결과가 달라지는 '시술(서비스)'이라는 프레임을 짜는 것이 중요하다는 얘기다. 고객 입장에서는 품질이 균일한 상품이란 틀을 가지고 접근하니 저렴한 가격을 원하는 것이다. 따라서, 정보 제공자로서 주도권을 쥘 수 있는 병의원 상담자는 고객의 니즈를 정확하게 파악해야 한다. 단순히 임플란트라는 상품을 제시하는 수준에서 설명할 것이 아니라 치료 후 예후가 달라질 수 있는 '시술'이라는 틀을 가지고 상담하는 것은 확연한 결과의 차이를 만들어 낸다. 이는 임상 현장에서 흔히 상담을 잘하는 분들이 가진 능력이기도 하다.

시기추론이론, Temporal construal theory

일반적으로 사람들은 먼 미래와 당장 닥칠 일에 대해 어떻게 행동할지 생각이 달라진다.[9] 📷 6-5에 보듯 당장 프로그램을 이용해서 과제를 제출해야 한다면 간단하고 빨리 결과물을 만들 수 있는 소프트웨어 2를 선택하고, 몇 달 후라는 시간이 있는 과제물이라면 더 좋은 결과를 만들어 낼 수 있는 1을 선택할 것이다. 즉, 가까운 미래와 먼 미래에 따라 생각이 달라진다는 얘기다. 실제로 길게 사용할 것이라면 좋은 제품을 선택하고, 당장 쓰는 데 지장이 없으면 될수록 저렴한 가격이 더 눈에 들어올 것이다.

과제 제출일에 따른 소프트웨어 선택

<table>
<tr><th colspan="2"></th><th>소프트웨어 1</th><th>소프트웨어 2</th></tr>
<tr><td colspan="2">품질</td><td>최상, 다기능</td><td>적절, 단순</td></tr>
<tr><td colspan="2">특징</td><td>대용량 요구
설치 1시간
조작 어려움</td><td>저용량
설치 10분
조작 용이</td></tr>
<tr><td rowspan="2">마감 시한</td><td>2일 후</td><td>38%</td><td>62%</td></tr>
<tr><td>2개월 후</td><td>58%</td><td>42%</td></tr>
</table>

📷 6-5. 시기추론이론 사례. 과제 제출일에 따른 소프트웨어 선택.

이러한 성향은 매일 타는 자동차에서도 다르게 나타난다. 여행지에 가서 최고급 사양을 빌리는 사람도 있겠지만, 일반적으로는 짧게 잠시 타는데 굳이 큰돈을 쓰고 싶어 하진 않기에 20만 원 미만의 차량 이용자가 70% 정도를 차지한다.[10] 그저 여행 기간 동안 편안히 잘 다닐 수 있으면 되는, 과정의 문제만 없으면 된다. 그러나 몇 년간을 나의 이동 동선과 함께할 자가용을 선택하는 것이라면 달라질 수 있다. 기왕이면 편의 사양을 넣어서 돈이 좀 들더라도 좋은 선택을 하려는 것이 일반적인 모습이다.[11] 길게 보고 좋은 결과를 위해 투자한다는 것이다. 이러한 성향을 임상에서 잘 활용하여야 한다.

치과 임상에서는 치료비용을 일단 비싸다고 깎으려는 분들이 흔하다. 특히나 임플란트, 보철치료는 일반적으로 고가의 치료이므로 비용에 부담을 느껴서 그러하다. 예를 들면, 임플란트 비용을 개당 종류별로 150, 130만 원이라 설명드리면 당장 비싸다는 반응이 나온다. 인근 치과에서는 80만 원에 상담받고 왔다고 왜 이렇게 비싸냐고 되묻는다. 이러한 상황에서 뭐라 상담하면 좋을까? 이들을 이해시키고 상담 동의율을 높일 방안을 시기추론이론에서 찾을 수 있다.

치과치료는 큰돈이 드는 만큼 오랫동안 잘 쓰는 것이 중요함을 강조하는 것이 핵심이다. 안타깝지만 필자의 고객 중에서도 우리 병원의 수가가 비싸서 인근의 저가형 치과에서 치료받은 분들이 계시다. 한때 그런 분들이 증가하나 싶었는데 근래 들어서 다시 돌아오고 계시는 분들이 더러 있다. 이유는 '담당 원장이 바뀌고 사후관리가 안 된다', '그 치과 자체가 없어졌다' 등이다. 치료비가 고가라고 불만이신 고객께는 이러한 점을 강조한다. '싼 게 비지떡', '비싼 것이 값어치를 한다'란 말도 해 드린다. 고객도 안다. 필자의 병원에서 제값을 주고 치료받는 것이 더 좋다는 것을…

그럼에도 치료비에 부담을 느끼는 환자에게는 시기추론이론을 활용하여 설명드려야 한다. 임플란트 하나 하는 데 150만 원이라 하면 환자 입장에서는 당연히 부담스럽다. 그래서 10년 이상 쓰는 사람이 95% 이상이라는 학술적 근거[12]하에 10년간 매일 식사할 때 쓴다면 하루 410원(한 달 12,500원) 정도 쓰는 셈이라고 설명드리면 비싸다는 마음이 누그러지기 시작한다. 일반적으로 쓰기 시작하면 사망할 때까지 평생 사용하는 휴대폰도 일반적으로 많은 사람들이 매달 6~7만 원 요금제를 사용한다.[13] 거기에 평균 2년 사용한다는 단말기 할부금까지 들어가면 8~10만 원이 훌쩍 넘기도 한다. 그것에 비하면 매일 하루 세 끼 식사하면서 계속 사용하는 임플란트 비용은 얼마나 작은 금액인지 비교하여 설명하면 고객들은 금방 고개를 끄덕인다. 이러한 것이 바로 시기추론이론을 바탕으로 한 상담 방법이다.

기대이론(Prospect theory)과 손실 회피성(Loss aversion)

같은 돈이라도 상황에 따라 느끼는 감정이 다르다. 예를 들면 단돈 만 원이라도 다음 각각의 상황에서 느낌이 다르다. 길을 가다 우연히 길에 떨어진 돈 만 원을 줍게 되었을 때의 기쁨과 책 속에 비상금으로 챙겨 둔 만 원이 없어진 슬픔을 비교해 보면 결코 같지 않다. 사람들은 일반적으로 같은 돈이라도 잃는 슬픔을 더 크게 느낀다는 것이 기대이론에서 이야기하는 가치함수이다(📷 6-6).

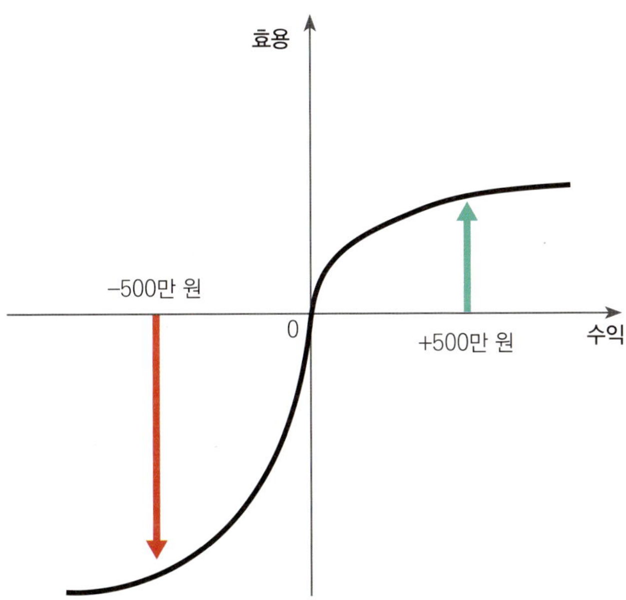

📷 6-6. 기대이론의 가치함수.[14]
같은 돈이나 효용이 다르다.

이렇게 달리 느끼는 가치에 따라 같은 비용이라도 민감도 체감성이 다르다. 이는 임상 현장에서 수가를 변경시킬 때도 동일하게 나타난다. 예를 들어 레진치료 수가를 10만 원에서 큰맘 먹고 고객을 늘리기 위해 만 원 내렸다고 생각해 보자. 환자들이 당장 가격이 떨어졌다고 느끼고 크게 감동하여 환자가 크게 늘어나고 동의율이 올라갈까? 실제 해 보면 알겠지만 결코 그렇지 않다. 반면, 만 원 올리면 환자들은 당장 그새 또 올랐냐고, 비싸다고 불만에 찬 반응이 나온다. 환자의 입장에서는 만 원의 혜택보다 만 원의 손실을 더 크게 느끼기에 그렇다.

손실 회피성(loss aversion)을 가장 잘 활용하여 상담하는 사람은 용산 전자상가(소위 용팔이) 상인들이다. 예를 들어, 발품 팔아 신상품 노트북을 저렴하게 파는 곳을 찾았다고 하자. 다른 곳에서는 최대 105만 원 얘기하던 상품을 100만 원까지 해 줄 수 있다고 하여 그럼 이곳 A 업체에서 사겠다고 결정하고 카드를 건넨다. 그 순간 용팔이 상인의 입에서 나오는 말이 있다. “카드로 하시면 수수료 5만 원을 더 내셔야 해요”. 지나온 B 업체에서는 처음 105만 원이라 해서 떠나려 했더니 현금으로 하면 5만 원 더 조정해 준다고 듣기는 했다. 더 저렴한 곳이 있으려니 생각하고 돌다가 찾은 집이다. 내용은 같다. 그러나 결국 구매하는 것은 A 업체에서 하게 된다. 5만 원을 할인해 주는 것보다 5만 원을 더 내는 것에 그렇게 예민한 것이 우리들 일반적인 사람들이다.

물론 병원에서 진료비를 상담하면서 이러한 방식으로 하기엔 현실적으로 어렵다. 이론적으로는 총비용 500만 원으로 책정된 환자와 상담할 때 10%인 50만 원을 조정해 주는 것보다는 50만 원만큼 다른 치료를 더 해드릴 테니 비용 조정 없이 하자는 것이 더 이득이다. 그러나 일반적인 고객들은 가급적 추가 혜택 제공 방식보다는 비용 할인을 원한다. 그래서 서비스 제공자의 입장에서 생각할 수 있는 대응 카드는 비용을 많이 조정하길 원하는 고객에게는 축소형 보증 프로그램을 준비해 두고 ‘일반 보증에 비해 이러한 혜택이 빠지거나 줄어듭니다(예를 들면 사후 무료 관리 제공기간을 줄이는 것)’라는 것을 명확히 해 두는 것이다. 물론 선택은 원장과 고객 각자의 몫이다.

쾌락적 편집, Hedonic editing

유튜브의 인공지능은 관심 있는 분야만 제공한다. 그러다 보니 공중파 뉴스를 보지 않는 일부 노인들의 경우 잘못되고 편향된 뉴스만을 접하다 보니 정치적으로 엉뚱한 신념을 가지고 계신 분들이 있기도 하다. 이는 앞서 언급했던 확증편향에 의해 강화된다. 임상에서도 이러한 경향을 관찰할 수 있는데, (특히 나이 드신) 고객들은 본인이 듣고 싶은 말만 듣는 경향이 있다. 치료 방법 및 비용에 대해 여러 가지를 설명했는데 본인이 듣고 싶은 딱 몇 가지만 기억한다는 것이다.

선택적 기억력은 임상 현장에서 문제를 일으킨다. 다음은 필자가 과거에 상담했던 임플란트 보철 환자분 케이스이다. 총비용 견적은 1,200만 원이었는데, 지인 소개로 5%, 현금 결제로 5%, 총 10%를 할인해 주기로 하였으나 추가 조정을 요구했다. 결국 치료 시작할 때 한꺼번에 선수납하는 특별 조건으로 총비용 15% 조정하여 1,020만 원으로 설명드렸더니 이번에는 깔끔하게 1,000만 원에 맞춰 달라는 것이다. 그 정도까지는 맞춰드리자 하는 생각으로 환자의 요구를 들어주고 상담을 마무리했다. 이후 치료 당일 수납하는 상황이 되자 카드를 건네면서 '카드로 200만 원씩 5번에 매달 나눠서 내겠다'며 왜 안 되느냐고 대기실에서 시끄럽다. 그렇게 오랜 시간, 많은 얘기를 했음에도 환자는 '15% 조정해서 총 치료비 1,000만 원'만 기억하고 있는 것이다. 그렇다면 이런 상황이 벌어진 것은 환자만의 탓일까? 아니다. 명확히 서류로 정리해서 사인을 받지 않았던 스스로를 탓해야 한다.

고객의 머릿속은 복잡하고 기억하고 싶은 것만 기억한다. 그에 맞게 편안하게 기억하고 받아들일 수 있도록 내용을 편집해서 제공할 필요가 있다. 이러한 방식을 쾌락적 편집(hedonic editing)이라 한다. 예를 들면 '이익은 나누라'는 원칙에 따라 이전 사례의 경우 최대 신경 써 드려서 15% 조정이라고 설명할 것이 아니라, '소개 5%, 현금 수납 5%, 일시불 수납 5% 적용하여 최종 15% 조정하여 드립니다'라고 구체적으로 나눠서 설명드려야 하는 것이다. 내용은 같지만 이렇게 나눠서 설명드릴 때 고객은 더 많은 혜택을 받았다고 느낀다.

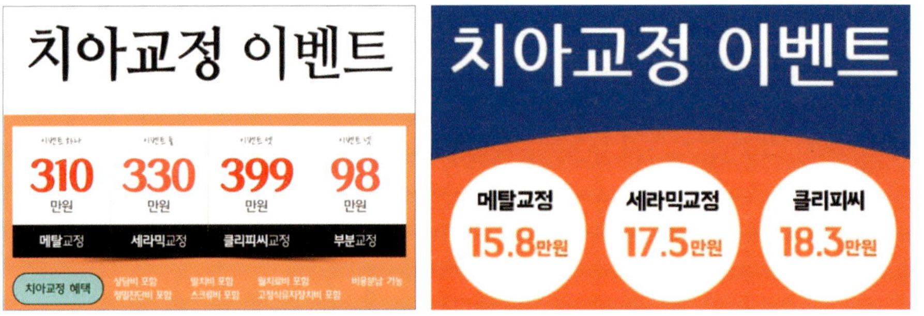

6-7. 쾌락적 편집의 사례. 어느 치과에 먼저 문의하고 싶은가?

고객 입장에서 어쩔 수 없이 발생하는 부담(큰 치료비용)과 손실은 작게 분리해 주는 것이 바람직하다. 예를 들면, '교정 치료비용이 총 570만 원입니다'라는 설명보다는 '진단비 20만 원, 치료비용은 450만 원, 월 비용은 20개월간 5만 원입니다'라고 설명드리는 것이 고객 입장에서는 다르게 느껴지며 후자가 편안하게 느낀다는 것이다. 고객의 귀에는 같은 액수지만 570만 원과 450만 원이라는 차이만 들어오는 듯하다. 또 다른 방식으로는 같은 액수라도 여러 번으로 나눠서 부담을 적게 느끼도록 만들기도 한다. 조삼모사라 생각이 들지만 손실 회피성을 가진 일반적인 생각을 가진 고객들은 더 작은 금액에 일단 눈이 먼저 가기 마련이다(6-7). 상담 동의율을 높이자면 고객들의 이러한 심리에 대한 깊은 이해가 필수적이다.

보유 효과, Endowment effect

'지름신(shopping spree)'께서 강림하신 후 지나고 나서야 후회하는 일들이 종종 있다. 평소 자기관리가 철저하다는 얘길 듣는 필자도 가끔은 뭔가 소소한 쓸데없는 물건들을 샀다고 집사람에게 잔소리를 듣는 경우가 생긴다. 우리에겐 왜 '지름신'이 강림하는 것일까? 이것을 설명한 사람이 미국 플로리다 대학 출신의 심리학자이며 현재 오스트레일리아 퀸즐랜드 대학교수로 활동 중인 로이 바우마이스터(Roy F. Boumeister)[15] 교수이다.

사람에게 '의지력'이란 것은 제한적이며, 하고 싶은 것을 참는 것은 의지력을 사용하는 일이다. 로이 바우마이스터 교수의 유명한 의지력 실험이 있다. 맛있어 보이는 쿠키와 캔디를 준비한 테이블 앞에 아이들을 두 그룹으로 나눈

후, A 그룹에는 눈앞의 간식을 마음껏 먹고 퍼즐 문제를 풀게 했고, B 그룹에는 간식은 10분간 퍼즐 문제를 풀고 나서 먹도록 지시했다. 별것 아닌 차이 같지만, 퍼즐 문제를 푼 결과는 A 그룹의 아이들이 훨씬 우수했다고 한다. 이 실험에서 얘기하고자 하는 것은 하고 싶은 것을 참느라 제한된 '의지력'을 사용했고, 퍼즐을 푸는 데 사용할 적극적 의지가 부족하게 되었다는 것이다.

로이 바우마이스터 교수의 '자아고갈이론'을 배우고 나니 지름신 강림의 이유가 이해되었다. 평소 바쁜 병원 일에 치이다 보면 말도 안 되는 이야기를 하는 환자들을 종종 바주하게 되는데, 이것에 일일이 호응하고 들어주다 보면 나의 의지력과 에너지도 꽤 많이 소모된다. 이런 크고 작은 스트레스가 누적될수록 좋아 보이는 물건이라면 꼭 필요한 물건인지 깊이 생각하지 않고 쉽게 사게 된다는 얘기다. 물론, 이 시대를 살아가는 많은 현대인들은 스트레스가 많으니 소비를 통한 스트레스 해소 욕구가 클 수밖에 없다. 하지만 지름신 강림 후에 찾아오는 카드값의 스트레스에 후회하는 것도 결국 본인이다. 꽤 큰 결심을 해야 하는 자동차 구매에서 자동차 기업들은 현대인들의 이러한 심리를 활용하여 마케팅에 이용하고 있다.

구매비용이 부담되긴 하나 어느 정도 감당할 수 있다면 추가비용은 일반적으로 크게 신경 쓰지 않는다. 이것을 보유 효과(endowment effect)라고 하는데, 일단 마음속에 '내 것(으로 만들어야겠다)'이란 생각이 들면 나머지 소소한 것들은 별로 신경 쓰지 않고 지름신이 강림하는 현상을 말한다. 예를 들어, 상담하러 들어간 A 자동차 대리점에서는 인기 차종이기에 풀 옵션 사양부터 권한다. 풀 옵션이 7,500만 원이지만 선루프, 에어백, 내비게이션 등 옵션을 제외하면 6,000만 원까지 낮출 수 있다고 설명한다. B 대리점에서는 같은 차종 기본형이 6,000만 원이지만 선루프, 에어백, 내비게이션 등을 옵션으로 선택하면 7,500만 원까지 올라간다. 사실상 두 대리점은 동일한 조건으로 상담하고 있는 것이다. 그러나 신기하게도 계약률은 B 대리점이 더 높다. 이것이 의미하는 것은 구매하려고 마음먹고 찾아온 고객에게 초기 진입가격을 낮춰줄수록 구매 확률을 높일 수 있다는 것이다. 치과계에서도 이러한 방식의 상담을 잘

하는 곳이 저가형 임플란트 치과들이다.

임플란트 치료를 받겠다고 결심한 고객들은 보통 기본 임플란트 가격을 부담스러워하다 보니 임플란트 가격이 저렴하다는 광고에 쉽게 현혹된다(📷 6-8). 저렴한 임플란트 기본 가격을 내세우는 방식은 앞서 얘기한 보유 효과를 노리는 것이다. 일단 기본형이 결정되면 일반적으로 사람들은 골이식, 특수 수술법 등 추가비용에 크게 흔들리지 않음을 이용하는 것이다. 그러나 결국 최종 비용을 보면 결코 저렴하지 않은 곳에서 잘못된 치료를 받고 사후관리도 되지 않은 채 방치되는 환자들에 대한 경각심을 불러일으키는 상반된 의견도 종종 올라온다.[16] 실력보다는 광고만을 이용해 단기적으로 이득을 취하고 결국 사라져 버리기까지 하는, 보유 효과를 올바르지 않게 활용한 사례라 할 수 있겠다.

보유 효과를 위해 '앵커링 효과(닻 내림 효과, Anchoring effect)'와 결합하여 상담 방법을 변형시키는 방법도 있다. '앵커링 효과'란 배가 어느 지점에서 닻을 내린 경우 더 이상 움직이지 못하는 것처럼, 상담에서 보유 효과를 향상시키기 위해 앵커링을 이용하는 상담을 말한다. 흔히 백화점 명품 매장 입구에는 매우 고가의 가격표와 함께 상품이 진열되어 있다. 그곳에 진열되어 있는

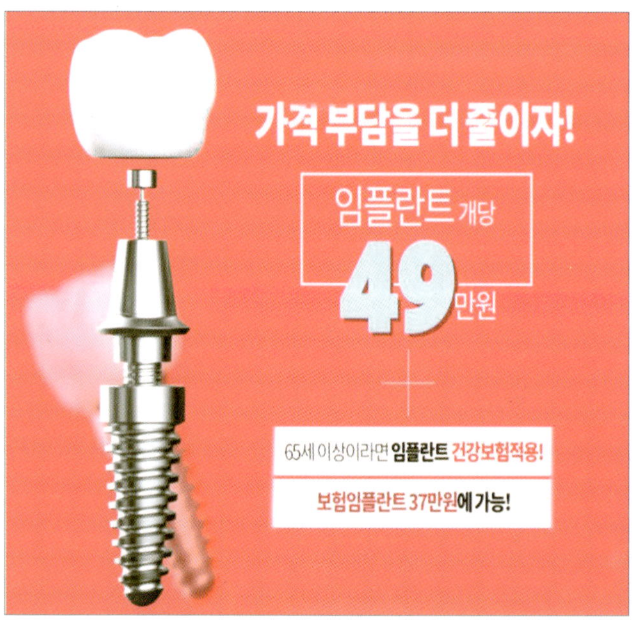
가격 부담을 더 줄이자!
임플란트 개당
49만원
65세 이상이라면 임플란트 건강보험적용!
보험임플란트 37만원에 가능!

📷 6-8. 보유 효과를 이용한 최저가 임플란트 광고.

1,000만 원의 명품 가방을 보면 너무 고가라 눈이 가지 않게 되나, 이후 나타난 200만 원짜리 가방은 적절하다고 느끼고 구매하도록 만드는 심리적 기법을 활용한 것이다.[17] 앞서 치료 방법을 A, B, C안으로 제안하는 것처럼 치료 방식을 선택하는 상황에서는 보유 효과를 향상시키기 위해 두 가지 방식으로 제안할 수 있다.

진료비에 약간 부담을 느끼는 고객은 ABC와 CBA 중 어떤 방식을 선호할까? 이미 진료비가 높다는 브랜드 이미지를 가진 경우엔 ABC(예를 들면 임플란트 수가가 종류별로 150, 130, 100만 원짜리가 있다고 설명하는 방식) 순서로 설명하는 것보다는 CBA(100만 원부터 시작해서 130, 150만 원짜리가 있다고 설명) 순서로 설명하는 것이 낫다. 고객은 첫 번째로 들은 수가에 앵커링 효과가 생겨서 ABC로 소개하는 경우 130, 100만 원짜리는 귀에 잘 들어오지 않는다. 일단 비싸다고 생각하고 귀를 닫아 버리는 것이다. 반면 CBA 순서로 소개를 할 경우 100만 원이라는 임플란트 수가에 앵커링 효과가 생기면 '그 정도면 괜찮네, 설명을 들어보자'는 생각을 하게 된다. 별것 아닌 이러한 상담 방식의 차이로 상담 동의율 차이를 만드는 원인이 되니 반드시 알고 있어야 할 것이다.

JND (Just Noticeable Difference)

코로나로 인한 장기 불황기에 가격을 낮춰서라도 고객을 늘려 보고자 하는 유혹은 항상 있기 마련이다. 그러나 앞장 가격 관리에서도 언급했듯이 치과진료는 가격 탄력적이지 않기에 진료비를 낮춘다고 수요가 그렇게 많이 늘지 않는다. 또한 저가형 임플란트를 표방하는 업체, 덤핑 치과들도 주변에 흔히 있기에 진료비를 인하하는 것은 수요가 늘어날 것이라는 기대와는 달리 병원의 수익성만을 악화시키는 결과를 가져오는 것이 일반적이다. 진료비라는 것을 결정할 때는 여러 가지를 고려해야 하는데, 그중 중요한 개념이 JND (Just Noticeable Difference)이다.

진료비 인상은 고객의 입장에서는 고통이 수반되는 변화이다(📷 6-9). 같은 진료를 받는데 어느 시기부터 비용이 인상된다는 공지가 뜨면 일단 스트레스로 다가온다. 부득이 가격을 인상해야 한다면 고객들의 이러한 심리를 이해하고 잘 활용하여 결정해야 한다. 그림에서 보듯 한두 단계의 변화는 사실 큰 차이를 느끼지 못할 정도이다. 그러니 어차피 고객에게 주어야 할 스트레스라면 가급적 JND 이내에서 작게 인상해야 한다. 그래야 고객도 어쩔 수 없겠거니 하고 이해해 주며, 큰 저항 없이 넘어가고 받아들이게 된다. 중요한 것은 인하는 이와 정반대라는 것이다.

진료비 인하로 추가 고객 유입을 이끌지 못하는 데는 여러 이유가 있다. 우선 비슷한 저가형 콘셉트의 치과가 너무 많다. 큰맘 먹고 마지막이라 생각하고 수가를 인하했는데 그보다 더 저가형의 치과는 계속 또 나온다. 나보다 더 큰 자본의 힘이 있고 그것을 무시할 순 없는 것이 현실이다. 그러한 상황이다 보니 적당히 수가를 내려서는 고객들이 반응해 주지 않는다. 고객들이 보기에 수가 인하가 의미 있게 느껴지려면 JND를 넘어서는 수준의 큰 변화라야 한다는 것이다. 예를 들면 130만 원 책정되었던 임플란트를 99만 원 정도까지는 인하해 줘야 어느 정도 혜택이라고 생각하고 보류하던 고객이 치료 결정을 하게 될 것이다. 그러나 생각해 보면 높은 수준의 실력과 혜택을 표방하며 고가 정책을 가져가던 치과에서 그렇게까지 저가로 갈 이유도 없고, 이미 저가형으로 80만 원 임플란트를 표방하던 곳에서 49만 원까지 내리기엔 운영상 어려움

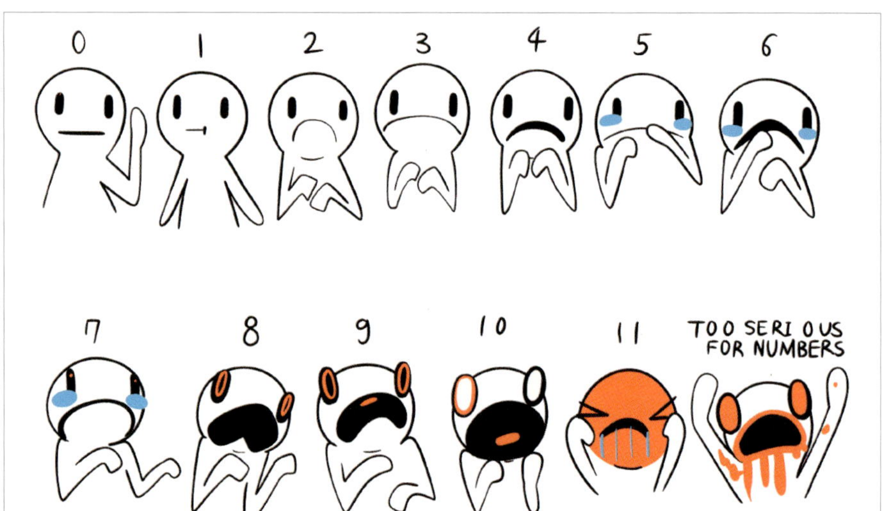

6-9. 통증의 변화를 나타내는 JND.

이 예상되기에 그렇게 결정하기도 쉽지 않다.

진료비 인하를 결정하는 것은 원장 입장에서는 고통이 수반되는 일이다. 같은 일을 하면서, 심지어 더 많이 해야 비슷한 수준의 수익이 발생한다면 장기적으로 할 수 있을까? 임상 경력 30년을 향해 가는 현재 동기들의 소식을 들어보면 예전보다는 일을 점차 줄이고 있다고 한다. 나이 들면서 자녀 교육과 노후 준비 등 여러 가지 돈 쓸 일이 많아지는 현실에서 치과의사로서 일을 통한 수입이 줄어드는 것을 쉽게 받아들일 수 없다. 따라서 평생 의사 생활을 하며 일을 한다고 생각하면 저가형으로 포지셔닝 하는 것은 미래가 보이지 않는 일이다. 실제로 신규 시장 진입을 하는 일부 의사들은 젊을 때 광고 업체를 통해 수년간 반짝 돈을 벌고 빨리 은퇴하여 다른 일을 하겠다는 것이 그들의 트렌드라 한다. 이러한 안타까운 현실은 그들의 윤리 문제도 있겠지만, 해결책이 보이지 않는 현실에 나름의 돌파구라 생각하고 있을 터이다. 이 책에서 소개되는 경영학적 지식들은 젊은 의사들에게 이러한 어려움을 극복할 방안이라 생각하고 제시하는 것이다.

시기 주도, Time pacing

전문직이라 하면 최신의 기술까지 모두 잘 알고 있으리라 생각한다. 그것이 전문가의 모습 아닌가? 안타깝게도 현실은 그러하지 못한 경우가 있고[18] 큰 개선이 되지 않고 있다. 필수 보수교육만 점수 취득을 위해 겨우 채워 받기 위해 연말엔 보수교육 점수를 주는 학회에 많은 등록이 몰리는 현상을 본다. 보수교육이 치과의료의 질을 높이기 위한 수단이라는 의견과 회원들에게 협회에서 교육이란 명목으로 돈장사를 하고 있다는 상반된 의견이 언론에 보도되기도 한다.[19] 논란을 떠나서 의료의 질 향상은 경쟁이 치열한 개원가 현실에서 절대 필요한 부분이다.

디지털 치과로의 전환에서 보듯 우리는 기술 혁신의 시대에 살고 있다. 보철과 인턴, 레지던트를 마친 필자도 새로운 기술이 계속 나오기에 공부는 계속할 수밖에 없으며 그래야 한다. 문제는 기술 혁신의 시대에 살고 있다 보니 그 변화가 더 크게 내 삶에 다가온다는 것이다. 과거 임상을 잘하는 것은 수년간의 경험과 노하우가 중요했고, 그러한 부분은 선배님들을 통해 배우곤 했다. 그러나 디지털 보철이 도입되고, 수많은 교육 자료들이 유튜브에 넘쳐나며, 온라인을 통해서도 충분히 양질의 교육을 받을 수 있는 현실[20]은 더 이상 의료계에도 선배님 병원에서의 도제식 교육이 필요 없는 시대로 바뀌고 있다.

남들은 뛰는데 혼자 걷고 있으면 뒤처지는 것이 당연하다. 걷기라도 하면 그나마 뛰는 사람이 보이는데, 아예 앉아서 움직이지 않는 사람도 있다. 필자의 6년 선배인 한 치과의사는 50대 중반이지만 아직도 임플란트 진료를 하지 않는다. 개원의임에도 임플란트 진료를 안 하고 살 수 있을까 싶은데, 아파트 단지 입주할 때 제일 먼저 생긴 치과라는 브랜드 이미지로 아직 고객은 있으나 점차 어려워지고 있다는 소식이 들린다. 이처럼 전문직에게 안주란 퇴보를 의미한다.

근래 들어 진행 중인 디지털 치과로의 전환은 젊은 의사들에게는 기회이다. 실제로 전문의 수련 과정을 거치지 않고 졸업 후 바로 개원하면서 전체 치과 시스템을 최신 고가의 디지털로 갖춰서 지역에서 경쟁력을 가진 치과 모델도 종종 들려온다. 위기란 '위험한 기회'의 줄임말이라고도 한다.[21] 이러한 디지털 전환에 따른 도재 시스템의 붕괴가 이미 개원을 하여 자리 잡고 있는 선배들의 입장에서는 위기이며, 선배들을 극복하고 자리를 잡아야 하는 후배 의사들의 입장에서는 기회일 것이다. 선배들의 입장에서 위기라 받아들일지, 빨리 더 안정적으로 배우고 변화하여 시스템을 갖추고 좋은 후배 의사들을 교육하는 의사로 자리 잡는 기회로 만들지는 선배의 선택이다. 마인드만 젊고 깨어 있다면 시기를 주도하는 주도권은 아무래도 선배들에게 더 많이 있다. 결국 어떻게 하느냐 하기 나름이다.

현상유지 효과, Status quo effect

코로나로 인한 장기 불황으로 신규 개원의들은 큰 어려움을 호소하고 있다. 과거에도 그랬지만 앞으로도 공급 과잉의 문제가 풀리지 않는 이상 개원 초기의 어려움은 쉽게 개선되지 않을 것이다. 2022년 초 시작된 러시아와 우크라이나 전쟁은 '신냉전시대'를 확정 지었고, 앞으로 이 시대가 계속될 수십 년간 높은 인건비와 고물가로 인한 경기 침체는 개원의 현실을 어둡게 하는 원인이 되고 있다. 이 상황을 극복할 방안은 무엇일까?

기존 환자층이 다져진 지역의 리더 병원들은 코로나 시국에도 경영상 큰 영향을 받지 않는다는 얘기를 듣는다. 치과 문제란 것이 생명을 위협하는 수준은 아니지만, 식생활을 하는 이상 꾸준히 생기는 문제이기 때문에 지속적인 관리가 필요하다. 따라서 신규 고객을 창출하고 끌어오려는 노력도 필요하지만, 앞으로의 고물가 저성장 시대는 기존 환자층이라는 든든한 배경이 없으면 현상 유지는 고사하고 생존을 고민해야 하는 상황이 더 자주 발생할 것이다. 신규 의사들이 마케팅에 의해 유입을 원하는 저가형을 원하는 고객층은 더욱 줄어들 전망이다.[22] 그래서 더욱 중요한 것이 기존 고객(구환)에 대한 개념이다.

신환이 계속 와도 치료받고 떠나가면 의미가 없다. 그래서 신환이 구환으로 머무르도록 늘 체크해야 하는 것이 고객유지율이다.[23] Customer Retention Rate는 전체 내원 고객 중 1년 이상 지속적으로 거래하고 있는 고객의 비율(CR rate = 1년 이상 고객 수 / 전체 내원 고객 수)을 의미한다. 홍보 마케팅을 통해 전국에서 환자를 끌어모으고 있는 강남에서 가장 큰 치과가 있다. 마침 대

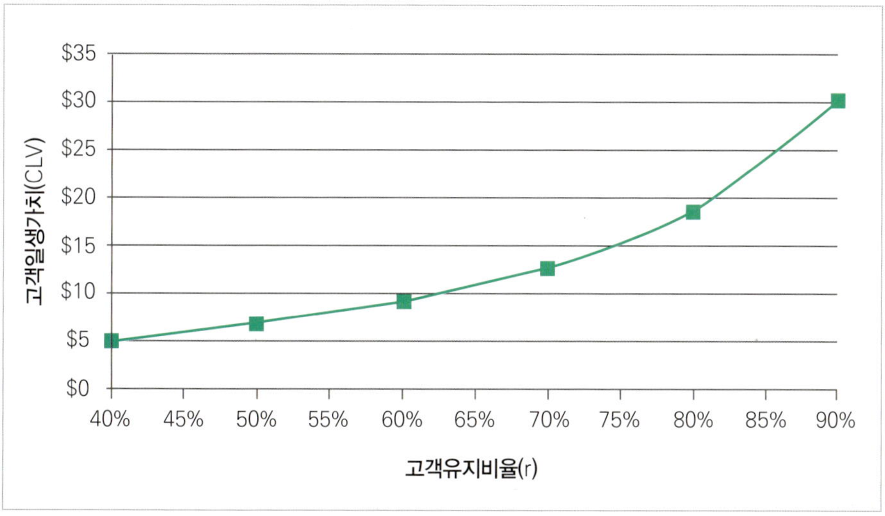

6-10. 고객유지비율 변화에 따른 CLV.

학원 졸업 동기여서 방문하고 내부 사정을 좀 알고 있다. 매달 2억 정도의 마케팅 비용을 써서 많은 환자를 끌어모으고 있으나 대부분 재내원은 안되고 있다는 것이 어려운 점이었다. 이 사례에서 보듯 지속적으로 신환이 유입되어도 그 환자가 계속 유지되지 않고 떠나가기만 한다면 아마도 '밑 빠진 독에 물 붓기'를 하고 있는 느낌이 아닐까 싶다.

시대가 바뀌어도 변하지 않는 사실이 있다. '인간관계는 하루아침에 만들어지지 않는다'는 것이다. 강의 중에 나름 중요한 경영 팁이라고 학생들에게 소개하는 말이 있다. '경쟁 치과에서 쉽게 모방할 수 없는 본인만의 강점을 만들라'는 것이 한 학기 강의 동안 이어지는 큰 강의 주제이다. 무통 마취기 등 장비를 활용한 차별화는 별로 추천하지 않는다. 경쟁 치과에서도 그 장비를 돈 주고 사서 쓰면 더 이상 필자만의 차별화가 아니지 않은가? 학생들에게 전하는, 경쟁 치과에서 쉽게 모방할 수 없는 필자만의 차별화 요소는 바로 '인간관계'이다.

환자와 나(의사)와의 관계, 직원과 나와의 관계는 경쟁 병원에서 쉽게 모방하지 못한다. 잘되는 병원에서 페이닥터를 하면서 본인도 개원하면 쉽게 잘할 수 있을 것이라 생각하고 신규 개원을 시도한다. 그런데 막상 개원을 해 보면 페이 생활을 하면서 보던 모습과는 다른 상황이 펼쳐져서 난감함을 겪는다. 대부분 직원 문제, 신규 고객 유입 문제다. 지근거리에서 쉽게 보던 전 병원 대표 원장과 직원, 환자와의 관계가 내가 하려니 그렇게 안 된다. 이는 시간을 가지고 만들어가는 '인간관계'이기 때문에 그렇다. 특히 고객은 더욱 많은 시간과 경험이 필요하다.

페이닥터(또는 수련의) 생활을 하면서 '모시는 분'에 대해 본능적으로 파악을 하였을 것이다. 이분이 나를 '도구'로 생각하는지, 아니면 '한 사람의 커 가는 의사'로 생각하는지 말이다. 故 김대중 대통령의 치과 주치의셨던 수련의 시절 은사님께서 필자에게 해 주신 인생의 조언 말씀이 있다. "직원들에게 '원장'으로 남지 말고 '스승'으로 남으라"는 말씀이다. 필자의 경험으로도 단순히 월급 주는 상사라 느꼈을 직원들은 떠나갔고, 스승이 되어야겠다는 생각으로 이끌어 주고 교육해 주었던 직원들 중 몇몇이 현재 우리 병원의 핵심 인력이 되어 병원 성장을 이끌어 가고 있다. 사람은 누구나 본능적으로 본인에게 도움이 되는 사람과 해가 되는 사람을 구분하고 거리를 조절한다. 고객도 마찬가지이다.

고객을 단순히 돈으로 보면 고객은 본능적으로 알아보고 떠나간다. 직원들도 마찬가지임을 개원한 원장이라면 잘 알 것이다. 그래서 소위 '수렵형' 진료가 위험하다는 것이다. 수렵형 진료라면 일단 병원을 찾아온 환자를 구석구석 털어서 모든 진료를 받도록 상담한 후 저렴하게 해 주겠다고 유혹하여 진료를 하게 하는 방식을 말한다. 이런 방식의 상담을 받고 얼떨결에 치료를 받은 환자들은 나중에 후회하게 되고, 다시 찾을 일도 별로 없게 된다. 코로나 시기와 같은 불경기가 지속될 경우 계속 수렵할 환자가 공급되지 않는 한 병원 경영도 어렵게 된다. 해결 방안은 '씨를 뿌리고 거두는 마음'을 가지는 것이다(📷 6-11).

고객은 자신을 잘 알고 관리해 줄 수 있는 '주치의'를 원한다. 경제적 사정도 잘 알고, 집안 상황상 돈 들어갈 일이 많은 시기까지도 고려해서 꼭 필요한 치료만 권해 주는 가족 주치의를 기대하는 것이다. 그런 주치의가 되기 위해서는 '경작형' 진료 콘셉트가 필요하다. 당장 이달 말 매출이 걱정되더라도 응급이 아니고 환자도 크게 불편하지 않으면 지켜보고 관리하자는 제안, 치료할 것이 꽤 많은 신환이 왔더라도 환자의 상황에 따라 A, B, C안을 제안하고 환

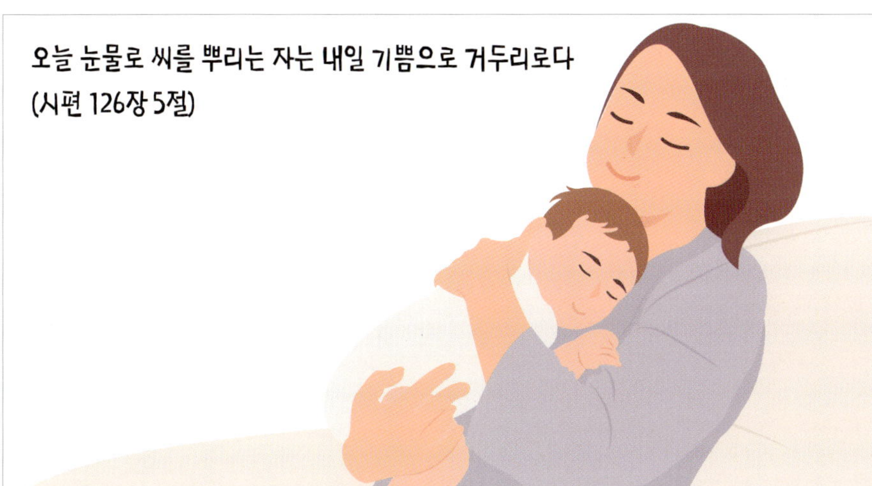
오늘 눈물로 씨를 뿌리는 자는 내일 기쁨으로 거두리로다
(시편 126장 5절)

📷 6-11. 필자가 항상 새기는 시편 말씀. 씨를 뿌려야 거둘 것이 있는 것이 인생이다.

자에게 선택할 수 있도록 객관적인 정보를 제공할 수 있는 마인드가 필요한 것이다. 고작 한두 달 운영하고 병원 문을 닫을 것은 아니지 않은가.

경작형 진료 콘셉트, 주치의 콘셉트로 병원을 운영하면 구환이 늘어난다. 물론 이것은 수년간의 시간이 필요한 과정이고 힘든 시기가 있을 것이다. 그러나 많은 신규 개원의들이 이 과정을 건너뛰려 무리수를 두는 모습에 안타까운 마음이다. 물론 시간을 단축시킬 수는 있겠으나 절대적으로 시간이 필요한 '인간관계'라는 결과물은 욕심낸다고 얻을 수 있는 문제는 아니다. 고객에게 길게 보고 평생을 함께할 치과 주치의라는 마인드로, 오랜 친구처럼 남겠다는 마인드를 가지면 점차 구환이 늘어가며 병원이 안정되는 모습을 발견할 것이라 확신한다. 관련하여 마인드를 변화하도록 다음의 칼럼을 소개한다.

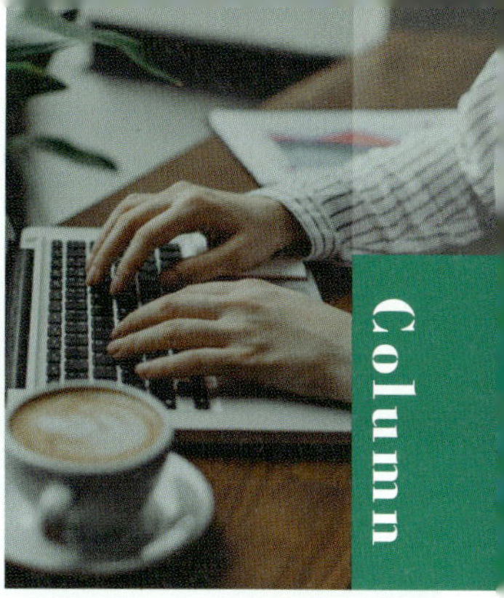

서비스 수요관리(Demand Management)

* 수렵형에서 경작형으로 전환하라.

치과에서 제공하는 의료라는 상품은 서비스입니다. '서비스'라 하면 조금 부정적으로 받아들이는 경우도 있습니다만, 의료는 본질적으로 서비스의 특성을 가지고 있습니다. 서비스의 특성이라 하면, 무형성(intangibility; 보이거나 만질 수 있는 형태가 없음), 이질성(heterogeneity; 제공자의 상황에 따라 서비스의 품질이 달라질 수 있음), 비분리성(inseparability; 생산과 소비가 동시에 이루어짐), 그리고 소멸성(perishablity; 생산과 동시에 소비되지 않은 서비스는 소멸됨) 등을 말합니다.

의료 서비스는 동시성과 소멸성을 가지기에 불리합니다. 일반 공산품처럼 생산해 놓고 재고로 보관할 수가 없다는 것이지요. 이것은 치과 경영에서도 문제점을 낳습니다. 환자가 얼마나 방문해 줄지 모르는 상황에서 병원의 크기를 결정해야 한다는 것이지요. 일단 병원을 열어 놓으면 환자가 항상 넘치던 시대는 이미 지났다고 느끼고 계시죠? 이 상황에서 우리는 병원 운영을 위해 유닛체어 수를 결정하고 직원을 채용해 놓습니다. 적당하다 생각하는 운영 규모로 말이지요. 그러다 보니 현실에서는 환자가 몰리는 시간엔 바쁘고 나머지 시간은 한가하다는 문제가 있습니다.

수요와 공급은 항상 일치하기 어렵습니다. 개원 초반엔 최소로 운영하자고 계획하여 작게 시작했는데 환자가 늘어서 대기시간이 길어지고 제대로 서비스를 하지 못하면 찾아온 환자가 불만족하고 떠나가는 일이 발생합니다. 반면 환자가 많을 것을 예상해 시설, 장비, 인력에 많은 투자를 해 놓았는데 매출이 나오지 않으면 계속 유지가 곤란해집니다. 사실 요즘 같은 불경기에는 공급보다는 수요에 대한 관리가 더욱 절실합니다. 따라서 오늘은 수요관리를 위한 방법으로 예약제, 재고화 등에 관해 말씀드리려 합니다.

일반적으로 사용하는 방법은 예약제입니다. 당연히 하고 있는 일이지만 예약 관리 효율을 높이기 위해 몇 가지 챙길 것이 있습니다. 우선, 예약은 고객이 아닌 저희가 편한 시간에 잡는 것이 기본입니다. 고객이 선택하는 것은 저희가 편한 시간 중 선택이지, 일반적으로 선호하는 시간을 선택하도록 하면 몰리는 것은 해결이 안 됩니다. 기왕이면 우리 병원의 혼잡 시간에 대한 정보를 관리하여 한가한 시간대로 예약을 유도하면 좋겠지요. 그리고 예약 부도율이 높은 고객에 대한 관리는 필수입니다. 잘 지키시는 분은 가능한 한가한 시간대에, 부도율이 높은 분은 혼잡한 시간대에 잡아 드리는 것이 기본적 관리입니다.

서비스 재고화도 수요관리를 위해 반드시 생각해야 할 부분입니다. 일반적인 치과에서는 환자가 오면 시작하도록 강권합니다. 일단 환자가 오면 치료 상담과 계획에 따른 치료를 모두 진행하도록, 그러려니 비용 조정을 해서라도 시작하도록 권유하는 거죠. 그러다 요즘처럼 코로나 등의 변수로 경기가 나빠져 전반적 수요가 줄면 매출도 줄어드는 것이지요. 병원이 한가한 모습을 보면서 속 썩고 있는 것은 원장님뿐인 듯, 휴대폰만 들여다보고 있는 직원들을 보며 한숨 쉬기도 합니다.

이것을 극복하는 방법은 서비스를 재고화하는 것입니다. 즉, 초진 때 모든 치료를 한꺼번에 다 진행하지 않는 것입니다. 환자분께 적정한 치료만 권유하고 급하지 않은 것은 재고화하여 남겨 두는 것이지요. 당장은 매출이 늘지 않을 수 있지만 장기적으로 볼 때 고객이 떠나가지 않고 쌓이면 경기와 상관없이 언제든 고객은 치료를 받기 위해 내원하므로 꾸준히 고객이 끊이지 않는 병원이 만들어집니다. 원장님께선 당장 나가야 하는 지출이 있으니 목표 매출이 있을 테고 그러니 마음이 급해지는 것은 극복해야 할 문제이긴 합니다.

당장은 힘들지만 서비스 재고화의 중요한 장점은 '신뢰'입니다. 비즈니스 관계에서 신뢰는 관계를 지속시키기 위한 필수 요건입니다. 대부분의 병원은 소위 '견적'이라는 것만 제시하여 고객을 사람이 아닌 '돈'으로 취급되는 느낌을 받게 합니다. 적정한 치료만 권유하는 의사를 만난 고객은 믿을 만한 주치의로 삼겠다는 신뢰를 보내줄 것이고, 의사는 고객이 떠나가지 않을 것이라는 신뢰를 얻게 된다는 것이지요.

씨를 뿌려야 거둘 것이 있겠지요? 임상 현장에서는 씨 뿌리는 수고는 생략하고 수확만을 기대하는 경우가 많은 듯합니다. 당장은 힘들더라도 경작형 진료의 마인드를 가지고 꾸준히 고객과 관계의 씨앗을 뿌리는 것이 중요합니다. 이것이 바탕이 되어야 결국 꾸준한 성장과 큰 수확이라는 열매를 기대할 수 있다는 것을 20년째 임상 개원 현장에 있으면서 절실히 느끼고 있습니다. 궁금한 것은 https://blog.naver.com/dentmast 아시지요?

최종제안게임, Ultimatum game

해마다 뜨거운 여름을 보낼 즈음이면 최저시급이 얼마로 결정되는지가 큰 이슈다. 가급적 적게 주고 고용하고 싶은 사용자와 가능한 한 많이 받으려는 노동자의 줄다리기는 타협점을 찾기가 어렵다(6-12). 그래서 제3자인 공익위원들이 함께하는 최저임금위원회가 열리나 노사는 항상 입장 차이를 보이며, 공익위원회가 제안한 것에 표결을 하여 결정되는 일이 일상적이다. 2023년 최저시급은 9,620원으로 월 환산액이 200만 원을 돌파하였으며, 전년도 9,160원에 비해 5% 인상되었다.[24]

협상할 일들은 늘 생기며, 문제는 어떻게 서로 윈윈하는 방법을 찾느냐이다. 최저시급 결정과 같이 이해당사자가 둘이 만나서 절충안을 찾는 것은 대단히 어려운 일이다. 앞서 살펴보았듯 사람들은 일반적으로 손해 보는 일을 끔찍이도 싫어하기 때문이다. 이 상황에서 이기는 협상을 하고자 설득의 심리학, 협상의 법칙 등 여러 대중적인 협상학 관련 서적도 인기를 끌었다(6-13). 핵심은 협상 대상인 상대방이 많은 것을 받았다고 느끼도록 하여 본인이 취할 것을 취하도록 하라는 얘기다. 좀 더 근원적인 얘기는 생각보다 간단한 게임에서 비롯된 것이었다.

임상에서 진료비 상담은 최종제안게임과 같은 상황이 전개된다. 최종제안게임의 내용은 6-14와 같다. 이 상황에서 제안자는 상담자이며, 수락자는 환자라 생각하면 쉽게 이해될 것이다. 규칙처럼 제안자는 받은 돈을 어떻게 분배할 것인지(진료를 통해 어떤 혜택을 줄 것인지)를 결정하며, 수락자는 그 제안을 받고 안 받고(진료 혜택이 본인이 내야 할 진료비용의 부담과 비교하여 판단)를 결정한다. 제안을 받아들이면 병원은 수입을 얻고, 환자는 좋은 진료 혜택을 받는다. 그러나 환자가 생각하기에 부담에 비해 받는 게 적다 느끼면 떠나가고 그러면 서로 얻는 것이 아무것도 없는 최종제안게임과 같은 상황이다.

이 게임(진료비 상담)에서 중요한 것은 서로 윈윈하는 것이다. 평균적으로 제안자들은 45%를 제안한다고 한다. 본인이 조금 더 이득을 보는 제안이다. 반면 자본주의적 사고로 문명화된 지역(돈을 아는, 욕심이 있는)의 제안자들은 평

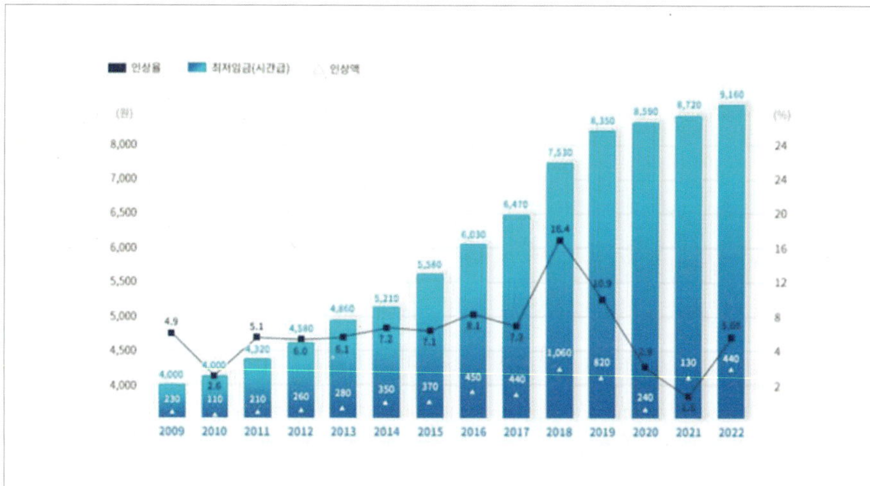

2009~2022년 최저임금 인상 추이. 2023년 최저시급은 9620원으로 5.0% 인상 예상(출처 : 최저임금위원회)

6-12. 최저시급 인상 추이. 2023년도는 9,620원으로 최종 결정되었다.

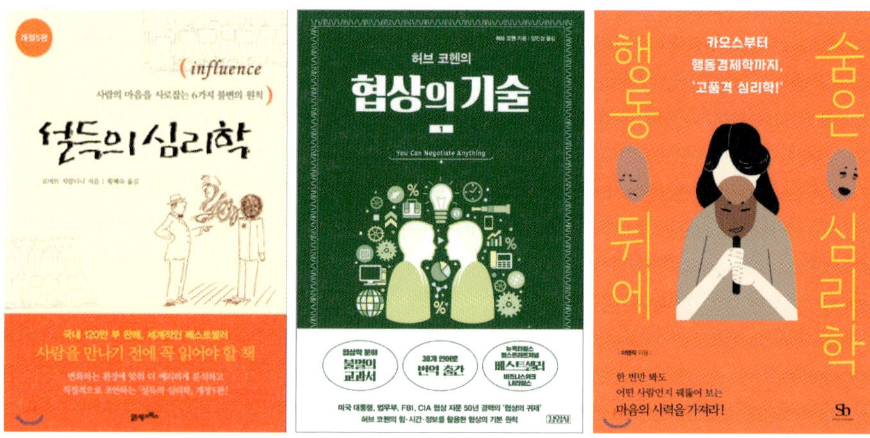

6-13. 설득과 협상을 위한 심리를 논한 베스트셀러 서적들.

균 26%를 제안한다고 한다. 이 상황은 앞서 언급한 최저시급위원회의 사람들에게서 볼 수 있을 듯하다. 합의가 당연히 안되고 제안은 깨진다. 이 게임에서는 공정성과 상호교환의 문제가 발생하는 것이다. 수락자가 받아들이기에 공정해야 하고 서로 주고받는 것이 합당해야 하는 것이다.

심리적으로 공정하지 않더라도 상호교환이 이루어지도록 하는 방안은 몇 가지 방법이 있다.[25] 우선, 독점 공급자인 경우이다. 즉, 지역에 병원이 나밖에 없어서 차선책이 없을 때 고객은 비용과 상관없이 제안을 받아들인다. 그러나 이것은 요즘 같은 현실에 불가능한 전략이다. 또 다른 방법으로는 제안자가 수락자보다 훨씬 뛰어난 사람이라고 생각하는 경우이다. 이러한 모습은 대학병원에서 교수님에게 특진을 받는 경우 흔히 볼 수 있다. 대학병원까지 갔는데 거기서 제안을 받아들이지 않으면 더 이상 갈 곳이 없는 것이다. 이러한 상황은 좀 특수하니 일반화하긴 어렵고 일반적인 개원 임상 현장에서는 어떻게 해야 할까?

임상에서 사용할 수 있는, 게임에서 우위를 점하는 방법은 '권위'를 보여주는 것이다. 대학병원 교수는 아니더라도 대학에서 근무, 전문의, 석박사 학위, 외국 유학, 각종 연수회 경력 등을 전시하여 고객에게 신뢰와 권위를 보여주는 것은 이 게임에서 제안자가 뛰어나다고 느끼도록 하는 전략이다. 실제 고객들은 대학병원에서는 시키는 대로 말없이 다 하는데, 개인 의원으로 오면 꼭 해야 하는 것이냐고 일일이 다 따지고 비용에 대해 자꾸 조정을 요구하는 경향이 있다. 이는 원장의 전문의 취득, 유학, 박사 학위 등 높은 커리어, 다수의 전문의 원장, 병원 규모 등을 통해 고객에게 '권위(믿을 만한 분)'라는 이미지를 전달하며 극복할 수 있다.

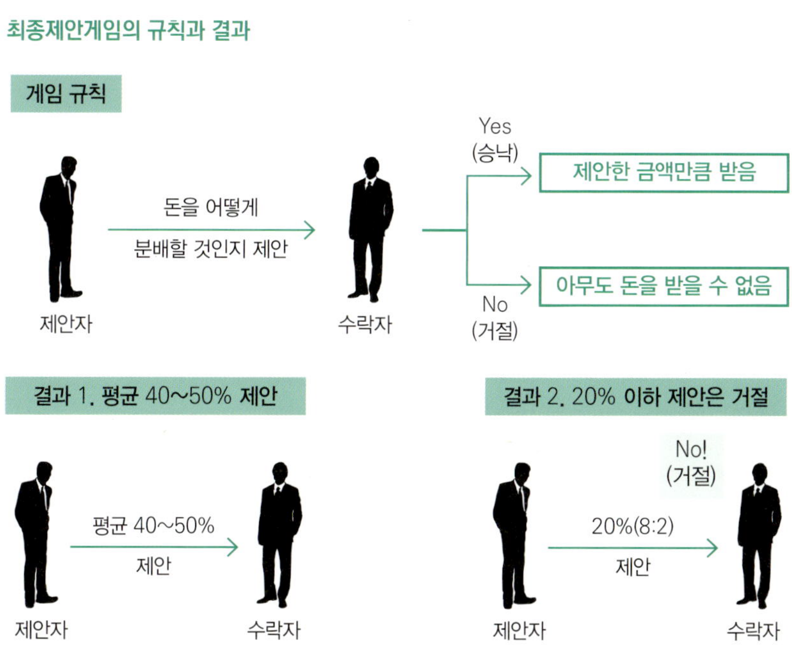

6-14. 최종제안게임의 규칙과 결과(참고: 곽준식. 브랜드, 행동경제학을 만나다. 2012. p.300).

같은 제안이라도 고객이 느끼기에 많은 혜택을 받았다고 생각하도록 만드는 것도 좋은 방법이다. 예를 들면 임플란트를 여럿 하느라 치료비 상담을 받아 보니 2,000만 원이 나왔다고 하자. 이 경우 최대 조정률(15%)을 적용해 주면 1,700만 원까지 조정이 가능하다. 병원 입장에서는 꽤 많이 조정해 주었다고 생각하지만 환자는 그래도 부담되는 금액이다. 같은 얘기라도 2,000만 원 진료비를 통해 저렴한 치료 방법보다 어떻게 훨씬 더 좋아지는지를 설명해야 한다. 또한 지인 소개 5%, 현금 지불 5%, 일시납 5% 등 드릴 수 있는 혜택을 모두 드려서 '300만 원'의 조정을 받으셨다는 것을 강조해 드리는 것이 낫다. 앞서 언급한 쾌락적 편집은 여기에도 적용된다.

6장을 마치며 확인할 것들…

- Peak end effect를 활용한 마취, 타협 효과(compromise effect)를 이용한 치료 방법 제안에 대해 설명해 보자.
- 인근 병원에서 저렴한 진료비를 설명받고 그 가격에 해달라는 환자분을 상담할 방법은 무엇일까? 이것을 극복하도록 확증편향을 깨는 방법, 프레이밍 효과를 어떻게 활용할까?
- 본인의 병원에서 활용하고 있는 쾌락적 편집 사례를 말해 보라.
- 진료 수가를 인하, 인상할 때 고려할 JND를 설명해 보라. 최근 진료 수가에 고민하고 있다면 결론은 인상 vs 인하 중 어느 쪽인가?
- 시기 주도를 위해 본인이 현재 노력하고 있는 분야를 설명해 보라.
- 본인의 병원은 신환 유치가 더 중요하다고 생각하는가? 지난 1년간의 고객 유지율을 계산해 보자.
- 최종제안게임의 제안자 입장에서 현재 본인의 병원에서 가졌거나 준비하고 있는 것들을 정리해 보자.

참고문헌

1. 잼미난블로그. 아담스미스 국부론 보이지 않는 손 (보이는 손). 소소한 이야기를 풀어나가는 공간. 2021. 6. 18. https://fasmous.tistory.com/49
2. 대니얼 카너먼. 생각에 관한 생각. 이창신. 김영사; 2018.
3. 좋은사람 차선생. [인지심리학/교육심리 적용]인지적 구두쇠, 휴리스틱스 :: 우리는 충분히 생각하면서 살고 있을까?. 오늘도 빛나는 교실. 2022.8.30. https://blog.naver.com/cyk4107/222862326716
4. 민준기. (2007년, 4월 20일). [알기 쉬운 경제이야기] 디마케팅(Demarketing)이란 무엇인가. 제주일보. https://n.news.naver.com/mnews/article/084/0000069201?sid=102
5. 14살에 시작하는 처음 심리학, "휴리스틱", NAVER 지식백과, https://terms.naver.com/entry.naver?docId=4351307&cid=47336&categoryId=47336
6. 나무위키, "확증 편향", https://namu.wiki/w/%ED%99%95%EC%A6%9D%20%ED%8E%B8%ED%96%A5
7. 시선뉴스 YouTube. "[TV지식용어] 같은 상황 다른 질문, 결과가 다른 이유 '틀짜기 효과' / 박진아 아나운서." 2018. 11. 13. 동영상. 3:49. https://www.youtube.com/watch?v=1HldqN-g028
8. 상식으로 보는 세상의 법칙 : 경제편, "틀짜기 효과", NAVER 지식백과, https://terms.naver.com/entry.naver?docId=3404702&cid=58393&categoryId=58393
9. 임성준 등. 제품 구매 예상 시점과 제품군 분류에 따른 효과적인 광고 메시지: 시기추론이론을 중심으로. 한국심리학회지 2009;10(2):321-36.
10. 한국소비자원. 단기 렌터카 이용 실태조사. 2021. p. 15
11. 숏박스. "경차사러 갔다가 람보르기니 산 썰." 2021. 12. 18. 동영상. 3:40. https://www.youtube.com/watch?v=u1npU_pnDdE
12. MS Howe, W Keys, D Richards. Long-term (10-year) dental implant survival: A systematic review and sensitivity meta-analysis. J Dent 2019;84:9-21.
13. 김지연. (2017년, 12월 7일). 휴대전화 요금, 국내 사용자들은 평균 얼마씩 낼까?. 앱스토리. https://news.appstory.co.kr/rank10297
14. 최병일. (2020년, 1월 3일). 전망이론 - 무모한 선택을 하는 사람들. 매경프리미엄. https://www.mk.co.kr/premium/special-report/view/2020/01/27470/
15. 예스24 작가파일, "로이 F. 바우마이스터(Roy F. Baumeister)", 예스 24, https://www.yes24.com/24/AuthorFile/Author/147737
16. D Duck. 임플란트 전국 최저가 광고속에 숨겨진 진실. 디지털진료 1번지-디덕 치과의사가 직접 포스팅합니다. 2022.9.27. https://blog.naver.com/yscentum7528/222885353515
17. About 경제. 앵커링 효과, 내가 한 선택에 숨어 있었던 그것!. 삼성자산운용 블로그. 2014.07.03. https://samsungfundblog.com/archives/31478
18. 신제원. 치과의사 보수교육 발전을 위한 실행방안. 대한치과의사협회지. 2009;47(12):790-6
19. 뉴시스. (2013년, 11월 19일). 치과 보수교육 차등 적용 '논란'…치과협회·보건당국 '모르쇠'. JTBC 뉴스. https://news.jtbc.co.kr/article/article.aspx?news_id=NB10379100
20. 덴탈빈. https://www.dentalbean.com/
21. 김수관. (2018년, 11월 23일). 건강칼럼- 위기는 위험한 기회라는 또 다른 이름. 무등일보. http://www.mdilbo.com/detail/AjBTxA/556283
22. 임성빈. (2022년, 6월 10일). 고물가에 소비 양극화, 백화점 잘나가고 마트는 울상. 중앙일보. https://www.joongang.co.kr/article/25078057#home
23. 프레더릭 F.라이히헬드. 로열티 경영. 조은정, 김형중. 세종서적; 2002.
24. 김희선. (2022년, 6월 30일). 2023년 최저시급은 9,620원...인상률은 5.0%. 내외뉴스통신. http://www.nbnnews.co.kr/news/articleView.html?idxno=685855
25. 곽준식. 브랜드, 행동경제학을 만나다. 갈매나무; 2012.

CHAPTER 07

경쟁 전략, Competitive Strategy

경쟁 전략, 전략의 부재로 대부분의 경우 저수가 경쟁 중

세계 경제의 호황을 이끌어 왔던 세계화(globalization)의 시대는 2022년 초 발생한 우크라이나와 러시아의 전쟁을 계기로 신냉전 시대로 전환되었다.[1] 이 시대 전환의 의미는 그동안의 저물가, 저금리, 물질적 풍요의 시대가 끝났음을 의미한다(📷 7-1).[2] 이미 2020년 초 시작된 코로나19로 인해 우리는 경기의 하강, 저성장 시대를 경험하고 있다. 1장에서 언급했듯 공급 과잉의 시대를 살고 있는 것이다. 저성장, 고물가 시대와 치과의사 공급 과잉이 점차 누적되면서 과도한 경쟁으로 인해 저수가를 전략으로 하는 병의원들이 늘고 있다.

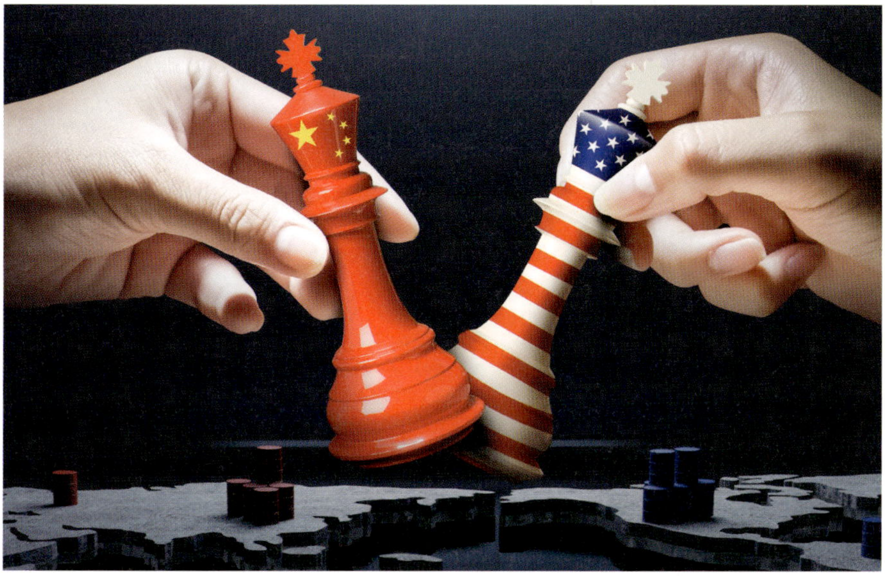

7-1. 미국과 중국의 패권 전쟁으로 유발된 신냉전 시대.

'좋은데 쉬운 게 어디 있어?'라는 말은 진리다. 주위에 그런 것이 있으면 알려 달라. 퇴직금을 모아 창업한 치킨집이 좀 잘된다 싶으면 6개월 안에 경쟁업체가 6개가 생긴다는 얘기가 일반적인 상황이다.[3] 개원지역에 덤핑 치과가 생겨서 돈 좀 벌었다 싶으면 그러한 덤핑 치과가 계속 생기는 것을 보고 있으리라. 이미 그 상황이라면 거기가 바로 '레드오션(경쟁이 심한 격전지)'이다. 누구나 좋아 보이고, 진입 장벽이 높지 않다면 과도한 경쟁은 이미 예상되는 일이다. 다들 잘 알고 있듯 2022년 말 현재 대한민국 의료시장은 무한 경쟁, 저수가 난무, 버티기 등 경쟁이 치열한 경쟁 상황이다.

경영학을 공부했던 이유는 이러한 과도한 경쟁 상황에 있었다. 7~80년대 고도의 경제 성장 시기에는 생산이 수요를 따라가지 못했기에 개원도 시작만 하면 쉽게 안정되고 경제적으로도 여유 있을 수 있던 시기였다. 그러나 1992년 3월, 11번째로 강릉원주대학교 치과대학이 개설된[4] 이래 지금은 거의 사라졌지만 외국 대학 출신 포함 매년 1,000명 가까운 치과의사가 배출되면서 치과의사 인력 과잉은 이미 예견된 상황이었다. 이러한 경쟁 상황임에도 학부 과정에서는 경영 교육의 필요성에 대해 이제 눈을 뜨고 있는 정도이다. 그러다 보니 최소한의 경영지식도 갖추지 못한 채 임상현장에서 경영자 역할을 맡아야 하는 실정이다.

공급이 점차 늘어나는 무한 경쟁 속 개원가에서 살아남기란 쉬운 일이 아니다. 이제 막 치과대학을 졸업한 젊은 치과의사들의 선택지는 크게 두 가지 정도이다. 대학병원에 남아 수련의로 전문의 과정을 거치거나 적어도 몇 년간은 페이닥터 생활을 하면서 임상 실력을 늘려가고 연수회를 통한 교육이나 대학의 석박사 학위 과정 등 경력을 더 쌓아가야 하는 과정이 필요하다. 부득이 개인적인 사정으로 졸업하자마자 개원을 하는 경우 저수가 이외에는 특별히 내세울 강점이 없기 때문에 대부분의 경우 저가형 마케팅이라는 일반적인 길을 선택한다. 오늘날의 저수가 경쟁 상황은 이 같은 전략으로 개원하는 치과가 늘어난 것이 큰 원인일 것이다. 시대적 흐름의 변화를 좀 더 깊이 살펴보자.

병의원 경영자가 선택할 수 있는 기본적인 경쟁 전략의 유형은 크게 3가지이다.[5] 이는 시대적인 경쟁의 흐름과도 연관되어 있는데, 과거 80년대 전후 공급이 부족했던 시기에는 '품질(진료의 질)'만 어느 정도 이상 갖추면 안정된 병원을 운영하는 데 문제가 되지 않았다. 이후 경쟁이 심해지다 보니 품질의 상향 평준화가 나타나고 그것만으로는 고객의 선택을 받기가 어려워졌다. 그래서 최근까지도 '가격(진료비용)'이 고객을 유치하는 무기가 되었던 것이 사실이다. 앞으로 경쟁 우위를 위해 노력할 방향은 그래서 '개별화(목표 고객 맞춤 서비스)'가 되어야 한다고 본다(7-2).

서비스 품질을 최고로 가져가서 고객에게 인정받겠다는 차별화 전략은 크게

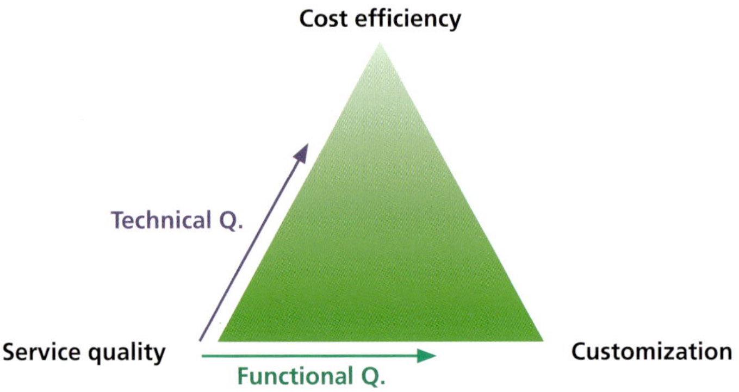

7-2. 전략적 포지셔닝 맵.

■ 7-1. 제공 서비스의 복잡성과 고객 요구의 다양성에 따른 경쟁 전략

		복잡성	
		높다	낮다
다양성	높다	개별화 전략	기능적 서비스 품질 전략
	낮다	기술적 서비스 품질 전략	원가 효율성 전략

두 가지 방향으로 나뉜다. 그림에서 보듯 기술적(technical) 품질과 기능적(functional) 품질을 추구하는 두 가지 방향이다. 기술적 품질 우위 전략은 대학병원에서 보듯 최고의 진료 기술을 추구하며 그것으로 고객에게 인정받는 것을 말한다. 개원가에서도 기술적 품질 우위 전략을 추구하는 분들이 계시는데, 예를 들면 임플란트나 수면치료 등 분야에서 소위 '고수'로 인정받아 고가의 진료비로 소수만 진료하시는 분들이 이에 해당한다. 반면 기능적 품질 우위 전략은 의료의 질은 일정 수준 이상 제공하면서도 편안함, 친절함, 신속함 등 대학병원에서 기대하지 못하는 서비스를 제공하면서 차별화하는 전략을 말한다.

기본적인 경쟁 전략을 선택하는 것은 본인의 개원 상황에 맞춰야 할 것이다. 그 가이드라인을 제시해 주는 것이 ■ 7-1이다. 제공하는 진료 서비스의 복잡성과 고객 요구의 다양성에 따라 전략적 포지셔닝을 4가지로 분류한 것이다. 일반적인 신규 개원의의 경우 제공할 수 있는 진료 서비스가 다양하지 않고(낮은 복잡성), 찾아오는 고객 또한 기대치가 높지 않은 상황(낮은 다양성)이니 부득이 원가 효율성 전략을 선택할 수밖에 없다. 그러나 경쟁이 치열한 시장에서 저가형의 원가 효율성 전략은 투입하는 에너지에 비해 수익성도 낮다. 즉, 박리다매가 전제되어야만 가능한 전략이다. 그렇다면 우리는 어떻게 이러한 저수가 경쟁의 시장에서 탈출하여 독자적인 경쟁력을 갖출 수 있을까?

저가형 경쟁에서 벗어나는 방법은 세 가지 방향이 있다. 가장 전통적인 방

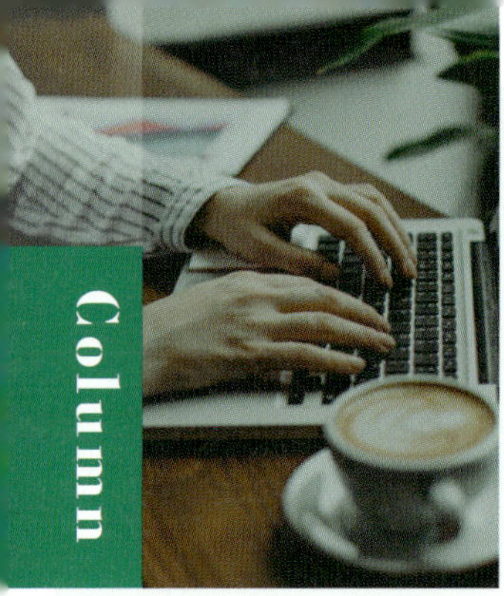

전략적 포지셔닝(Strategic Positioning)

* 치과시장의 과거, 현재, 미래?

원장님 병원의 목표 시장과 포지셔닝을 결정해 보셨는지요? 사실 내 눈에 좋아 보이는 시장은 다른 사람들 눈에도 좋기 때문에 경쟁이 심하지 않은 시장을 찾아내는 일은 결코 쉽지 않습니다. 다행히 그런 시장을 찾아 선점했어도 지속적으로 경쟁 병원들이 진입해 오니 지키는 것조차도 쉽지 않은 일입니다. 오늘은 전략적 포지셔닝의 개념으로 치과계의 과거, 현재, 미래를 이야기해 보고자 합니다.

전략적 포지셔닝이란 STP 전략에서 포지셔닝을 확실히 하기 위한 방법은 크게 세 가지가 있다는 것입니다. 이 전략적 포지셔닝은 기술우위(service quality) 전략, 비용우위(cost efficiency) 전략, 개별화(customization) 전략으로 구성됩니다. 저는 이것을 보면서 치과시장의 과거, 현재, 미래가 그 안에 있다는 것을 발견하게 되었습니다.

대략 1990년대 이전까지는 '기술우위전략'이 통하는 시대였습니다. 치과의사의 공급이 적은 시대이기에 개원의에게 필요한 것은 단지 '면허증'이었지요. 특별한 문제가 없는 한 개원하면 재정적으로 어려움이 없던 시기였고 경영이란 것이 특별히 필요 없던 시대였습니다. 경영 강의를 많이 하시는 정기춘 원장님의 표현에 따르면 '경합의 시대'라 하여 치과들은 고만고만하고 적당히 파이를 나누어 먹기에도 부족함이 없던 시대였습니다.

과거 기술우위전략의 시대에 의사들은 '경력'만 있으면 병원 경영에 문제가 없었습니다. 과거에는 전문의 수련 과정을 받은 분들이 흔치 않았던 이유이죠. 의사의 경력과 실력만 있으면 불친절하고 권위적이어도 환자가 병원을 찾아 줄을 서서 기다리는 것이 일반적인 모습이었습니다. 그러나 이 시대는 치과대학이 여럿 개설되는 8~90년대를 거치며 끝나게 됩니다.

1990년대 들어서면서 치과의사들이 많아져 '경쟁의 시대'에 들어서게 됩니다. 1992년 예치과 네트워크를 시작으로 개원가에도 경영 개념을 도입하는 병원들이 생겨나고 임플란트 시장의 성장과 함께 대형화되기 시작합니다. 초기에는 네트워크 병원 중심의 기술

우위를 바탕으로 대량 구매를 통한 비용 절감, 대량 생산의 효율성을 추구하였습니다. 그러나 경쟁이 격화되자 윤리마저 사라지고 극단을 향해 달려간 결과가 바로 2000년경부터 나타나기 시작한 저가형 덤핑 치과들입니다.

이들이 추구하는 전략이 바로 비용우위전략입니다. 치과 산업의 특성상 적용해서는 안 될 이 전략을 사용하는 비윤리적 덤핑 치과들의 등장과 함께 많은 부작용이 나타났습니다. 수가는 파괴되고 수익성은 저하되었으며 치과의사에 대한 국민적 신뢰도 함께 추락했습니다. 현재 이 시대의 정점이 거의 끝나가고 있다는 것이 저의 개인적 느낌입니다.

이 절망적 시대를 극복할 미래 전략은 무엇일까요? 저는 개별화 전략에 그 길이 있다고 확신합니다. 이 전략을 적용하자면 좀 더 환자 중심으로, 지역 밀착형 치과로 승부를 거는 활동을 해야 한다는 것이지요. 현재 마케팅으로 중무장한 상업형 치과들을 극복할 수 있는 미래 방안을 찾고 있으신가요? 치과는 특성상 '접근성'의 문제를 극복하기가 쉽지 않습니다. 여러 번 방문하기엔 멀리 있는 상업형 치과가 부담된다는 것이지요.

우리 지역 환자들이 상업형 치과를 찾을 이유를 없애는 것이 개별화 전략입니다. '믿을 만한' 치과를 만들면 되는 것이지요. 권위적인 의사, 설명 없는 일방적 진료, 과잉진료 등 과거 시대의 부정적 모습을 신뢰로 바꿔주면 동네 환자가 그 먼 곳을 다닐 필요가 없어지죠. 원장님 지역 환자들이 진정으로 원하는 것이 무엇인지는 원장님이 가장 잘 아실 겁니다. 그 부족한 틈새를 원장님께서 '먼저' 채워주신다면 충분히 경쟁력 있는 지역 치과를 만들 수 있다고 생각합니다. 다음 주에는 개별화 전략에 대한 구체적 이야기를 해보도록 하지요.

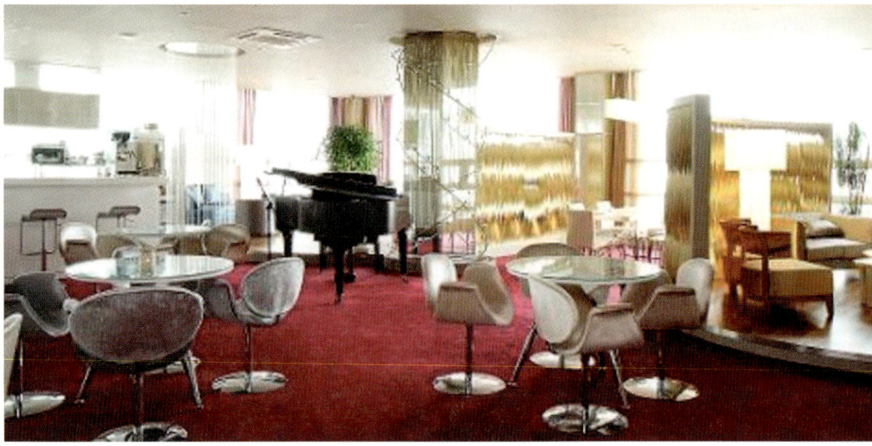

7-3. VIP 고객을 목표로 개별화 전략을 추구했던 강남 *치과의 13층 로비 모습.[6]

법은 10년을 목표로 한 우물을 파서 자신이 제공하는 서비스의 복잡성을 확실하게 향상시키는(서비스 품질을 세계 최고라 인정받는) 방법이다. 개원가에도 이러한 분들이 소수지만 있기는 하나 대부분은 대학에서 이미 학술적으로 인정을 받고 개원가에 진출하신 분들이어서 일반적으로는 쉽지 않은 길이다. 두 번째 방법은 길게 보고 리더십을 발휘하며 병원의 규모를 키워서 기능적 서비스 품질 전략으로 인정받는 것이다. 탁월한 경영능력을 발휘하여 확장하고 성장하는 네트워크 치과, 치과병원 등이 이러한 모델에 해당한다. 세 번째 방법은 목표 고객을 명확히 하고 그분들께 소위 맞춤 서비스를 제공하는 개별화 전략을 추구하는 것이다. 치과 공포증 환자를 위한 수면 전문 치과, 턱관절 질환 전문 치과 등이 이러한 사례라 할 수 있다(7-3).

전략적 포지셔닝, Strategic Positioning

원가 효율성 전략, Cost efficiency strategy

근래 들어 개원 전략의 대세인 원가 효율성 전략을 살펴보자. 이 전략의 핵심은 '박리다매(薄利多賣)'를 하겠다는 데 있다. 2010년대 초반경부터 유*치과 등 저가형 치과들이 등장하기 시작했다. 네트워크식 저가형 치과의 운영전략은 장비, 재료 등을 대량으로 구매하여 구매단가를 낮추고, 저렴한 인건비를 제공하는 인력을 고용하여 생산 원가를 최소화하는 것이다. 물론 원가를 최소화한 만큼 의료 서비스도 아주 기본적인 것을 위주로 제공한다. 당시에 임플란트가 보편화되면서 치과계의 파이가 커졌고, 고가의 임플란트를 저가로 제공한다는 콘셉트로 많은 환자들이 몰려들면서 성공 신화를 만들기도 했었다. 그러나 원가 개념을 혼동하여 시장 질서를 무너뜨리고, 그나마 성장하고 있던 임플란트 시장의 샴페인을 너무 빨리 터뜨린 결과가 되어버렸다. 이로 인해 전체 치과계의 성장을 도모해야 할 임플란트 시장을 수익성이 낮은 시장이 되도록 만들어서 신규 개원의들이 손익분기점에 도달하는 데까지 오랜 기간이 걸리는 문제를 만들었다.

현재도 다양한 형태의 원가 효율성 전략을 추구하는 병의원들이 나타나고 있다. 10여 년 전 방문했던 인천의 *치과는 대기실 공간과 진료실 공간이 비슷할 정도로 많은 환자로 문전성시를 이루고 있었다. 보험 진료를 위주로 하며 많은 부분 진료팀에게 위임하여 진료 효율성을 높인 결과 당시 보험공단 청구액이 월 1억 근방일 정도로 하나의 모델을 만들고 있었다. 다만 그 효율성을 위해 너무 많은 위임진료를 하고 있었으며, 진료의 질은 담보하고 있지 못함이 아쉬운 부분이었다. 비슷한 콘셉트의 양*치과를 운영하고 있는 강** 원장의 유튜브 사례[7]를 보아도 혼자 접수, 준비, 소독, 진료, 수납까지 모두 담당하여 진행함을 표방하고 있는데, 비용 절감까진 좋다 할 수 있겠으나 이런 식으로 병원을 운영하여서는 진료 서비스의 전체적인 질이 높을 것이라 기대하기는 어렵겠다.

진정한 원가 효율성 전략을 위해서는 몇 가지 고려할 것들이 있다. 단순히 진료비만 저렴하게 제공한다고 끝날 문제가 아니라 어떻게 효율성과 생산성[8]을 높일 것인가에 대한 고민이 선행되어야 한다. 네트워크 병원들을 통한 대량구매로 구매 원가의 효율성을 높이는 것은 바람직하다. 다만 원가를 줄이기 위해 저렴한 인건비를 통해 진료팀을 구성하다 보니 진료의 질이 담보될 수 없고, 그들은 환자를 '사람'으로 보기보다는 '돈'으로 보고 '처리'해야 할 대상으로 여기다 보니 진료 서비스의 질적 하락이 발생한다. 요즘 같은 세상에 적게 받으면서 많이 일하고 환자에게 최선을 다하는 것까지 기대하기는 당연히 어렵다. 원장 본인만 수고스럽게 모든 일을 처리하는 것은 가능할지 몰라도 지속성을 담보하기는 어려울 것이다.

원가 효율성 향상을 달성하기 위해서는 입지와 배치를 고려해야 한다.[9] 지역적 특성상 개원 입지 측면에서 고가의 수요 자체를 기대하기 어려운 지역이라면 당연히 원가 효율성을 높이며 저수가형으로 세팅해야 할 것이다. 또한 가능한 고객 접근성을 고려해야 하나 임대료가 고가인 곳은 지양해야 할 것이다. 또한 인력 배치를 최소화하기 위해 접수와 간단한 설명 등은 기계화, 자동화 시스템을 적극 도입하여 효율을 높여야 할 것이다(📷 7-4). 다만 이러한 것들은 현재까지는 효율성을 높여 줄 수는 있으나 목표 고객이 이러한 서비스를 원하는 것인지는 반드시 고려해야 한다.

서비스 품질 전략, Service quality strategy, technical vs functional SQ

의사들은 모두 최고의 의료수준을 표방하나 중요한 것은 고객들로부터의 인정이다. 문제는 이러한 인정에 이르기까지 오랜 시간과 큰 노력이 지속되어야 한다는 것이다. 최고의 의료 서비스 질로 인정을 받는 것은 그만큼 누구나 꿈

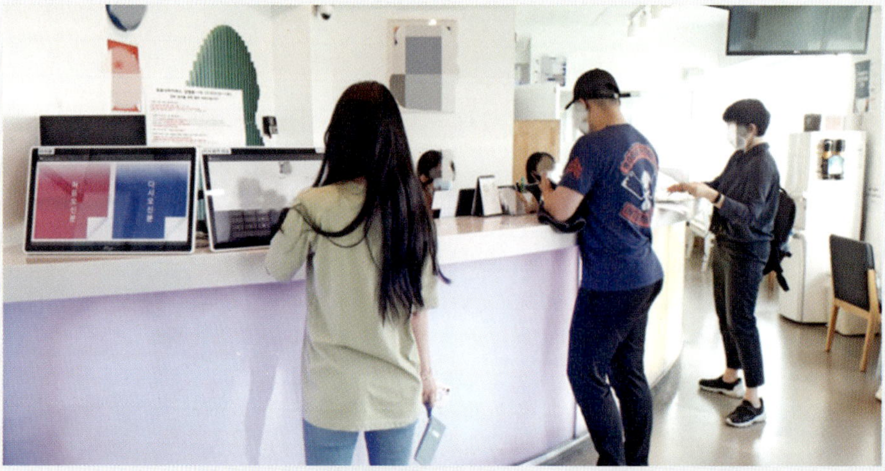

📷 7-4. 병의원용으로 개발된 키오스크를 이용한 접수 모습(출처: 치의신보, 2020.06.05.).

꾸지만 누구나 쉽게 도달할 수 있는 목표는 아니다. 그러한 포지셔닝(이미지)으로 가장 대표적인 곳이 서울대학교병원일 것이다. 누구나 인정하는 것이기에 최고의 의료 수준을 지향하는 곳은 서울대학교병원의 모습과 크게 다르지 않다. 일반적인 대학병원들의 모습을 그려보면 알 것이다. 다만 그 장단점이 있기에 새로운 모습을 모색할 필요성은 있다.

서비스 품질 전략은 크게 기술적, 기능적 품질이라는 두 가지 방향성을 갖는다. 의료의 수준에서 최고라는 기술적 품질 전략과 의료 수준뿐 아니라 고객의 다양한 요구에 더 맞춘다는 기능적 품질 전략으로 구분한다. 앞서 사례로 언급한 대학병원의 모습은 전형적인 기술적 품질 전략의 사례들이다. 각 분야의 최고 명의라 일컫는 의사들로 구성된 대학병원들은 최고의 의료를 제공하는 것에 초점을 맞추고 인정을 받고 있다. 다만 주 초점이 최고의 의료 수준이라는 것이기에 그 외의 것들은 많은 부분 놓치는 경우가 대부분이다.

대학병원의 서비스 한계를 개선하고자 하는 전략이 기능적 품질 전략이다. 다수의 전문의들, 높은 의료 수준, 다양한 고객 서비스를 특징으로 하는 개별 치과병원들이나 네트워크 치과들의 경우가 그러한 사례에 해당한다. 이들은 친절하고 자세한 설명, 야간진료, 휴일진료, 주치의 개별 연락 등 대학병원에서 크게 신경 쓰지 않는 특별한 서비스를 통해 다양한 요구를 가진 고객들을 맞이하고 있다(📷 7-5). 필자의 경우도 수련의 시절에는 '의료 수준이 대학병

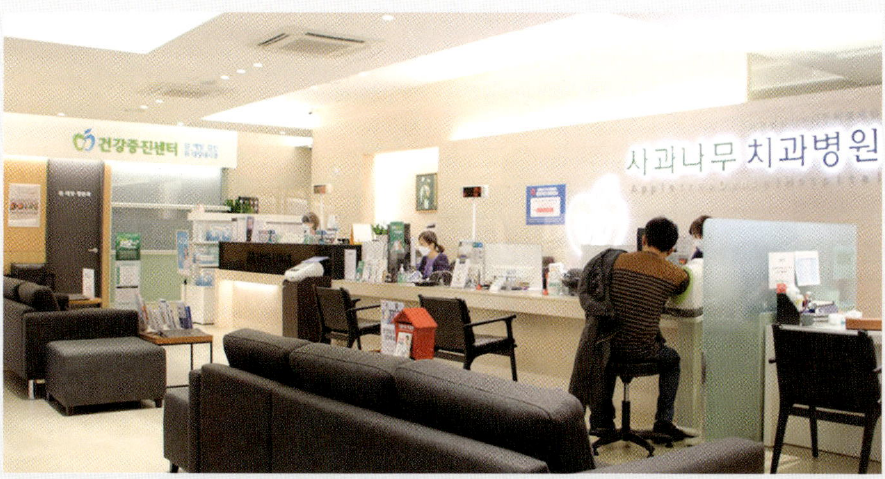

📷 7-5. 치과병원 내부에 내과 진료실까지 원스톱 시스템을 갖춘 사과나무치과 주엽 본원(출처: 사과나무치과병원 홈페이지).

원만 하지 못할 터인데, 왜 개인 병원들을 가지?'하는 생각이었으나 개인 병원을 운영하면서는 '교수님 특진 받는 것도 아니면 의료 수준도 나보다 못하고, 서비스 마인드라고는 전혀 찾아볼 수 없는 대학병원까지 왜 가서 고생하는 걸까?'라고 생각이 바뀐 것을 느낀다. 물론 어떤 하나가 꼭 정답이라고는 할 수 없는 관점의 차이이다.

개별화 전략, Customization strategy

아프고, 무섭고, 비싸다… 치과 하면 떠오르는 이미지는 여전히 부정적이다. 그런데 더 놀라운 것은 수많은 치과의사들이 이러한 부정적인 의미를 그저 당연한 것이라 여기고 있는 점이다. 그래도 다행히 치과의사는 일반 의사에 비해 덜 권위적이고 좀 더 친절한 편에 속한다. 많은 치과의사들이 직원에 대해서도 수평적인 관계를 추구하고자 노력하고 있다. 아이러니하지만 이는 치열한 경쟁 속에서 살아남기 위해 변화한 긍정적인 특징 중 하나이다. 좀 더 친절하고, 덜 권위적이며, 직원에 대해서도 수평적이고자 변화하고 있다.[10] 마찬가지로 고객들도 단순히 의료 서비스를 제공받기만 하면 아프게 하고, 권위적인 의사여도 참던 모습에서 점차 변화하고 있다.

고객들의 요구는 다양하고 각각 특별한 대우를 받길 바란다. 서울 강남 지역의 VIP 고객들을 목표로 했던 강남 *치과의 경우가 대표적 사례이다(📷 7-6). 레스토랑 같은 대기실 로비, 상담 코디네이터에 의한 원스톱 서비스, 진료 이후 제공되는 스파 서비스 등 당시에는 놀랍고 차별화된 서비스였으나 안타깝게도 여러 이유로 지속되지는 못하였다. 이 사례를 통해 볼 때 목표 고객의 시장 규모가 확보되지 않은 개별화 전략은 성공하기 어렵고, 그래서 STP 전략을 충실히 따라야 성공할 수 있다는 것을 확인하게 된다.

중요한 핵심은 고객들이 원하는 것이 무엇인지를 정확히 파악하는 것이다. 현재까지도 수많은 개원의사들은 고객들이 '저렴한 진료비'를 원할 것이라 생각하는 듯하다. 그러다 보니 대부분은 아직도 시장 공멸의 길인 저가 경쟁으로 치닫고 있다(📷 7-7). 물론 저수가를 요구하는 고객이 많은 것은 사실이나 모든 고객들이 동일한 요구를 하지는 않는 것도 사실이다. 또한 저수가를 원하는 시장의 규모와 경쟁 상황을 볼 때 모든 치과의사들이 그쪽으로만 몰리는 것은 안타까운 현실이다. 고객들이 원하는 것이 무엇이고 그러한 시장이 충분

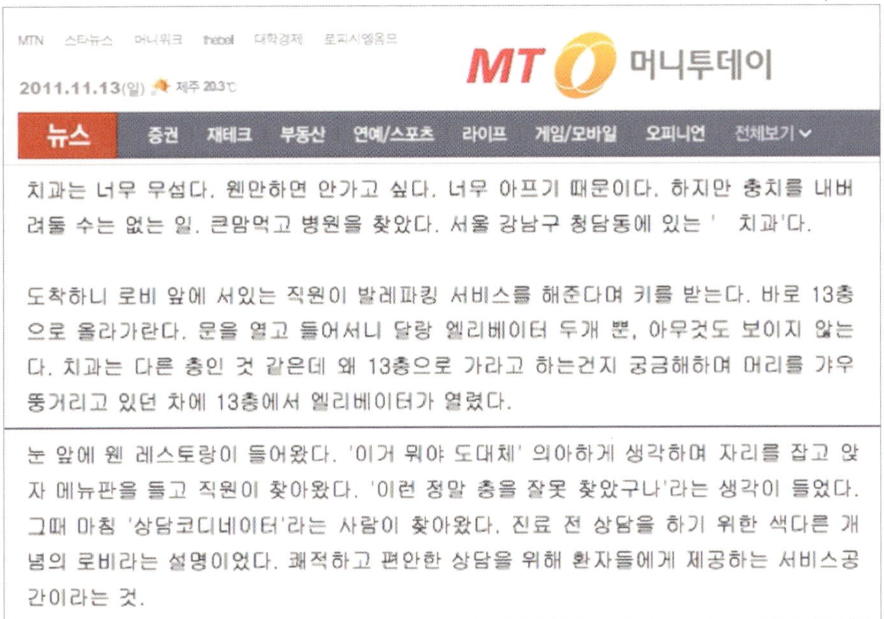
MTN 스타뉴스 머니위크 thebell 대학경제 로피시엘옴므

2011.11.13(일) 제주 20.3℃

MT 머니투데이

뉴스 증권 재테크 부동산 연예/스포츠 라이프 게임/모바일 오피니언 전체보기

치과는 너무 무섭다. 웬만하면 안가고 싶다. 너무 아프기 때문이다. 하지만 충치를 내버려둘 수는 없는 일. 큰맘먹고 병원을 찾았다. 서울 강남구 청담동에 있는 ' 치과'다.

도착하니 로비 앞에 서있는 직원이 발레파킹 서비스를 해준다며 키를 받는다. 바로 13층으로 올라가란다. 문을 열고 들어서니 달랑 엘리베이터 두개 뿐, 아무것도 보이지 않는다. 치과는 다른 층인 것 같은데 왜 13층으로 가라고 하는건지 궁금해하며 머리를 갸우뚱거리고 있던 차에 13층에서 엘리베이터가 열렸다.

눈 앞에 웬 레스토랑이 들어왔다. '이거 뭐야 도대체' 의아하게 생각하며 자리를 잡고 앉자 메뉴판을 들고 직원이 찾아왔다. '이런 정말 층을 잘못 찾았구나'라는 생각이 들었다. 그때 마침 '상담코디네이터'라는 사람이 찾아왔다. 진료 전 상담을 하기 위한 색다른 개념의 로비라는 설명이었다. 쾌적하고 편안한 상담을 위해 환자들에게 제공하는 서비스공간이라는 것.

7-6. VIP 개별화 전략을 시행했던 홍보성 기사.[6]

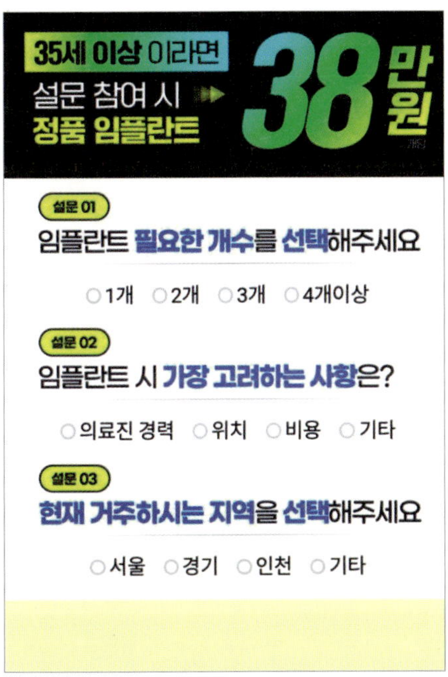

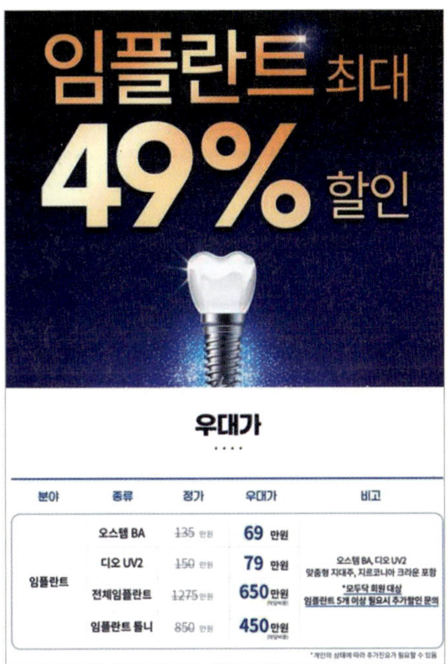

7-7. 저수가를 내세우는 임플란트 광고들.

히 규모가 있으며 시장성이 있는지에 대한 연구와 고민을 해 보아야 한다.

고객들이 원하는 것은 시장 분석을 통해 찾아내야 한다. 다행히도 근래에는 개원지역의 상권 정보를 제공하는 소상공인시장진흥공단의 상권정보시스템 등을 통해 상권개요, 거주 및 유동인구 분석, 지역 내 경쟁 분석 등이 어느 정도는 가능하니 적극 활용해 보아야 한다(7-8). 병원 업종은 제공하지 않고 있기는 하나, 개원지역 내부에서 다른 업종들의 경쟁 구도를 살펴보면 시장규모, 매출고객 분석 등을 통해 개원 전략을 세우는 데 도움을 받을 수 있다. 지방 읍, 면, 동 단위에서 고가 VIP 마케팅을 해서는 안 되는 것처럼 지역에 대한 분석이 선행되어야 시장 고객들의 요구가 어디에 있을지 파악할 수 있을 것이다.

지속 가능한 개별화를 위한 핵심은 원장 본인의 관심 분야를 계속하는 것이다. 인천 부평구에 위치한 필자의 병원은 앞서 언급했듯 일찍부터 치과 하면 떠오르는 아프고, 무섭고, 시끄럽다는 이미지가 없는 편안한 치과를 만들겠다는 생각을 했다. 2000년 개원 때부터 지속해 왔던 통증 없이 편안하게 진료를 받으며, 휴식을 취할 수 있는 치과(실제로 진료 과정에 잠시나마 코를 골며 주무시는 분들도 계신다)를 만들고자 일찍부터 무통치료에 관심을 가져왔다. 그 과정에서 가장 먼저 했던 고민은 치료의 첫 단계인 마취에서 환자의 불편감을 줄이

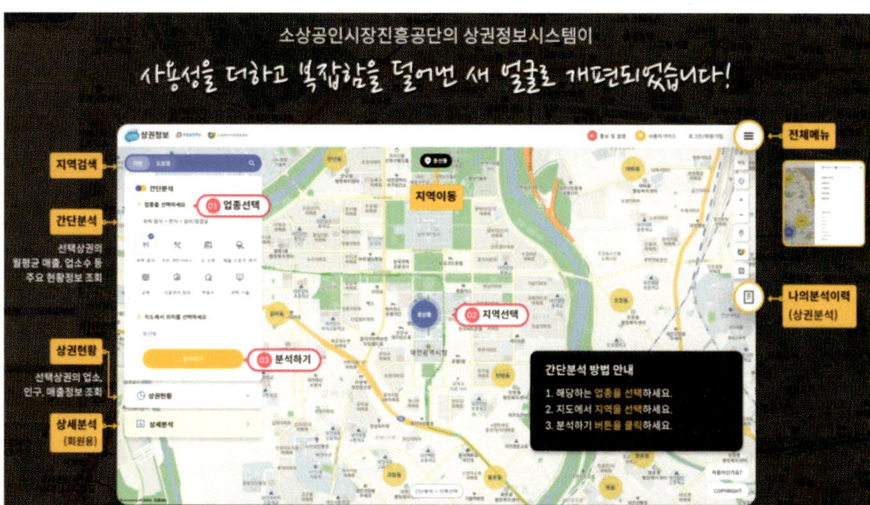
소상공인시장진흥공단의 상권정보시스템이
사용성을 더하고 복잡함을 덜어낸 새 얼굴로 개편되었습니다!
전체메뉴
지역검색
간단분석
선택상권의 월평균 매출, 업소수 등 주요 현황정보 조회
01 업종선택
지역이동
02 지역선택
03 분석하기
상권현황
선택상권의 업소, 인구, 매출정보 조회
상세분석 (회원용)
나의분석이력 (상권분석)
간단분석 방법 안내
1. 해당하는 업종을 선택하세요.
2. 지도에서 지역을 선택하세요.
3. 분석하기 버튼을 클릭하세요.

7-8. 소상공인시장진흥공단의 상권정보시스템(https://sg.sbiz.or.kr/godo/index.sg).

는 것이었다. 당시는 무통마취기가 도입되기 전 시기여서 다양한 종류의 도포 마취제(📷 3-5)를 갖추고 노하우를 쌓아 왔다. 이렇듯 통증 없이 편안한 진료를 원하는 고객을 위한 시스템을 갖추고 이미지를 만들어 온 덕분에 코로나 팬데믹으로 주변의 여러 병원들이 휘청하던 때에도 치료를 안 아프게 해 주는 곳이란 이유로 꾸준히 내원하는 환자들이 있어 큰 흔들림 없이 지나갈 수 있었다. 사실 이런 것은 매출을 올리기 위한 의도적인 이미지메이킹이라기보다는 고통 없이 환자를 치료하고 싶은 진실된 마음이 그 출발점이라 하겠다.

사랑하는 가족을 생각하다 보면 병원의 나아갈 방향을 찾기도 한다. 사과나무치과병원의 김혜성 원장은 보철 전공으로 병원을 키워 왔고, 모친을 치료하는 과정에 구강 미생물에 관심을 가지게 되어 다수의 논문을 쓰며 연구를 지속하고 계시다. 모친의 치매를 관리해 드리지 못한 안타까움에서 시작된 연구는 구강위생관련 연구소, 용품 사업, 병원 주최 학술대회 등으로 이어졌다. 가족사랑에서 시작된 관심과 연구는 병원의 개별화에도 영향을 미쳐서, 예방적 구강건강관리, 가정의학과, 내과 진료와의 협신 등 저렴한 수가보다는 제대로 된 전신 및 구강 건강에 관한 진료 및 관리를 원하는 고객들을 끌어들이는 훌륭한 병원을 만들어 내는 결과를 낳았다(📷 7-9).

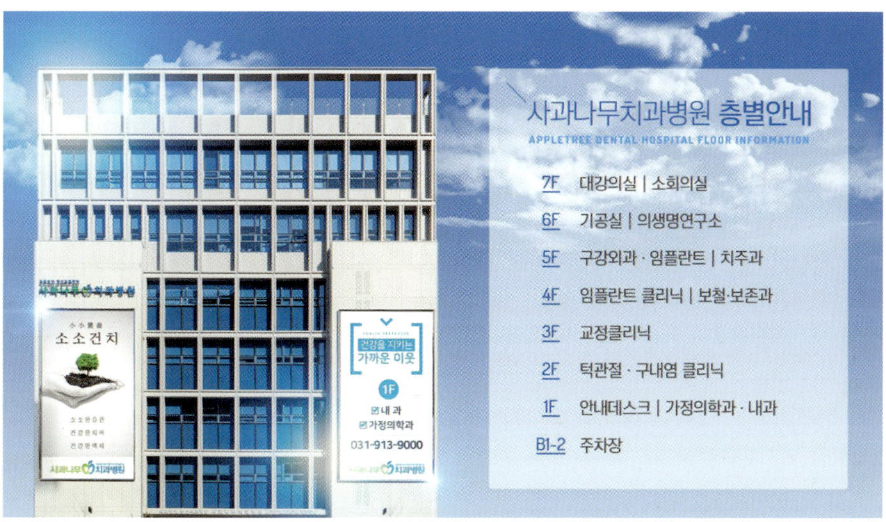
사과나무치과병원 층별안내
APPLETREE DENTAL HOSPITAL FLOOR INFORMATION
7F 대강의실 | 소회의실
6F 기공실 | 의생명연구소
5F 구강외과 · 임플란트 | 치주과
4F 임플란트 클리닉 | 보철·보존과
3F 교정클리닉
2F 턱관절 · 구내염 클리닉
1F 안내데스크 | 가정의학과 · 내과
B1-2 주차장
소소건치
건강을 지키는
가까운 이웃
1F
내과
가정의학과
031-913-9000

📷 7-9. 병원 내부에 내과, 가정의학과 진료 서비스를 함께 제공하는 사과나무치과병원(출처: 사과나무치과병원 홈페이지).

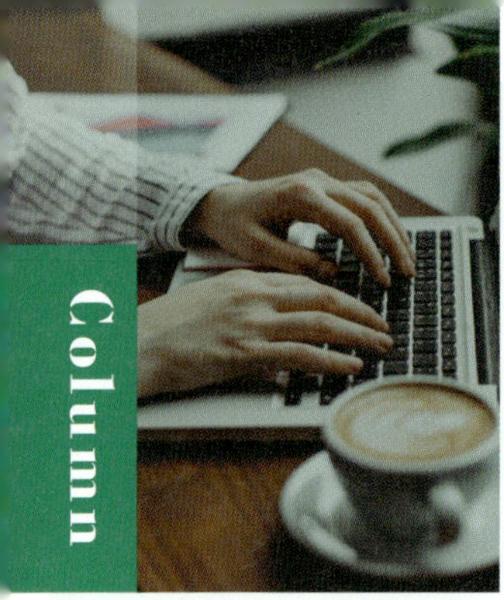

개별화 전략(Customization Strategy)

* 동네치과의 미래 전략

지난번 말씀드린 치과의 과거, 현재, 미래에 공감이 가시는지요? 지역 환자들이 믿을 만한 가까운 치과를 만들어 멀리 있는 상업형 치과를 찾을 이유를 없애는 것이 개별화 전략이라고 말씀드렸습니다. 제 '사견'이지만 경영학적 관점에서 볼 때 이 전략은 덤핑 치과의 범람과 함께 찾아온 악순환의 고리를 끊고, 우리 시대의 문제점을 극복할 효과적인 방법입니다.

개별화 전략은 제공하는 서비스의 종류가 복잡하고, 고객이 원하는 니즈도 다양한 경우 적용하는 전략입니다. 그래서 의료나 법률과 같은 고도의 서비스에 적용된다고도 하지요. 이를 추진하자면 CRM (Customer Relationship Management)이 중요해집니다. 즉, 고객 개개인의 특성을 잘 반영해 주는 서비스를 제공해야 한다는 말입니다. 이와 관련하여 경영 서적에 흔히 소개되는 사례인 M 호텔 청소부 아줌마 얘기를 해드리려 합니다. 제가 직원들을 교육하는 초기 단계에서 반드시 해주는 얘기이기도 하지요.

호텔 청소하는 분이 호텔 수백 명 직원들 중 탑 10에 드는 연봉을 받는다면 믿어지시나요? 믿기지 않겠지만 실제 사례랍니다. 이 아주머니가 어떻게 청소를 했을까요? 대부분 직원들에게 물어보면 '열심히', '깨끗하게' 등을 이야기합니다. 그러나 단지 열심히만 했다고 월급을 그렇게 많이 줄 오너가 있을까요? 아주머니의 청소 스타일은 '조금' 달랐습니다. '창의적'이며, '기록'을 했다는 것이 핵심이지요. 청소하러 들어가기 전 이용 고객의 명단을 확인하고, 냉장고에서는 무엇을 꺼내 먹었고, TV는 무엇을 시청했으며, 화장실에서 어떤 비품을 추가로 더 썼고, 보다가 던져 놓고 간 신문과 잡지는 무엇인지 등을 기록해 두었던 겁니다. 그러고는 동일한 고객이 다시 투숙하기 전 냉장고에 그 음료를 더 넣어 두고, TV는 틀면 바로 그 채널이 나오도록 준비했으며, 화장실에는 추가로 필요한 품목을 몇 개 더 넉넉히 넣어 두었다는 것이지요. 이런 서비스를 받으며 고객은 M 호텔이 더 편안하다는 것을 느끼게 되었고, 충성도가 높아져 반복 이용으로 이어졌다고 합니다. M 호텔 오너는 그러한 활동이 매출 향상에 기여한 것에 대한 당연한 대우를 한 것입니다.

원장님은 아침과 저녁 브리핑을 하고 계시지요? Hotel과 Hospital 등의 'Ho-'자 돌림은 공통의 특성이 있습니다. '예약제'이며 '반복적'으로 이용한다는 것이지요. 예약 진료를 하는 병원의 특성상 CRM은 개별화 전략 실천을 위한 필수적 도구입니다. 즉, 진료 전 모여 오늘 내원할 환자의 치료에 대해서만 이야기하는 것이 아니라 CRM을 활용하여 그 환자분은 어떤 호불호가 있으니 어떻게 응대할 것인가 등에 대해 미리 준비를 해 놓는 것이지요. 저녁 브리핑은 진료가 끝나고 오늘 다녀갔던 환자분 중 힘드셨을 만한, 챙겨드려야 할 분들에 대한 정보를 나누고 그 '실천'까지도 공유하는 것입니다. 기계적인 해피콜 문자 말고요.

제가 신입 원장들에게 강조하는 것이 있습니다. '환자에 미쳐보라'는 것이지요. 하루에 30명 이상 환자 예약이 꽉 차 있으면 솔직히 한 분 한 분을 모두 기억하기조차 어려워집니다. 그렇게 피곤할 정도로 환자를 보고 나면 얼른 집에 가서 쉬고 싶은 것이 인지상정이죠. 그래서 개원 초기, 예약 환자가 많지 않을 때일수록 더욱 환자에 집중해야 한다는 말씀입니다. 원장이 환자에게 관심이 없을 때 환자는 그것을 느낍니다. 그런 병원은 많거든요.

병원 매출이, 경기가 예전과 같지 않다고 고민이신가요? 문제의 원인을 밖에서 찾자면 대부분 해결할 수 없습니다. 잘 따져보면 원인은 의외로 외부보다는 스스로에 기인한 것이 더 큽니다. 원장님, 솔직히 개원 초기 가졌던 환자에 대한 열정이 식지 않았고, 말씀드린 것 등 최선을 다하고 있는데도 힘들다고 생각하시나요? 그렇다면 원장님 병원의 구체적 사연과 함께 블로그로 문의 주세요. 제가 실천 중인 개별화의 구체적 방법을 살짝 알려 드리겠습니다.

지속적 경쟁 우위 전략, Sustainable Competitive Advantage Strategy

지속적 경쟁 우위란 경쟁 병원들과는 다른 독특하고 우수한 서비스를 제공하는 경우에 만들어진다. 사실 마케팅 업체에 의뢰하거나 저수가를 홍보하여 잠시 동안 병원이 잘되는 것처럼 느껴질 수 있다. 문제는 이러한 방식으로는 지속적인 경쟁 우위는 만들 수 없고, 더 많은 마케팅 비용을 쓰거나, 더 큰 자본력을 가진 저수가형 병원이 인근에 들어설 경우 경쟁력을 갖지 못한다는 것이 한계이다. 그렇다면 '지속적'으로 경쟁 우위를 갖기 위해서는 어떠한 것에 신경 써야 할까? 다음에 소개하는 것들을 점검해 보자.[11]

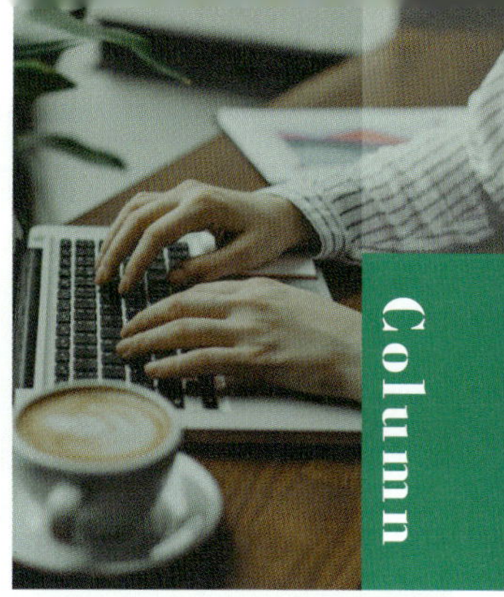

지속적 경쟁 우위(SCA: Sustainable Competitive Advantage)

* 나만의 강점을 찾으라

지난 글을 읽고 고정비용 관리를 해 보셨는지요? 말씀드렸듯이 달콤한 소비를 누려본 이상 그것을 줄이는 것은 많은 희생과 고통이 따릅니다. 그래도 꼭 해야 할 과정이기에 '성장통'이라 생각하고 반드시 정리하고 넘어가셨길 바랍니다. 오늘은 성장통을 이겨내신 원장님을 위해 경쟁에서 앞서나갈 전략에 대해 말씀드리려 합니다.

지속적으로 경쟁 우위를 만들어가기 위한 조건으로는 '고객에 의한 가치 인정, 대체 불가능성, 기업의 자원과 능력, 지속 가능성'을 꼽습니다. 원장님 병원의 과거와 현재가 어떠했든 미래에 있을 경쟁에서 앞서 나가며, 그것을 유지하고 장기적으로 지속하기 위해서는 어떤 것들이 필요한가에 대한 문제입니다. 그 조건들을 하나씩 살펴보도록 하지요.

첫째, '고객이' 좋아할 만한 강점을 가지라는 말씀입니다. 제게 문의하신 한 원장님의 고민은 '치주 및 보험 치료 전문병원'이라는 이미지를 만들고 싶다는 것이었습니다. 남들이 잘 하지 않는 것이고 좋아 보이는 것이었습니다만 그 원장님 개원 지역의 '고객들이 진정으로 원하는 서비스인가'하는 의문이 들었습니다. 지역 환자들을 파악해 보니 그러한 수요가 충분히 있고 그것을 충족시켜주는 치과가 현재는 없다면 충분히 좋은 전략이겠지요. 하지만 원장님이 중요하다고 생각한 이미지가 그 지역 고객들 생각에 별로 중요하지 않은 것이라면 그런 전략을 택했을 때 경쟁 우위를 가지기 어렵다는 말씀입니다.

둘째, '대체 불가능한' 특성을 가지고 있느냐의 문제입니다. '자가치아골'이라는 치료 방식이 소개되었을 당시 저는 상당히 긴장했습니다. 대단히 탁월한 기술력이기에 그것을 독점 공급하는 회사가 갑의 입장에 서서 정해진 치과에만 공급하겠다고 하면 사용하고 싶은 치과 입장에서는 대체재가 없기 때문이었지요. 다른 예로 최근 치의신보에 나왔던 "진료특화로 유명병원 성공 꿈꾼다(데일리덴탈 2013.12.27.)"에 소개되었던 당뇨 임플란트, 수면치료 전문 치과 또한 대체 불가능한 특성으로 성공한 좋은 예라 할 것입니다.

셋째, '자원과 능력'이 뒷받침되느냐의 문제입니다. 원장님 치과 홍보에 '임플란트 전문'이라고 말씀하고 계시나요? 그러자면 상식적으로 첨단 임플란트 시술이 이루어질 수 있도록 원장님께서 관련 학회에서 주도적인 연구 성과를 내는 리더급 의사이셔야 하며, '전문병원'에 걸맞은 시설, 장비가 뒷받침되어야 하는 것도 기본이 아닐까요? 그렇지 않은 상황에서 '전문치과'라고 내세우는 것은 고객들 입장에서는 믿을 수 없는 과장 광고로 느껴질 것이고 원장님께서 의도한 이미지를 전달하기 어려워집니다.

넷째, '지속 가능한' 전략인가의 문제입니다. 저가형 치과로 성공하자면 손익분기점을 몇 년 뒤로 보내도 될 정도의 엄청난 자본력이 있어야 하고, 인근에 더 큰 자본력을 가지고 고객층이 중첩되는 저가형 치과가 들어올 수 없는 환경이라야 합니다. 물론 지금과 같이 수가 하락 경쟁이 심한 상황이고 멀지 않은 미래에 대형 자본에 의한 영리병원의 허용까지 예상되는 상황에서 저가형 포지셔닝을 유지한 채 낮은 수익성을 장기적으로 유지하는 것은 실패가 보이는 전략인 셈이지요.

다행히 이러한 요인들을 쉽게 충족시키는 방법도 있습니다. 치과진료는 '접근성'의 영향을 많이 받는다는 것을 활용하는 것이지요. 전체 치과계까지는 아니라도 원장님 지역에서 고객들에게 인정받고, 대체 불가능하며, 현재 자원과 능력으로 제공 가능하고, 지속적으로 제공할 수 있는 요인들을 찾아내서 키워가는 것은 고민해 보시면 충분히 가능하리라 생각합니다. 물론, 그러기 위해서는 원장님 본인의 고민과 노력이 성공에 절대적으로 중요한 요인입니다. 원장님이 결정한 지속적 경쟁 우위 전략이 고민이시라면 함께 상담해 드리겠습니다.

고객의 가치 인식

SCA를 위해 우선 중요한 요인은 '고객이' 중요하다고 생각하는 것을 제공하는 것이다. 2000년대 초반에 한때 첨단 기기로 각광을 받았던 레이저 장비가 있다(📷 7-10). 지금도 사용하고 있는 soft 레이저가 아닌 경조직 제거를 위한 Er YAG 레이저는 충치 제거, 크라운 프렙, 임플란트 식립에도 사용할 수 있는 첨단 장비라 홍보했고 당시 필자도 병원 앞 아파트 한 채 가격을 주고 도입해서 사용했었다. 문제는 무통치료, 무소음 치료를 표방했던 그 장비가 고객들에게는 별로 인기가 없었다는 것이다. 일반 버를 이용한 경조직 삭제 효율이 더 떨어져 비용이라도 더 받으려 하니 선택하는 고객은 극소수여서 결국 몇 년간 가끔씩 사용하다가 폐기하는 장비가 되어 버렸다. 내가 보기에 중요한 것이 아니라 고객들이 생각하기에 중요한 것에 더 비중을 두고 장비 투자를 했어야 했다.

임플란트 진료가 흔한 요즘도 고객들이 깜짝 놀라는 치료가 있다. 조건이 되는 경우 어차피 빼 버려야 할 사랑니를 빼서 치아가 없는 부위에 이식하여 사용하게 해 주는 '자가치아이식' 시술이 그것이다(📷 7-11). 10여 년 이상 된 지금도 예전에 사랑니를 이식하여 사용하고 쓰던 환자분들이 가끔 점검차 오시는데, 이분들은 거의 병원의 '홍보대사'이시다. 주위 사람들한테 얘기하면

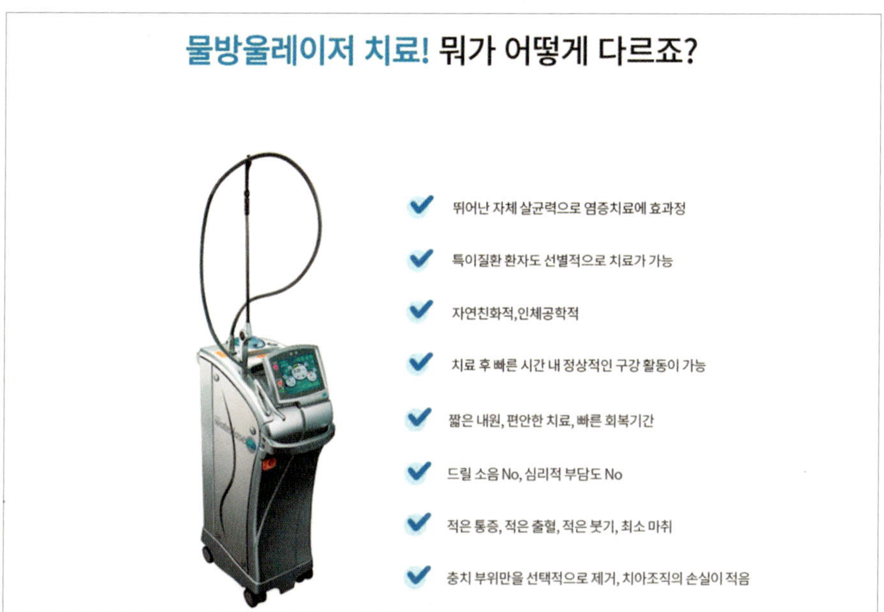

📷 7-10. 무통, 무절개, 무소음을 강조했던 물방울레이저 치료.

'어떻게 그런 치료가 가능하냐, 거짓말 아니냐'는 반응이시라고 본인은 잘 쓰고 있다고 자랑스럽게 얘기한다고 하신다. 근래 들어서는 더 저렴하고 확실한 임플란트라는 방법이 있어서 거의 시술하고 있지 않으나 일단 시술받은 고객들의 입장에서는 비용만 문제가 안된다면 매우 좋은 치료이고, 신뢰를 줄 수 있는 치료이기도 하다.

고객에게 중요한 가치가 무엇일까는 각자의 목표 고객이 누구냐에 따라 달라진다. 그래서 목표 고객이 명확해야 그들에게 중요한 가치도 생각하고 제시할 수 있을 것이다. 필자 고객의 경우 통증, 두려움, 소음이 없는 편안한 진료를 중요한 가치로 생각할 것이라 정의하였고, 그 고객에게 맞는 서비스를 고민하는 과정에 '의식하진정법(수면치료)'을 공부하고 적용하는 시스템을 도입하였다(📷 7-12). 지금도 치과치료에 대한 두려움으로 많은 분들이 수면치료를 검색해서 찾아오고 계시니 고객들 입장에서는 변치 않는 꽤 중요한 가치라 하겠다.

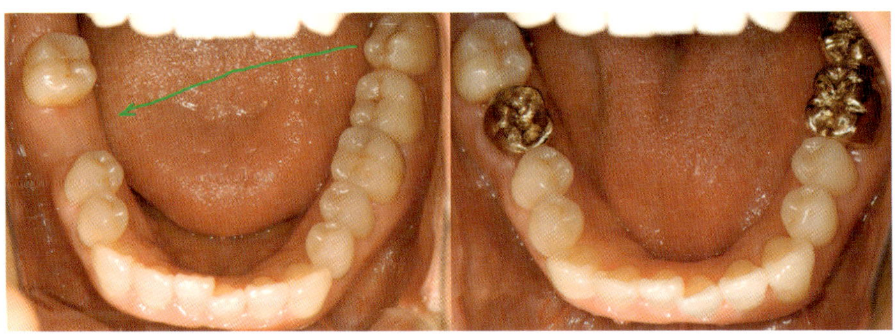

📷 7-11. 자가치아이식술.

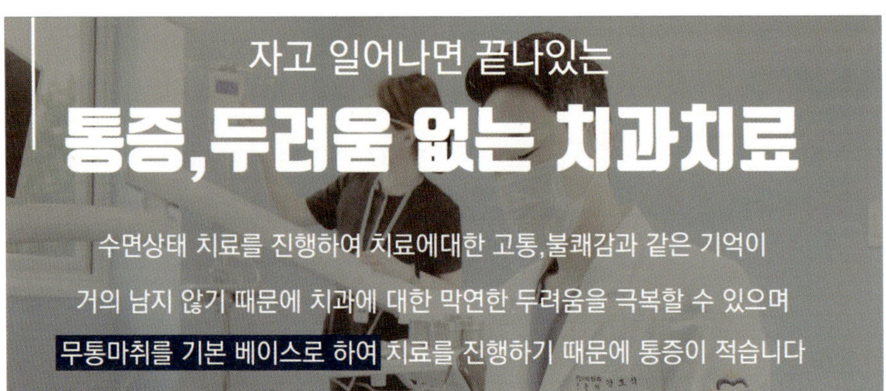

📷 7-12. 의식하진정법에 의한 시카고치과병원의 수면치료 광고.

대체 불가능성

우리 병원에서 주력으로 삼고 있는 진료는 인근 병원에서도 당연히 시행하고 있다. 치과계에서 다른 의사는 못하는 나만의 시술이란 것이 있을까? 일부 특별한 암 수술법 이외에는 어느 의사만 가능하다는 것이 상상이 안된다. 의료의 표준화, 평준화가 잘 되었다는 얘기이기도 하지만 임상 실력 차이만 가지고는 경쟁 우위를 갖기가 어렵다는 얘기이기도 하다. 수년 전 '자가치아골'이라는 서비스를 처음 소개받았을 때 순간 떠오른 생각은 '탁월한 사업 아이템'이란 것이었다(7-13). 한참 마케팅을 공부하고 있던 터라 '이 기술을 독점적으로 이용해서 네트워크 병원들을 컨트롤할 수도 있겠구나' 하는 생각이 들었다. 다행히(?)도 업체에서는 그러한 마인드는 없었던지 주문만 하면 모든 치과에 공급을 해 주는 시스템으로 운영했다. 자가치아골 처리 기술이야말로 가장 최근에 등장한 치과계의 대체 불가능한 기술이 아닐까? 물론, 회원, 네트워크 병의원에만 제공하는 등 독점 공급을 안 해주어 감사히 사용하고 있다.

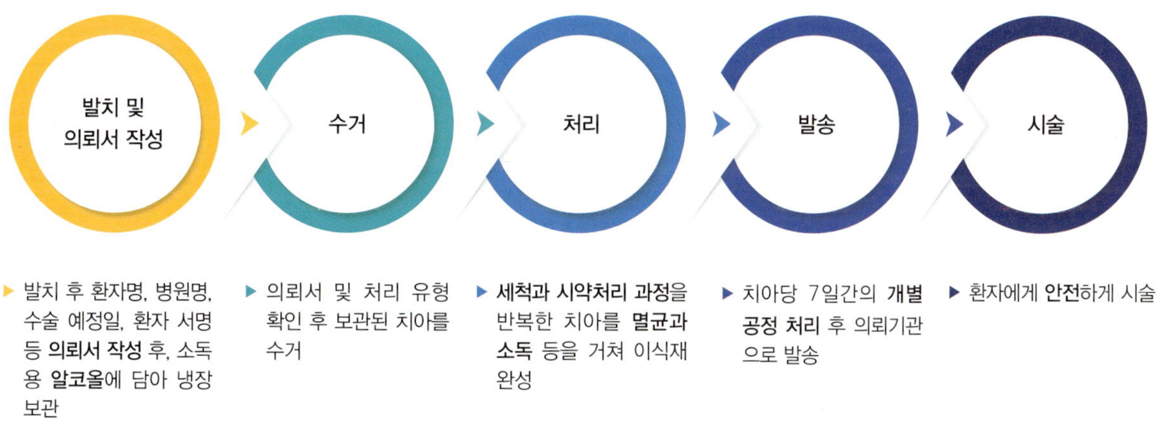

7-13. 자가치아 유래골의 처리, 준비, 시술까지의 과정.[12]

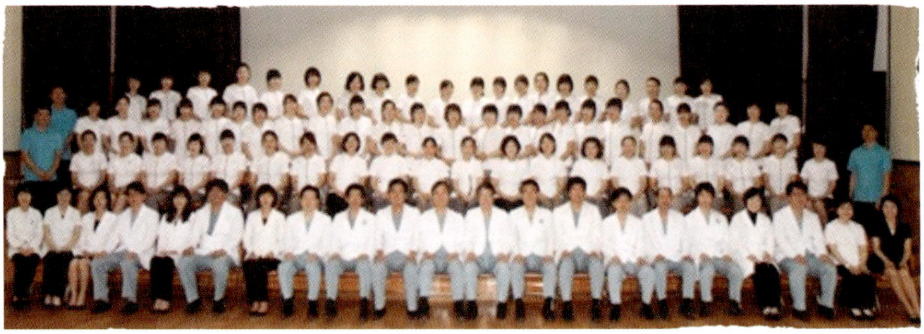

7-14. 사과나무치과병원 일산 본원 직원들의 수년 전 단체 사진.

병의원의 자원과 능력

우리나라 사람들은 집 앞의 슈퍼를 놔두고도 차를 몰고 대형마트에서 장을 보는 일이 많다. 그만큼 대형, 시스템을 선호한다는 얘기이기도 하다. 그러다 보니 구도심에 위치한 필자의 치과병원의 경우 병원 건물에 주차 조건이 열악하다는 것이 가장 큰 고민이며 주차시설을 잘 갖춘 단독 치과병원 건물을 꿈꾼다. 현재 국내 가장 큰 치과 네트워크 중 하나인 '사과나무치과병원'의 경우 단독 건물에 100여 명에 이르는 직원들이 함께 움직이는 대형 치과병원이다(7-14). 이러한 큰 규모의 의료진과 내과 진료를 함께 시행하고 있는 정도의 시설은 당연히 좋아 보이고 부럽지만 쉽게 흉내 낼 수 있는 것이 아니기에 경쟁력을 갖는다.

지속 가능성

아무리 좋아 보여도 반짝 좋았다가 사라지는 경우도 많다. 4학년 졸업반 학생들과 개원에 대해 얘기하다 보면 대부분 졸업 5년 차 이내의 가까운 선배들과 소통하게 되고, 그 선배들이 어떤 마케팅을 해서 성공했다더라 하는 얘기가 그들에겐 교과서처럼 따라야 하는 성공 신화가 되어 있음을 느낀다. 그러나 내가 좋아 보이는 것은 남들에게도 좋아 보이는 법, 그렇게 알려진 성공 신화를 따라 하는 후배들이 많다 보니 지금은 웬만한 마케팅을 해서는 돈만 나가고 효과는 떨어진다는 얘기가 들려온다. 근본적인 차별점이 없는 상태에서 광고 홍보만으로 차별을 이루어 보아야 남들도 그렇게 하면 차별이 안된다. 결국

그들도 병원을 계속 운영하자니 저수가의 유혹에 빠지게 되는 것이다.[13]

저수가로 잠시 성공은 가능해도 지속적인 성장은 불가능하다. 잘 알고 있듯이 인건비는 지속적으로 상승하며 각종 비용들이 매년 인상된다. 더구나 낮은 수익률이라도 박리다매를 해서 나만이라도 많이 벌어 생존하는 것이 중요하다고 생각하지만, 인구가 줄고 있기에 장기적으로는 '다매'는 없고 '박리'만 남게 될 것이다. 그러기에 저수가는 경쟁 우위도 안되고 지속 가능성도 없는 전략이다. 의사가 돈 버는 재미로 열심히 일하는 것은 길어봐야 3년이라고 했다.[14] '지속 가능'하려면 무엇보다도 원장 본인이 좋아서 하는 활동이어야 한다. 돈을 떠나서 고객과 원장 모두가 행복한 병원을 만들어야 하지 않을까? 그렇지 않은 병원이라면 그곳은 그저 돈벌이를 위한 수단에 불과하다.

지속적이며 대체 불가능한 나만의 차별점을 만들고 싶다면 당연히 최소 10여 년 이상의 노력이 필요하지 않을까? 은사님께서 해 주셨던 인생철학 말씀이 다시 생각난다. '경쟁 병원에서 쉽게 흉내 내지 못하는 것은 나와 직원들 간, 나와 고객들 간의 관계다'라는 말씀이다. 잘 알고 있듯 이 관계는 하루아침에 만들어지지도 않거니와 쉽게 흉내 낼 수도 없다. 지금이라도 인근 개원 지역에서는 내가 진정한 주치의(국가 사업으로서의 주치의[15]가 아닌 지역사회에서 믿고 맡길 수 있는 인생의 동반자이자 구강보건 전문가)로서 활동하겠다는 마음을 가지고 매일 서너 분의 환자분과 직접 소통해보는 것을 추천한다. 불편함이 예상되는 환자분들 서넛만이라도 직접 연락하여 진료 후 불편감에 대해 묻고 대답하는 5분의 시간은 별것 아닌 것 같지만 CRM (Customer Relationship Management)을 실천하는 실현하는 가장 쉽고도 효과적인 방법이다. 필자는 직접 2012년부터 이러한 사후관리를 시작하여 올해로 벌써 10년을 넘겼고 연락을 주고받은 고객들의 수만도 수만 명이 넘는다. 이것은 확실히 좋긴 하지만 쉽게 따라 하지 못하는 방법이다(그래서 좋은 방법이기도 하다). 일단 습관이 되면 10년 후에는 틀림없이 인근 병원에서 대체할 수 없는 본인만의 경쟁 우위요소가 될 것이다.

경쟁 전략 마련을 위한 실천 방안

대부분 경쟁 전략이라는 개념조차도 없기 때문에 가격 경쟁으로만 치닫게 된다. 이러한 상황에서 가격 경쟁에 휩쓸리지 않고 자신만의 강점으로 경쟁할 수 있도록 만들어 주는 것이 경영이론이고 그중에서도 경쟁 전략이다. 의료계에서 리더가 된다는 것은 꼭 경제적인 성공만을 의미하지 않는다. 오히려 경제적 성공은 성공적 리더가 되면 따라오는 것이지 그 자체가 목적은 아니어야 한다. 또한 성공적 리더가 되어야 하는 이유는 더 이상 의사 본인만의 문제가 아닌 본인을 믿고 따르는 직원들까지 생각해야 하는 사람이기 때문이다. 직원들을 이끌어 나가는 사람이기에 훌륭한 리더가 되어야 한다. 각자 개원 입지와 상황이 다르므로 하나의 정답이 있을 수 없다. 따라서 이번 장을 정리하면서 어떠한 활동을 하는 것이 나의 상황에 맞을지 하나씩 복기해 보기로 하자.

서비스 경쟁 전략을 무엇으로 가져갈 것인가?

우선 고려할 것은 전략적 포지셔닝 중 어떤 것을 선택할 것인가의 문제이다. 4학년 졸업반 학생들에게 차별화를 무엇으로 할 것인가를 논해 보라 질문하면, 탁월한 임상 실력으로 인정받겠다는 의견, 접근성이 좋은 지역에 저가형으로 경쟁하겠다는 생각, 개별 고객에게 맞춤 서비스를 제공하겠다는 전략 등 다양한 생각이 나온다. 중요한 것은 앞서 2장과 이번 7장에서 소개한 다양한 경쟁 전략들을 살펴보면서 본인의 상황에 가장 잘 맞고, 성향상으로도 앞으로 수년간 지속적으로 실천할 수 있는 전략을 찾는 것이 중요하다. 남들이 흔히 마케팅 업체에 맡겨서 광고 홍보를 하여 환자 유입을 하는 것이 정답이라고 해도 본인이 그게 싫으면 결국 안 하게 되기 때문이다.

원가와 수요의 시너지

고물가, 고비용, 인구 감소 등의 시대적 변화로 현재 '박리다매'를 전략으로 삼기엔 어렵다.[16] 물론 특정 지역에서는 아직 가능할지 모르나 인구 감소가 현실에 영향을 미치는 것은 아직 시작조차 되지 않은 상태라 보면 경영 상황은 우리의 예상과 전혀 다르게 진행될 가능성이 많다. 더구나 박리다매라는 것은 많은 수요를 전제로 하고 있는 것인데, 날이 갈수록 수요가 점차 줄어들고 있음을 느낀다. 2000년대 초반엔 화장실 갈 틈도 없이 하루에 50명 내외 진료를 했던 것을 생각하면, 요즘은 25명 전후 인원을 진료하고 있으니 이 현상은 앞으로 더욱 심화될 것이다.

인건비 상승, 각종 재료 비용 증가 등의 요소들은 경영의 효율화를 요구한다.[17] 마케팅 업체를 통한 환자 유입, 저렴한 의료 인력 고용, 대량 구매로 비용 절감, 매출 총액 향상으로 수익률 증가 등으로 이어진 공식이 시작부터 흔들리고 있다. 업체를 통한 마케팅 비용이 상승하고 효과는 점차 떨어지고 있으며, 지속적 인구 감소로 수요에 비해 공급 과잉이 발생은 예고된 현실이다.[18] 따라서 원가와 수요를 정확히 파악하고 본인의 개원 상황이 그 전략에 적합한지 세심한 분석과 그 결과에 따른 신중한 결정이 필수적이다. 이 상황을 이해하고는 있는지 모르나 지금도 저수가 경쟁에 계속 뛰어들고 있는 후배들을 보면 안타까운 마음이며 이 글을 쓰고 있는 이유이기도 하다.

경영의 효율화를 이룰 하나의 대안은 최근 부상하고 있는 디지털 덴티스트리를 시급히 도입하는 것이다. 구강 스캐너, 3D 프린터, 밀링머신 등으로 대표되는 치과계의 디지털 변화는 이제 점차 대세로 변화하고 있다. 부득이 디지털화는 기계가 사람의 일자리를 대체하는 안타까운 측면이 있으나, 2023년 1월 현재 코로나 팬데믹 현실에서 우리 사회 곳곳에 예상보다 더 빨리 무인화 매장이 늘어나고 있는 것을 접하고 있다.[19] 아직 변화하고 있지 않은 치과들도 높은 인건비, 인력난, 고비용 구조 등이 현실로 다가오면 어쩔 수 없이라도 디지털화의 변화를 받아들일 수밖에 없는 상황이 곧 오리라 예상한다.[20]

규모 효과

대형 마트처럼 큰 규모가 곧 성공의 공식일까? 이는 석사 과정을 공부하며 필자의 궁금증을 자극하는 문제였다. 그 결과 나온 노력의 산물이 2004년도에

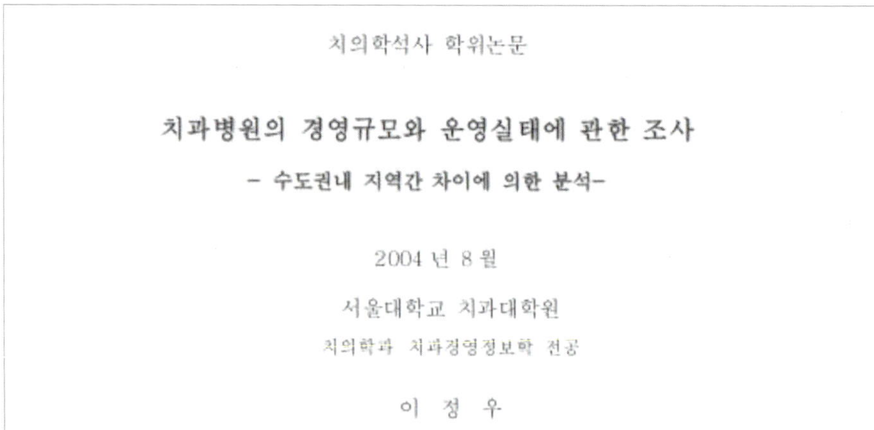

치의학석사 학위논문

치과병원의 경영규모와 운영실태에 관한 조사

- 수도권내 지역간 차이에 의한 분석-

2004 년 8 월

서울대학교 치과대학원

치의학과 치과경영정보학 전공

이 정 우

7-15. 필자의 규모에 관한 석사 학위 논문[21] 표지.

발표한 '치과병원의 경영규모와 운영실태에 관한 조사'라는 제목의 석사 논문이었다(7-15). 당시 수도권 지역의 104개소 치과병원에 대한 전수조사를 통해 얻은 결과는 150평 내외, 3~5인 치과의사 근무, 유닛체어 10~15대 정도의 평균을 보였다. 이러한 결과는 병원의 구조가 커지다 보면 피할 수 없는 부득이한 비용이 증가하기에 예상되는 것이었다. 다만 의외였던 것은 소유주의 형태이다. 당시 공동개원이 유행하고 있었기에 이를 반영하여 다수의 오너십인 소유 형태가 다수를 차지할 것으로 예상했으나 조사 결과, 단독 소유형이 가장 많았다. 이 논문을 통해 필자가 얻은 결론은 '무조선 대형, 공동개원이 정답은 아니다'라는 것이었다.

경영 효율성을 높이는 것이 그래서 중요하다. 당시 조사와 인터뷰 등을 통해 규모가 작은 경우 성장에 한계가 있고, 커지면 그만큼 효율을 떨어뜨리는 고비용 구조가 되니 그것을 잘 조절하는 것이 중요함을 확인했었다. 하지만 당시에 비해 점차 양극화가 심해지고 있는 현재의 상황을 고려하면 효율과 규모 성장이라는 두 가지 과제를 모두 해결해야 하는 상황으로 바뀌어 가고 있음을 느낀다.[22] 이는 현재를 살아가는 임상 의사들이라면 지속적으로 해결해야 할 문제라 모두 느끼고 있을 것이다.

브랜드 자산

과거에 비해 약화되긴 했지만 치과 네트워크 병원의 전성 시기는 현재도 진행형이다. 유*치과 등의 과잉진료에 대한 뉴스가 확장되면서 부정적 이미지가 성장세를 꺾기는 했으나,[23] 앞서 이야기한 대로 단독 병원으로 규모를 키우기는 한계가 있기에 네트워크를 통한 규모 확장을 도모하는 것이다. 이는 또한 다수의 네트워크 병원들이 같은 상호를 사용함으로써 얻어지는 브랜드 자산 효과도 기대할 수 있는 방법이다(7-16). 중요한 것은 어떠한 브랜드 이미지를 어떻게 만들어 갈 것인가의 문제이다.

2장에서 포지셔닝이라 소개했던 브랜드 이미지는 하루아침에 만들어지지 않는다. 또한 그 만드는 과정에서도 STP 전략이라 소개했던 부분에 대한 충분한 이해와 분석을 바탕으로 만들어져야 한다. 뭔가 좋아 보이긴 하는데 그래서 당연히 잘 만들기도 만만치 않다. 좋으면서도 쉬운 것이 어디 있겠는가. 쉬우면 남들도 다 할 테니 좋은 것이 아니기도 하다. '브랜드'라 이야기한 병원의 이미지는 개원 초기부터 잘 설계하고 시간을 가지고 만들어 가야 얻을 수 있는 '자산'이다. 흔히 병원 양도 양수를 하는 경우 차트 숫자를 통한 구환 수, 월 평균 매출액 등을 평가하여 고려할 때 보는 것이 병원의 자산, 브랜드인 것이다. 잘 만들어 지속적으로 키워가는 브랜드 자산은 인근 경쟁 병의원에서 쉽게 모방할 수 없는 큰 자산이 되니 이제부터라도 만들어야겠다는 생각이 든다면 2장에서 소개한 내용을 다시 진지하게 복습해 보길 권한다.

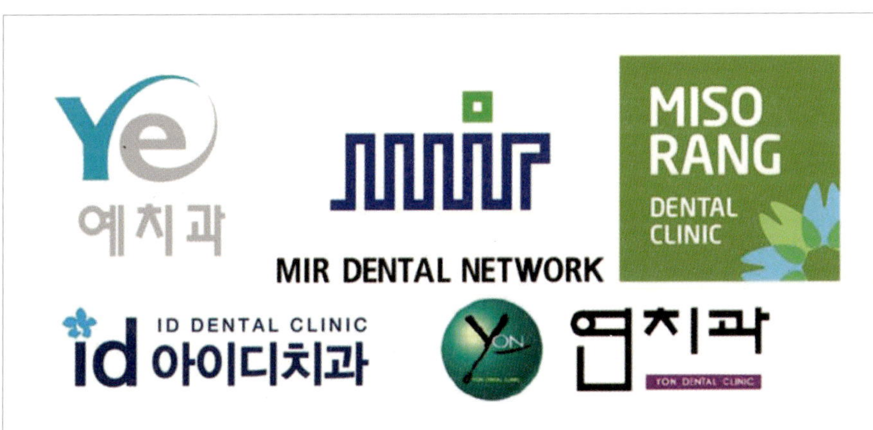

7-16. 치과 네트워크의 예시(출처: 치의신보, 2021.08.04.).

고객 관계

경쟁 병원에서 쉽게 모방할 수 없는 것이 원장과 직원들, 고객들 간의 관계라 했다. 사람 사이의 관계는 많은 시간과 일들을 거쳐서 형성된다. 예를 들면 진료를 하다 보면 '사망선고'를 해야 할 경우를 맞게 된다. 이때 '더 이상 할 수 있는 것이 없습니다', '무조건 발치밖에 해결 방법이 없습니다'라는 말을 어쩔 수 없이 하게 된다. 이러한 통보는 질병의 치료와 관련하여 의학적 관점에서 사실일 수 있지만, 환자와 보호자의 입장에서는 의사의 정서적 철회에 따른 의무 포기로 받아들이게 된다. 이때 보이는 원장의 태도에 따라 고객의 신뢰가 결정된다. 이 경우 환자의 입장에 공감하고 그들의 고통을 함께하는 모습을 통해 고객은 의사에세 전폭적 신뢰를 보내게 된다.[24]

그렇다면 고객과의 관계는 어떻게 향상시킬 수 있을까. 일반적으로 사람 사이의 관계는 크게 3가지로 나뉜다. 즉, 죽은 관계, 형식적인 관계, 적극적인 관계로 분류된다. 대부분 병원을 처음 찾아오는 고객은 형식적인 관계인 상태로 찾아오게 된다. 이러한 고객을 대할 때 고객의 기대를 채워주지 못하면 죽은 관계가 되어 떠나가게 된다. 물론 기대를 잘 충족시켜주면 적극적인 관계로 향상된다. 그 핵심인 고객의 기대를 충족시킬 방법에는 어떤 것이 있을까.

인간관계의 향상을 위해서는 반응(reaction)이 필수적이다. 우리는 살아 있기에 자극이 오면 반응하는 것이 정상이다. 상대를 뾰족한 것으로 찔렀는데 반응이 없다면 죽은 것이다. 안타깝게도 임상 의사들은 바쁘다는 이유로 환자들의 통증 호소에 반응을 잘 안 해준다. 아프다고 해도 그냥 '조금만 참아 보세요', '금방 끝나요' 하면서 진행하는 것이 일반적이다. 이런 일이 반복되면 환자는 죽은 관계가 되며, 자신의 고통에 적극적으로 반응해 주지 않는 의사를 말없이 떠나간다.

따라서 적극적으로 반응을 해주면 관계가 향상될 수 있다.[25] 그렇다면 좋은 반응은 어떤 반응일까? 가장 좋은 반응은 '먼저' 해주는 반응이다. 환자가 느낄 불편함과 통증에 대해 이미 의사는 알고 있다. 그렇다면 아프고 나서 환자의 얘기에 반응할 것이 아니라, 미리 예상하고 '먼저' 반응해 주라는 것이 핵심이다. 예를 들면 마치 주사를 시작하기 전에 '따끔하실 겁니다'라고 얘기해 주는 것보다는 더 적극적으로 먼저 반응해 주자면 '혹시 불편하면 엄살 부리세요(물론 엄살 부리지 않도록 안 아프게 해 줄 실력이 있어야 한다)'라는 멘트가 환자의 입장에서는 마음을 좀 더 열고 믿고 맡길 수 있겠다는 생각이 들도록 한다.

일반적으로 인간관계는 함께한 시간과 횟수에 비례하여 향상될 수 있다. 충성 고객의 소개를 받고 전적인 믿음으로 내원한 것이 아니라면 당연히 처음 내원한 고객에게 최상의 전적인 신뢰를 얻을 수는 없다. 우선은 '의존' 단계인 고

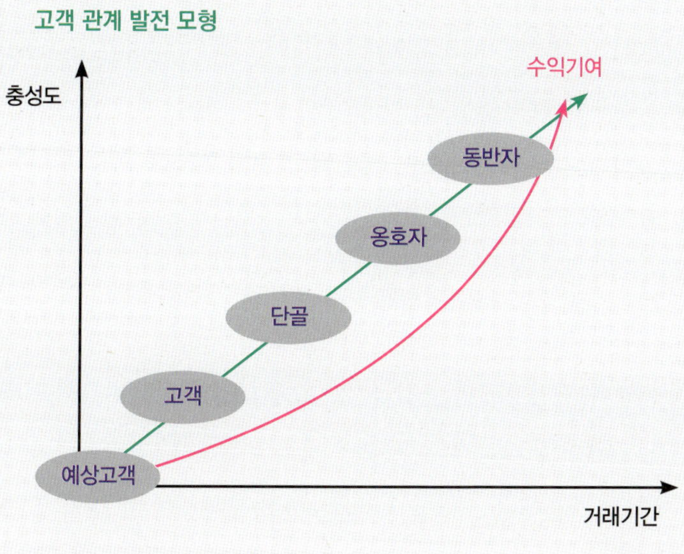

7-17. 거래기간과 충성도에 따른 고객 관계 발전 모형.

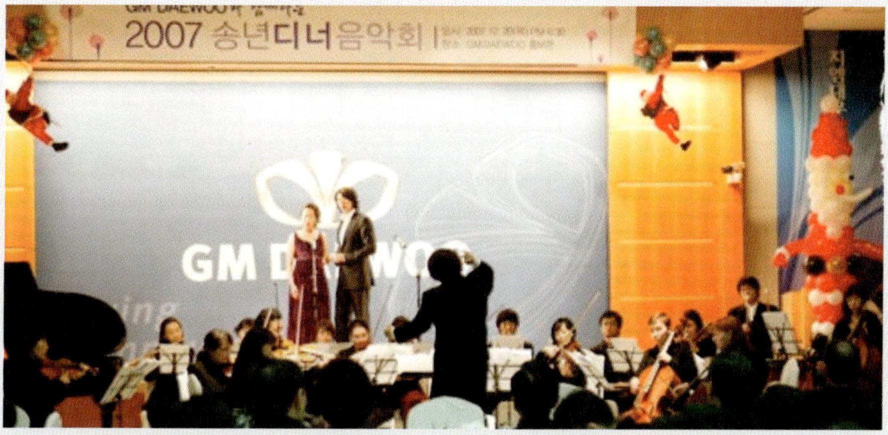

7-18. 고객들의 충성도를 높이기 위해 필자가 VIP들을 초청하였던 송년 디너 음악회.

객(신환)에게 다양한 긍정적인 대화와 병원 진료를 통해 진료 경험을 반복함으로써 병원에 대한 긍정적인 마음과 태도를 형성하도록 만들어야 하며, 이를 통해 구체적인 신뢰 단계(단골)에 조기에 진입해야 한다(7-17). 이후 고객의 마음을 헤아리고 인생을 함께 살아가는 '인생 친구'로서 고객의 마음까지 공감해 준다면 인생 '주치의'가 되어 고객의 전적인 신뢰를 통해 코로나 사태와 같은 위기에서도 흔들리지 않는 병원 경영이 가능하다는 것을 경험하리라 확신한다(7-18).

공간적 선점

가능만 하다면 그 지역에서 '처음으로 생긴 치과'라는 이미지는 강력하다. 2장에서 언급한 것처럼 사람들은 첫 번째만 기억하기 때문에 기억에 먼저 들어가는 것이 중요하다. 문제는 요즘은 그러한 입지가 현실적으로 없다는 것이다. 이 상황에서 먼저 들어가서 자리 잡고 있는 경우, 상권이 성장하면서 경쟁 병원이 들어올 것이 예상되는 경우 공간을 선점하기도 한다. 그 지역 상권을 장악하기 위함이다.

'독점'은 공급자의 입장에서는 적극적으로 원하는 상황이다. 경쟁 시장의 1등이 아닌 독점 기업이 된다는 것은 시장의 매출 대부분을 가져올 수 있고, 공급을 조절하여 가격을 마음대로 조절할 수 있는 능력을 통해 이윤의 극대화를 추구할 수 있다.[26] 다만 이러한 시장은 현실적으로 어렵기 때문에 경쟁 시장인 것처럼 보이도록 하면서 독점 병원의 이점을 살리고자 하는 시도들이 발견된다.

인천 터미널역 인근 상권의 청원치과는 대표적인 사례이다. 터미널역이라는 중심 상권, 교통의 요지 등을 고려하면 일찍부터 발달한 상권이다. 이 지역에 일찍 개원하여 성공한 김*찬 원장은 의료 경영을 전공하신 분으로 경쟁 병원의 입점을 예상하고 지역의 상권을 주도하고자 인근 치과가 들어올 만한 건물에 분점을 내기 시작했다. 7-19에 보이는 것처럼 터미널과 백화점을 끼고 있는 상권에 걸어갈 만한 건물에는 분점 형태의 치과를 개원하여 지역 상권을 장악하는 데 성공한 사례이며, 지금도 병원은 계속 상권을 주도하고 있다.

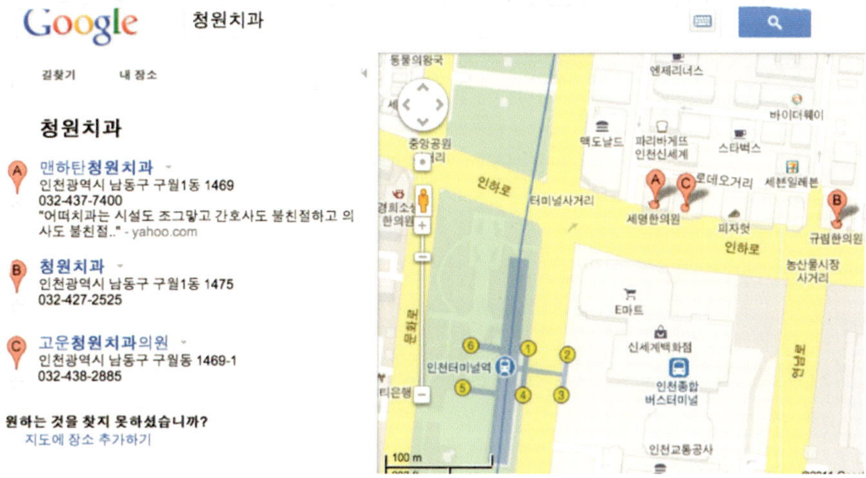

7-19. 인천 터미널역 인근 상권에서 공간적 선점을 실행한 청원치과 사례.

정보기술

입소문을 듣고 찾아오는 고객들이 최고라 생각했던 시절이 있었다. 오직 실력으로 승부하고 필자에게 진료받은 고객이 만족하여 지인들을 추천해서 소개받고 오시는 분들이 많을 때 가장 행복한 순간이었다. 그런데, 그러한 마인드를 가지고 진료하던 필자에게도 변화가 생겼다. 인터넷과 정보통신 기술의 발달로 요즘은 사람들이 입소문을 듣고 오는 분보다는 인터넷 검색을 통해 평판을 조회하고 그 정보를 믿고 찾아오는 분들이 점차 많아지고 있다는 변화를 실감했기 때문이다.

인터넷, SNS 등 매스컴을 통해 유입되는 환자의 비중이 점차 증가하고 있다.[27] 2009년 11월, 아이폰을 시작으로 스마트폰의 대중화가 시작된 이래 여러 가지 큰 변화가 찾아왔다. 2023년 1월 현재 임상에서 느끼는 가장 큰 변화는 더 이상 입소문 마케팅이 최고가 아니라는 점이다. 7-20의 필자의 병원 내부자료에 의하면 개원 23년 차의 역사를 가진 병원임을 입증하듯 내원 고객의 숫자 분포는 구환에 해당하는 인근, 환자 가족의 비중이 가장 크다. 그런데 놀라운 사실은 내원경로별 평균 진료비(객단가) 항목을 보면 매스컴을 통해 오신 분들이 숫자는 적지만 더 많은 비용을 내고 가신다는 것이었다. 이는 매스컴을 보고 검색해서 오는 경우 해야겠다고 맘먹고 오신 분들이며, 이분들은 비교적 큰 비용을 각오하고 오시는 분들이라는 특성을 알 수 있다.

정보기술을 활용한 병원 경영의 필요성이 점차 더 확대되고 있다. 현재 다수의 병원 컨설팅, 마케팅 업체들이 활동하고 있다. 그러나 사용자들의 피드백을 들어보면 서비스의 질에 대한 평가가 엇갈리고 비용이 만만치 않게 소요된다. 4장에서도 언급했듯 효과가 있어 보이긴 하나 지속적으로 더 많은 비용

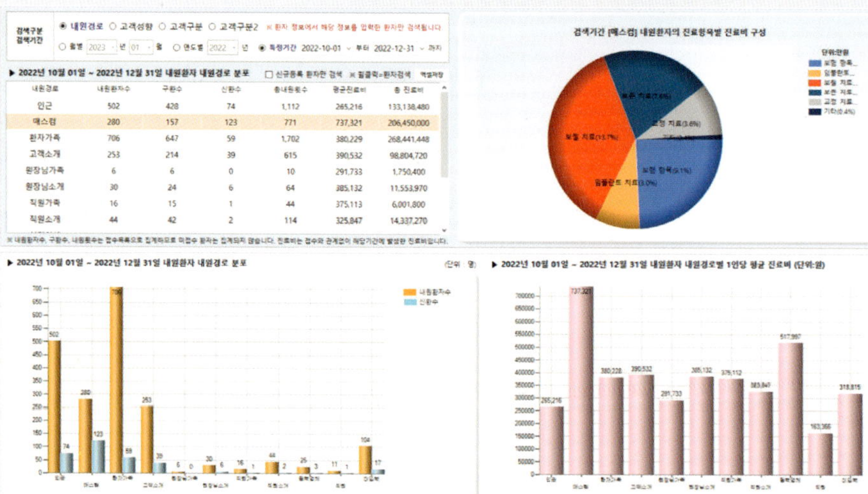

7-20. 인천 시카고치과병원 2022년 3분기 내원 고객 분석 내부자료.

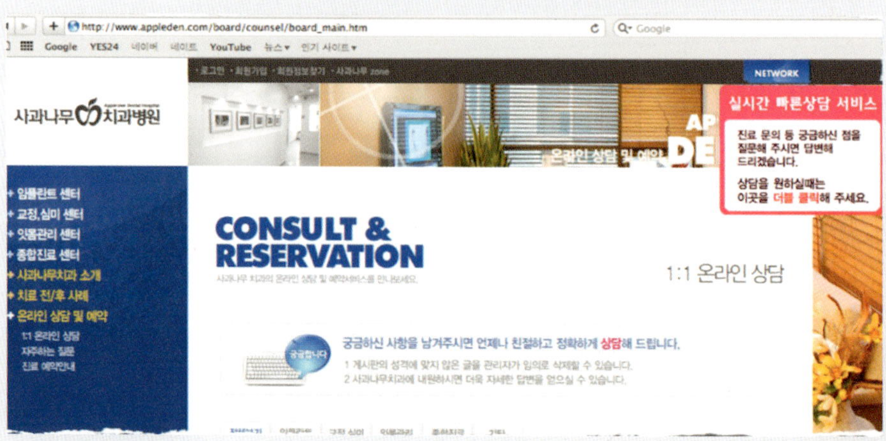

7-21. 실시간 상담과 응대를 시행 중인 사례.

을 투자하지 않으면 점차 효과가 떨어지므로 근본적인 경쟁력을 갖추려는 노력이 더욱 중요함을 확인하게 된다. 지속성은 중요한 문제이다. 잠깐의 광고 홍보로는 고객들의 기억 속에 남아 있기가 어렵기 때문이다. 더구나 7-21처럼 실시간 상담과 재빠른 응대를 위해서는 전담 직원이 있어야 하는데 개인 의원들에서는 이러한 시스템을 갖추는 일이 결코 쉽지 않다. 다만 머지 않은 미래에는 간단한 상담은 AI가 담당해 주는 시기가 곧 올 것이다.[28]

7장을 마치며 확인할 것들…

- ▶ 7-1의 제공 서비스 복잡성과 고객 요구의 다양성을 고려할 때 본인 병원의 개원 상황에 적용해야 할 적합한 전략은 무엇인가?
- ▶ 전략적 포지셔닝의 3가지 전략 중 현재 본인 병원에서 적용하고 있는 전략은 무엇인가? 그 과정에서의 괴리, 어려움을 극복할 방안은?
- ▶ 지역사회에서 고객들을 위한 개별화 전략을 실행하고 있다면 구체적으로 현재 하고 있는 활동은 무엇이며, 또는 향후 어떠한 방향으로 진행 예정인가?
- ▶ 지속적 경쟁 우위를 가지기 위하여는 4가지 요인이 충족되어야 한다. 현재 본인 병원에서 가장 핵심적인 가치라 생각하는 것에 대해 4가지 기준을 가지고 지속적 경쟁 우위가 있는지 평가해 보자. 부족한 부분을 보완할 방법까지도.
- ▶ 이 장의 내용을 종합 고려하여 결정해 본 본인 병원의 최종 경쟁 전략을 정리해 보자면?

참고문헌

1. 강호석. (2022년, 6월 17일). 우리가 알아야 할 '신냉전'의 3가지 특징. 민플러스. http://www.minplusnews.com/news/articleView.html?idxno=12850
2. 이정흔. (2022년, 5월 28일). 세계화의 종말, 논쟁에서 현실로. 한국경제매거진. https://magazine.hankyung.com/business/article/202205251947b
3. 별마당 도서관. "'그냥 하지 말라'의 저자 송길영 부사장이 말하는 '그냥'에서 벗어나는 방법 | 별마당도서관 #명사초청특강 #강연." 2021. 12. 28. 동영상. 16:50. https://www.youtube.com/watch?v=qOL2ZppqEqw
4. 국립 강릉원주대학교 - 학과소개. https://dentistry.gwnu.ac.kr/dentistry/561/subview.do
5. 이유재. 서비스마케팅. 6판. 학현사; 2019. p. 527.
6. 최은미. (2008년, 3월 29일). 강남 예치과에 가봤더니... 머니투데이. https://news.mt.co.kr/mtview.php?no=2008032616301215876
7. chang yong kang. "당일 치과 치료 절대 금지! (응급외)." 2020. 10. 21. 동영상. 3:08. https://www.youtube.com/watch?v=HNPBIqUFEMQ
8. 이유재. 서비스마케팅. 6판. 학현사; 2019. p. 531.
9. 최상관. (2020년, 6월 5일). 전자 예약·접수 기기 '키오스크' 개원가 행정업무 완화에 도움될까. 치의신보. https://www.dailydental.co.kr/mobile/article.html?no=111465
10. 몽매니저. 치과 구인난. 갑자기 퇴사한다는 신입직원. 어떻게 하죠?. 쉬운 치과 경영 프로그램. 몽매니저. 2022.12.15. https://blog.naver.com/redeunkyoung/222956431734
11. 나가이 다카히사. 사장을 위한 MBA 필독서 50. 김정환. 센시오; 2020. p. 79-86.
12. 전수환. (2021년, 11월 3일). 신의료기술 인증 자가치아 골 이식술 "오직 하나" 치의신보. https://www.dailydental.co.kr/news/article.html?no=117306
13. 한동현. (2018년, 12월 6일). 저수가 의료광고 찾아 삼만리. 치의신보. https://www.dailydental.co.kr/news/article.html?no=104714
14. 박개성. 공동개원 절대로 하지마라. 엘리오앤컴퍼니; 2003.
15. 윤미용. (2022년, 9월 21일). 치과주치의 사업, 2024년 전국 확대와 10% 본인부담금은 지자체 부담예정. 덴탈아리랑. https://www.dentalarirang.com/news/articleView.html?idxno=36212
16. 하정곤. (2022년, 1월 20일). 치과업체도 가격 인상 대열에 '본격 동참'. 덴탈아리랑. https://www.dentalarirang.com/news/articleView.html?idxno=34008
17. 전영선. (2020년, 8월 20일). 치솟는 금값, 치과 수복재료시장 판도 흔들. 치과신문. http://www.dentalnews.or.kr/news/article.html?no=28257
18. 김선영. (2020년, 6월 29일). 신규 개업대비 치과 폐업률 평균 60%. 세미나비즈. http://www.seminarbiz.kr/news/articleView.html?idxno=12724
19. SBS 뉴스. "사람 대신 들어앉은 로봇…AI의 일자리 위협, 어디까지? / SBS." 2019. 2. 3. 동영상. 2:49. https://www.youtube.com/watch?v=LPSU46gRbd0
20. 차이나는 클라스. "인류의 99%는 로봇에게 일자리를 빼앗긴 후 프레카리아트가 된다 〈JTBC FACTUAL〉 | JTBC 211009 방송." 2021. 10. 9. 동영상. 9:52. https://www.youtube.com/watch?v=9Rajg0__O4Y
21. 이정우. "치과병원의 경영규모와 운영실태에 관한 조사 : 수도권내 지역간 차이에 의한 분석." 석사학위, 서울대학교 대학원, 2004. https://s-space.snu.ac.kr/handle/10371/24954

22. KBS News. "'부자 나라 한국', "소득 불평등 심각…부의 불평등은 더 심각" / KBS 2021.12.08." 2021. 12. 8. 동영상. 2:21. https://www.youtube.com/watch?v=WV81xTGerul
23. 김용성. "네트워크 치과의 실태 --국민을 속이는 조삼모사 수법." 2011. 10. 19. 동영상. 6:38. https://www.youtube.com/watch?v=jnPbGGZuBVo
24. S Holland, D Stocks. Trust and Its Role in the Medical Encounter Health Care Anal. 2017;25(3):260-74.
25. SB Levine. Psychological intimacy, Journal of Sex & Marital Therapy, 1991;17(4): 259-67.
26. 나무위키, "독점시장이론", https://namu.wiki/w/%EB%8F%85%EC%A0%90%EC%8B%9C%EC%9E%A5%EC%9D%B4%EB%A1%A0
27. 한희진. (2006년, 9월 14일). 병·의원, 인터넷 입소문 전략 필요하다. CNB뉴스. https://m.cnbnews.com/m/m_article.html?no=9302#cb
28. 천민제. (2021년, 12월 1일). 복잡한 치과 통합 관리, 이젠 AI로 한다. 치의신보. https://www.dailydental.co.kr/news/article.html?no=117745

CHAPTER 08

물리적 증거 관리, Physical Evidence Management

Servicescape? 서비스 공간의 중요성

물리적 증거(physical evidence)란 서비스가 전달되고 병원과 고객의 상호작용이 이루어지는 환경, 공간을 말한다.[1] 이 공간이 중요한 이유는 고객의 구매의사 결정에 영향을 미치기 때문이다. 나름 호텔 콘셉트로 깔끔한 인테리어를 했던 필자의 병원도 개원 22년이 지나다 보니 시설도 노후하고 고장도 잦아서 2022년 3월부터 3개월에 걸친 리모델링 공사를 통해 완전히 새로운 공간으로 재탄생하였다(📷 8-1). 코로나로 인한 사회적 거리두기가 강화되었던 시점에 인테리어 공사를 시작하여 타이밍 좋게 공사를 진행할 수 있었다. 물론 인테리어는 투자 금액이 만만치 않았다. 하지만 공간이 주는 힘을 알았기에 그 비용이 아깝지 않았다. 새로운 물리적 증거(인테리어)가 '고객의 구매의사 결정'에

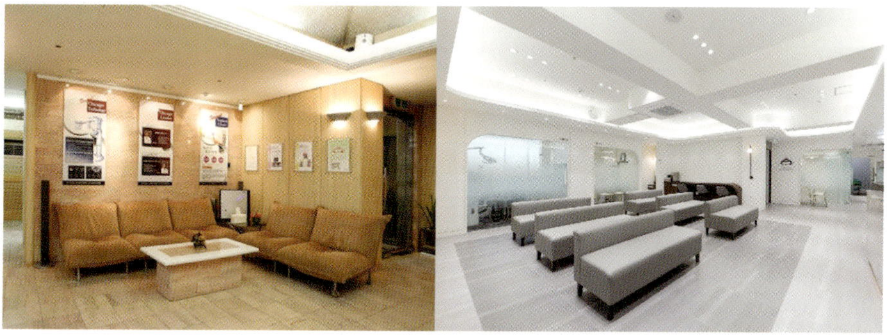

📷 8-1. 필자 병원의 인테리어 전과 후의 변화.

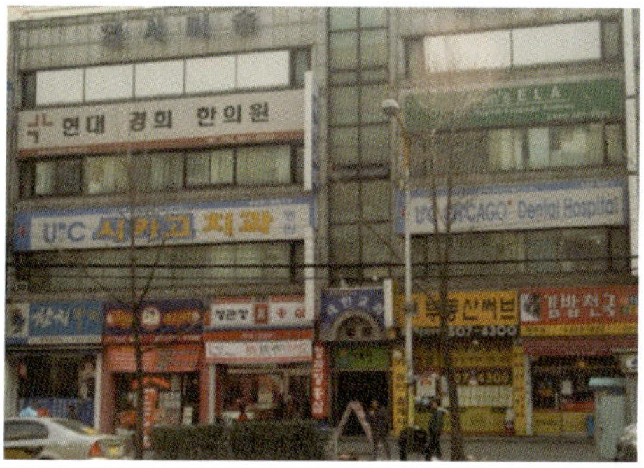

📷 8-2. 가로수에 가려 잘 보이지 않던 필자 병원의 2005년경 간판 모습.

긍정적인 영향을 끼친다는 것은 필자가 경험을 통해 직접 느꼈다. 사회적 거리두기의 완화의 영향도 있겠지만 리모델링 이후 환자가 증가한 것은 사실이기 때문이다.

Service와 환경을 의미하는 접미사 '~scape'를 합성한 단어가 servicescape[1]이며 이는 인간이 창조한 공간을 의미한다. 이는 외부환경과 내부환경으로 나눌 수 있다. 병원 건물 외관, 간판 등의 외부의 물리적 환경은 특히 신규 고객을 유입하는 데 중요한 역할을 한다. 일단 병원의 존재를 가장 먼저 느끼게 되는 것이 건물 외부의 간판이기에 가시성 좋게 디자인하는 것은 중요하다. 실제로 상가 밀집 지역의 한 건물, 가로수로 가려지는 환경에 있는 필자 병원의 경우 예전 간판은 눈에 거의 띄지 않아서 가시성이 좋도록 간판을 바꾼 후에는 20년 가까이 개원하고 있던 병원임에도 "병원이 새로 생긴 줄 알고 왔어요"라는 고객들을 꽤 많이 만날 수 있었다(📷 8-2). 그만큼 외부환경을 잘 갖추는 것은 중요한 문제이다.

깔끔하고 시설이 잘 갖춰진 건물은 환자 유입을 늘릴 수 있다. 구도심 오래된 건물에 입주하고 있는 경우 가장 큰 문제는 주차 문제다. 건물 외관이야 낡아 보여도 내부 인테리어를 잘 갖춰 놓으면 해결될 수 있는 문제인데, 2010년 주차장법[2] 시행 이전에 지어진 오래된 건물의 경우 주차면 수가 일반적으로 턱없이 부족하다. 요즘은 삶의 질을 최우선으로 생각하는 사람들이 많아서인지 자가용을 이용하여 출퇴근하는 사람들이 많다. 병원 직원들도 예전에 비하면 출퇴근 시 자차를 이용하는 비율이 꽤 늘었다. 한정된 공간에 직원과 환자 모두 주차를 해야 하니 주차난은 더욱 심각해질 수밖에 없다. 고객들의 주차를 배려해 원장들이 일부러 차를 가지고 오지 않는다 하더라도 주차면은 늘 부족하여 실제 고객들이 이용할 주차 공간은 거의 없다(📷 8-3). 물론 이러한 문제가 없는 넓은 새 건물, 단독 건물이 있다면 얼마나 좋겠냐마는 매입과 개발에 따르는 수십억대의 큰 비용을 함께 고려해야 하니 현실적으로 쉽지 않은 문제이다.

내부환경은 직원과 고객의 만족 및 생산성과도 직접 연결된다.[3] 우수 직원 선정 및 표창 모습, 고객의 감사 글, 병원을 방문한 유명 인사와의 사진, 원장님의 박사 학위증, 외부 기관으로부터 고객만족상 수상 등은 대기실에서 흔히 볼 수 있는 모습이다. 형식적인 것 같아도 이것들이 주는 긍정적인 효과는 다양하다. 자신의 성취를 병원 한가운데 자랑하듯 전시해 준 원장님에 대한 고마움과 성취에 대한 보람으로 직원은 더욱 애사심을 가지고 일해 줄 것이다.

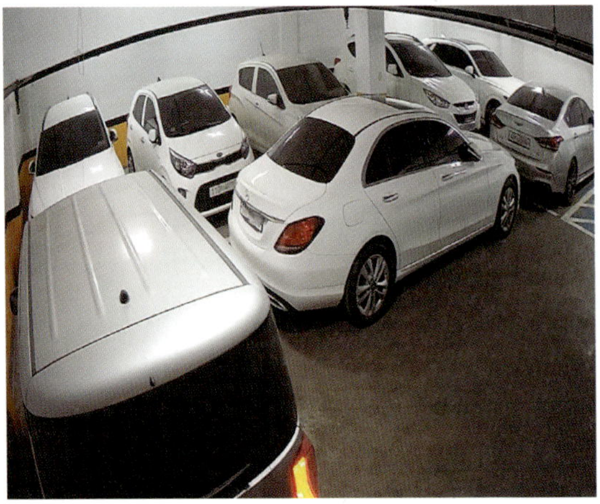

📷 8-3. 주차 공간 부족으로 이중 삼중 주차가 일상인 구도심의 건물 사례.

또한 이는 고객에게도 병원에 대한 좋은 인상을 심어준다. 대체로 고객은 시각적인 자료에 반응이 빠르다. 이 때문에 실력에 대한 증명을 눈으로 확인한 환자는 더욱 설득이 쉽다. 별것 아닌 종이 한 장으로 보일지 몰라도 이는 내원한 환자에게 확실하게 신뢰와 믿음을 어필할 수 있는 좋은 무기가 된다. 아무리 실력 좋은 원장이라 해도 40년 된 병원 인테리어를 그대로 인수받아 쓸 수는 없는 노릇 아닌가. 따라서 내부환경을 특정 방향으로 가꾸는 문제는 무엇보다 원장 스스로가 콘셉트를 가지고 센스 있게 꼼꼼히 챙겨야 하는 부분이다.

물리적 환경의 차원

주변요소, Ambient condition

주변요소란 실내 온도, 조명, 소음, 음악, 냄새, 색상, 전망 등과 같은 병원 환경의 배경적 특성들을 말한다. 사람들의 오감에 영향을 미치는 이러한 주변요소들은 고객 및 직원 모두에게 중요한 영향을 미치게 된다. 어린이들을 대상으로 하는 경우엔 더 민감할 수밖에 없으며 대기실을 놀이 공간으로 조성하여 편안하게 있도록 유도하기도 한다(8-4). 또한 대기실에 흐르는 잔잔한 클래식 음악은 매일 듣고 있는 직원들에겐 졸리는 음악이란 얘기를 듣기도 하나, 긴장 속에 찾아온 고객들의 마음을 편안하게 만들어 주기도 한다.

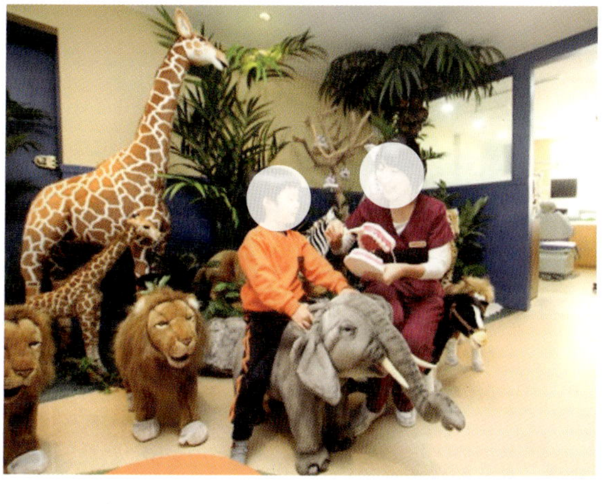

8-4. 어린이를 위한 놀이동산으로 대기실을 꾸민 *병원 치과(출처: 메디칼 업저버, 2014.11.24).

공간 배치와 기능성, Layout and functionality

공간 배치라 하면 기계 장비 등의 배치와 배열 등의 공간적 관계를 말한다. 또한 기능성은 병원의 진료 서비스라는 목적 달성과 성취를 용이하게 하기 위한 기능을 말한다. 양치실, 교육실, 메이크업실 등의 고객 셀프 서비스 공간을 갖추고 있는 경우 특히 공간 배치와 기능성이 중요해진다. 이러한 고려를 제대로 하지 않고 설계한 경우 어떠한 문제가 있을지 실제 사례를 통해 살펴보기로 하자.

병원 공간은 직원과 원장의 삶의 공간이기도 하다. 적어도 하루에 9시간 이상씩 평범하게 근무한다고만 해도 병원이라는 공간은 인생의 거의 1/3을 보내는 공간이다. 그러기에 우선 생각해야 하는 것은 쾌적한 환경이다. 일반적인 치과들은 대개 (계단을 올라온 환자의 건강 상태를 보기 위함이라 하지만 임대료 문제로) 2층에 위치한다. 적어도 환기가 불량한 지하 공간이 아닌 것에 감사할 일이다. 하지만 대로변 상가건물을 선호하다 보니 소음과 먼지로 창문을 열기가 힘든 경우가 많다. 이 때문에 대부분 햇볕 보는 것에 만족하며 자연스럽게 환기에 소홀하게 된다. 치과 기공실에서 부득이 발생하는 분진이 폐 조직에 나쁜 영향을 준다는 것은 오래전부터 알려진 사실이다.[4]

오랜 시간을 보내는 병원 공간은 원장과 직원들의 건강을 위한 고려가 필요하다. 실내인 병원 내부의 공기의 질도 구역별로 다르고, 근무기간에 따라 건강자각증상, 공기의 질에 대한 인식에 차이가 있다.[5] 📷 8-5의 설계안은 단순히 보기엔 그리 나쁘지 않은 설계로 보인다. 다용도실이라 칭해진 곳은 직원실로 보인다. 원장실과도 연결되어 있고 재료 관리를 위한 창고와도 연결해 두었으니 나쁘지 않아 보인다. 다만 쾌적한 환경이란 측면에서 보면 문제가 보인다. 잘 알고 있듯 기공실은 부득이 먼지와 소음이 발생하는 장소이다. 따라서 기공실을 배치할 경우엔 외부로의 환기를 필수적으로 생각해야 한다. 그런데 도면에서 보면 기공실이 내부로 들어와 있고 직원실을 거쳐 환기를 하게 되어 있다. 설령 천장 쪽으로 배관을 통해 먼지를 배출한다고 해도 생기는 화학약품의 냄새와 분진 등이 전혀 유입되지 않을 것이란 보장은 없다. 이러한 공간 배치는 장기적으로 볼 때 병원 임직원의 건강이 우려되는 문제가 있다.

디자인적인 모습보다는 생산성과 효율이라는 측면이 더 중요하다. 사실 공간학적 전문지식이 없는 원장들이 업체를 통해 받은 도면을 보고 생각하는 것은 제한적일 수밖에 없다. 공간 배치에서 흔히 하는 실수는 단순히 멋지게 만들려 한다는 것이다. 📷 8-6에서 보는 설계는 멋져 보인다. 다만 동선을 생각한 효율이란 측면에서 보면 몇 가지 문제점들이 보인다. 우선 우측 하방의 치

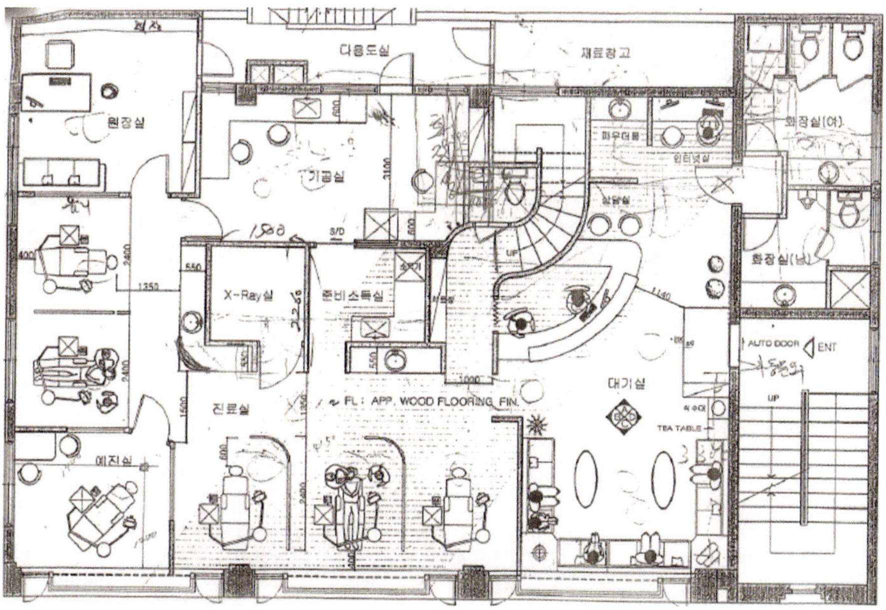

📷 8-5. A 치과의 인테리어 설계 사례.

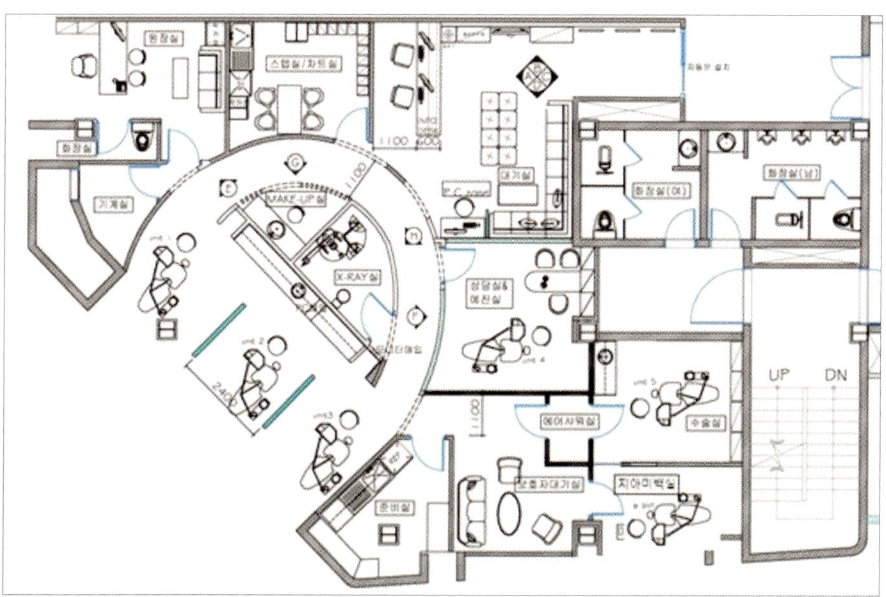

📷 8-6. B 치과의 인테리어 설계 사례.

아 미백실은 부득이 수술실의 보호자 대기실을 거쳐야 들어갈 수 있는 곳이다. 원장실과 진료실 사이에 배치된 기계실의 소음도 예상된다. 또한 수술실의 환자는 진료를 받다가 긴장하여 화장실에 가고 싶은 일이 흔한데,[6] 그 경우 에어샤워실, 복도, 대기실, 치과 정문을 빠져나가 건물 공용 화장실에 이르기까지 동선이 너무 길다. 공간은 한 번 완성되면 변경이 어려우니 다양한 가정으로 생산성과 효율성, 환경까지 보는 다각적인 접근이 필요하다.

물리적 환경의 영향

구매결정에 영향

병원은 진료라는 고가의 의료 서비스가 제공되는 곳이다. 고객들도 당연히 소비를 위해서 온다. 고객들의 소비 수준은 차이가 있기에 물리적 환경은 고객들에게 제공하는 서비스에 대한 정보를 제공하는 역할도 한다. 서비스를 경험해 본 고객들은 일단 물리적 환경이 보내는 신호를 보고 선입견을 가지게 되며(8-7), 마음의 준비를 하고 병원에 들어오게 된다. 병원은 지나가다가 보이면 편하게 볼펜 한 자루 사자고 들르는 문방구, 편의점 등과 같지는 않다. 따라서 병원의 인테리어 수준은 고객들에게 행위와 구매, 서비스 경험 모두에 잠재적으로 영향을 미치게 된다.[7] 근래 들어서는 고객들의 눈높이가 높아져서 저가형 치료를 제공하는 치과조차 어느 정도 수준 이상의 깔끔한 인테리어는

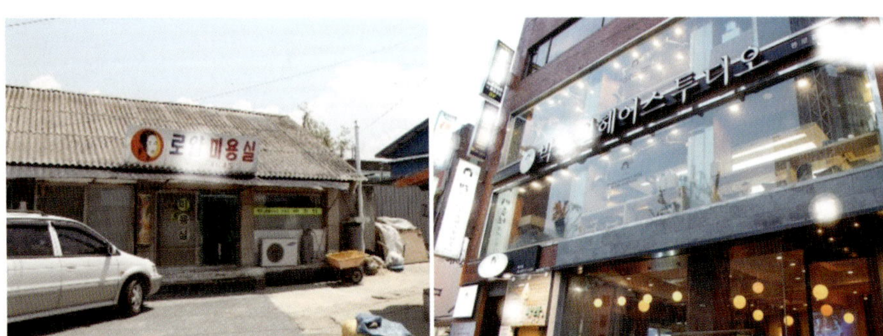

8-7. 비용 차이도 얼마 없다면 서비스를 잘 받으려 어느 미용실을 찾아갈 것인가?

기대를 하고 찾게 된다. 즉, 깨끗하고 편안한 인테리어는 고객들에게 '기대상품' 수준이며 일정 수준 이상의 준비가 필요한 것이다.

서비스의 무형성 극복

의료 서비스는 공산품, 제품과 같은 특정한 형태가 없다. 그러기에 서비스를 시각화하는 것은 무형성 극복을 위해 중요한 일이며, 물리적 환경은 그 역할을 담당한다. 대표적인 사례를 찾아보자면 소아치과 진료실에서 흔히 볼 수 있다. 이성적인 대화가 힘든 어린이의 경우 막연한 병원 공포를 가지고 있을 때 치과치료는 더욱 힘들어진다. 따라서 이러한 병원 공포를 가지고 있는 아이들에게 편안한 분위기를 제공해 주는 것도 치과의 물리적 환경이다. 어린이는 공포스러운 병원이라는 곳에서 제공하는 편안하고 재미있는 물리적 환경을 통해 마음을 열고 치료에 임하게 되는 것이다(📷 8-8).

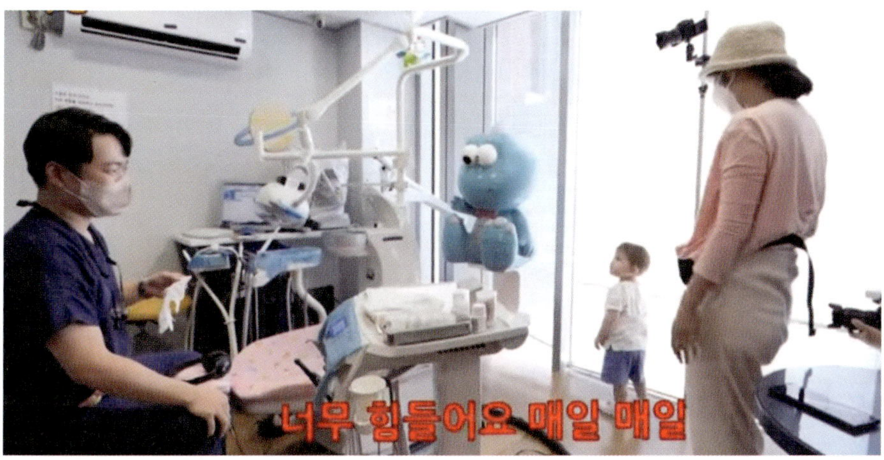

📷 8-8. 아이에게 편안함을 주는 물리적 환경을 제공하는 방송의 한 장면[8]

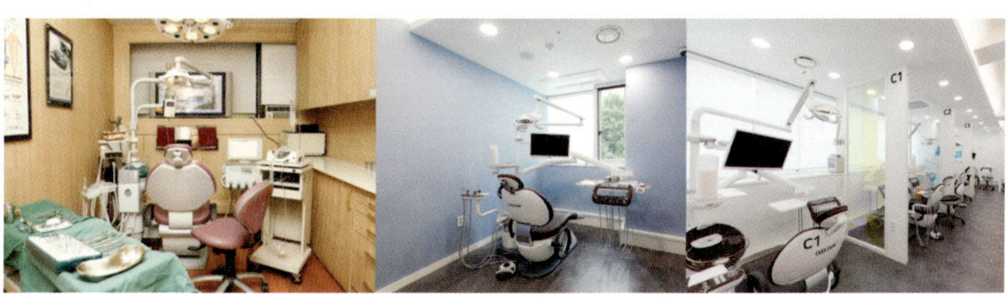

📷 8-9. 시카고치과병원의 인테리어 변화(좌측 예전, 중간 및 우측 변화 후).

이미지 형성

병원의 환경은 그 병원에 대한 이미지를 형성하는 데도 중요한 역할을 한다. 8-1에 보여준 시카고치과병원의 모습은 고객에게 각기 다른 이미지를 전달하고자 의도된 것이었다. 좌측의 예전 콘셉트는 호텔 라운지를 상상하도록 넓고 편안하며 고급스러운 이미지를 전달하고자 했다. 우측의 새로운 변화에서는 오래된 주거지역이고 노년층과 젊은 사람들이 함께 있는 곳이기에 젊은 병원의 감각에 맞게 밝고 세련된 콘셉트로 개원 21년 만에 인테리어를 모두 바꾼 것이었다. 글에서는 표현하기 어려우나 이전의 진료실에서는 잔잔한 클래식 곡이 흘러나왔다면 새로운 인테리어에서는 더 밝고 경쾌한 클래식 및 편안한 음악들로 진료실 분위기를 만들어 주었다. 이후 고객들의 반응을 들어보니 우리의 콘셉트와 의도가 잘 전달된 것을 확인할 수 있었다.

직원 행동에 영향

사람은 조직의 구조와 시스템을 만들고 그렇게 만들어진 시스템 하에서 사람이 만들어진다.[9] 아침 일찍 출근하는 것은 누구에게나 힘든 일이다. 아침 식사는 거르더라도 화장은 하고 나와야 하는 직원들에게는 더욱 힘들다. 그러한 사정을 잘 알기에 수년 전부터 직원들을 위해 빵과 김밥 등 아침 요깃거리를

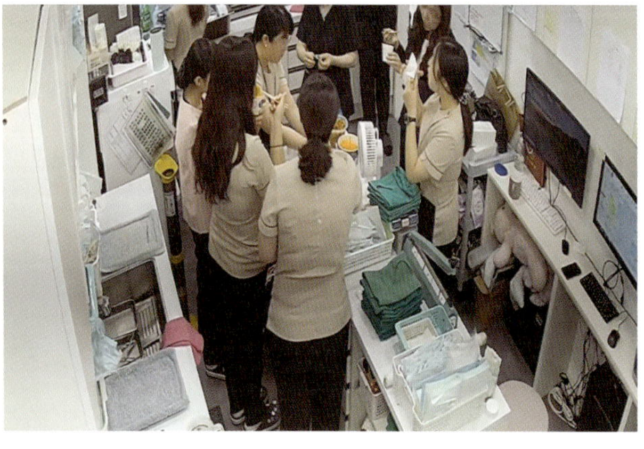

8-10. 오전 진료 전 준비시간에 틈을 내서 아침 식사 중인 직원들.

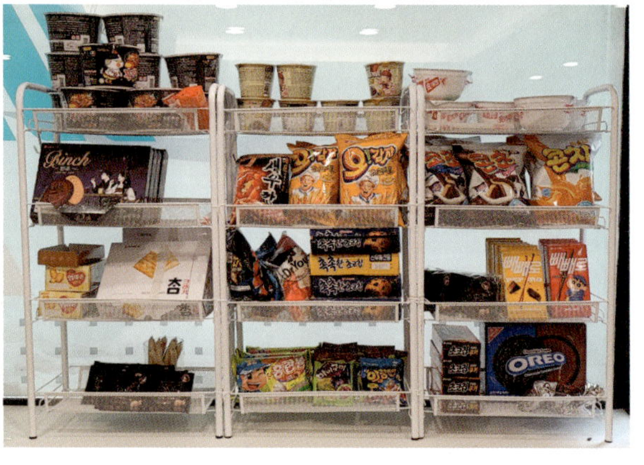

8-11. 병원 한 켠에 마련된 직원용 스낵바(업체에서 관리해주기도 함).

배달하기 시작했다. 요즘 직원들의 모습을 보면 아침 식사를 거르고 출근부터 한 후 진료 준비시간에 틈을 내서 간단히 식사를 해결하는 모습을 흔히 본다(📷 8-10). 원장에 따라서는 보는 관점에 따라 근무시간에 일하지 않고 모여서 먹고 놀고 있다고 생각할 수도 있다.

직원들의 분위기는 원장이 대부분 만들 수 있다. 일반적으로 개인주의 성향이 강하고 폰만 바라보며 만나서 얘기하는 것이 별로 없는 젊은 세대들에게 아침 요기 시간만이라도 직원들 간의 직접적인 만남, 소통과 친목이 이루어지며, 그렇게 쌓인 인간적인 관계를 통해 병원 생활의 힘을 얻고 효율을 높이고 있음을 알고 있기에 원장들이 장려해야 할 시간으로 본다. 요즘은 치과마다 직원 모셔오기 경쟁이 벌어지다 보니 원장들이 직접 병원 내에 스낵바를 만들고 채우는 수고까지 마다하지 않는다.[10] 그만큼 시스템을 갖춰서 직원들의 긍정적인 행동을 이끌어 내고 싶은 것이다(📷 8-11).

물리적 환경 관리의 전략적 이슈들

원내 혼잡성(crowding) 관리

혼잡성은 공간적 제한에 대한 사람들의 인식처럼 붐비는 상황에 대한 사람들의 주관적, 심리적 요소와 관련된 개념이다.[11] 밀도는 단순히 공간 면적당 사람의 수를 의미한다. 그에 비해 혼잡성은 상대적으로 인식하는 개인적, 사회적 요인이 복합된 것이다. 예를 들면 음악회의 관객은 밀도 높은 공간에 있어도 혼잡하다고 느끼지 않을 수 있으나 같은 수의 사람이 병원 공간에 있다면 사람들은 이동의 제한을 느끼고 혼잡성을 느끼게 된다. 즉 혼잡성은 개인에게 공간 내 인식된 면적이 부적당하다는 주관적 평가다. 병원은 너무 혼잡해도, 너무 한산해도 안 된다는 점까지도 추가로 고려해야 한다.

병원 내 대기실의 혼잡성에 영향을 미치는 요인들은 여러 가지가 있다.[12] 혼잡성은 심리적 요소이므로 다음의 항목들을 관리해야 한다는 관점에서 살펴보자.

우선, 소음, 정리 정돈 등의 환경적 단서는 고객들에게 혼잡성을 더 느끼게 한다. 치과 진료실을 떠올려 보면 진료실 소음, 대기실에서 환자들이 얘기하는 소음 등으로 시끌시끌하다. 거기에 진료실에서 사용하는 각종 기구들을 담은 카트들까지 여기저기 흩어져 있다고 생각해 보자. 그런 상황에서 사람까지 많다면 당연히 더 혼잡하다고 느낄 수 있다. 따라서 진료실은 깔끔하게 정리하고, 가급적 소음이 안 나도록 석션의 작업 소리도 I mode(간헐적 사용 모드, 물이 일정 수준 이상 고이면 그때만 짧게 석션하는 방법)로 통제할 필요가 있다. 거기에 진료실에 흐르는 조용하고 잔잔한 클래식 음악이면 고객들은 대기실에 사람이 많더라도 혼잡하거나 조급하게 느끼지 않을 것이다.

한편, 고객이 이러한 혼잡성을 크게 느끼는 것에는 개인의 심리적인 상태도 영향을 미친다. 병원에 방문하면서 대부분 시간적 여유를 가지고 오지만 때때로 진료 후 다음 스케줄을 촉박하게 잡고 오는 환자들도 있다. 치과진료는 부득이 시간이 걸리는 외과계열 시술이라 술자와 환자 모두를 위해 충분한 시간을 확보하는 것이 무엇보다 중요하다. 다음 스케줄이 촉박하게 있는 고객은 같은 대기실 인원이라도 혼잡하게 느낄 수 있을 것이다. 따라서 병원에서는 다음 내원 약속을 잡을 때 미리 다음 진료의 예상시간을 알려주어 환자가 충분한 시간 여유를 가지고 방문할 수 있도록 안내해 주어야 한다.

예약제를 좀 더 일상적으로 이용한다면 혼잡에 대한 관리를 더 효율적으로 할 수 있다. 물론 대부분 치과들이 예약제에 의해 운영되지만 이러한 사실을 모르고 환자들이 예약 없이 내원하는 경우도 종종 있다. 이런 경우에는 대부분 선착순으로 진료를 보지만 예약 없이 내원한 고객의 입장에서는 자신만 예약하지 않고 왔기 때문에 기약 없는 대기시간이 더욱 불안하게 느껴질 것이다. 이때 환자는 대기실의 혼잡도 또한 더욱 크게 느낄 것이다. 따라서 가급적 전화로라도 예약을 하시고 내원하도록 평소에 얘기해 두면 이러한 고객의 심리를 조절할 수 있다.

더 신경 써야 하는 것은 고객이 느끼는 '주관적' 응급 상황이다. 전날 수술하시고 밤새 지혈되지 않아 걱정하다 아침 일찍 내원하신 고객이 있었다. 이러한 분의 경우 예약과 무관하게 우선 체크해 드려야 한다. '근심과 걱정'이 가득한 채로 내원하신 분이기에 예약 없이 오셨으나 본인은 (우리가 보기엔 이미 지혈도 다 되고 상황 종료였으나) 응급 상황이라 생각하고 혼잡을 생각해서 일찍 병원이 열기도 전에 내원하신 경우이다. 그러므로 대기실에 기다리는 분들이 하나둘 늘어갈 때마다 마음이 조급해지면서 얼른 살펴봐 주지 않는다고 짜증 내는 상황이 되는 것을 이해해야 한다.

혼잡성의 영향

혼잡하다 느끼는 고객은 병원에서 알려주고자 하는 많은 정보가 눈에 들어오지 않는다. 병원 내 홍보물, 기타 서비스 제공 등 고객이 알아야 할 내용조차도 혼잡하다 느끼면 그러한 정보들이 들어오지 않게 된다. 또한 관련하여 직원들에게 물어보는 것조차 피하게 될 것이다. 그러다 보면 병원에서 권장하는 필요한 진료조차 다음으로 미루는 일이 발생한다. 심지어 혼잡하다 느끼는 상태에서 상담 후 치료 결정을 하면 쫓기는 기분으로 결정한 진료이기에 나중에 불만을 가지는 경우도 발생한다. 여유 있게 제대로 서비스를 받았다는 생각이 들어야 같은 진료 서비스에 대한 만족도 상승한다. 결국 최악의 경우 '너무 시장통 같이 번잡한 곳에서 진료받기 싫다'는 생각으로 고객이 떠나가게 되는 문제가 발생한다. 따라서 적극적인 혼잡성 관리가 필요한 것이다.

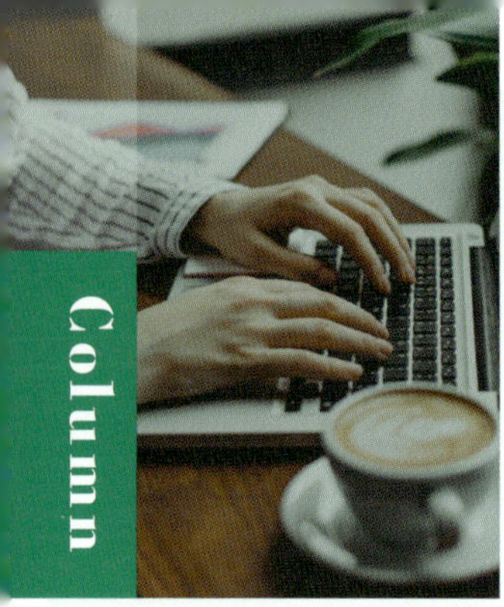

서비스 기대관리 (Expectation Management)

* 고객과 의사의 만족을 높이려면…

유명하다는 음식점에서 줄 서서 드셔 보신 적 있으신가요? 요즘 방송이나 SNS에서 워낙 그런 홍보성 내용들이 많다 보니 가보고 싶다는 생각이 들긴 합니다. 실제로 찾아가 보면 드물게 단골이 되는 곳도 있겠지만, 대부분은 유명하다니 그런가 보다 하는 정도이지 다음에 또 줄 서서 그 집을 찾고 싶은 경우는 별로 없다고 경험하셨을 겁니다. 왜 그럴까요? 그것을 경영학에서는 '기대를 관리하라'는 것으로 설명합니다. 고객들이 가지고 오는 기대를 관리하라는 말이지요.

잘 알려져 있는 만족에 대한 공식이 있습니다. 만족은 현실을 기대로 나눈 함수(만족=현실/기대)라는 것이지요. 이것을 이용하면 앞서 말씀드린 유명한 음식점에 실망하는 이유를 설명할 수 있습니다. 우리가 그 집을 찾아갈 때 '감동적일 정도로 맛이 있을 것이다'라는 기대를 하고 찾아가기 때문이라는 것이지요. 기대가 크니 현실에서 깜짝 놀랄 정도로 맛이 있지 않는 한 만족은 채워지지 않을 수밖에 없지요. 사실 대부분 음식점이란 곳이 아주 큰 맛의 차이는 아니지 않습니까?

이것은 병원 광고를 할 때도 중요하게 고려해야 할 사항입니다. 즉, 엄청난 과장 표현으로 광고를 하면 그것을 보고 오도록 만드는 데 도움은 되겠지만, 그 기대치를 충족시키지 못하면 오히려 실망하고 돌아간 환자들에 의해 병원의 이미지를 실추시키는 결과를 초래하게 됩니다. 그런 이유로 실제로 병원에 다녀가 본 환자들의 입소문 광고가 최고인 셈이지요. 환자들이 직접 경험한 실제 사실을 통해 광고하는 것이고 그 정도의 객관적인 기대치를 가지고 병원을 찾으니 우리도 그것을 확실히 만족시켜주면 되는 것이니까요.

고객의 기대치를 관리하는 방법은 있습니다. '관여도를 높이라'고 말하는 방법이죠. 음식점의 경우 흔히 고객이 직접 재료를 선택하여 오면 요리를 만들어 주는 파트를 만들어 놓기도 합니다. 이 경우 고객은 음식의 맛이 없어도 본인이 선택한 재료 조합에 의한 맛이기에 별다른 맛에 대한 불평 없이 음식 만드는 재미와 즐거운 경험에 집중하게 됩니다. 치과에 적용해 보자면 고객에게 치료 방법에 대한 장단점을 설명하고 환자가 직접 선택하도록 하는 것이 이러한 맥락이지요.

일반적으로 고객은 본인이 직접 선택한 것에 대하여서는 큰 불만을 이야기하지 않습니다. 의사의 권위에 의존하여 시키는 대로 환자가 따르던 시대는 이미 과거입니다. 더구나 요즘은 인터넷 등을 통해 의료정보를 쉽게 얻을 수 있기에 무조건 믿고 따르는 환자는 흔치 않습니다. 고객은 치료 방법도 본인이 관여하여 결정하길 원하고 그렇게 해야 합니다. 이것의 장점은 혹시 불만이 조금 있더라도 이미 설명을 들었고 본인이 선택한 방법이기에 받아들인다는 것이지요. 고객마다 가지고 있는 기대치를 파악하고 그에 맞는 대응을 확실히 해야 한다는 의미입니다.

치과에 적용하는 방법은 생각보다 간단합니다. 상담할 때에 치료 방법 A, B, C를 제공하라는 것이지요. A는 이상적인 치료, B는 적절한 치료, C는 최소 치료를 의미합니다. 그 치료 방법들의 장단점을 각각 설명하고 환자가 가지고 있는 기대치를 파악하여 그에 맞는 서비스를 제공하라는 것이지요. 심리적으로는 A, B, C안을 제안받으면 대부분은 중간 것을 선택한다고 합니다. 이를 잘 활용하면 고객이 '과잉진료'를 제안받았다고 하는 느낌을 들지 않게 해 줄 수도 있겠지요. 이것은 의사 및 병원에 대한 신뢰를 높이고 매출을 향상시키는 데도 기여합니다.

원장님도 만족하고 싶으시다면 확실한 방법이 있습니다. 매출 증대를 위해 우선 노력해야 하겠지만 그것이 힘들지요. 이 현실에선 기대치를 낮추면 만족이 커집니다. 치과를 운영해서 큰돈을 벌겠다는 욕심을 버리라는 것이지요. 사실 이것이 힘들기에 훨씬 경제적으로 윤택한 우리나라가 아프리카 사람들에 비해서도 삶의 만족도가 떨어지고 자살률이 높은 현상을 초래하는 것이겠지요. 행복하시려면 남과 비교하지 말고 자신의 기대치를 조금은 낮추어 볼 일입니다.

혼잡성 감소 전략 1. 운영관리

가장 흔히 사용하는 방법은 예약제로 운영하는 것이다. '소멸성'의 특징을 가진 진료 서비스의 특성상 진료실에 너무 많아 포기하고 가는 사람이 있는 것도 문제다. 이러한 문제를 해결하는 가장 확실한 방법은 철저한 예약제로 진료하는 것이다. 예약제를 하고 있더라도 문제가 되는 것이 꼭 몰리는 시간대에 몰린다는 것이다. 따라서 우선 확인해 볼 것은 월 단위로 통계를 내서 요일별 내원환자 수를 확인해 보는 것이다. 특정 요일에 혼잡도가 높다면 일단 한가한 요일로 예약을 분산시키는 것이 우선이다.

요일별 내원환자 수 통계를 활용해 근무 인원을 조절할 수 있다. 8-12는 필자 병원의 2022년도 12월 요일별 내원환자 수 통계이다. 4명이 근무하고 주 1일은 쉬는 병원의 특성상 환자 수가 배치된 것이 보인다. 즉, 모든 원장이 근무하는 월, 화요일이 환자 수가 가장 많고, 한 원장만 근무하는 일요일은 숫자

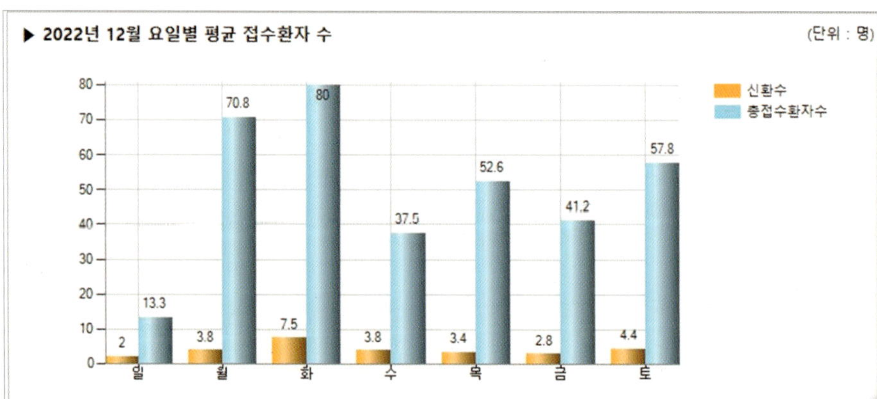

8-12. 덴트웹에서 제공하는 요일별 평균 접수환자 수 통계.

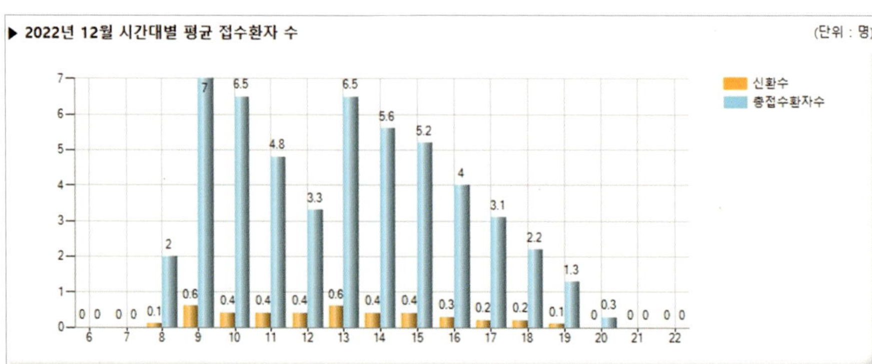

8-13. 덴트웹에서 제공하는 시간대별 평균 접수환자 수 통계.

가 적은 것이 당연하다. 여기서 중요한 것은 신환이 가장 많이 오는 요일에 대한 정보이다. 2022년도 봄부터 일요일 진료를 시작했던 큰 이유는 과거 모든 원장이 근무해서 혼잡도가 높았던 토요일 진료(9~17시까지 근무)를 한 원장은 토요일에 쉬고 일요일에 근무하는 것으로 하여 분산시키고 일요일 신환을 받고자 의도한 것이었다. 결과는 통계에서 보듯 적절히 분산되고 신환도 더 받게 된 것으로 보인다. 다만 기대했던 것보다는 토요일 환자가 그대로 일요일로 넘어오지는 않는 현상은 아쉽다.

혼잡성 관리를 위해 또한 중요한 것이 혼잡 시간대를 파악하는 것이다. 전자차트에서는 그러한 정보도 제공하니 적극 활용할 필요가 있다. 8-13에서 보는 시간대별 평균 접수환자 수는 예약을 잡아 줄 때 반드시 고려해야 할 중요한 통계다. 통계상 특이한 것은 진료 시작 시간대에 예약과 접수가 몰리고 있다는 것이다. 물론 이는 점심시간과 퇴근시간을 고려하여 직원들이 의도한 것일 수 있다. 그러나 중요한 것은 신환이 꾸준히 전 시간대에 걸쳐 오고 있다는 것인데, 신환과 구환이 중복되는 시간이 겹친다는 것이다. 따라서 통

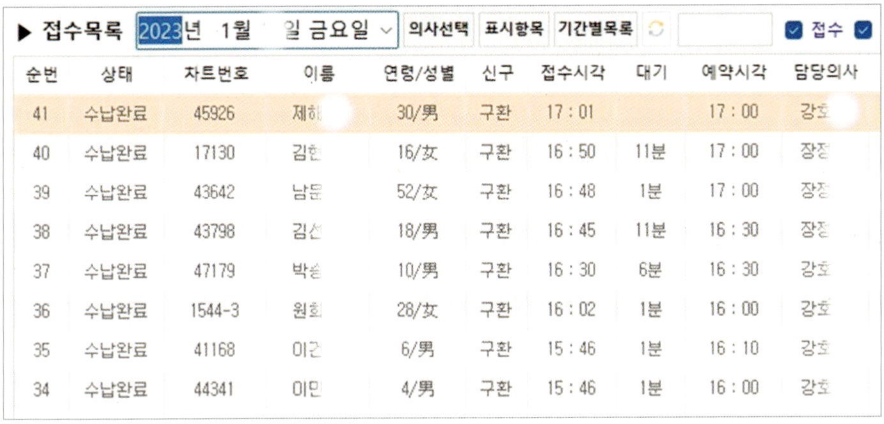

▶ 접수목록 2023년 1월 일 금요일 의사선택 표시항목 기간별목록 접수

순번	상태	차트번호	이름	연령/성별	신구	접수시각	대기	예약시각	담당의사
41	수납완료	45926	제히	30/男	구환	17 : 01		17 : 00	강호
40	수납완료	17130	김한	16/女	구환	16 : 50	11분	17 : 00	장정
39	수납완료	43642	남드	52/女	구환	16 : 48	1분	17 : 00	장정
38	수납완료	43798	김신	18/男	구환	16 : 45	11분	16 : 30	장정
37	수납완료	47179	박승	10/男	구환	16 : 30	6분	16 : 30	강호
36	수납완료	1544-3	원호	28/女	구환	16 : 02	1분	16 : 00	강호
35	수납완료	41168	이근	6/男	구환	15 : 46	1분	16 : 10	강호
34	수납완료	44341	이민	4/男	구환	15 : 46	1분	16 : 00	강호

8-14. 당일 진료 고객의 접수 데이터.

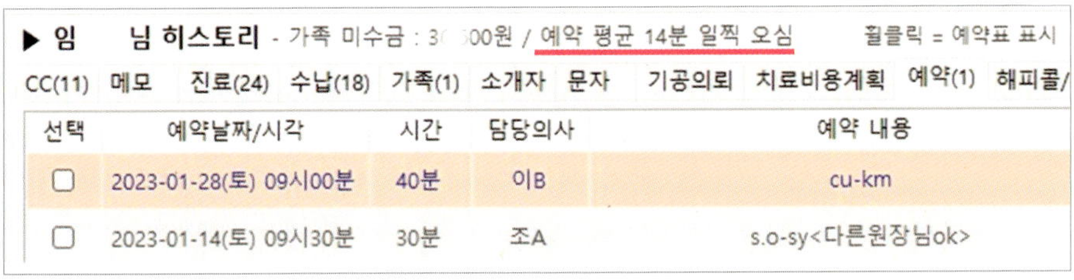

▶ 임 님 히스토리 - 가족 미수금 : 3[illegible]00원 / 예약 평균 14분 일찍 오심 휠클릭 = 예약표 표시

CC(11) 메모 진료(24) 수납(18) 가족(1) 소개자 문자 기공의뢰 치료비용계획 예약(1) 해피콜/

선택	예약날짜/시각	시간	담당의사	예약 내용
☐	2023-01-28(토) 09시00분	40분	이B	cu-km
☐	2023-01-14(토) 09시30분	30분	조A	s.o-sy<다른원장님ok>

8-15. 개별 고객의 예약 준수를 확인하고 예약시간을 고려해야 한다.

계를 보고 생각할 것은 이 상황이라면 진료 시작 시간대에 신환을 응대할 수 있는 원장과 진료팀 인원이 확보되어야 한다는 것이다.

부득이 혼잡할 수밖에 없는 상황에서 중요한 것은 기존 고객의 예약 취소율, 예약시간 준수 등의 정보이다. 다행히 감으로 일했던 과거와 달리 근래 사용하는 전자차트에는 이러한 정보가 계속 누적되므로 예약을 잡아 줄 때 이러한 부분을 고려할 필요가 있다. 📷 8-14는 당일 고객에 대한 접수 정보이다. 고객이 방문하여 접수하는 시간이 기록되므로 이 데이터를 이용하여 중요한 정보가 나온다. 바로 📷 8-15에서 보이는 개별 고객의 내원 성향이다.

예약 준수 시간, 예약 부도율 등의 자료는 혼잡성 관리에서 중요하다. 📷 8-15에서 보듯 임OO 고객은 평균 14분 일찍 오시는 분으로 이러한 분은 혼잡한 시간대에 예약해 드리는 것은 피해야 한다. 안 그래도 일찍 오는 분인데 오셔서 더 기다리게 할 수는 없지 않은가. 또한 반대로 예약 준수 시간이 보통 늦어지고 부도율도 높은 분이라면 중복 예약시간을 적극 활용해야 한다. 어차피 늦게 오거나 안 오실 분이라면 의도적으로 예약이 몰리는 시간으로 내원 약속을 잡는 것도 하나의 방법일 수 있다. 환자가 늦게 왔으니 다른 분을 먼저 진료하더라도 진료 대기가 길어지는 것에 큰 불만이 없을 것이고, 만약 노쇼인 경우 다른 환자들을 여유 있게 진료할 수 있으니 병원 입장에서도 큰 손해는 아니다. 이렇듯 경영을 한다는 것은 단순히 데이터를 누적하는 것이 아니라 거기서 추출한 정보를 활용하는 것이다.

혼잡성 감소 전략 2. 인식관리

서비스를 받는 고객의 입장에서는 실제보다 중요한 것이 '인식'이다. 고객들도 사람이기에 완벽할 수 없음을 충분히 이해한다. 그래서 중요한 것은 '그럼에도 불구하고 나에게는 어떻게 해 주었느냐'란 것이다. 그러한 관점에서 대기시간을 어떻게 길지 않게 '인식'하도록 만들 것인가에 대해 3장에서 언급한 바 있다. 주관적인 것이기에 혼잡성에 대한 인식도 마찬가지이다. 가장 우선적으로 진료 데이터를 활용해 정보를 추출한 후 해야 할 일은 📷 8-16과 같은 혼잡시간 안내를 만들고 고객들에게 보여주는 것이다. 이 안내는 고객에게 혼잡하고 기다리게 되더라도 미리 마음의 준비를 시켜서 불만을 줄여주는 역할을 한다.

고객들이 선호하는 시간대는 대개 겹친다. 그저 고객이 원하는 시간대에 예약해 주다 보면 혼잡해질 수밖에 없다. 그래서 예약시간은 진료의 경중에 따라 병원에서 먼저 편안한 시간을 제시하고 그중 고객이 선택하도록 하는 것이 맞다.[13] 혼잡한 상황에서 대기 중인 환자에게는 병원 임직원의 시간뿐만 아니

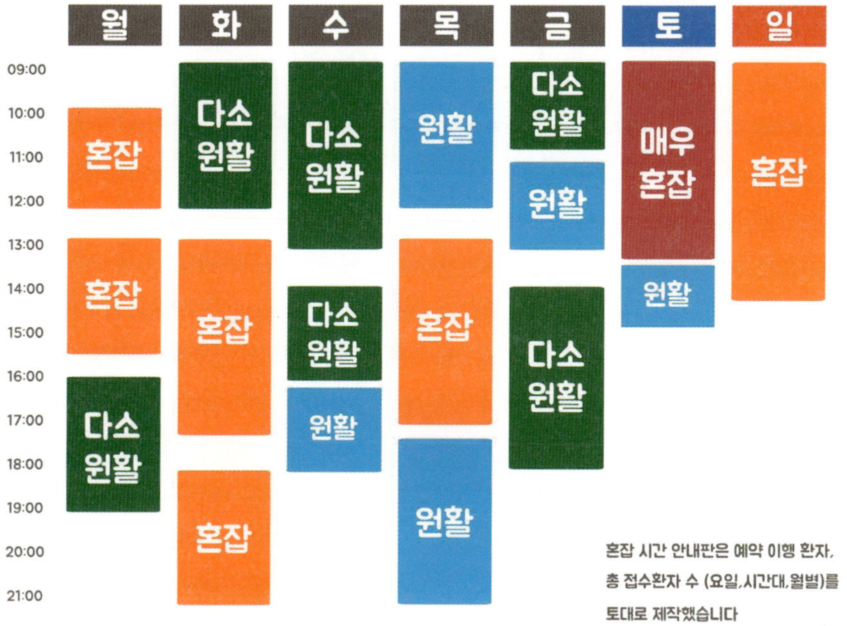

8-16. 혼잡성을 분산시키기 위한 시카고치과병원의 혼잡한 시간대 안내판.

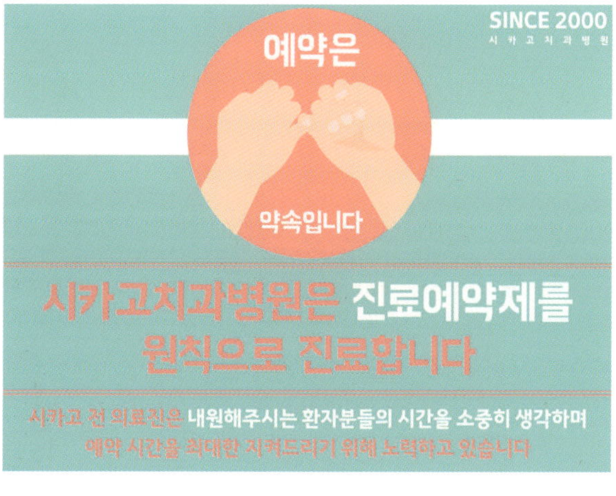
SINCE 2000
예약은
약속입니다
시카고치과병원은 진료예약제를
원칙으로 진료합니다
시카고 전 의료진은 내원해주시는 환자분들의 시간을 소중히 생각하며
예약 시간을 최대한 지켜드리기 위해 노력하고 있습니다

8-17. 예약 준수 독려 및 고객의 시간을 소중히 생각하고 있다는 안내.

라 고객의 시간도 소중하게 생각하고 있음을 환자에게 적극 알려야 한다(8-17).

병원의 환경관리

병원의 환경은 크게 입지와 건물 외관 등의 외부환경과 인테리어 요소들에 해당하는 내부환경으로 구성된다. 대부분 임대 상황으로 있기에 외부환경보다는 내부환경 관리에 더 중점을 두고 논해 보자. 이러한 환경은 고객의 정서적 반응을 형성하는 데 많은 영향을 끼칠 수 있고, 그 정서적 반응에 의해 서비스 구매 행위(치료 결정 및 수납)로 이어지기 때문에 중요하다. 특히 20, 30대 젊은 고객들은 병원 진료에 대한 경험과 사진도 적극적으로 SNS를 통해 공유하고 있기에 환경관리는 더욱 중요해지고 있다. 관리해야 할 내부환경에 대해 하나씩 살펴보자.

색상은 병원에 대한 고객들의 인식에서 중요한 영향을 미친다. 8-1과 8-9에서 보듯 인테리어의 전체적인 색상과 조명의 변화는 병원에 대한 고객들의 인식에 큰 변화를 가져온다. 병원의 경우 너무 진하고 어두운 색상의 인테리어는 지양해야 한다. 특히 붉은색은 '피', 검은색은 '죽음'을 연상시키므로 병원에서는 가급적 사용을 피하는 것이 바람직하며, 부득이 사용할 경우엔 충분한 설명과 밝은 조명이 필요할 것이다. 핵심은 불편해서 찾아온 고객들이

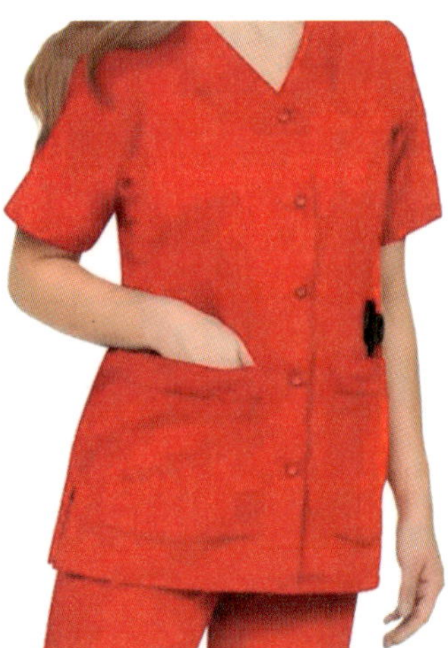

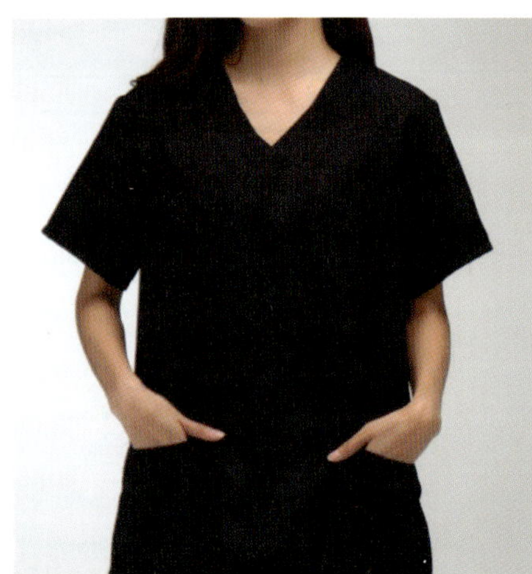

8-18. 병원에서 가급적 사용을 피하는 것이 권장되는 붉은색, 검은색 유니폼.

기에 가급적 안정적이고 편안한 환경을 제공해 주려는 의도를 반영하는 인테리어 구성이 바람직하다 하겠다.

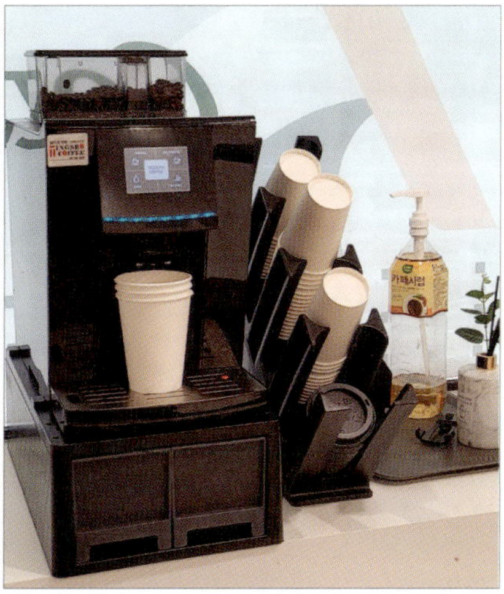

8-19. 대기실에서 사용하는 커피머신.

유지놀 냄새로 대표되는 치과 냄새도 관리해야 한다. 요즘은 기성품 ZOE인 캐비톤을 대부분 사용하기에 유지놀 냄새가 나는 일은 극히 드물긴 하다. 유지놀 냄새가 사라진 치과에 관리가 안 되면 직원실에서 배달시킨 피자 냄새, 점심 식사로 주문한 음식 냄새가 진료실까지 퍼지는 가장 최악의 상황을 초래할 수 있다. 이를 막기 위해서 우선 음식을 주문하지 않을 수는 없기에 근본적으로 음식을 취식하는 공간은 창문을 통해 환기가 되도록 하는 것이 중요하다. 그렇다면 치과 대기실에 적절한 향은 무엇일까? 가장 쉽고 무난한 방법은 대기실에 고객들을 위해 나름 괜찮은 커피머신을 배치해 두는 것이다. 내외부 고객들에게 편안하고 좋은 인상도 주면서 커피향이 은은하게 대기실 내부에 퍼지는 효과도 누릴 수 있다(8-19).

진료실에서 은은하게 들리는 배경음악도 원장들의 관심사가 되어야 한다. 안타까운 것은 원장이 바쁘고 관심이 없다 보니 직원들이 좋아하는 팝과 가요 등을 진료실에 틀어 놓는 경우가 많다. 이 경우 병원의 이미지는 가볍고 저렴하게 느껴질 수밖에 없다. 팝과 가요를 비하하는 것이 아니라 클래식 음악이 흐르는 경우 매출액이 늘어난다는 연구 결과를 말하는 것이다.[14]

진료실에 흐르는 음악의 템포는 느린 것과 빠른 것 중 어떤 것이 나을까? 연구에서는 기본적으로 느린 템포가 바람직하다 말한다. 다만 혼잡한 시간대에는 빠른 템포의 음악을 통해 고객들이 혼잡에서 느끼는 심리적 각성 상태를 빠른 음악 때문이라 생각하게 만들도록 잘못된 귀인(심리적 각성이 빠른 음악 때문이라는 착각)을 유도하라 제안한다.[15] 클래식 음악은 일반적으로 편안함, 수준 높은 것이라는 이미지를 가지고 있다.[16] 이러한 점들을 고려하여 진료실에 잔잔히 흐를 음악들은 필자의 책 블로그를 통해 공유하고 있으니 참고하기 바란다.

가상 물리적 환경(병원 홈페이지 및 블로그 관리)

병원 방문 전 의료진과 병원에 대해 검색하고 방문하는 경향이 점차 더 늘어나고 있다.[17] 기존 고객층이 이미 두터운 필자의 경우 입소문에 의한 마케팅이 가장 훌륭한 원천이라 생각하지만 개원 초기의 젊은 의사들은 구환이 많지 않고 마음이 급하다. 따라서 이들이 기본적으로 선택하는 것은 외부 업체를 통한 홍보, 광고이다. 물론 그 결과를 떠나서 병원 홈페이지나 블로그 등 외부 고객이 방문 전에 병원에 대한 정보를 알고 내원하도록 준비해 두는 것도 원장이 챙겨야 할 중요한 부분이다.

경향이 늘어나는 것보다 더 중요한 것은 그 고객들의 매출 기여가 크다는 것이다. 8-20은 필자 병원의 2022년 4분기의 고객 분석표이다. 내원경로별 고객 분류 및 매출액을 보면 외부 업체를 통한 마케팅 활동을 전혀 하지 않고 홈페이지와 블로그 관리만 하고 있는 상황임에도 SNS, 블로그를 통해 병원을 알고 내원한 고객의 숫사가 선제 3능이다. 무엇보다 매스컴을 통해 내원한 고객이 보여주는 '객단가(환자 1인당 지출하는 진료비)'는 가장 큰 비중을 차지하고 있음에 시대가 변하고 있고 그에 따른 홈페이지와 블로그 등 매스컴에 대한 대응의 중요성을 확인하게 된다.

▶ 2022년 10월 01일 ~ 2022년 12월 31일 내원환자 내원경로 분포 ☐ 신규등록 환자만 검색 ※ 휠클릭

내원경로	내원환자수	구환수	신환수	총내원횟수	평균진료비
인근	502	428	74	1,112	265,216
매스컴	280	157	123	771	737,321
환자가족	706	647	59	1,702	380,229
고객소개	253	214	39	615	390,532
원장님가족	6	6	0	10	291,733
원장님소개	30	24	6	64	385,132
직원가족	16	15	1	44	375,113
직원소개	44	42	2	114	325,847

8-20. 시카고치과병원의 2022년 4분기 내원환자 경로 분포.

8장을 마치며 확인할 것들…

▶ 본인 병원의 도면을 가지고 있는가? 동선에서 문제가 있는 것은 없는지 향후 개선한다면 어떻게 해야 할지 고민의 결과를 정리해 보자.

▶ 본인 병원의 물리적 환경에서 가장 문제가 되는 것은 무엇인가? 그것을 개선할 방안을 정리해 보자.

▶ 색상, 향기, 음악, 가상공간 등을 돌아보며 개선할 아이디어가 떠올랐는가? 그 개선 방안을 정리해 보자.

참고문헌

1. 이유재. 서비스마케팅. 6판. 학현사; 2019. p. 330.
2. 법제처 국가법령정보센터, “주차장법”, https://www.law.go.kr/%EB%B2%95%EB%A0%B9/%EC%A3%BC%EC%B0%A8%EC%9E%A5%EB%B2%95
3. 이유재. 서비스마케팅. 6판. 학현사; 2019. p. 332.
4. 이동원. 기공실에서 발생되는 분진이 폐 조직에 미치는 악영향. 대한치과기공학회지. 1985;7(1):61-66.
5. 임가희. “치과 병·의원의 공기 질 평가.” 석사학위, 한서대학교 일반대학원, 2022.
6. 김가영. (2020년, 9월 23일). 긴장하면 나타나는 신체 변화, 미리 알아두세요. 하이닥. https://www.hidoc.co.kr/healthstory/news/C0000547698
7. 이유재. 서비스마케팅. 6판. 학현사; 2019. p. 339.
8. KBS 슈퍼맨이 돌아왔다. “[독점공개 미방분] 여긴 어디? 나는 누구...?(ㅠ_ㅠ젠의 사자후) 치과는 무서워 [슈돌유튜브].” 2022. 8. 10. 동영상. 4:40. https://www.youtube.com/watch?v=Z--6kGP7Mwg
9. 최동석. 성취예측모형. 클라우드나인; 2021.
10. 김영희. (2017년, 10월 30일). 원장은 구인난, 치과위생사는 구직난 ‘왜?’. 치과신문. http://www.dentalnews.or.kr/news/article.html?no=19685
11. 이유재. 서비스마케팅. 6판. 학현사; 2019. p. 346.
12. 위의 책, p. 348.
13. 장명조. (2015년, 8월 18일). 진료수입이 올라가는 진료약속노트. 세미나비즈. https://www.seminarbiz.kr/news/articleView.html?idxno=930
14. 이장직. (1998년, 2월 3일). [음악의 사회심리학]1.매출 올리는 음악 따로 있다. 중앙일보. https://www.joongang.co.kr/article/3597443#home
15. 이승윤, 주재우. 혼잡한 매장의 고객 위해 어떤 음악을 틀어야 할까 外. 247호(2018년 4월 Issue 2). 동아비즈니스리뷰. https://dbr.donga.com/article/view/1206/article_no/8597
16. 이유재. 서비스마케팅. 6판. 학현사; 2019. p. 358.
17. 온라인 원격진료, “편리하고 경제성 높으나, 정확한 진료가 가능한지는 의문.” 트렌드모니터. https://www.trendmonitor.co.kr/tmweb/trend/allTrend/detail.do?bIdx=728&code=0501&trendType=CKOREA

CHAPTER 09

성격심리학, Personality

Personal Traits? 성격 특성을 알아야 하는 이유

경쟁이 치열하고 평생직장이 보장되지 않는 시대가 지속되니 대한민국 입시에서 의대, 치대의 선호도가 현재 가장 높다.[1] 기본적으로 높은 학력을 가진 의사 선생님들의 특성은 '혼자' 알아서 잘하던 사람들이란 것이다. 문제는 그게 당연하고 '다른 사람들도 그렇겠거니'하고 생각한다는 것이다. 강의실에서 경영을 이야기할 때 항상 하는 말이 있다. 그동안 해 온 공부는 '혼자' 잘하면 좋은 결과를 얻을 수 있었으나 병원 경영은 '함께' 잘해야 좋은 결과를 얻을 수 있다는 것이다.

기본적으로 원장과 직원은 직장에 대한 생각이 다를 수밖에 없다. 흔히 '사장 마인드'로 일하라고 하지만 직원은 '직원 마인드'로 당연히 무장되어 있다. 이는 당연한 것으로 필자가 개원가에 첫발을 디딘 2002년도에도 직원들의 모습은 잘 이해가 안 됐다. 열심히 하는 것이 당연하고 좋은 결과를 얻기 위해 노력하는 것이 당연했던 신입 의사였던 필자에게 직원들은 다른 세계의 사람들이었다. 주어진 일을 겨우 처리하고 힘들다는 말을 달고 살며, 기껏 교육해 놓으면 이직해 버리는 것이 일상이었다. 그러한 직원들을 이해하고 끌고 나가고자 자기 계발, 심리, 경영 등을 공부하게 되었다.

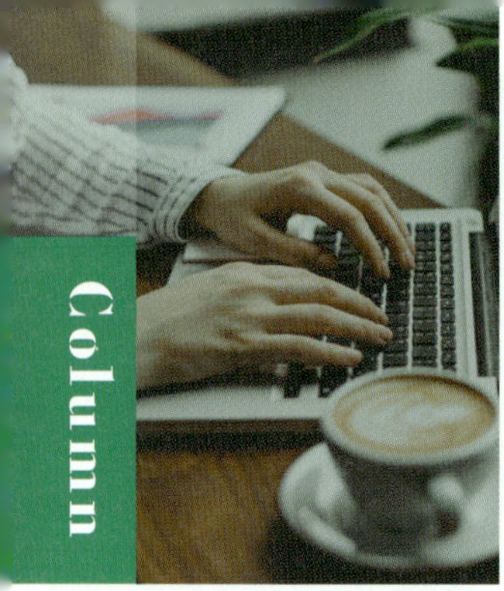

조직행동론(Organizational Behavior)

* 학교 우등생이 반드시 개업 우등생은 아닌 이유

경영학이라 하면 흔히 마케팅을 생각합니다. 마케팅은 일반적으로 성과에 직결되는 문제를 다루고 있는 것이 사실입니다. 따라서 경영학을 구성하고 있는 여러 분야 중에서 전략과 마케팅이 차지하는 비중은 가장 크다고 볼 수 있습니다. 특히 이 분야는 많은 연구들이 있어 왔고 마이클 포터, 피터 드러커, 필립 코틀러 등 유명한 학자들도 다수 알려져 있습니다. 지난번 글까지 제가 핵심적인 내용만 소개 드렸던 것이 바로 전략과 마케팅에 관한 것이었지요. 핵심만 짧게 작성하느라 아쉽습니다만 원장님들께 조금은 도움이 좀 되셨는지요?

생존의 문제를 전략과 마케팅을 통해 해결하고 나면 성장의 한계를 느끼게 됩니다. 성장이 둔화되는 정체기에 빠지는 것이지요. 저도 개원 초기에 비슷한 경험을 했습니다. 지속적인 성장을 가로막는 가장 큰 장애물은 결국 '사람'의 문제더군요. 열심히 교육해서 손발이 좀 맞을 때쯤 되면 떠나가는 직원들, 대우도 잘해주고 신경도 많이 써 주었건만 상관없이 떠나는 직원들 문제 말이지요. 이런 문제는 왜 생기는 것일까요?

경영은 결국 사람의 문제가 핵심이라고 생각합니다. 학생 때 성적은 좋았지만 개원에서는 별로 빛을 발하지 못하는 경우가 흔히 있지요. 물론 반대로 공부 못하던 학생이 개업에서는 반드시 성공한다고 얘기하는 것도 아니니 오해 마시기 바랍니다. 다만 왜 그런 현상이 일어날까 하는 문제에 집중해 보시지요. 저는 그 이유를 한마디로 '공부는 혼자서 잘하면 되지만, 개원은 여럿이 함께 잘해야 하기 때문'이라고 설명합니다. 여럿이 함께 잘하는 것에 대해 학생 때 연습해 보셨나요? 요즘은 치과대학에서도 이런 부분을 일부 교육하고 있습니다. 임상 현장에서 필요성이 커지고 있기 때문이지요.

우리는 아쉽게도 대학에서 경쟁만 경험하고 나오는 듯합니다. 치과대학 공부라는 것이 거의 암기 위주이며 동기들과도 협동보다는 경쟁에 이겨서 우수한 성적을 인정받아야 하는 상황이고 이것은 쉽게 바뀔 것으로 보이지는 않습니다. 좋은 성격과 타인에 대한 배려심 등 인성적인 면은 그다지 중요하게 다루지 않지요. 개원은 결코 혼자 하는 것이 아닌 협업임이 분명한데도 그 부분에 대한 교육과 평가는 거의 없었다고 보아야 하겠지요. 그러다 보니 당장 졸업하고 병원을 열어 개원의로서 경영자가 되면 비싼 수업료를 꼭 지불하는 일을 겪게 됩니다.

원장님은 직원 문제로 고민해 보신 적이 없으신가요? 없으시다면 대단한 능력자이시거나 원장님 옆에 누군가 그 역할을 대신해 주시는 훌륭한 직원이 있을 겁니다. 대부분은 원장의 마음과 같지 않은 직원 문제로 한두 번 이상 마음의 상처를 받은 경험을 가지고 계실 겁니다. 저 또한 그런 일을 겪으면서 답을 찾다가 인사관리(Human Resource Management)를 공부하게 되었고, 더 깊이 있게 파고들다가 발견한 것이 조직행동론(Organizational Behavior)입니다. 과거에는 산업심리학이라는 이름으로 심리학에서 연구되었던 것이 근래에는 경영학 분야에서 다루면서 조직행동론이라 불리며 인사관리의 한 부분이 되었지요.

경영자는 본질적으로 사람을 통해서 자신의 업무를 수행합니다. 조직행동론에서는 직원들의 욕구 충족 및 자아실현을 통한 조직의 목표 달성 및 성과 창출을 다룹니다. 조직의 성과는 우수한 개인의 성과라기보다는 조직 전체의 협업에 의한 것이라는 것이지요. 그 목표 달성을 위해 사람에 대한 이해부터 시작하여 리더십, 동기부여, 권한위임, 의사소통, 조직 구성, 조직문화, 권력과 정치까지도 다룹니다. 심리학, 사회학, 경제학, 정치학 등 여러 분야를 아우르고 있지요. 한마디로 병원이라는 조직 안에 있는 직원들을 어떻게 효율적으로 운용할 것인가를 다루는 것입니다. 다음 회부터 연재될 글들에서는 조직행동론에서 제가 찾은 실무적 핵심 내용들을 소개해 드리도록 하겠습니다.

'탁월한 조직이 빠지기 쉬운 5가지 함정'이란 책은 필자에게 커다란 교훈을 준 책이다.[2] 2004년 당시 34살의 젊은 나이에 100평 치과를 덜컥 인수받은 필자는 힘들다 투덜거리고 항상 이직을 생각하고 있는 직원들을 어떻게 이끌고 가야 할 것인가가 가장 큰 고민이었다. 책에서 답을 찾고자 팀워크 향상, 동기부여, 리더십 등에 관한 책들을 읽었고, 그 기반으로 직원들을 이끌다 보니 조금씩 안정을 찾아가기 시작했다. 지금도 필자에게 바이블 같은 책의 저자인 패트릭 렌시오니는 책에서 훌륭한 인재들로 이루어진 탁월한 조직임에도 성과를 내지 못하는 이유를 9-1과 같이 설명했다.

조직이 성과를 내지 못하는 가장 기저에는 신뢰의 부족이 자리하고 있다. 소통과 이해의 부족으로 서로에 대한 신뢰가 없으니 항상 인간관계가 '형식적'인 수준에서 머물게 된다. 그저 직장에서 아는 동료인 것이다. 원장 또한 믿고 의지할 사람이기보다는 그저 월급을 주는 분인 것이다. 서로 믿지 못하고 형식적인 관계이다 보니 나쁜 소리를 듣지 않을 말만 하게 된다. 약한 모습을 보여줄 수도 없다. 그러다 보니 병원의 발전을 위한 쓴소리, 올바른 논쟁을 하지 않는 결과로 나타난다. 따라서 신뢰의 부재는 가장 기저의 문제이고 가장 먼저 해결해야 할 문제이다.

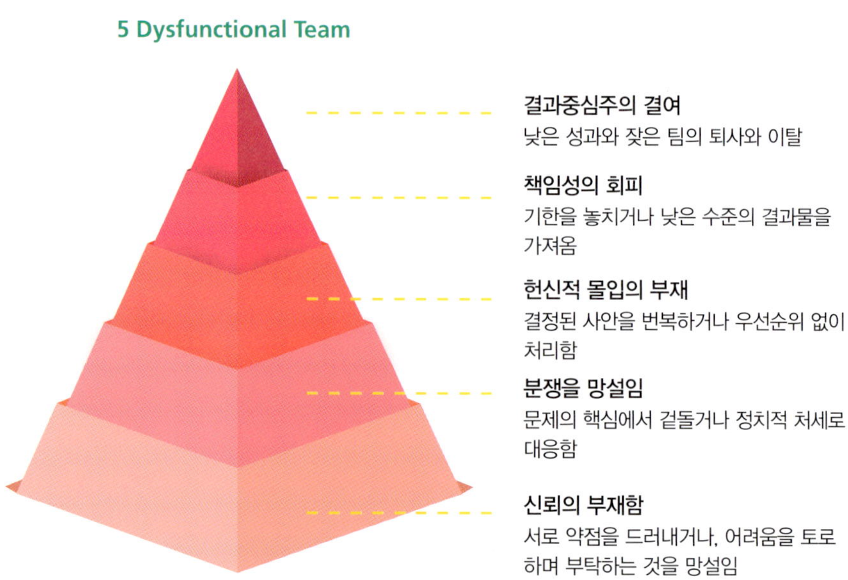

9-1. 탁월한 조직이 빠지기 쉬운 5가지 함정 도해.

생산적인 의견 충돌이 없다는 것은 큰 문제들로 계속 이어진다. 형식적인 인간관계에서 벗어나지 못하다 보니 올바른 방향으로 변해야 할 싫은 소리를 하지 못한다. 대부분의 원장들이 직원을 구하기 힘들다고 느끼는 현실에서 직원들에게 싫은 소리를 못하고 있는 현실이 딱 그러하다. 이렇듯 생산적 의견 충돌을 못하다 보니 회의 결과로 뭔가를 해 보자고 해도 그저 형식적으로 참여하게 된다. 원장도 직원도 '저렇게 하다가 말겠지'라고 생각하는 것이다. 그러다 보니 아무에게도 그 결과에 대한 책임을 물을 수 없다. 좋은 결과가 안 나오게 되는 것이다.

다음은 이러한 내용으로 작성했던 칼럼에 대해 소개한다.

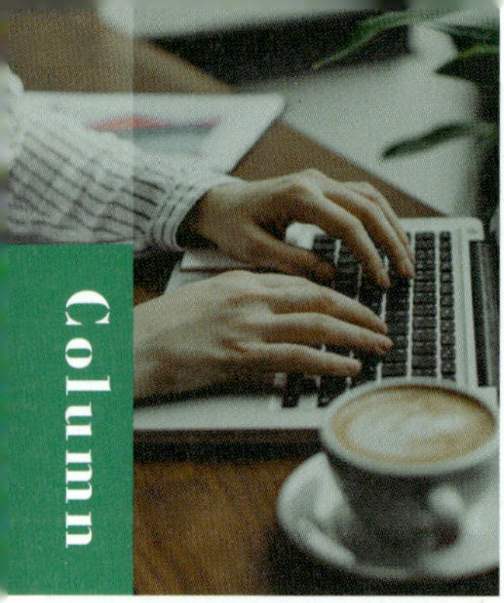

팀워크 향상

* 원장과 직원이 서로 통하는 병원이 되려면

원장님은 직원들과 자주 모임을 가지시나요? 사실 개인적 성향이 강한 요즘 직원들은 칼퇴를 선호합니다. 일 끝나고 오롯이 자신만의 시간을 즐기는 것은 이제 하나의 문화가 되었기 때문이죠. 직원들의 삶에서 직장의 비중이 그다지 크지 않다는 것 또한 시대의 흐름으로 받아들여야 하는 것을 알면서도 오너의 입장에서는 이런 문화가 씁쓸하게 느껴지는 것이 사실입니다. 가끔 중요한 일로 병원 회의를 하다 보면 직원들이 진지하게 참여하고 있는 건지 의심이 들기도 합니다. 다들 몸은 함께 있지만 마음은 이곳을 떠나 있구나 하는 느낌... 경험해서 아시죠? ^^; 모두 열심히 해 주면 좋으련만 병원에 집중하지 않고 겉도는 직원들이 생기는 이유는 무엇일까요?

일반적으로 조직의 인원이 7명을 넘어가면 소통에 장애가 온다고 합니다. 하나로 뭉치기 힘들다는 것이지요. 저도 10명이 넘는 직원들과 함께하다 보니 일찍부터 소통의 문제를 느껴 왔는데요, 그런 저에게 패트릭 렌시오니의 책 『탁월한 조직이 빠지기 쉬운 5가지 함정』은 마치 바이블과도 같았습니다. 여러분들도 꼭 한번 읽어 보시기를 추천드리며, 오늘은 이 책의 핵심 아이디어들을 여러분들과 함께하고자 합니다.

좋은 성과를 만드는 데 장애가 되는 첫 번째 함정은 '신뢰의 부족'이라 합니다. 간단히 말씀드리자면 원장과 직원들 사이가 '형식적인 관계'라는 것이지요. 원장님은 지금 함께하는 직원이 평생 함께해 줄 것이라 믿으시나요? 원장님은 믿는데 직원은 그렇지 않을 수도 있고요. 함께 사는 부부도 헤어지는 경우가 있는데 직원이 무슨 평생 함께할 사람이냐고 말씀하고 싶지요? 그러나 이렇게 서로를 신뢰하지 못하는 조직의 구성원들은 필연적으로 다음의 문제를 맞이하게 됩니다.

두 번째 함정은 '생산적 의견 충돌'이 없다는 것입니다. 쉽게 말해 서로의 발전을 위한 싫은 소리를 하지 않는다는 것인데 왜 이런 일이 생길까요? 원장님과 직원 모두 '이런 얘기를 하면 기분 나쁘게 생각할 수 있으니 말을 하지 않는 편이 낫다'라는 생각 때문에 합리적인 반대 의견 개진을 못하는 경우가 대부분입니다. 이렇게 되면 결국, 목소리 큰 사람(대부분 원장님)의 일방적인 결론만 남게 되지요.

세 번째 함정은 회의 결과에 대한 '헌신'이 없다는 것입니다. 서로의 생각이 공유되지 않더라도 일단 회의 후 결과 및 행동 지침은 만들 수 있습니다. 다만 그것이 공동의 합의에 의한 약속이 아니기에 합의된 결과를 이행하려는 적극성은 매우 떨어질 것입니다. 형식적으로 따라 주는 척을 할 뿐 마음에서 우러나지 않은 행동이니 그 결과가 좋을 수는 없겠지요.

네 번째 함정은 그 좋지 않은 결과에 '책임지는 사람'도 없다는 것입니다. 애초에 문제를 해결할 필요성에 대해 모두가 같은 마음으로 공감하지 못했기 때문에 회의는 '합의'라기보다 어느 한쪽의 일방적인 '지시'나 '요청'을 들어주는 자리가 될 가능성이 높습니다. 표면적인 합의에 그친 공동의 약속이 이행되지 않았을 때, 그 책임은 누구에게 물을 수 있을까요? 당연히 리더인 원장님 본인의 책임이 가장 큽니다. 적어도 직원들 모두는 그렇게 생각한다는 것이지요. 마지막 다섯 번째는 그러한 일이 반복되다 보니 '좋은 성과를 내지 못하는 함정'에 빠지게 된다는 것입니다. 당연한 결과 아닐까요?

중요한 것은 '이 문제를 어떻게 극복할 것인가'입니다. 책에서는 여러 방법으로 소통을 늘이고 MBTI 등을 이용하여 상호 이해를 돕는 '신뢰 워크숍'을 가지길 권하며, 그것을 통해 서로에 대한 이해를 높이라고 하더군요. '바이블' 말씀대로 당연히 저는 실천에 옮겨 보았겠지요? 결과는 어땠을까요? 저와 직원들의 변화가 느껴지더군요. 우선 저부터 직원들의 마음과 행동이 이해가 되기 시작했고, 벽이 조금씩 허물어지니 듣기 힘든 소리도 전보다는 훨씬 부담 없이 오가게 되었습니다. 당연히 다른 함정들도 극복할 수 있었고요.

워크숍 같은 행사가 부담스러우시다면 직원들과의 소통을 위해 가능한 직원들이 좋아하는 맛난 메뉴로 함께 식사하시고, 한 달에 한 번 정도는 투자라 생각하시고 직원들과 회식을 하면서 이야기를 나누어 보시길 권합니다. 첫 번째 하실 일은 일단 듣고 이해하려 노력하는 것이고, 가능하면 MBTI 등과 같은 도구가 큰 도움이 될 겁니다. 필요하시다면 저희 병원에서 사용하는 MBTI 간략 설문지를 공유해 드릴 테니 블로그(https://blog.naver.com/dentmast)로 요청해 주세요. ^^

핵심은 이 상황을 극복할 방법이 무엇이냐에 있다. 렌시오니는 신뢰의 부재를 해결할 방법으로 서로에 대한 이해를 높이기 위해 워크숍 등의 단체 활동을 통해 MBTI (국내에서는 2020년경부터 대중적으로 활용되기 시작했다) 등 성격심리를 활용해 서로가 '다름'을 이해하라고 해결책을 제안했다(이후 소개할 MBTI는 사람의 성격유형을 16가지로 분류하여 이해하는 것으로, 연구를 위해서는 5 factor model이라는 것이 더 활용되고 있다). 직원들을 잘 이끌고 가야 한다는 책임감과 젊은 열정이 넘쳤던 당시의 필자는 당장 워크숍을 추진했고 필자를 포함한 팀원이 발표하도록 실천에 들어갔다(📷 9-2). 그 결과 조금씩 직원들이 보내주는 신뢰가 향상됨을 느꼈고 병원의 성과도 개선되기 시작하였다. 이제부터 그 개선의 바탕이 되었던, 직원을 이해하는 도구인 MBTI에 대해 살펴보기로 하자.

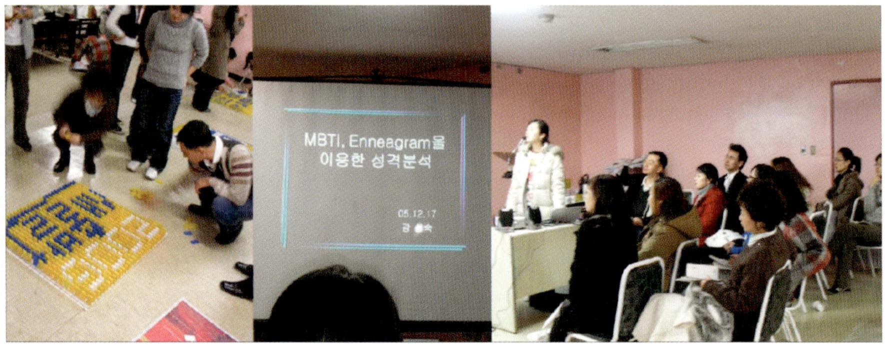

📷 9-2. MBTI 발표로 서로를 이해하려 떠났었던 2005년 워크숍.

MBTI, Myers-Briggs Type Indicator

근래 들어 대중적 인기를 얻고 있는 MBTI는 모녀 사이인 Myers와 Briggs가 융(CG Jung)의 심리이론을 바탕으로 1962년에 개발한 심리 검사이다.[3] 16가지 유형으로 사람들을 분류하고 그 특징을 이해하여 임상 현장에서 곧바로 적용하기에 쉽고 적절하다는 경험을 했다. 다만 이론의 특성상 중간지대가 없이 이분법으로 분류하다 보니 본인의 특성과 완전히 맞지 않는 경우가 생기고, 같은 MBTI 유형이 나오나 조금 다른 성향을 보이기도 한다. MBTI만으로는 설명되지 않는 부분을 이해하기 위하여 이후 소개되는 에니어그램(Enneagram)과 정서지능을 모두 활용하면 더욱 이해가 됨을 경험하여 하나씩 모두 소개하려 한다.

시대의 변화에 따라 성격유형의 분포도 달라졌다. 📷 9-3의 한국인 MBTI 유형 분포를 보면 2004년 결과에서는 ISTJ(관리자, 행정가) 유형이 가장 많은 25%를 차지하고 있었으나, 2021년 통계에서는 INFP, ENFP 등의 유형이 가장 많은 분포를 보이는 것으로 나타났다. 이는 2004년과 2021년 모두 임상 현장에 있었던 필자가 느끼기에도 '실제로 그런 변화가 있었구나' 하는 생각이 드는 변화이다. 즉, 2004년도에는 조직 생활에 충실한 전통주의자였던 ISTJ, ISFJ 유형이 가장 많은 비중을 차지했던 데 비해, 2021년에 느끼는 직원들은

한국인의 성격유형 분포

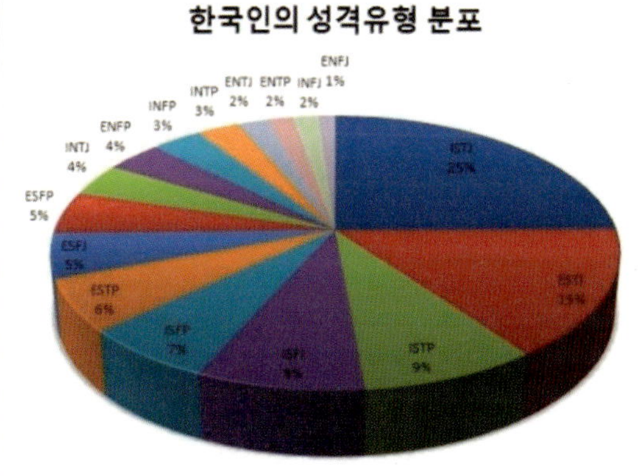

출처: MBTI 데이터뱅크, 2004, 한국심리검사연구소(102,989명)

대한민국 16 Personalities 결과 인구 비율

순위	성격유형	합계	Turbulent	Assertive
1	INFP	13.39%	10.61%	2.78%
2	ENFP	12.60%	8.05%	4.55%
3	ESFJ	8.35%	4.36%	3.99%
4	ISFJ	7.66%	5.02%	2.64%
5	ISFP	6.61%	4.65%	1.96%
6	ESFP	6.36%	3.57%	2.79%
7	INTP	6.28%	3.96%	2.32%
8	INFJ	6.25%	4.60%	1.65%
평균		6.25%		
9	ENFJ	6.09%	3.35%	2.74%
10	ENTP	5.04%	2.57%	2.47%
11	ESTJ	4.56%	1.79%	2.77%
12	ISTJ	4.28%	2.21%	2.07%
13	INTJ	3.75%	2.09%	1.66%
14	ISTP	3.11%	1.79%	1.32%
15	ESTP	2.94%	1.32%	1.62%
16	ENTJ	2.73%	1.26%	1.47%

※ 16 Personalities 대한민국 통계 2021-05-14 기준, 응답자 표본 크기: 70,266

📷 9-3. 한국인의 MBTI 유형 변화 2004 vs 2021.

꿈과 이상을 추구하는 이상주의자인 INFP, ENFP 유형이 가장 많은 비중을 차지하고 있다는 것이 현장에서도 느껴진다.

성격유형 검사의 주된 목적은 성격유형을 이해함으로써 자신을 이해하고 타인을 보다 깊이 수용하여 상호 인간관계 및 갈등 처리에 도움을 주고 개인의 성장 발달에 도움을 주기 위함이다. MBTI는 개인의 타고난 선호 경향을 발견하는 것일 뿐 좋은 성격 혹은 나쁜 성격을 판단하거나 진단하는 검사가 아니다. 시작하기에 앞서 특정 유형에 대한 편견을 가지는 것은 성격유형 검사의 목적을 달성하는 것에 큰 장애물이 될 수 있다는 점을 강조한다. 따라서, 어떠한 성격유형을 가진 사람은 특정 직종에 보다 적응하기 쉽다고 이야기할 수는 있겠으나 그것이 꼭 정답이 아니며, 그런 사람으로만 조직이 만들어지는 것은 바람직하지도 않고 그럴 수도 없는 세상이다. 어려운 심리학적 지식들을 알기 쉽게 설명해 주어 꾸준히 인기를 얻고 있는 아주대 심리학과의 김경일 교수는 훌륭한 리더는 "다름을 이해하고 그것을 잘 활용할 수 있는 사람이어야 한다."

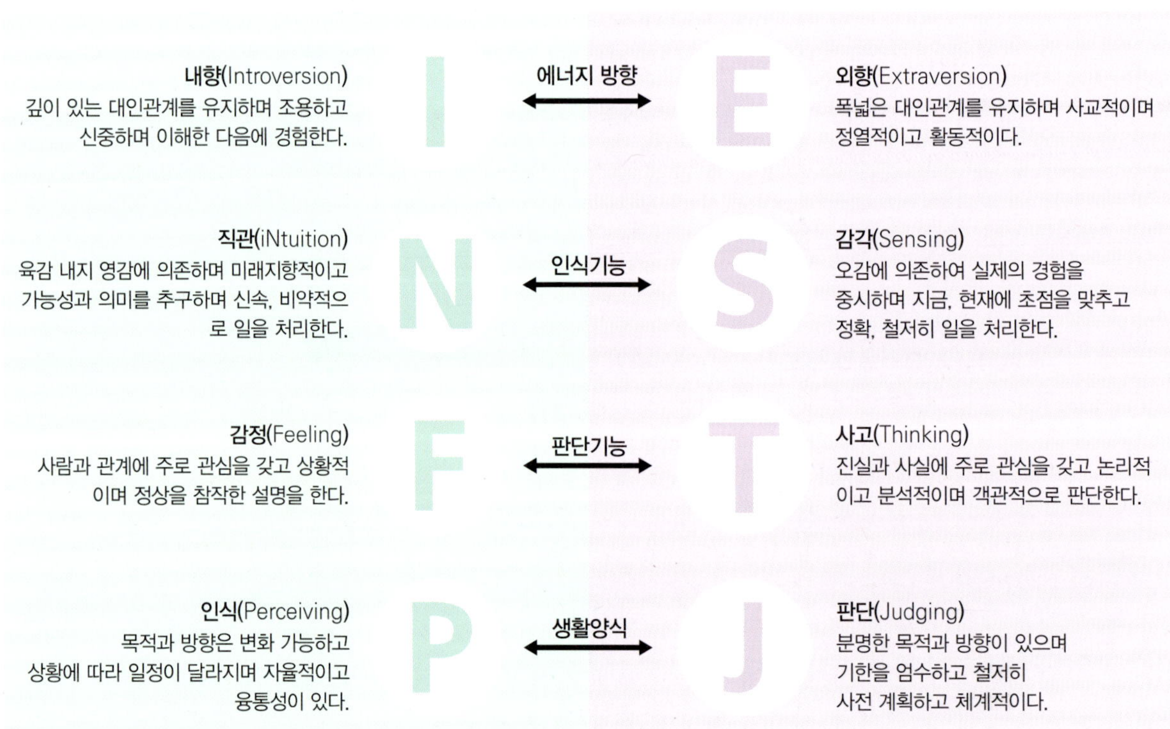

9-4. MBTI 유형 분류를 위한 체계(출처: 한국 MBTI 연구소).

라고 역설한다. 물론 리더 본인이 바람직하지 않다고 생각되는 유형을 타고났을 수도 있다. 타고난 성향은 바꿀 수 있는 것도 아니고 그럴 필요도 없다. 경영학적 관점에서 성격유형을 활용하는 것이 도움이 된다는 것은 병원도 하나의 조직이라는 점에서 '다름'을 이해하고 그 다름으로 어떻게 조화롭게 시너지를 만들 것인가에 대한 끊임없는 고민이 필요하기 때문이다.

MBTI 분류는 크게 4가지 항목에 대해 선호도를 선택하는 것으로 결정된다. 워낙 대중적이고 쉽게 이해하고 접근할 수 있는 것이므로 📷 9-4를 통해 간단히 소개한다. 다만 이것을 선택하는 데 있어서 주의는 필요하다. 이분법에 의하여 둘 중 하나를 선택해야만 하는 특성상 양쪽 성향 모두를 가지고 있는 경우가 있다. 그 경우 본인의 내면을 살펴야 한다. 본인이 되고 싶은(그렇게 보이길 희망하는) 모습이 아닌 본인의 진정한 내면이 원하는 것을 선택해야 한다. 각 유형별로 변하지 않는 성향(주기능)과 우세하지 않지만 나타나는 성향(부기능) 등의 조금 이론적인 이야기는 이 글에서는 논외로 하니 관심이 있다면 관련 자료를 좀 더 찾아보는 것을 추천한다.

MBTI 기질(Temperament)에 따른 4가지 분류

16가지 개별 유형의 이해에 앞서 이들 유형은 크게 4가지 기질로 분류하여 이해할 필요가 있다.[4,5] 이러한 분류는 기능과 기질에 따라 분류하기도 하는데, 개인적인 견해이지만 임상 현장에서 쉽게 이해하고 적용해 볼 수 있는 것은 기질에 따른 분류이다.[6] 기능에 따른 분류에서는 SJ와 SP 대신 ST와 SF 그룹으로 나뉜다는 차이인데,[7] 기질에 따른 분류가 더 개념적으로 쉽고 적용하기 나은 방법이라 생각한다. 기질에 따라 유형을 분류해 보면 전통주의자(SJ), 경험주의자(SP), 이상주의자(NF), 그리고 관념주의자(NT) 그룹으로 분류한다(9-5).

전통주의자, SJ (Guardian) temperament

전통주의자라 불리는 SJ 기질은 보수적인 측면이 많다. 소속과 봉사, 책임감, 의무, 위계질서 존중 등이 이들의 특징이다. 기본적으로 근면하며 병원에서의 직장 경험을 통해 성장하는 스타일이다. 이들은 소속, 의무 수행, 책임 완수

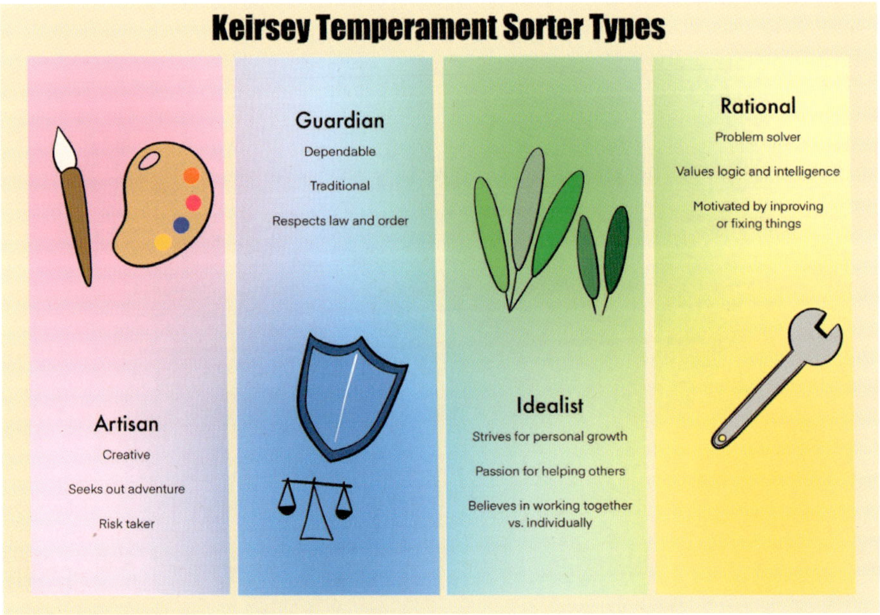

9-5. MBTI 기질에 따른 4가지 분류. SP (Artisan), SJ (Guardian), NF (Idealist), NT (Rational).

등의 기본적 욕구를 가지기에 일반적으로 조직 생활에 어울리는 성실한 스타일이며 전통적인 한국 가치관에서 다수를 차지한다. 다만 통계자료를 보면 2021년부터 그 비율이 점차 줄어들고 있음을 발견할 수 있다.[8]

SJ 기질은 보호자(Guardian)라고 소개되기도 한다. 이들은 집단의 구성원이 되는 것이 중요하며, 자신의 역할을 책임 있게 완수하는 것을 중요하게 생각한다. 📷 9-6에서 보듯 이들은 조직의 위계질서에 들어가 있을 때 안정감을 느끼며 안정성, 공동체 의식, 위계질서, 권위, 기준, 규정, 협력, 경험, 구조화, 실용적, 전통적, 규칙적 생활, 스케줄 준수 등이 특징으로 나타난다. SJ의 이러한 특징은 병원 조직사회에서 선호하는 채용 조건과 일치하는 부분이 상당하다. 그 때문에 이러한 유형의 인재를 채용하는 것만이 정답이라고 생각할 수 있는데 이것은 성급한 오류이다. 직원의 유형보다는 원장의 유형과 조화를 이룰 수 있는지가 훨씬 중요하다. 따라서 원장이 각 유형의 특징을 이해하고 그들이 가진 장점이 빛을 발휘하도록 이끌어 주는 리더십을 갖출 준비가 되었는지가 핵심이다.

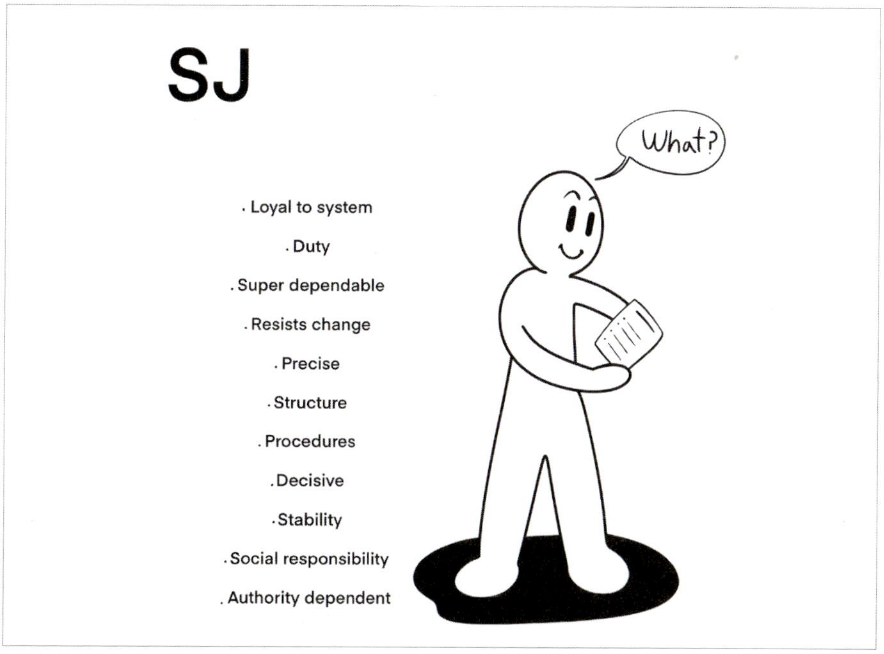

📷 9-6. 전통주의자 SJ 기질의 특징. 이들은 구체적으로 '무엇'인가가 중요하다.

ISTJ (세상의 소금, 행정가)

ISTJ는 흔히 논리주의자, 현실주의자, 세상의 소금형이라 불린다. 이들은 실제 사실에 대해 정확하고 체계적으로 기억하며 일 처리에 신중하고 책임감이 있다. 보수적인 경향이 있으며, 문제 해결에 과거의 경험을 잘 활용하고, 일상적이고 반복적인 일에 인내력이 강하다. 본인이 목표하는 일이라면 주위의 시선을 신경 쓰지 않고 꾸준히 추진하는 경향을 보인다. 매사에 철저하며, 시스템, 체계를 만드는 일에 뛰어난 능력을 보인다. 일반적으로 이들은 신뢰할 수 있고, 책임감이 강한 모습을 보여준다.

좋기만 해 보이는 이들에게도 단점은 있다. 자신과 타인의 감정과 기분을 이해하는 능력은 부족하며, 나무는 잘 보나 숲을 보는 직관적인 능력이 부족하여 전체를 보지 못하는 경우가 많다. 특이한 것, 튀는 것을 피하다 보니 창조적인 일에는 잘 맞지 않다. 원리 원칙을 강조하며, 심한 경우 로봇 같은 사고방식을 가지고 있기에 차가워 보인다. 스트레스 상황에서는 조직 내의 사람들을 관리하고 통제하려는 경향이 있고, 부모인 경우 독립적인 자녀와 충돌이 심한 꼰대형이 되기 쉽다. 기본적으로 성실한 이들은 의사들 사이에서 가장 많은 그룹이기도 하다.[9, 10]

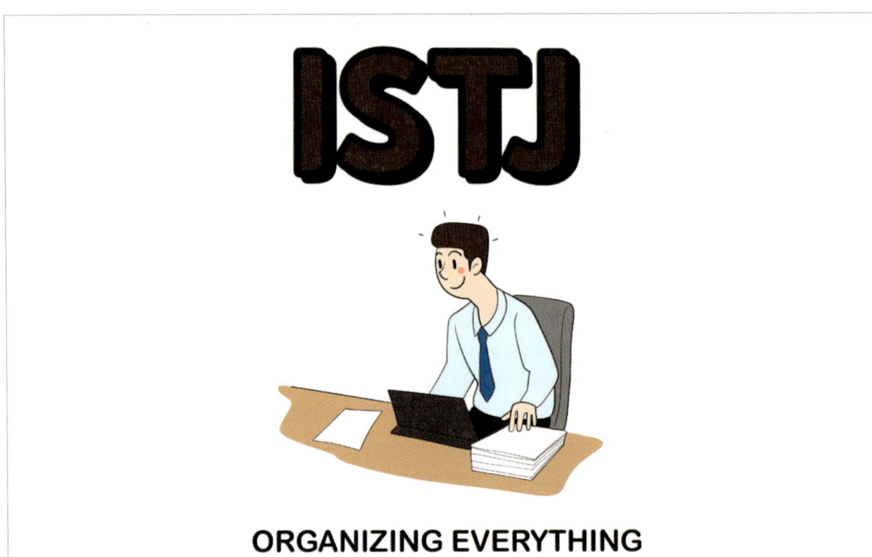

9-7. ISTJ 유형의 특징.

ESTJ (사업가)

ESTJ 유형은 엄격한 관리자형, 사업가, 효율적인 조직가 등으로 표현된다. 현실감각이 있고 리더십도 있어서 구체적으로 활동을 조직화하고 주도한다. 목표 설정과 이행, 조직관리 능력이 뛰어나 체계적으로 조직이나 사업을 이끌어 나간다. 이들은 구체적인, 현실적인, 사실적인 것에 관심이 많고 기계 운용에 재능을 보이기도 한다. 효율적으로 업무를 수행하며 안정적이고 경제적으로도 성공을 이루는 경우가 많다. 꾸준히 자기 계발을 수행하며 가까운 지인에게 책임감이 강하고 충성스러운 모습을 보인다.

이들에게도 단점은 나타난다. 타인의 감정을 읽기 어려워하고 감정 표현도 서툰 편이라 사람을 대할 때 업무적으로 대하는 경향으로 나타난다. 스스로 엄격한 자기 관리를 하기에 게으르고 감정적이며 잡생각이 많은 사람들을 이해하기 어려워한다. 스트레스 상황에서는 타인의 단점을 지적하고 화내며 공격하는 모습을 보이기도 한다. 따라서 이 유형의 원장은 본인의 기준으로 직원을 대하지 않는 노력이 필요하다.

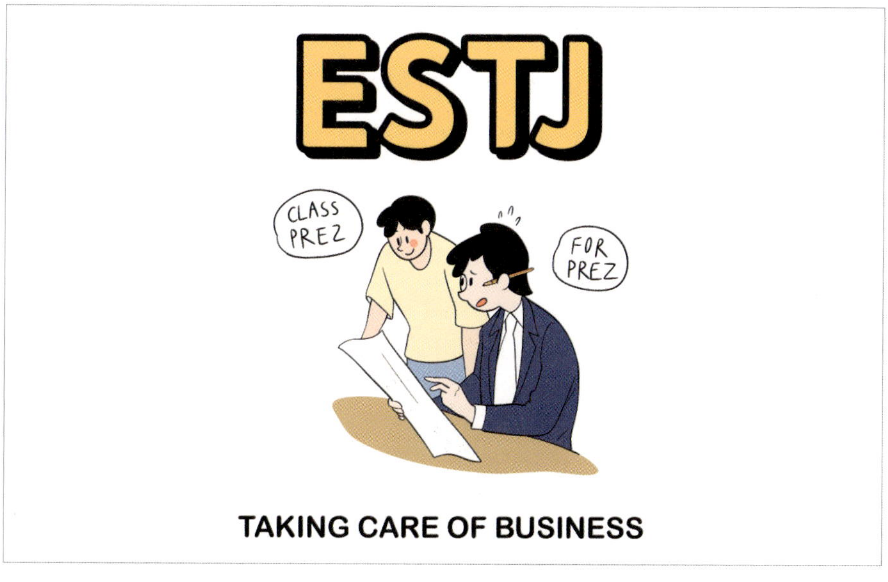

9-8. ESTJ 유형의 특징.

ISFJ (보호자, 임금 뒤편의 권력)

이들은 공감 능력이 뛰어난 보호자로 표현된다. 가족을 아끼며 인내심이 매우 강하고 책임감이 강한 모습을 보인다. 엄격함, 계획적, 눈치 빠름, 절약형, 헌신, 외유내강, 차분, 다정다감, 잔소리, 예의 바름, 솔직함 등이 이들을 표현하는 것들이다. 조직에서 조용히 남을 돕고 봉사하는 삶을 살아가는 유형이기에 조용히 일 잘하는 총무 역할을 잘 해낸다. 관심을 받는 것은 좋아하나 주목받는 것은 싫어하기에 앞에 나서려 하지 않는다. 세심하고 추진력이 좋고 시간 약속을 잘 지키며 속이 깊다는 평을 받는다.

이들이 가장 신경 써야 하는 것은 해준 만큼 받아야 한다는 생각을 버려야 한다는 것이다. 남을 잘 챙기고, 타인에 대한 배려, 현모양처의 모습 등이 특징이나, 마음 한구석에는 그렇게 해 준만큼 본인도 챙김을 받기를 기대하고 있다는 것이다. 잘난 척하지 않으며 참는 스타일이라 꾹 참았던 감정이 폭발하기도 하다 보니 인간관계에서 상처를 잘 받는다. 이런 성향이기에 간호 계열에 진학한 학생 중 많은 비율을 차지하기도 하지만 현장에서 상처 받고 잘 떠나는 유형이기도 하다.[11]

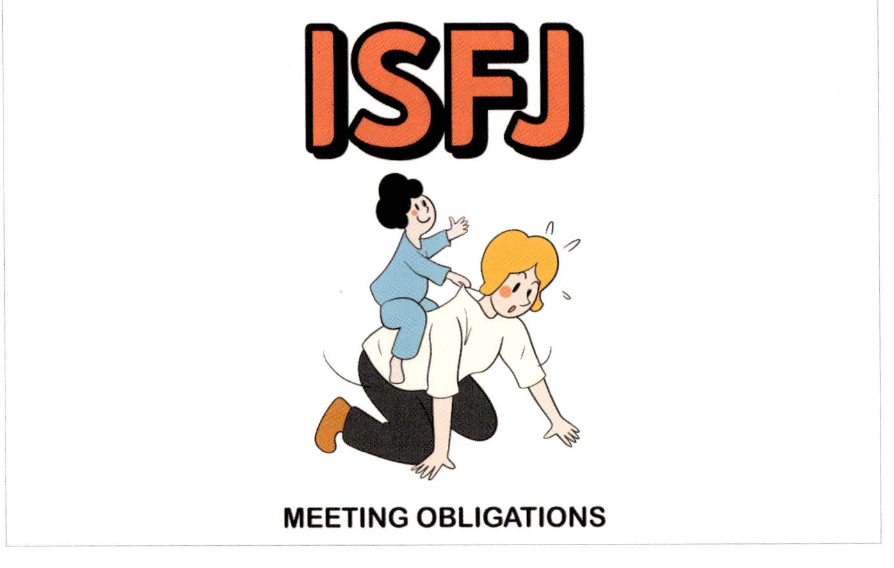

9-9. ISFJ 유형의 특징.

ESFJ (친선도모형, 사교적인 외교관)

이들은 다른 사람에게 관심이 많고 동정심이 많은 유형이다. 잘 도와주고 배려심이 많으며 공감 능력과 리액션이 좋은 스타일이다. 타인과의 상호작용으로 힘을 얻기에 모임을 가지며 그 관계에서 힘을 얻는다. 사람들의 기분을 빠르게 파악하는 능력으로 긴장, 스트레스 상황에서 중재 및 안정 역할을 잘 해낸다. 조화와 균형을 중시하여 개인보다는 집단을 먼저 생각하는 측면을 보인다. 현실주의적이며 위계질서를 존중하고 따르는 것을 선호한다. 의무감, 책임감이 강하고 섬세하고 따듯한 상호작용을 하기에 흔히 조직에서 중요한 역할을 맡게 된다.

조직 생활에 잘 맞는 성격이기에 칭찬과 인정이 중요하다. 달리 얘기하면 그렇지 않은 경우 실망이 크며, 타인의 시선과 평판에 민감하게 반응한다. 변화보다는 안정을 선호하는 유형이며 과거의 경험에 의존해 일을 해결하려는 경향을 보인다. 타인을 너무 의식하다 보니 심하면 속없고 줏대 없다는 평판까지도 듣게 된다. 근본적으로는 질서와 조화를 중시하는 성향 때문이다.

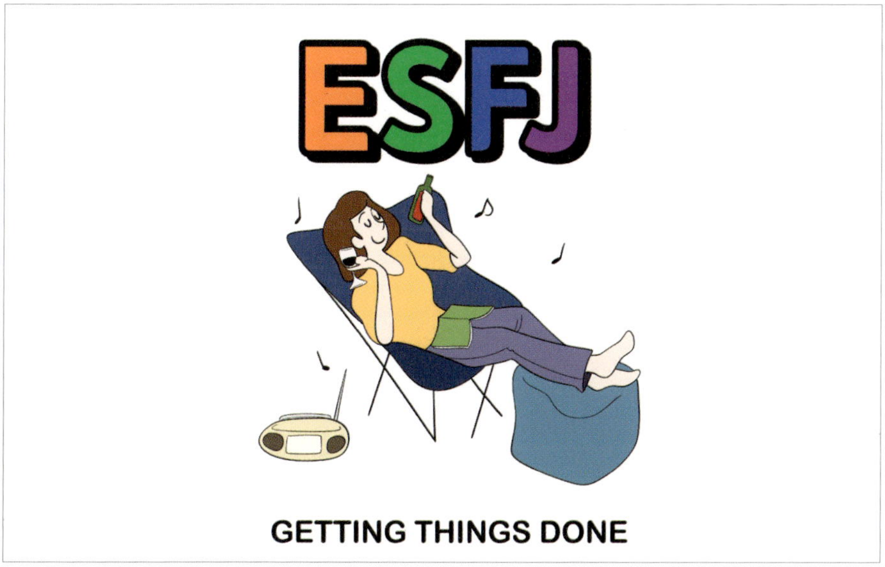

9-10. ESFJ 유형의 특징.

경험주의자, SP (Artisan) temperament

SP 기질은 현재, 경험이 소중한 가치이다. 장인이라고도 묘사되는 이들은 자유스러움, 충동적, 자발적, 흥취와 자극을 추구, 현재에 몰입, 절충적, 적응적이라는 단어들로 묘사된다. 이들은 즉흥적이며 타인에게 인상을 주고자 하는 욕구, 숙달된 기능을 추구하는 욕구를 가지고 있다. 예술가적 기질을 가지고 있기에 창조성은 자신이 찾아낸 다양한 해결책이나 도구를 통해서 나타난다. 구체적이며 실제로 해 볼 수 있는 것을 선호하고 탐험하는 자유를 즐긴다. 상황을 읽는 능력이 있어 바로 결정하고 바로 행동하는 모습을 보인다.

ISTP (백과사전, 장인)

이들은 상황을 파악하는 민감성을 가지며 도구를 사용하는 것에 능숙하다. 만지고 만드는 것을 좋아하는 장인이며, 모험을 즐기고 몸 쓰는 것을 좋아한다. 말수가 적고 객관적이고 합리적으로 인생을 관찰하기에 무게 있고 조용하며 순하고 점잖은 모습을 보인다. 사실적 자료 정리, 조직하기를 좋아하는 경향을 보이며, 인과관계나 객관적 원리에 관심이 많다. 보통 고집이 세고 주관이 뚜렷하며 타인의 일에 무관심한 편이다. 정밀을 요하는 일을 잘 해내지만 관

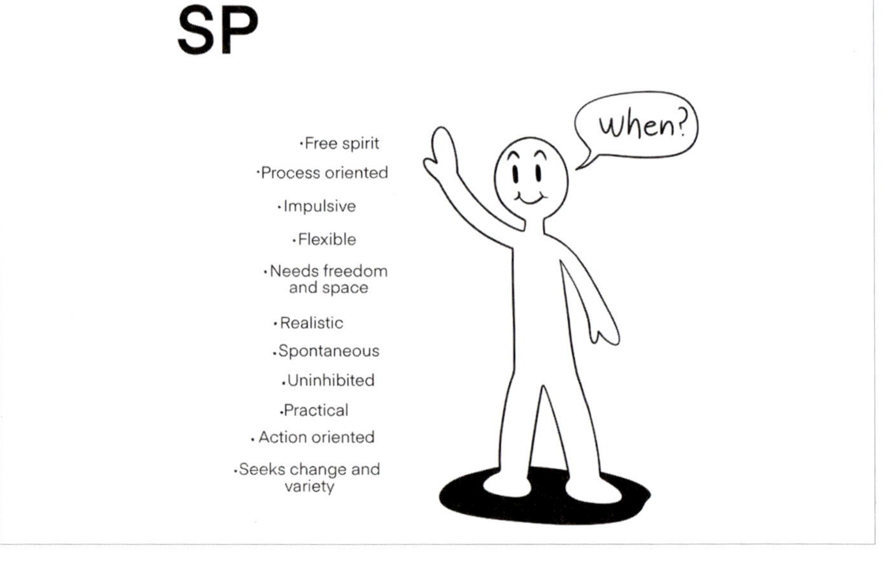
SP
·Free spirit
·Process oriented
·Impulsive
·Flexible
·Needs freedom and space
·Realistic
·Spontaneous
·Uninhibited
·Practical
·Action oriented
·Seeks change and variety
when?

9-11. 경험주의자 SP 기질의 특징. 현재가 중요하고 도구가 자유로운 예술가.

심 분야가 아니면 쳐다보지도 않는다. 틀에 박혀 쳇바퀴 돌 듯 지내는 것을 혐오하며 창의적이고 합리적인 모험을 즐긴다.

이들은 근본적으로 효율을 중시하는 사고를 한다. 본인의 생각이 강하기에 남의 시선을 의식하지 않는 스타일로 나타나고, 공감 능력이 종종 부족하게 보이며 가족에게조차 정서적인 표현도 효율적으로 하느라 잘 안 하는 편이다. 인간관계도 효율적이라 좁고 깊은 관계를 추구하며 모임을 피하는 경향을 보인다. 타인이 자신의 원칙이나 자유를 침해하지 않는다면 신중함, 냉정함, 항상 변치 않는 모습으로 신뢰를 주는 특성을 가진다.

ISFP (성인군자, 호기심 많은 예술가)

이들은 다정하고 온화하며 친절하고 티를 잘 안 내는 사람들이다. 의견 충돌을 피하고 인화를 중시하기에 자신과 타인의 감정에 지나치게 세심하고 민감한 경향을 보인다. 이들은 부드러운, 현실적인, 융통성 있는, 조화로운, 조용한, 감각적인, 겸손한, 적응하는 사람이라는 이미지를 가진다. 관심과 집중이 필요한 작업에 빠지면 밤을 새워서라도 해내며, 미래에 대한 걱정보다는 지금 여기를 더 중요하게 생각한다. 추상적 이론보다는 실제적인 것을 선호하고 탁

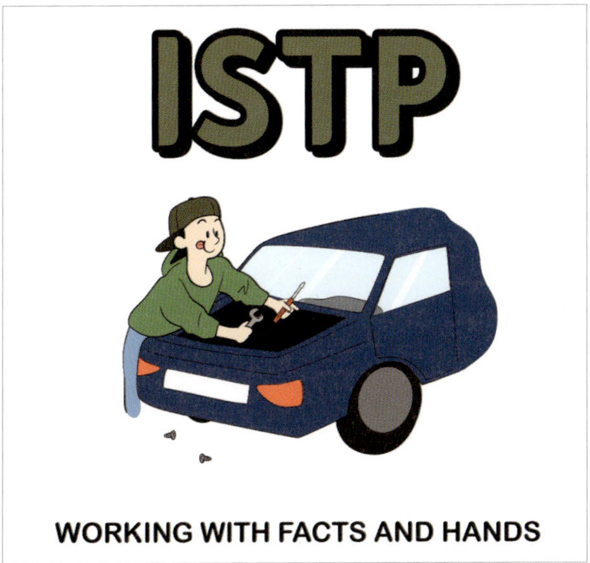
ISTP
WORKING WITH FACTS AND HANDS

9-12. ISTP 유형의 특징.

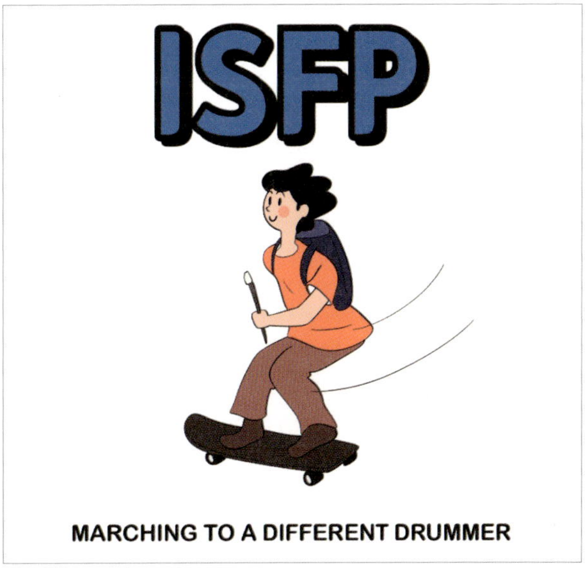
ISFP
MARCHING TO A DIFFERENT DRUMMER

9-13. ISFP 유형의 특징.

월한 모습을 보여준다.

이들은 기본적으로 현재의 순간을 즐기며, 논쟁이나 갈등 상황을 피한다. 그러다 보니 행동이 느리고 귀차니즘에 빠지는 경향이 있다. 개인적인 생활, 시간을 소중히 여겨 모임을 피하는 경향이 있고 갈등 불화를 싫어하여 배려심이 강하게 보이지만 본인에게 간섭하고 피해를 주는 것도 극도로 싫어한다. 다른 사람들의 눈치를 많이 보는 편이라 가급적 만남을 꺼리고 귀찮아한다. 내향적 성향의 사람들 중에서도 가장 내향적인 성향이 강해 사람들과의 만남 후에는 꼭 혼자만의 공간과 시간을 필요로 한다.

ESTP (수완 좋은 활동가, 모험을 즐기는 사업가)

이들은 현재와 여기에서의 행복을 추구하는 사람들이다. 삶을 즐기며 사는 사람들로 매우 빠르게 생각과 행동을 하며 스릴을 즐긴다. 이론보다는 현실 체험을 통한 경험을 더 선호하는 활동적 성격이다. 충동적이고 즉흥적인 특징을 보이며 새벽에 술자리에서 불러도 나오는 사람으로 뒤끝이 없고 쿨하다. 추진력 있고 에너지가 넘치며 긍정적이고 주위 사람들을 잘 챙긴다는 장점을 갖는다. 직설적인 유머 감각을 가지고 있으며 수많은 사람의 관심 받는 일을 즐긴다.

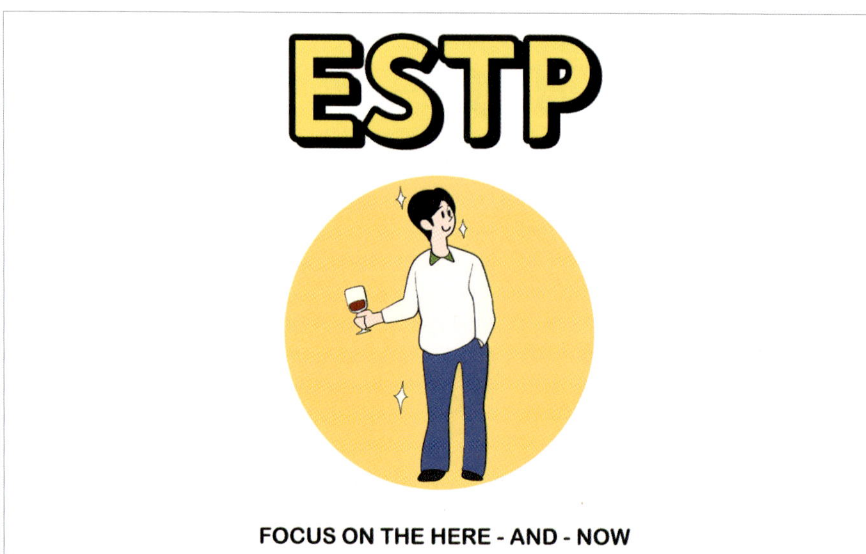

9-14. ESTP 유형의 특징.

이들은 위험을 추구하는 성향이 가장 강하며 생각을 바로 행동으로 옮긴다. 타인의 숨겨진 생각이나 의도를 손쉽게 간파하여 말싸움에서도 주도적이다. 다만 현재에 집중하느라 일을 잘못된 방향으로 진행하거나 타인의 기분에 대한 배려가 부족한 편이다. 또한 자신의 건강과 안전을 생각하지 못하는 단점 등을 극복해야 한다.

ESFP (사교가, 연예인)

이들은 사람을 좋아하는 낙천적이고 에너지가 넘치는 사람이다. 자유로운 영혼과 개방적 성향을 가지며 사람들에게 현실적인 도움을 주고 싶어 하는 성향이다. 외향성이 강하여 사람들을 만나며 즐거움을 추구하고 개성도 강하고 매력 만점인 사람들이다. 타인을 기쁘게 하기 위한 깜짝쇼를 즐겁게 준비하며, 협조를 잘하고 도와주려는 모습을 보인다. 동정심이 강하고 사람과 사물을 다루는 상식이 풍부하다. 모르는 사람과도 말이 많고 밝고 애교 넘치고 눈치 빠른 스타일이라 병원에서 일하는 상담 실장 등 관리자들 중 이 성향들이 꽤 많다.

다만 사람을 너무 좋아하는 것은 단점이 되기도 한다. 감정에 약하고 민감

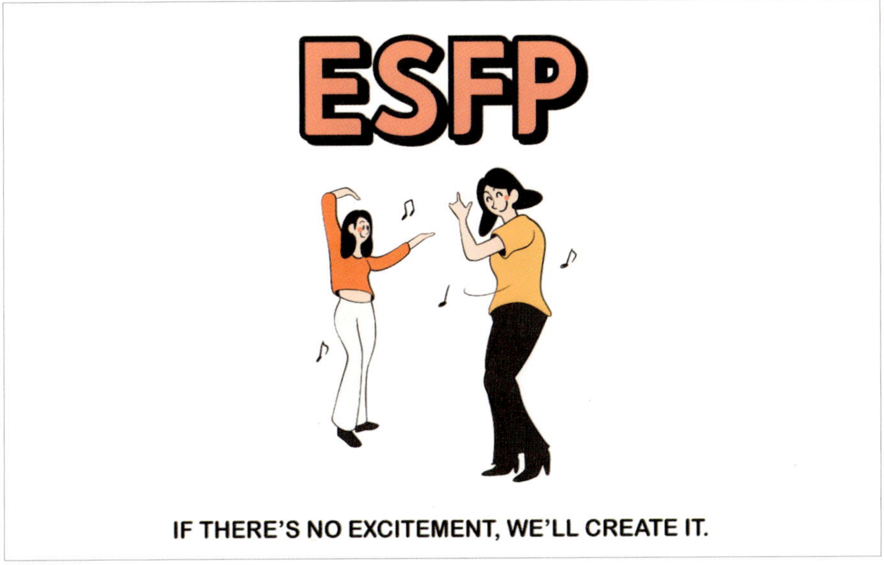

9-15. ESFP 유형의 특징.

하다 보니 결정을 내리는 것을 힘들어하며, 장기적인 목표를 세우고 미리 준비하는 것은 어려워한다. 먹고 마시고 즐기는 것을 좋아하여 자제력이 부족한 모습을 보인다. 책임감이 강하게 필요로 하는 일은 잘 하려 하지 않고, 갈등을 피하려고만 하는 경향을 보인다. 타인과의 대립 상황이 되면 어려워하며, 이 상황이 되면 하고 싶은 말은 많으나 말을 잘 하지는 못하는 성향을 보인다.

이상주의자, NF (Idealist) temperament

이들은 인문학적 성향, 문과 성향으로 발달된 이상주의자들이다. 이들은 논리보다는 마음이 편하고 불편함을 판단하면서 모두에게 좋은 것을 찾는 성향을 갖게 된다. 긍정적 의미로 깨어 있는 사람들, 부정적 의미로 꿈만 꾸는 사람들이기도 하다. 삶의 진실, 의미 등으로 깊이 고민하는 사람이나 현실감각이 부족할 수 있다. 타인에게 공감을 잘하며, 대인관계를 통해 힘을 얻으며, 자신에게도 그렇게 대해 주길 기대한다. 즉, 자신의 이상에 맞게 세상을 바꾸려고 노력하는 사람이다.

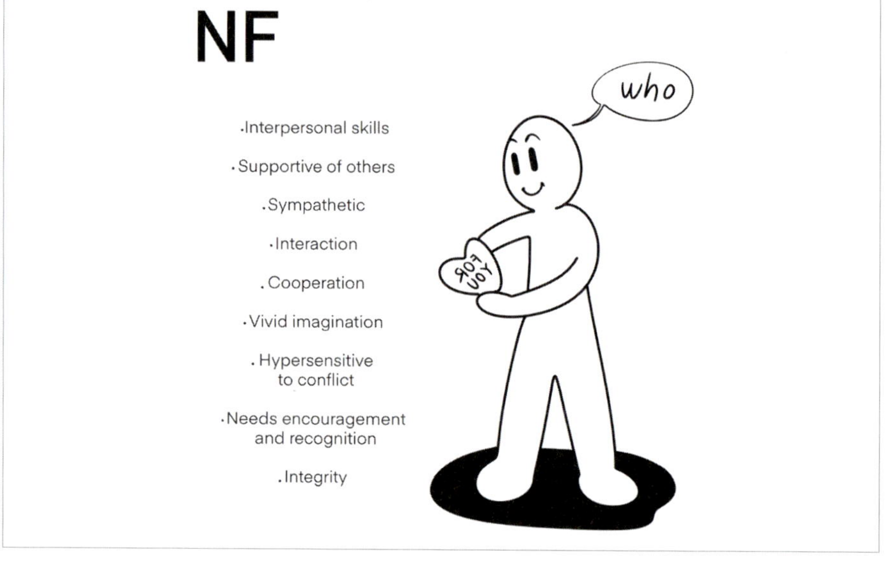

9-16. 이상주의자 NF 기질의 특성. 꿈과 이상에 맞게 세상을 바꾸려는 사람들.

INFJ (작가, 선의의 옹호자)

이들은 조용하고 차분하며 자신의 신념을 가지고 이상을 추구하는 사람이다. 공감 능력이 뛰어나며 특정 분야에 통찰력을 보이기도 한다. 낯가림이 심하고 눈치가 빠르다. 점잖고 친구의 폭이 좁되 그들과 조화와 협력을 추구한다. 자신의 내면에 더 관심이 있으며, 생각이 많고 그러기에 도움을 요청할 때는 그 사람에게 폐가 되지 않는지 수없이 생각한다. 일반적으로 말보다는 글로 자신을 표현하는 것을 더 편하게 느낀다. 이해한 다음에 경험하는 방식을 선호하고, 생각을 마친 후에 행동하는 경향을 보인다.

생각이 많다 보니 새로운 일, 새로운 사람과의 만남 등을 힘들어한다. 싫은 내색도 잘 못하고 마음의 상처도 잘 받는다. 나서는 것을 싫어하며 친한 사람한테는 다 내줄 정도로 잘해준다. 항상 계획을 세워 움직이는 편이다. 혼자 생각할 시간을 꼭 필요로 하며, 친한 친구와 단둘이 보내는 것을 선호한다. 섬세하며 완벽주의적 성향을 가지고, 심리학, 철학 등 추상적으로 생각하는 것을 좋아한다.

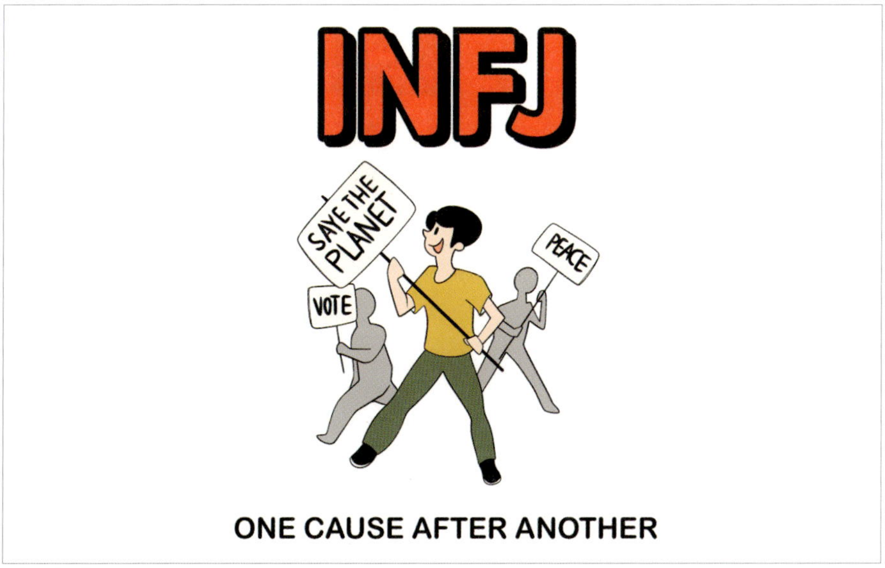

9-17. INFJ 유형의 특징.

INFP (철학자, 열정적 중재자)

이들은 창의적이고 상상력이 뛰어나며 몽상을 즐기는 성격으로, 머릿속에서 수많은 이야기를 만들어 낸다. 예술과 자연에 대한 감수성이 뛰어나며 다른 사람의 감정을 빠르게 알아차리곤 한다. 타인과의 깊고 의미 있는 관계를 원하며, 다른 사람을 도와야 한다는 사명감을 자주 느낀다. 뛰어난 상상력으로 자신을 성찰하고 세상에서 자신의 역할을 찾는 것에 관심이 있다.

자신을 표현하는 데 재능이 있으며, 예술과 문학을 통해 자신의 생각과 비밀을 드러내는 경향을 보인다. 다른 사람의 부탁을 거절하는 것을 힘들어하여 마음고생을 하는 편이다. 사회생활에서도 조직이나 과업보다 함께하는 사람에 더 관심을 가지며, 이상과 현실의 차이에 상처를 잘 받는다. 완벽한 사랑을 추구하기에 현실에서는 심한 갈등을 겪는 경우가 많다.

ENFP (열정가, 재기 발랄한 활동가)

이들은 전형적 신세대라 표현되는 발랄하고 정열적이며 드러나는 즐거움을 추구하는 유형이다. 자유로운 사고의 소유자로 미래보다는 현재의 낭만을 즐기

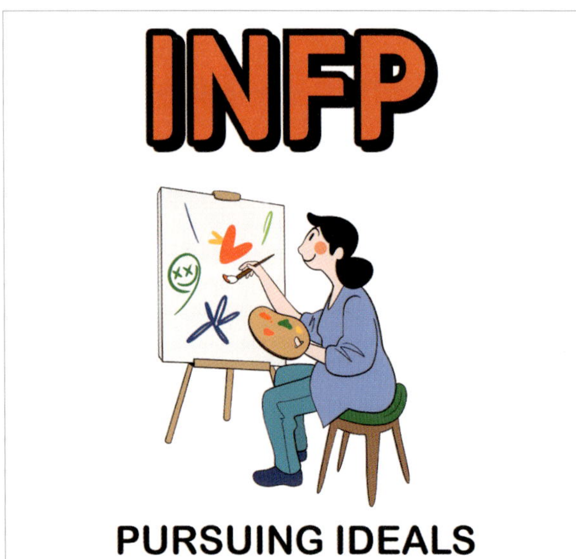

9-18. INFP 유형의 특징.

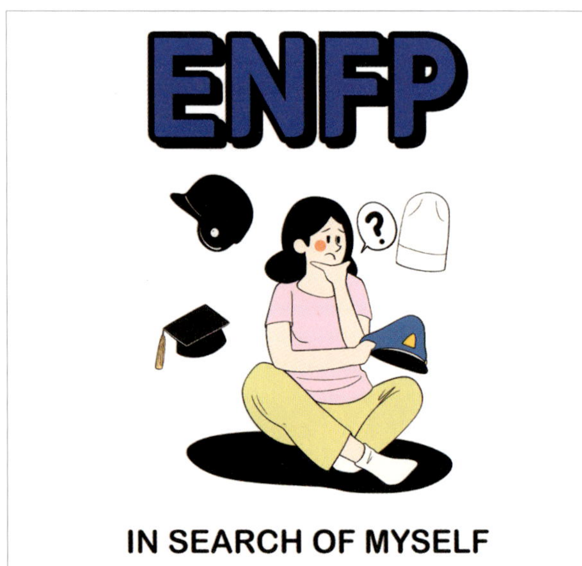

9-19. ENFP 유형의 특징.

는 경향을 보인다. 타인과 사회적, 정서적으로 깊은 유대관계를 맺음으로써 행복을 느낀다. 활발하면서도 인정이 많은 팔방미인형으로 당장 눈앞의 문제조차도 크게 고민하지 않는다. 반복되는 일상적인 일은 참지 못하고 열성을 보이지 않는다. 사람에 대한 악의도 없고 혼나도 금방 풀리고 다가가는 매력적인 유형이다.

항상 새로운 가능성을 찾고 시도하는 유형으로 문제 해결에 재빠르고 관심 있는 일은 무엇이든 수행해 내는 능력과 열성을 가진 사람들이다. 한 가지 일을 끝내기도 전에 몇 가지 다른 일을 또 벌이는 경향을 가지고 있다. 이들은 재능이 많고 상상력이 풍부하며 통찰력과 창의력을 필요로 하는 일에 흥미를 느낀다. 사람들을 잘 다루고 뛰어난 통찰력으로 도움을 주기도 한다.

ENFJ (선도자, 정의로운 사회운동가)

이들은 사람 관계를 대단히 중요하게 생각하는 사람이다. 소규모 집단에서 리더십을 보이며, 언어 사용에 능숙함을 보인다. 이는 다른 사람들에게 인정받기를 열망하는 것에 기인하며, 자신만의 강한 확신과 신념을 가지고 있으며, 아이디어와 창의력도 두드러져 실행에 옮겨 성과를 만들어 낸다. 일반적으로

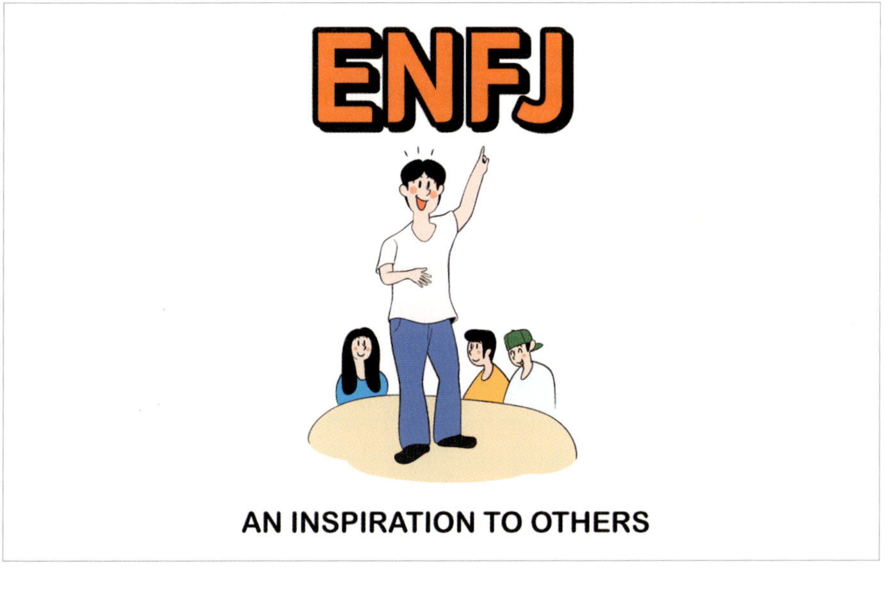

9-20. ENFJ 유형의 특징.

따뜻하고 적극적이며 책임감이 강하고 사교성이 풍부하며 동정심이 많다.

모임을 좋아하며 대화를 적극적으로 이끌어 나간다. 카리스마 넘치는 리더의 성향을 가지고 있다. 자신의 영향력으로 사회 정의를 실현하고자 하는 생각을 가지고 있으며 그것을 이룰 만한 힘 또한 가지고 있는 사람들이다. 다만 사람과의 관계를 중요시하기에 이별을 겪으면 힘들어하고 인간관계에 상처를 받으면 오랫동안 힘들어한다.

관념주의자, NT (Rational) temperament

프로메테우스라 비유되는 관념주의자들은 완벽을 추구하는 합리주의자, 전략가의 이미지로 설명된다. 이들은 뭔가 새로운 것, 기존에 없던 것에 강렬한 흥미를 느끼고 그것을 현실화시키기 위해 노력한다. 뭔가를 발견, 발명하여 그것을 통해 세상을 바꾸는 것이 이들의 주 관심사이다. 이들은 기존의 위계질서에 순종하는 스타일이 아니며 윗사람의 말이라도 아닌 건 아니라고 얘기하는 스타일이다. 즉, 상대방이 권위가 있어도 본인 머리로 이해가 안 되면 쉽게 받아들이지 않는다.

이들은 매우 이성적이어서 자기감정을 거의 드러내지 않으며 냉정해 보인다.

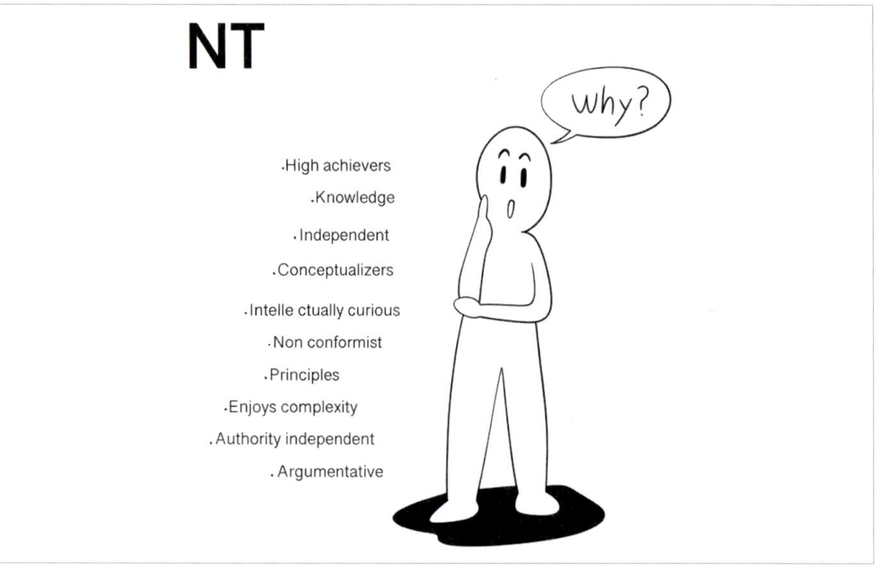

9-21. 관념주의자 NT 기질의 특성. 프로메테우스로 비유되는 전략가, 합리주의자.

이들의 근본은 무엇이든 이해하고 싶어 한다는 것이다. 따지듯 얘기하는 것은 궁금해서 그런 것이며 그것만 해소되면 바로 인정하는 모습을 보인다. 지식, 개념화, 원칙 등이 중요한 가치이며, 대개 많은 성취를 이루는 사람들이다.

INTJ (전문가)

이들은 자기 주관이 확실하다. 고집불통이라고 보이며, 탁월한 이론가이자 전략가다. 윗사람의 질책도 본인의 머리로 인정되는 것이 아니면 인정하지 않는다. 인간관계에 대해서는 문제의식은 가지고 있으나 현실에서는 냉정하다는 평가를 받는다. 조직에서 분명한 입장이 있으며 강한 추진력을 가진 사람으로 종종 진급이 빠른 편이다.

이들에겐 과거보다 미래가 중요하다. 목표가 있다면 몰입하며 매우 독립적으로 일하고 한 번에 여러 가지에 집중하지 못하기에 연애는 항상 뒷전인 경우가 많다. 본인의 몰입을 깨는 것을 매우 싫어하며, 자신만의 고독한 시간 속에서 독서, 음악 감상, 감정 분석 등에 빠지는 낭만적인 면을 가진다. 모든 것에서 의미를 찾으려 하는 완벽주의자 성격으로 관심을 갖게 되면 전문가 경지에 이른다.

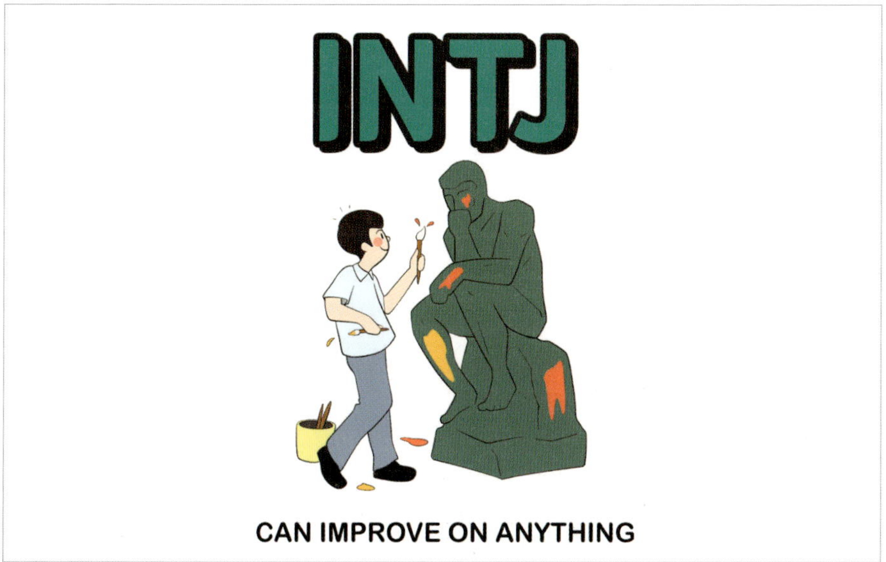

9-22. INTJ 유형의 특징. 깊이 사고하고 빠져드는 전문가이다.

INTP (학자, 아이디어 뱅크)

이들은 보기엔 과묵하고 조용해 보이나 관심 분야 얘기가 나오면 달변가로 급변한다. 이론과 개념을 연결시키는 놀라운 능력을 보이며, 지적인 자기 개발을 지속한다. 큰 그림을 잘 그리고 장기적 플랜 설정에 탁월한 모습으로 조직의 방향을 설정하는 기획 쪽 일을 잘 해낸다. 겉으로 보기엔 정서가 메말랐다는 평판이나 가정을 이루면 배우자에게 충실하고 자녀에게 관대하고 원만한 사람들이다.

자기중심적 성향이 강하기에 장시간의 형식적인 사교적인 모임을 힘들어한다. 평소에는 목표의식이 없고 게으른 듯 보이나 해야 할 일이 닥치면 몰입하여 문제를 해결한다. 엉뚱하고 기발한 상상으로 놀라게 하며, 현실 문제, 신변잡기 등에 관심 없고, 본인이 끊임없이 연구하고 분석할 것을 찾는다. 사람 자체보다는 아이디어에 관심이 많고 전문적으로 다룰 수 있는 분야가 확실하다.

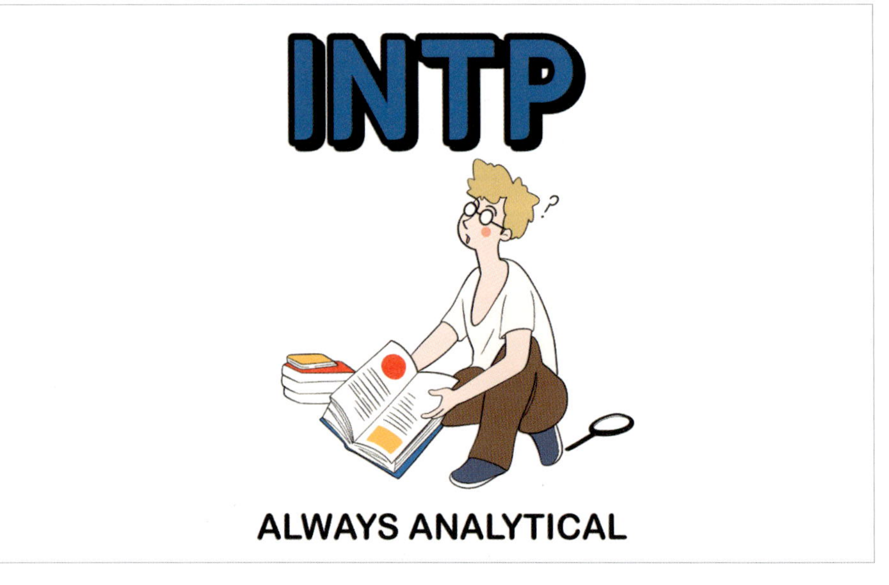

9-23. INTP 유형의 특징. 이들은 분석하는 학자 스타일이다.

ENTP (변론가, 발명가)

이들은 다방면에 재주가 많은 스타일이다. 아이디어가 넘치고 본인의 직관적 생각이 뚜렷한 전략가의 모습도 보인다. 직장에서는 과업 중심으로 활발한 활동을 해내며 일을 찾아서 하는 스타일이다. 다만 벌려 놓은 일에 대한 세세한 추진은 좀 약한 편이므로 이를 보완할 필요가 있다. 언어 능력이 풍부해서 초면의 사람들과 수다를 떨 수 있는 능력이 있다. 이들은 일반적인 생각에 의문을 제기함으로써 정신을 단련하는 일을 즐기며 새로운 아이디어를 제시하곤 한다.

이들은 기발한 아이디어를 내는 것을 좋아하는데, 그것을 통해 자신이 뭔가 다르다는 것을 보여주고 싶기 때문이다. 다만 정작 작은 문제, 보편적 문제에 대해선 실수하고 큰 관심을 보이지 않기에 반복적이고 일상적인 업무는 맞지 않는다. 발표도 서식과 형식에 맞추는 것보다는 색다른 방식을 선호한다. 자신의 생각과 주관이 강하다 보니 규범과 규칙이 비효율적이라 생각되면 그걸 비트는 방법을 고민한다. 노력과 들이는 시간에 비해 미루다가 벼락치기를 해도 결과는 잘 나오는 편이다. 장기보다는 단기에 결과물을 만들어 내는 일에 적합하다.

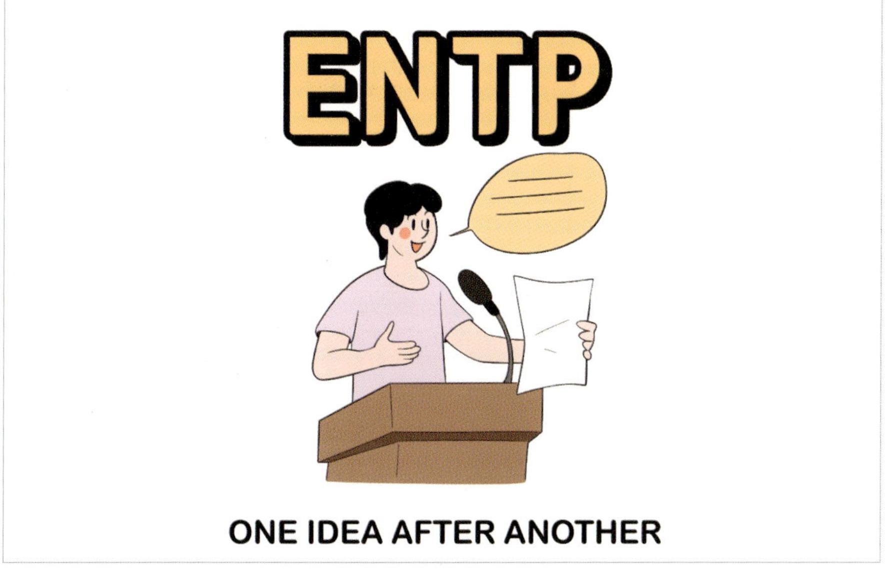

9-24. ENTP 유형의 특징. 변론가, 발명가.

ENTJ (타고난 리더)

이들은 멀리 보고 최고 권력을 꿈꾸는 사람들이다. 카리스마 기질이 있고 단호한 결정을 잘 해낸다. 전체를 보는 통찰력이 뛰어나며, 문제가 복잡할수록 좋아하고 쉽게 잘 다룬다. 일을 만들고 추진하는 데서 삶의 에너지를 얻는 유형으로 명예를 중시하고, 대개 조직 생활을 하다 보면 최상위에 이르게 된다. 냉철한 판단력으로 목표 달성을 위해 극히 이성적인 사고를 한다.

이들은 호기심 많고 지적 욕구가 강하다. 사람보다는 일을 중시하며 가까운 사람에겐 헌신적이지만 멀어지면 미련이 없다. 무능한 사람을 싫어하고 그렇게 되지 않기 위해 계획하고 실행한다. 아랫사람으로 일하는 것을 싫어하며 미래에 대한 꿈이 크다. 세상에 믿을 사람은 나밖에 없다는 생각으로 열심히 일하는 전형적 야심가 유형이다.

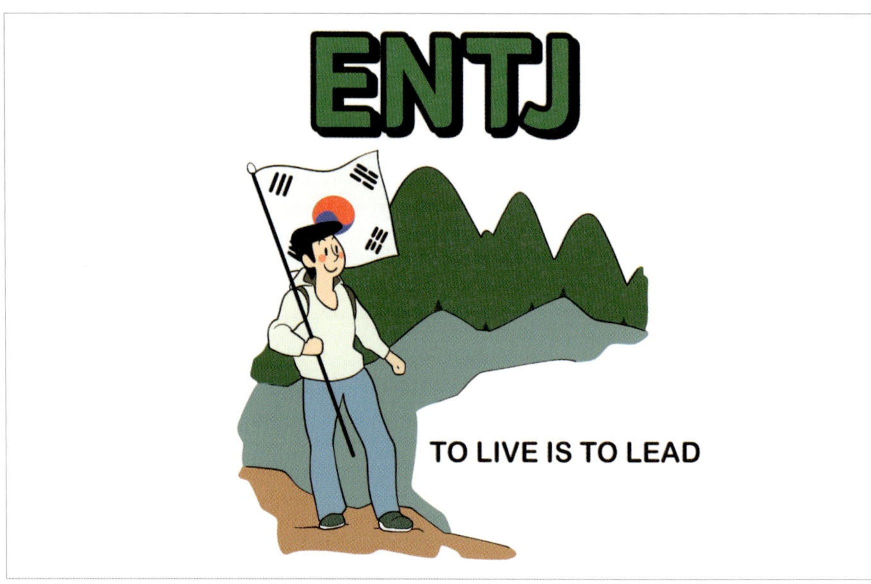

9-25. ENTJ 유형의 특징. 타고난 리더.

MBTI 유형의 임상 활용

구슬이 서 말이라도 꿰어야 보배라 했다. 최근 관심과 유행이 폭증하게 된 MBTI에 대해 코로나19로 사람들이 자신을 찾는 시간을 가져서 인기가 높아졌다는 분석에 공감이 간다. 중요한 건 MBTI 유형 분석을 보면서 이것을 우리 병원의 조직 생활에 어떻게 적용할 것인가의 문제라는 것이다. 서술했듯 특정 유형이 더 우수하고 바람직하다는 것을 얘기하고자 함이 아니다. 중요한 것은 병원생활에서 시너지를 만들 원장과 잘 맞는 조합인 것이다(9-26).[12]

석사과정에서 필자의 주 관심사는 직원들의 이직을 막는 방법이었다. 2004년 당시 석사 논문을 준비하며 임상 현장에서 근무하고 있는 치과위생사들을 대상으로 설문조사를 실시하였고, 그들의 성격유형에 따른 근속연수, 직무만족, 직업 만족 등을 조사하였다. 그 과정에서 만들어진 필자의 결과물은 'MBTI와 에니어그램(Enneagram)을 이용한 치과위생사들의 성격분석 유형이 이직 횟수 및 근속연수에 미치는 영향'이란 제목의 연구였다. 이 연구에서 필

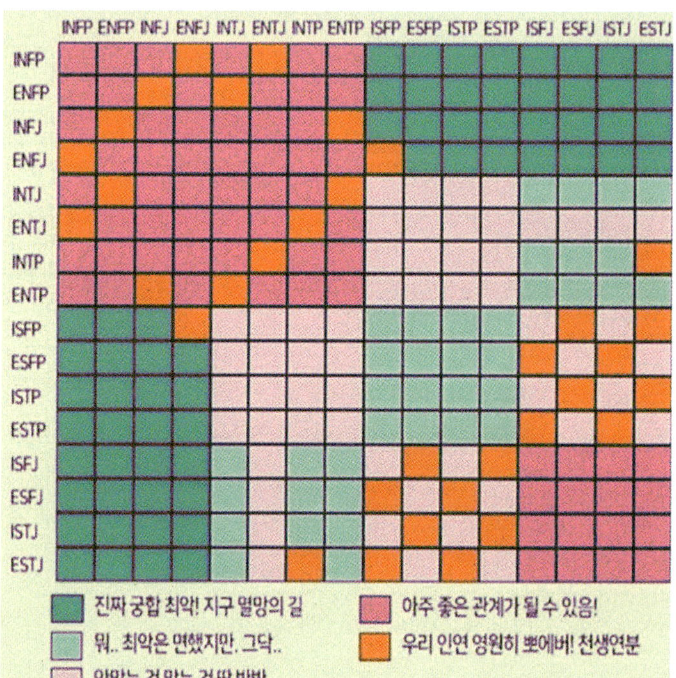

9-26. MBTI 유형별 어울리는 관계표.

자가 발견한 것은 당연한 얘기일 수 있으나 아무래도 조직 생활에 적합한 전통주의자(SJ) 유형이 장기근속을 하더라는 발견이었다.

세상에 변하지 않는 진리는 없는 법이다. 당시에는 가급적 SJ 유형을 채용하려 노력하였으나 현실은 마음대로 되지 않았고, 지금 와서 돌이켜 보니 꼭 SJ 유형이라고 장기근속을 보장하는 것도 아니었다. MBTI상으로는 같은 유형인데도 뭔가 다른 모습들은 이해가 되지 않았다. '그 차이는 무엇일까'에 대해 연구하다 보니 에니어그램이라는 성격분석 도구를 발견하고 심취했었다. 두 가지를 함께 이용하여 직원들에 대해 이해를 해 보니 어느 정도 궁금증이 해소되었다. 이에 MBTI와 함께 임상 현장에서 쉽게 적용하고 사용할 만한 도구인 에니어그램을 소개하고자 한다.

에니어그램, Enneagram

에니어그램은 기원전 2500년경 중동 지역에서 전해져 내려오던 삶의 지혜로 알려져 있다. 이것을 현대식으로 체계화한 성격유형 검사가 현재의 에니어그램이다. 이 검사법에서는 성격유형을 9가지로 나눠 각 유형들의 특징을 분석한다(📷 9-27).[13] MBTI에서 16가지 성격유형으로 분류하고 4가지 큰 기질로 분류한 것처럼, 에니어그램에서는 9가지 성격유형으로 분류하고 크게 3가지 그룹으로 분류한 것이 쉽게 이해하고 임상에서 활용하기에 좋다. 우선 3가지 큰 그룹의 특성에 대해 알아보자.[14, 15]

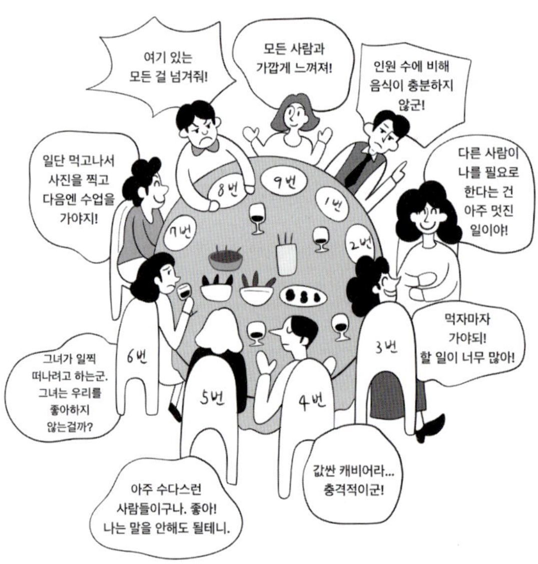
여기 있는 모든 걸 넘겨줘!
모든 사람과 가깝게 느껴져!
인원 수에 비해 음식이 충분하지 않군!
일단 먹고나서 사진을 찍고 다음엔 수업을 가야지!
다른 사람이 나를 필요로 한다는 건 아주 멋진 일이야!
먹자마자 가야되! 할 일이 너무 많아!
그녀가 일찍 떠나려고 하는군. 그녀는 우리를 좋아하지 않는걸까?
아주 수다스런 사람들이구나. 좋아! 나는 말을 안해도 될테니.
값싼 캐비어라... 충격적이군!
9번
1번
2번
3번
4번
5번
6번
7번
8번

📷 9-27. 파티에 참석한 에니어그램 9가지 유형들의 생각 차이.

3가지 그룹, 머리형, 가슴형, 장형

에니어그램의 분류를 위해서는 검사를 해야 한다. 우리나라에는 한국에니어그램교육연구소(KECC)의 윤운성 소장이 개발한 한국형 에니어그램 성격유형 검사를 가장 많이 사용한다. 이것은 총 81문항으로 구성되어 있으며, 정확한 분류를 위해서는 시간이 필요하다. 임상 현장에서는 이 검사법을 사용하기에 많은 시간과 노력이 소요되므로 필자가 축약하여 만들어 놓은 간이검사 문항을 블로그를 통해 제공하고 있으니 활용하길 바란다. 이 문항들은 알려진 문항들을 간략히 사용하기 위해 편집한 것이므로 상업적 사용이 아니면 누구나 사용 가능하다. 다만, 간략형이므로 정확한 검사는 유료 검사를 이용해 보길 권장한다.

검사를 통해 피검자는 자신이 가지고 있는 중심 에너지를 찾아내게 되어 있다. 중심 에너지의 종류는 머리(사고), 가슴(감정), 장(본능, 힘)의 세 가지이다. 사람들은 세 가지 에너지 중 하나에 자신의 중심을 두고 살아가게 된다. 세 가지 중심 에너지의 차이에 따른 관점과 에너지 집중의 차이에 대해서는 9-28에 소개한다.

중심 에너지 성향은 스트레스 상황에서 발휘된다. 예를 들어, 새벽 3시쯤 잠들어 있는데 아파트 윗집에서 그릇 깨지는 소리와 함께 싸우는 소리가 들려서 잠을 깼다고 하자. 이때 당신은 어떤 행동을 하겠는가? '왜?'가 중요한 머리형

구분	머리형	가슴형	장형
주요 관심사	전반적인 상황	타인과의 관계	자신의 힘과 존재
관심시제	미래	과거	현재
말투	논리적, 간단명료	주변상황 설명이 길	단도직입적, 명령적
내면의 욕구	안정에 대한 욕구	인정받으려는 욕구	통제, 지배하려는 욕구
방어기제	불안	수치심	분노
스트레스 해소법	혼자서 정리할 시간을 갖음	타인에게 자신의 감정을 말함	먹거나 움직이면서 표출함
의사결정 스타일	논리와 이성, 타당성 유무에 따라 결정	관계된 사람, 영향 받는 사람이 누구냐에 따라 결정	원칙과 주관, 당연과 의무에 따른 결정

9-28. 에니어그램 세 그룹별 특징 요약.[14]

의 경우 "도대체 이 시간에 왜 싸우고 있는 거야?"라고 하면서 무슨 일이 일어났는지 상황을 파악하는 것이 우선일 것이다. '공감'이 중요한 가슴형의 사람들은 '저 사람들은 창피하지도 않나? 저 우는 소리가 들리는 여자는 불쌍해서 어쩌지…' 등의 생각이 우선이다. 반면 '현재와 분노'가 우선인 장형의 경우 "아이, 짜증 나, 시끄러워 잠을 못 자겠네" 하면서 윗집으로 뛰어올라가는 것이 우선이다. 이렇듯 그룹에 따라 다른 반응을 보인다.[15]

머리(사고)형, 5, 6, 7번 유형

머리(사고)형 그룹은 생각이 많은 사람들이다. 이들은 지식, 정보, 아이디어가 곧 돈이라고 생각하는 사람들이다. 이들에겐 상황 파악이 중요하고 미래가 어떻게 될지가 주 관심사이다. 이유는 내면 깊은 곳에 불안 심리가 있기에 그렇다. 이들은 불확실한 미래를 확실하게 하여 안정된 마음을 갖길 원한다. 그래서 혼자서 많은 생각을 정리할 시간이 필요하며, 생각의 결과는 논리와 이성, 타당성이 중요하고 말투도 논리적이고 간단명료하다(📷 9-29). 미래에 대한 관심이 밖으로 많이 나간 경우 7번 유형, 안으로 쏠리는 경우 5번 유형이 된다.

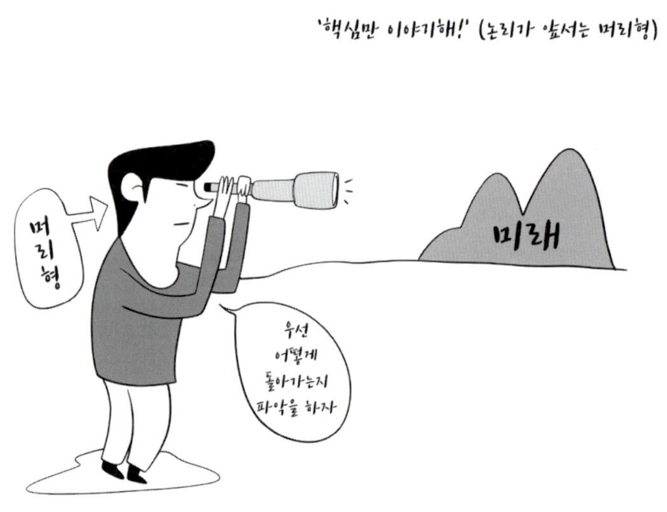
'핵심만 이야기해!' (논리가 앞서는 머리형)
머리형
미래
우선 어떻게 돌아가는지 파악을 하자

📷 9-29. 미래가 궁금하고 상황 파악이 중요한 머리(사고)형.

5번 유형(사색가, 탐구자)

이들은 지혜로운 부엉이로 비유된다. 이들은 세상을 이해하고 아는 것에 대해 욕망이 있다. 세상을 '삶에 편안한 것은 옳지 않다'라는 내면의 메시지를 가지고 산다. 그 이유는 유아기 때 어머니와의 관계 부족, 불만, 부모의 지나친 간섭, 어려운 환경 등을 체험하면서 형성된다고 한다. 그래서 마음속 깊이 남들로부터 협박, 압도당하는 것에 대한 공포가 있고, 그러지 않기 위해 주위 세상을 이해하여 극복하고자 한다. 그 방법으로 항상 지식을 쌓고 현명하게 판단하려 노력하며, 분석력, 통찰력이 뛰어난 모습을 보인다. 지혜로운 사람, 뭐든 아는 사람이라는 평판을 추구하는 단순하고 수줍어 보이는 이지적인 인상이다. 말을 걸기 어렵고, 인간미가 없다는 평판이며, 특히 지식, 정보 면에서 자신의 것을 나눔에 인색하다. 이들은 실수를 두려워하지 않고 행동함으로써 단점을 극복할 수 있다.

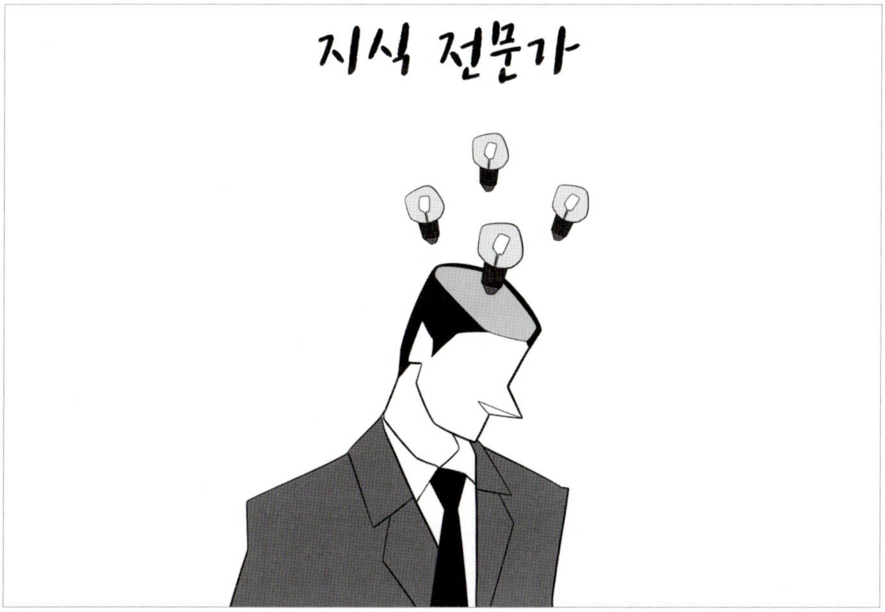

9-30. 지식 전문가, 사색가, 탐구자로 표현되는 5번 유형.

6번 유형(충실한 사람, 질문 전문가)

이들은 항상 위험에 노출된 겁 많은 사슴으로 비유된다. 어려서 이들에게 부모는 엄격하고 냉정하거나 변덕스러운 모습이었던 경험을 가졌을 것이다. 그러기에 두려움과 의심 많은 아이로 성장했으며 본인을 보호해 줄 수 있는 권위 있는 윗사람에게 안정을 느낀다. 그분에게 복종과 칭찬을 받으며 보상을 추구하는 것을 선호한다. 이들은 마음속 깊이 버림받고 혼자 되는 것에 두려움을 가지기에 항상 위험을 감지하고 대비하며 안정을 추구하는 삶을 산다.

공포와 불안은 이들을 항상 위협하는 마음속에서 떠나지 않는 대상이다. 이를 의식적으로 이용하면 높은 성취를 위한 자극제가 되기도 한다. 이들은 안전을 추구하기에 책임감이 강하고 할 일은 꼭 해내는 충실한 사람이다. 주위 사람들에게 충고와 질책을 받으면서 이해관계를 유지하는 평화주의자로서 살아가며, 의사결정에는 주위의 의견을 충분히 듣고 종합하여 결정하는 스타일이다. 반면 너무 안전과 확실한 것만 추구하다 보면 우유부단, 소심한 모습이 될 수 있으니 도전과 실패를 즐기는 마음가짐을 키워야 한다.

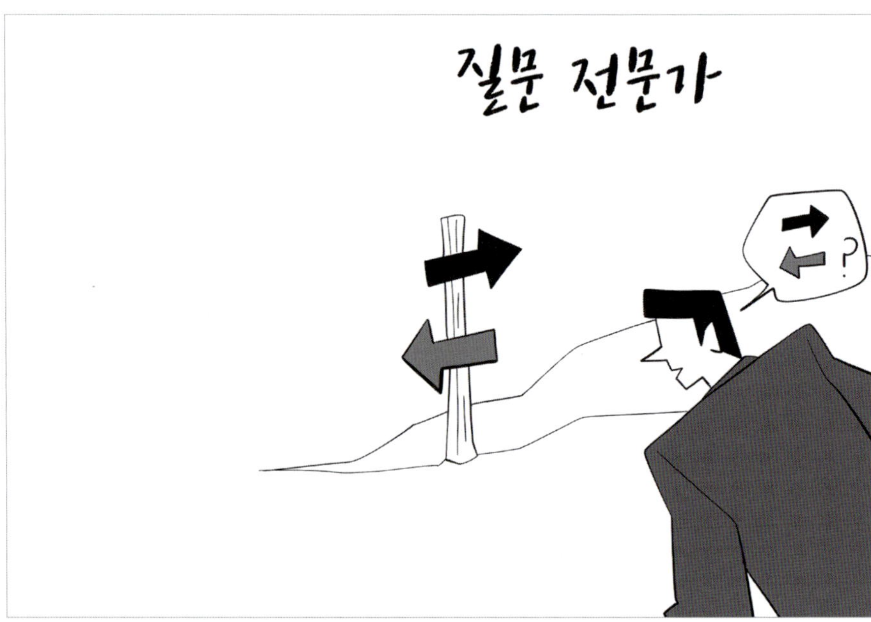

9-31. 질문 전문가, 안전제일, 충실한 사람으로 표현되는 6번 유형.

7번 유형(열정가, 선택 전문가)

이들은 꽃과 꿀을 찾아 여기저기 옮겨 다니는 나비로 비유된다. 이들은 보통 재미와 쾌락을 찾아다니는 낙천주의자들이다. 항상 즐겁고 앞으로 더 신나는 계획을 앞두고 있을 때 가장 에너지가 넘친다. 스스로 행복하고 멋지다는 자기 이미지를 가지고 산다. 이렇듯 물질적인 세상을 향해 에너지와 주의를 집중한다. 이들은 보통 활발하고 생기 넘치나 다소 충동적이고 깊이는 얕은 경향을 보인다.

이들은 근본적으로 낙천적이고 명랑한 사람들이다. 다만 어려서 유복한 환경이 갑자기 깨졌거나 큰 정신적인 충격을 받은 기억을 가지고 있다. 의지해야 할 어머니와도 물질적, 감정적 대립을 경험한 경우가 많다. 그러다 보니 다른 사람에게 의존하는 것은 잘못이라는 자기 메시지를 가지고 있으며 스스로 즐거움을 찾는다. 이들에겐 무언가 빼앗기는 것이 마음속 공포감이며, 행복하고 만족한 삶을 추구하며 살아간다. 이들은 성장을 위해 내부의 공허함과 두려움을 살펴보고 직면할 필요가 있으며, 수많은 생각을 정리하고 집중하는 계획적, 규칙적인 생활이 필요하다.

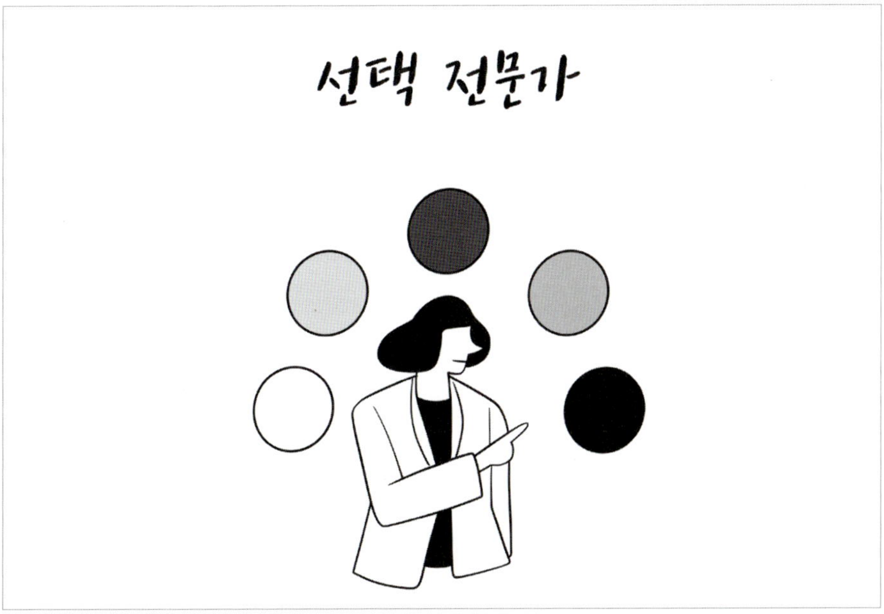

9-32. 선택 전문가, 열정가로 표현되는 7번 유형.

가슴(감정)형, 2, 3, 4번 유형

이들은 외부의 시선을 많이 의식하여 주위 사람들을 소중히 여기고 그들이 곧 재산이라 생각한다. 대개 따뜻하고 포근하며 부드러운 성품을 가지고 있으며 표정, 손짓, 말투에서도 애교스러움과 사랑스러움이 느껴진다. 사람을 사귀면 돈이 된다고 믿기에 인맥 관리에 능하다. 남이 나를 어떻게 보느냐가 중요하기에 이미지 관리를 중시한다. 가슴형들은 무엇보다 느낌이 와야 한다. 사람이 맘에 들어야 하고 분위기가 맞아야 의사결정을 한다. 외부인의 시선을 밖으로 집중하는 경우 2번 유형, 내부로 집중하는 경우 4번 유형이 된다.

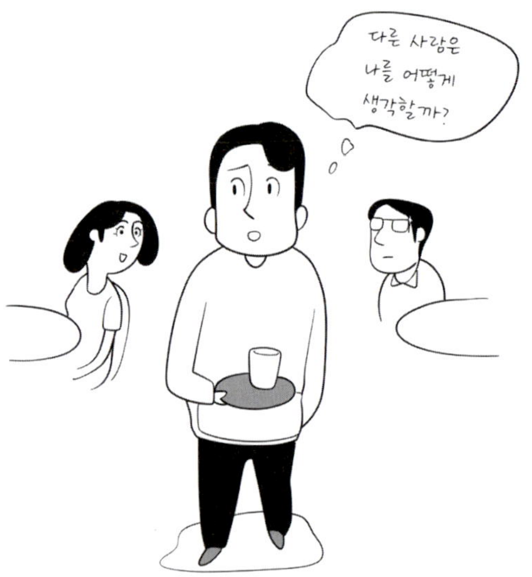

9-33. 다른 사람의 시선을 많이 의식하는, 과거의 이미지가 소중한 가슴(감정)형.

2번 유형(조력가, 협력자)

이들은 사냥꾼을 돕는 사냥개로 비유되는 조력 전문가들이다. 다른 사람이 필요로 하는 것에 몰두하기에 본인의 힘듦은 일단 뒷전이다. 예리한 직감으로 주위 사람들의 기분을 이해하고 맞추는 적응력이 우수하다. 보통 체격이 있고 둥글한, 편안한 외모와 인상을 준다. 어렸을 때 조실부모 상태거나 사이가 나빠 부모 간 사랑과 평화가 결핍된 환경에서 자란 경우가 많다. 이 상황에서 부모에게 순종하며 기쁘게 하는 것을 추구하며, 부모의 비위를 맞춰 자신의 원하는 바를 얻는 삶의 방식으로 살아왔다. 그러기에 다른 사람에게 사랑받지 못하거나 불필요한 상태가 되는 것을 두려워하며 사랑받기 위해 무엇을 할 것인가에 집착하게 된다.

'다른 사람에게 사랑받고 사람들과 가깝게 지내면 삶은 괜찮다'는 마음속 메시지를 가지고 살아간다. 이들이 다른 사람에게 헌신하는 이유에는 상대도 나에게 그렇게 대해 주길 바람이 내재되어 있다. 이는 상대가 그렇게 대해 주지 않는다고 상처받기 쉽다는 얘기이기도 하다. 본인의 긍정적 의지를 가지고 주는 것에 의미와 기쁨을 느끼는 데 만족해야 하며, 도와주는 사람이란 우월감보다는 겸손할 필요가 있다.

3번 유형(행동가, 성취 전문가)

이들은 먹이사슬 최상위의 독수리로 비유되는 성취 전문가들이다. 흔히 일중독(workaholic)이라고도 불리는 일이 최우선인 사람들이다. 이들은 성공과 실패로 인생의 가치를 판단하는 열정가들이다. 그러다 보니 성공했다는 평판에 만족스러움을 느낀다. 보통 매력적인 미소를 보이며, 유능하고 사교적이며 주목받는 사람들인 경우가 많다. 어렸을 때부터 좋은 성적으로 인정받고 사랑받았던 기억이 행동의 원동력이 되어 살아간다.

'너무 쉽게 살고 편안한 것은 옳지 않다(고진감래)'는 무의식적 메시지를 가지

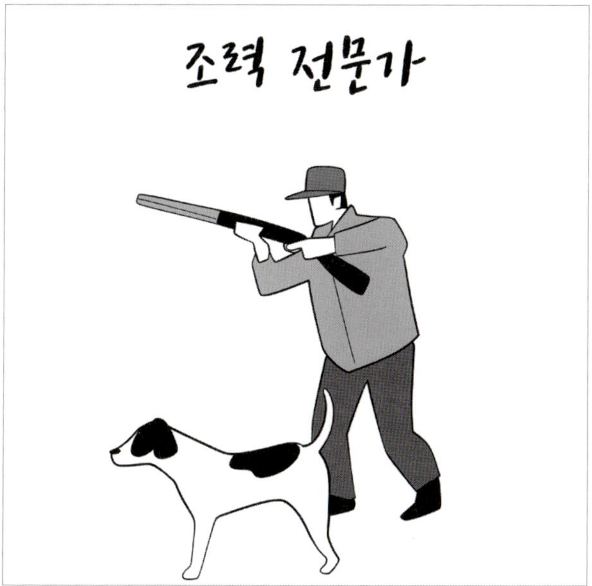

9-34. 협력자, 조력 전문가로 표현되는 2번 유형.

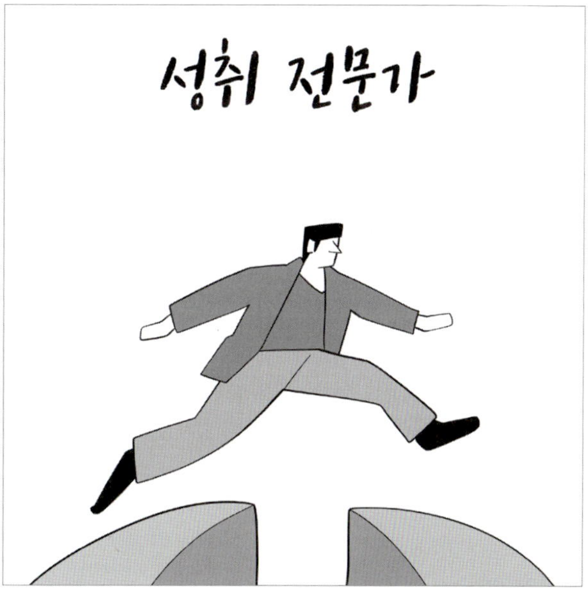

9-35. 일 중독자, 행동가, 성취 전문가로 표현되는 3번 유형.

고 살아간다. 인정받지 못하고, 소외되는 것을 극도로 두려워하기 때문에 이들에게 칭찬과 인정은 매우 중요하다. 어려서부터 부모의 많은 기대와 관심을 독차지해왔다. 이 때문에 자존감도 비교적 높은 편인데 이러한 기대에 부응하여 칭찬과 인정을 받는 것이 그들이 궁극적으로 소망하는 것이다. 다만 다른 사람에게 보이는 외적인 것, 허영 등에 빠지기 쉬우므로 목표에 대한 집착을 버리고 '사람'관계와 진실함을 중요하게 바라볼 필요가 있다.

4번 유형(개인주의자, 예술가)

이들은 생각 많고 독립적인 동물인 고양이로 비유된다. 이들은 타인에 대한 이해심이 많고 지지하고 격려하는 것을 기본적으로 좋아한다. 자신의 장점과 결점을 누구보다 잘 알고 있으며 다른 사람들과 본인은 다르다는 생각에 깊이 빠져 살아간다. 그렇기에 자신을 이해해 주는 사람들과만 어울리는 경향을 보이며, 특별하다는 생각에 자신을 가꾸는 것에 집착한다. 이들이 이러한 모습을 보이는 것은 자기 정체성이 없는 것, 자신이 타인에게 중요한 존재가 아니면 안 된다는 두려움을 가지고 살기 때문이다. 그래서 이들에겐 힘들 때 믿어주고, 격려해 주고 창의성과 독창성을 격려해 주어야 편안하게 함께할 수 있다.

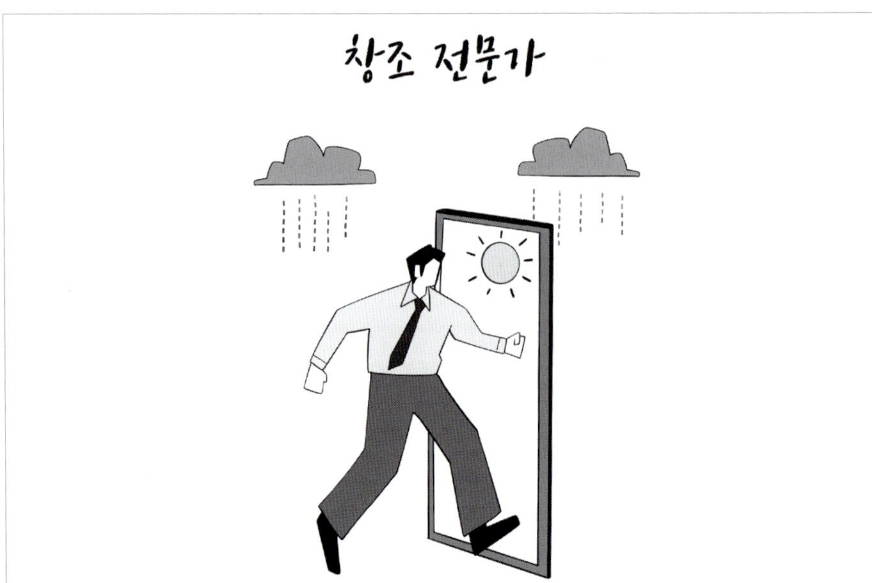

9-36. 개인주의자, 창조 전문가라고 표현되는 4번 유형.

그들은 '나는 특별한 존재여야만 버림받지 않는다'는 무의식의 내적 메시지를 가지고 살아간다. 어린 시절 부모가 자신을 포기했다고 생각하거나 잘못 이해하고 있다는 경험을 가지고 있다. 성장기에 상실, 단절, 소외 등 힘든 기억을 가지고 있으며 이러한 모습을 극복하고자 내부의 감정과 상상을 통해 본인의 주체성을 만들어 내도록 강요받았던 힘든 기억을 가지는 경우가 많다. 이들의 단점은 시기심과 작은 것에 대한 과민반응이다. 이들에겐 불완전하고 부적격한 모습이 되는 것이 고통이며, 따라서 자신을 이해하고 그 모습을 외부로 현실화하는 것을 추구한다.

장(본능)형, 8, 9, 1번 유형

이들은 에너지의 중심이 본능에 있기에 자신을 보호하기 위해 끊임없이 타인과 나를 구분하며 지키려는 경향이 있다. 이들은 강하고 힘 있고 과묵함을 중요 덕목으로 생각한다. 힘이 중요하기에 영역 관리가 중요하다. 내 영역에 침입하는 타인은 힘으로 이겨야 한다는 생각으로 살아간다. 이들은 일단 몸으로 체험하는 것, 일단 하는 것, 그래서 결론이 무엇인가가 중요하다.

현재, 힘, 영역 등이 중요한 이들의 말투는 단도직입적이고 명령적이다. 목소리 자체가 크며, 답답함을 참지 못하고 자기 할 말부터 하고 본다. 근본적으로 우위에 있길 원하며 통제하고 지배하려는 욕구가 강하다. 기본적으로 마음속 깊은 곳에 분노가 자리하고 있다. 결론을 중시

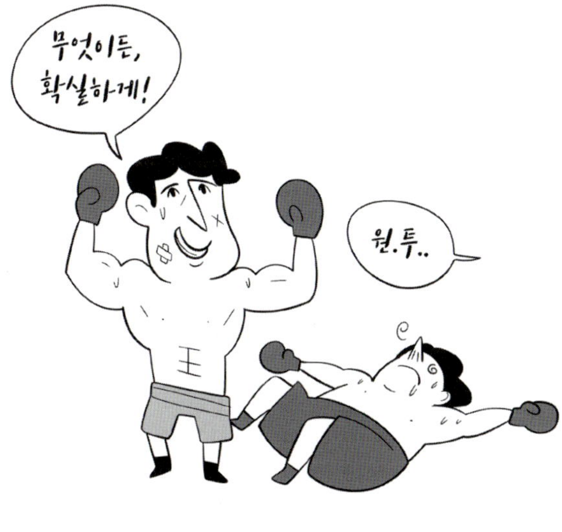

9-37. 현재와 힘을 중요하게 여겨 자신의 영역을 확보하려는 장형.

하는 스타일의 행동파이다. 힘과 영역을 추구하는 성향이 외부로 향하는 경우 8번 유형, 내부로 향하는 경우 1번 유형의 특성을 보인다.

8번 유형(지도자, 도전 전문가)

이들은 호랑이로 비유되며 위에서 군림해야 하는 사람들이다. 강함을 추구하고 앞서서 있는 자신의 모습을 희망한다. 신입 시절에도 권력 구조의 파악에 능숙하고 그 안에서 자신의 위치를 확보하려 노력한다. 남 아래에서 일하는 것을 피하는 경향이 있기에 진급에 한계가 있다 느껴지면 다른 조직을 찾아 떠나간다. 이들은 마음속에 스스로 창조하는 적과의 대결 때문에 자신의 생존에 위협을 느끼며 살아간다.

'힘이 넘친다, 강하고 힘 있다'는 자기 이미지를 추구하며 사는 사람들이다. 이러한 배경엔 어릴 적 어머니에게 대항하며 강하게 고집을 피워 이긴 경험을 가지고 있다. 어릴 적 억압, 매정한 취급을 받고, 혼자서 힘든 환경을 극복해야 했던 경험을 통해 엄청난 의지, 강력한 자아, 자신감을 가지고 있으며 약해지거나 다른 사람을 신뢰하는 것은 옳지 않다는 자기 메시지를 가지고 있다. 이들은 따라서 다른 사람에게 굴복하는 것을 두려워하며, 독립적으로 살아가는 것을 추구한다.

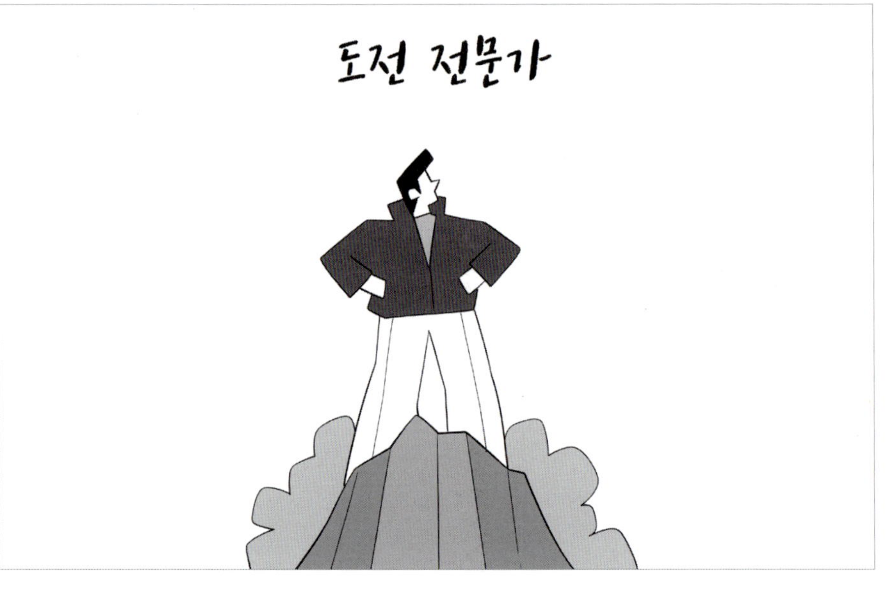

9-38. 지도자, 도전 전문가로 표현되는 8번 유형.

9번 유형(중재자, 화합 전문가)

이들은 원만한 모습으로 협력하여 활동하는 돌고래로 비유된다. 이들은 평화주의자, 중재자, 조정자 등으로도 불린다. 보통 느긋하고 끈기 있으며 꾸준하고 너그러워 남을 편안하게 해 주는 사람들이다. 평소에는 원만하나 화가 나면 불같은 모습을 보이기도 한다. 사람들 간의 갈등 상황을 잘 감지하고 이해하는 능력이 있으며 긴장을 해소하는 재능이 있다. 근본적으로 갈등과 긴장을 본인도 참고 억누르고 있기 때문에 자신의 감정과 의견 표현에 힘들어한다. 원만한 사람, 평화로운 사람이라는 자기 이미지를 가지고 있기에 다른 사람에게도 그러한 모습으로 보이길 원한다.

근본적으로 이들은 다른 사람과 많은 관계에서 그들과 연결되어 있기를 원한다. 어릴 때 거절당하고 버려지며, 부모의 사랑을 충분히 받지 못했던 아픈 기억을 가지고 있으며 혼자 노는 순한 아이라는 이미지를 경험했다. 그러면서 부모와 가깝고 도움이 되는 관계로 정체성을 만들어 왔을 것이다. 이들에겐 다른 사람과 조화롭지 못한 것이 근본적 두려움인 것이다. 이들은 고유의 색깔을 가진 자신의 모습을 추구하며, 원만함을 넘어 결단하고 실행할 필요가 있다.

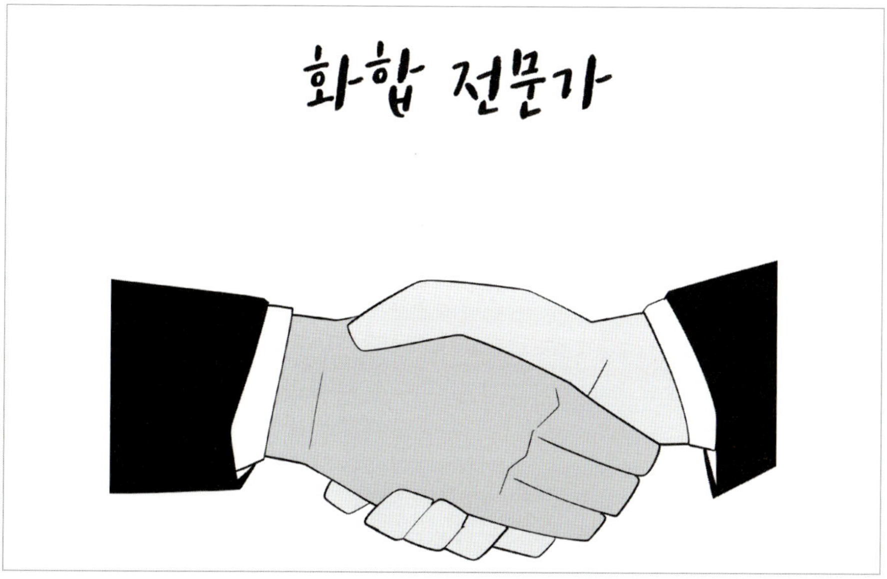

9-39. 중재자, 화합 전문가라 표현되는 9번 유형.

1번 유형(개혁가, 완벽 전문가)

이들은 우직하게 일하는 소, 항상 움직이며 일하는 개미 등으로 비유된다. 이들은 만사에 완벽함을 추구하려는 모습을 보이며 '~해야 한다'는 말의 습관으로 나타난다. 외모와 인상이 깔끔하고 항상 자제하는 모습을 보인다. 항상 올바른 길을 가고 있고 정확하게 하고 있다는 생각을 가져야 안심된다. 원리, 원칙이 뚜렷하고 양심적이고 윤리적인 사람들이라 흔히 법 없이도 살 사람들이라 불린다. 깔끔한 성격으로 주변 정리 정돈을 잘하기 때문에 완벽주의자란 애칭으로 불린다.

이들은 스스로 만든 높은 이상적 기대치에 맞춰 살아간다. 어릴 적 부모님으로부터 엄하고 강압적인 스타일의 훈육을 받고 성장했으며, 그 과정에 '실수를 하는 것은 옳지 않다'라는 자기 메시지를 가지고 살아왔다. 높은 도덕적 기준으로 스스로 엄청난 노력을 하는 착한 아이, 과도한 책임을 가진 애어른의 모습으로 성장한 경험이 있다. 이들은 실수로 인한 비난을 두려워하며, 바르게 사는 것을 항상 추구한다. 다만 본인만 바른 생활이 아닌 타인들도 누구든 최선을 다하길 바라기 때문에 잘못하면 지나친 간섭과 비판을 하는 경향을 보인다. 세부 사항을 지나치게 체크하고, 인간관계보다는 일 처리를 더 중요하게 여기는 모습은 극복해야 할 단점이다.

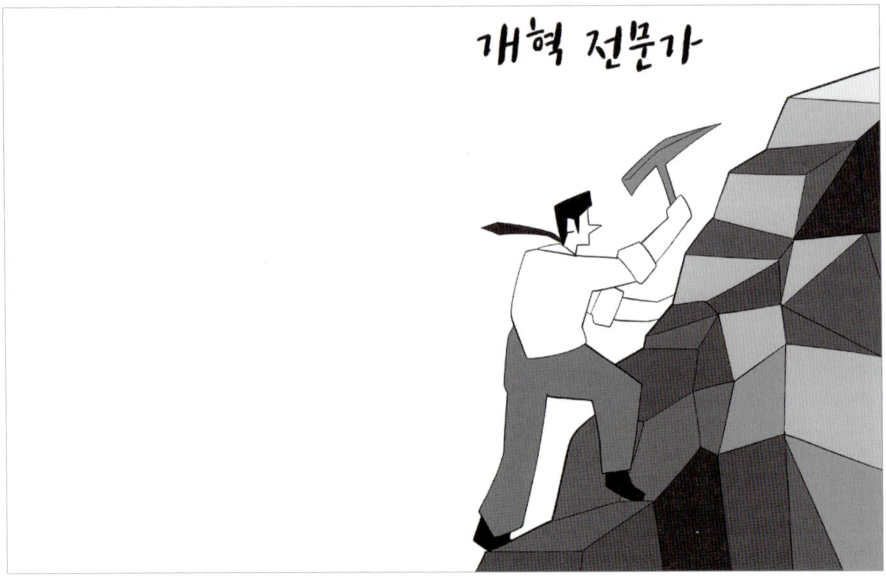

9-40. 완벽주의자, 개혁 전문가라 표현되는 1번 유형.

에니어그램의 임상 활용

3가지 그룹으로 나누어 본 에니어그램을 보면 주위 사람들이 떠오를 것이다. 20여 년 이상 임상 현장에서 직원들과 함께하고 그들의 성장 과정에 함께하면서 필자에게도 떠오르는 직원들이 여럿 있다. 중요한 것은 그들을 적재적소에서 일하게 해 주어 함께하는 것인데, 그러한 관점에서 필자는 머리, 가슴, 장형으로 이루어진 직원들이 조화롭게 일하는 것이 중요하다고 본다. 각자 자신에게 잘 맞는 일이 있는 것이다.

임상 현장에서 맡은 직무가 본인의 성향과 맞아야 직무 만족과 장기근속에 도움이 된다.[12] 앞서 살펴보았듯 사고 중심인 머리형의 직원들은 연차가 올라감에 따라 환자관리, 경영통계 분석 등 원장과 경영을 함께 논의하는 일 담당에 적성을 보인다. 감정과 공감이 중요한 가슴형의 직원들은 연차가 올라갈수록 고객과의 진료비 상담, 불만고객 관리 등에 능력을 발휘하는 것을 선호하게 된다. 본능과 영역이 중요한 장형 직원의 경우 임상 현장에서 직접 부딪히며 일하는 것과 직원들의 리더로서 일하는 것을 더 편하게 느끼는 것을 경험하게 된다. 타고난 성향은 변하지 않기 때문에 장기적으로는 리더인 원장이 직원들의 성향을 파악하고 적성과 능력에 맞는 일을 하도록 배치하는 것도 중요한 과제이다.

다음은 성격유형을 임상에서 어떻게 활용할 것인가에 대해 작성했던 칼럼을 소개한다.

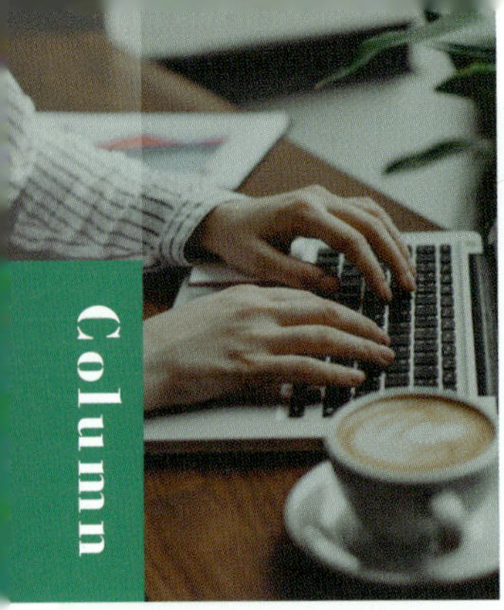

성격(Personality)의 이해

* 경영 파트너 만나기

원장님 병원의 진료실장은 현재 몇 년째 함께하고 계시나요? 지금 함께하는 실장이 맘에 드는 직원이라면 원장님의 병원은 아마 잘되는 병원일 겁니다. 병원 경영에서 맘에 드는 실장을 만나는 것은 원장 입장에서는 든든한 '오른팔'을 얻는 셈이지요. 그 실장님이 직원들 관리 및 환자 관리를 잘해 주고 있으니 원장님은 진료만 열심히 하면 되는 것이지요. 제가 만났던 사*나무치과병원 김*성 원장님, 미*네트워크의 박*범 원장님 등 외부 활동까지 열심히 하시는 치과 원장님들은 대부분 10년 이상 손발을 맞추고 있는 오른팔 실장님이 꼭 계셨습니다.

병원이 더욱 성장하자면 꼭 필요한 사람으로 누구를 꼽을 수 있을까요? 저는 개인적으로 '세 사람의 핵심인재론'을 주장합니다. 병원이 성장하자면 앞서 말씀드린 진료실장과 경영실장, 뜻을 함께할 동료 파트너 의사 등 세 사람의 핵심 인재가 있어야 성장할 수 있다고 보았지요. 경영실장이라 하는 사람은 원장이 진료 이외의 병원의 행정적인 일, 경영에 관련한 부분을 함께 고민하고 추진할 사람을 말합니다.

경영실장에 대한 생각은 제 개인적 경험에서 비롯하였습니다. 2002년쯤 '함소아 한의원'의 대표이신 최혁용 원장님을 만나 뵌 적이 있습니다. 그분을 만나 뵙고 두 가지에 놀랐습니다. 하나는 그 큰 네트워크 한의원의 대표이신 분이 당시 나이가 30대 중반밖에 안되었다는 것, 다른 하나는 최원장님의 그림자처럼 함께 병원을 키우고 계신 분이 계시고 고교 친구이며 미국에서 MBA를 하고 오신 분이셨다는 것이었지요. 그래서 그분을 뵙고 와서는 저도 당장 경영을 전공한 남자 직원을 찾아 함께 많이 성장시킨 경험을 가지고 있습니다.

그 과정에서 저는 성격이론을 활용하여 좋은 사람을 만날 수 있었습니다. 당시 경영학을 전공한 남자 직원을 채용하는 과정에서 신중하게 채용에 대해 고민할 필요가 있었고 당시 제가 이용했던 툴이 MBTI라는 성격유형 분석 도구였습니다. 짧은 면접 과정에서 알 수 없었던 지원자의 성격특성을 파악할 수 있었기에 담당 업무에 적합한 사람이라는 판단이 들었고 그 직원과 함께 몇 년간 병원을 거의 두 배 가까이 성장시킬 수 있었습니다.

요즘 직원들은 도대체 이해가 안 된다는 말을 많이 합니다. 저도 느낍니다만 요즘 직원들은 생각의 방식이 저와는 많이 다르다는 것을 확인하곤 합니다. 가치관(values)이라는 것은 시대에 따라 변하지요. 저는 중요하게 생각했던 '성장, 충성'과 같은 덕목을 요즘 직원들은 별로 중요하게 생각하지 않는다는 의미이지요. 요즘 직원들에게는 '워라밸', '재미', '공정함' 등이 훨씬 중요한 가치입니다. 원장으로서 내가 직원을 이해하고 그들과 함께하려는 노력도 필요합니다. 다만 더 중요한 것은 함께할 '파트너'를 일단 아무나 뽑아 놓고 그 직원이 내 맘에 맞게 움직여 주도록 가치관을 바꾸려 교육하고 동기부여 하는 것은 좋은 사람을 채용하는 것보다 훨씬 더 어렵다는 경험을 하게 됩니다.

저는 개인적으로 '채용'이 가장 중요한 문제라고 생각합니다. 많은 대기업들에서는 이미 '인성평가'라는 것을 여러 가지 수단을 통해 채용에 도입하고 있습니다. '인성'은 지원자에게 만들어져 있는 것이기에 원장님의 노력에 의해 개조를 할 수 없는 부분이라는 것을 인식하는 것이지요. 사람에 대한 이해는 그래서 중요합니다. 원장님께서 맡기시려 하는 그 일을 잘 해낼 수 있는 직원, 우리 병원에 잘 어울릴 만한 직원을 알아보고 채용하여 타고난 성격에 맞는 업무를 할 수 있도록 해 주는 것은 그래서 중요한 문제입니다.

지금부터 심리학 공부를 해야 하나 고민하실 필요는 없습니다. 다만 직원들과 많은 대화를 통해 그들을 이해하려는 노력은 필요합니다. 부족하지만 제가 이용했던 간단한 성격검사 프로그램 툴을 필요하시다면 보내드릴 테니 잘 활용해 보시기 바랍니다. 제 블로그로 문의 주세요. ^^

정서지능, Emotional Intelligence

정서지능은 미국 예일대 심리학과 피터 샐로비 교수와 뉴햄프셔대학교 심리학과의 존 메이어에 의해 처음 발표된 개념이다. 정서지능이란 '정서라는 정보를 이성적으로 처리하고 조절하는 능력'이라 정의했다. 이를 일반 용어로 표현하면 '눈치'가 된다. 정서지능이 높은 사람들은 다른 사람들의 기분을 정확하게 잘 살피고, 상황이나 분위기에 맞게 적절하게 행동하는 특징을 가지고 있다. 즉 정서지능은 자신, 타인, 그리고 상황 속에서 발생하는 기분과 감정을 잘 관리하고 통제하며 조절하는 능력을 의미한다.[16]

자기 인식	정서의 인식: 자신의 정서와 그 영향력을 이해하는 능력 정확한 자기 평가: 자신의 강점과 한계를 아는 능력 자신감: 자신의 가치와 능력에 대한 확신
자기 조절	자기통제력: 부정적인 정서와 충동을 조절하는 능력 신뢰감: 정직과 성실이라는 기준을 따르는 것 양심: 자신의 수행에 대하여 책임을 지는 것 적응력: 변화를 다루는 데 있어서 유연성 혁신 능력: 새로운 것들을 좋아하고 열린 마음을 갖는 것
동기화	성취동기: 우수해지려고 노력하고 달성하려는 것 책무감: 집단이나 조직의 목표와 함께 가는 것 솔선수범: 가능성을 실천하고자 준비하는 것 낙관성: 장애나 좌절에도 목표를 추구하고자 하는 것
사회적 인식	공감: 타인의 감정과 관점을 이해하고 타인에게 적극적으로 관심을 표명하는 것 조력 행동: 타인의 능력을 발전시키고 발휘하도록 도와주는 행동 다양성의 조정 능력: 다양한 사람들의 가능성을 계발하는 것 정치적 인식: 집단의 정서적 분위기와 권력관계를 읽어내는 능력
사회적 기술	영향력: 설득을 잘할 수 있는 효과적인 기술 의사소통 능력: 분명하고도 확신에 찬 메시지를 전달하는 것 리더십: 사람들을 고취시키고 이끄는 능력 변화의 촉매작용 능력: 변화를 잘 다루는 능력 갈등 조정 능력: 갈등을 협상하고 해결하는 능력 관계 형성 능력: 인간관계를 잘 형성하는 것 협력 능력: 공동의 목표를 위해 타인과 함께하는 능력 팀 역량: 공동의 목표를 추구하는 데 있어서 집단 시너지를 창출하는 것

9-41. 정서지능의 구성 및 내용(출처: 교육부)

정서지능(눈치)은 임상 현장에서 그 중요성이 더욱 커지고 있다. 일찍부터 미디어에 노출되며 성장해 온 요즘 신입 직원들에게서 느껴지는 것이 깊은 생각을 잘 못하는 직원들이 늘고 있다는 것이다. 아이 때부터 휴대폰 동영상에 익숙하며 성장해 온 아이들은 즉각적인 반응만을 하는 후두엽만 사용하다 보니 깊은 생각과 사고를 담당하는 전두엽 발달이 늦어지는 문제가 발생하고[17, 18] 이는 임상 현장에서 미래에 대한 '생각 없음'을 당연하게 느끼는 다수의 직원들로 발견된다. 따라서 적어도 실장급의 리더로 성장할 직원이라면 정서지능이 우수한 사람이 필요하다. 따라서 정서지능에 대한 간략한 이해와 측정 및 활용은 병원 조직을 만들어가려는 리더에게 있어 점차 그 활용도가 높아지고 있다. 필자의 블로그에서 제공하는 간이 설문으로도 대략적인 측정은 가능하니 잘 활용하여 보시길 권장한다.

9장을 마치며 확인할 것들…

▶ 필자 블로그의 간이 성격유형 검사지를 활용하여 우선 원장 본인의 MBTI, 에니어그램, 정서지능 점수 결과를 확인해 보라.

▶ 원장 본인과 함께하는 실장의 조화를 MBTI 분석에 따라 평가하여 서술해 보라.

▶ 현재 직원 구성에서 담당하고 있는 직원들의 업무 내용과 직원의 에니어그램 성격유형을 분석해 보고 재배치가 필요한 직원이 있다면 왜 그런지 서술해 보라.

▶ 원장의 정서지능 점수와 직원 실장의 정서지능 점수를 비교해 보고 병원의 직원 대표로서 키워 갈 인재인지 평가해 보라.

참고문헌

1. 최만수. (2022년, 9월 21일). 지방→인서울, SKY→의치대…반수생 10만명. 한국경제신문. https://www.hankyung.com/society/article/2022092166681
2. 패트릭 렌시오니. 탁월한 조직이 빠지기 쉬운 5가지 함정. 서진영. 위즈덤하우스; 2002.
3. 위키백과, "MBTI", https://ko.wikipedia.org/wiki/MBTI
4. 조성환. 성격. 한림미디어; 2002.
5. 데이비드 커시, 메릴린 베이츠. 성격을 읽는 심리학. 정혜경. 행복한마음; 2006.
6. 심리검사의 이해, "네 가지 기질(SJ / SP / NF / NT)의 특성", NAVER 지식백과, https://terms.naver.com/entry.naver?docId=2181132&cid=51069&categoryId=51069&expCategoryId=51069
7. 심리검사의 이해, "네 가지 기능(ST / SF / NF / NT)별 특징", NAVER 지식백과, https://terms.naver.com/entry.naver?docId=2181131&cid=51069&categoryId=51069&expCategoryId=51069
8. Layna26. 한국인의 MBTI성격유형 분포. 담쟁이 덩굴 심리학 연구실. 2019. 3. 21. https://ivygeranium.tistory.com/entry/%ED%95%9C%EA%B5%AD%EC%9D%B8%EC%9D%98-MBTI%EC%84%B1%EA%B2%A9%EC%9C%A0%ED%98%95-%EB%B6%84%ED%8F%AC
9. 한해진. (2022년, 4월 27일). 의사들 MBTI는 뭘까…'ISTJ(세상의 소금형)' 최다. 데일리메디. https://www.dailymedi.com/news/news_view.php?wr_id=883307
10. 김선, 김주현, 허예라. 의과대학생 성격과 학업성취도 비교를 통한 교육방법. Korean J Med Educ. 2005;17(2):107-19.
11. 김지선, 오지현. 간호대학생의 MBTI 성격유형별 의사소통능력, 자아존중감, 학업성취도의 관계. 보건의료생명과학논문지. 2021;9(2):335-43.
12. 이정우, 김명기. MBTI와 에니어그램을 이용한 치과위생사들의 성격분석 유형이 이직 횟수 및 근속년수에 미치는 영향. 치과의사협회지. 2010;48(10):738-53.
13. 심리검사백과, "에니어그램이란?", NAVER 지식백과, https://terms.naver.com/entry.naver?docId=6630132&cid=69895&categoryId=69895
14. 돈 리처드 리소, 러스 허드슨. 에니어그램의 지혜. 주혜명. 한문화; 2015.
15. 진저 래피드-보그다. 최강팀 만들기. 윤운성, 최세민. 흐름출판; 2005.
16. 곽윤정. 정서지능의 의미와 중요성. 행복한교육 2015년 04월호. https://happyedu.moe.go.kr/happy/bbs/selectHappyArticleImg.do?bbsId=BBSMSTR_000000000192&nttId=3956
17. 세바시 강연 Sebasi Talk. "세바시 347회 스마트폰으로부터 아이를 구하라! | 권장희 놀이미디어교육센터 소장." 2013. 12. 11. 동영상. 17:00. https://www.youtube.com/watch?v=xmN51XWvDGc
18. tvN STORY 티비엔 스토리. "스티브 잡스가 어린 자녀들에게 스마트폰을 쓰지 못하게 한 이유 | #미래수업 #Diggle." 2020. 10. 6. 동영상. 19:55. https://www.youtube.com/watch?v=e0uRn4h53Do

CHAPTER 10

서비스 사람 관리, Human Resource Management

인적 자원 관리, HRM

2020년 전망으로 대한민국의 인구는 2028년 5,194만 명으로 정점을 찍은 후 계속 감소할 것으로 추정된다.[1] 그러나 경제 상황과 여러 지표들을 고려해 보면 인구 감소는 2023년 초 현재 이미 시작되었다고 보이는 증거들이 나타나고 있다. 대표적인 것이 지방 소멸이라는 뉴스이다.[2] 과거엔 많은 인구로 북적이던 부산과 울산 등 지방 대도시조차 인구 유출을 걱정해야 하는 수준인 것이다. 이러한 인구 감소는 치과계도 많은 영향을 미칠 것으로 예상된다. 전체 인구의 감소에 다른 환자 수의 감소는 당연할 것이고 청년인구 감소에 따른 파트너 직군의 인구 감소로 현재도 심각한 인력난은 더욱 심화될 것이라 예상한다.

현직에 있는 원장들이 가장 어려움을 느끼는 것은 신입 직원들의 직업관이 예전 같지 않다는 것이다. 신입 직원들에 대해서는 간단함, 병맛, 솔직함을 특징으로 하는 90년대생들을 넘어 신인류의 출현이란 표현까지도 나오고 있다.[3] 이들은 과거 선배 직원들과 달리 더 많은 복지 혜택, 정시 출퇴근, 힘든 일은 맡지 않으려는 경향, 일에 대한 공정한 보상 등을 중요한 가치로 여기며 철저히 자신의 이익에 따라 이직하는 경향을 보인다.[4] 예전보다 인적 자원 관리의 중요성이 더 커졌음을 의미한다. 이러한 상황을 어떻게 이해하고 대비해야 할까? 직원들에 대한 마인드, 병원의 조직 문화를 바꿀 방안에 대해 작성했던 칼럼을 소개한다.

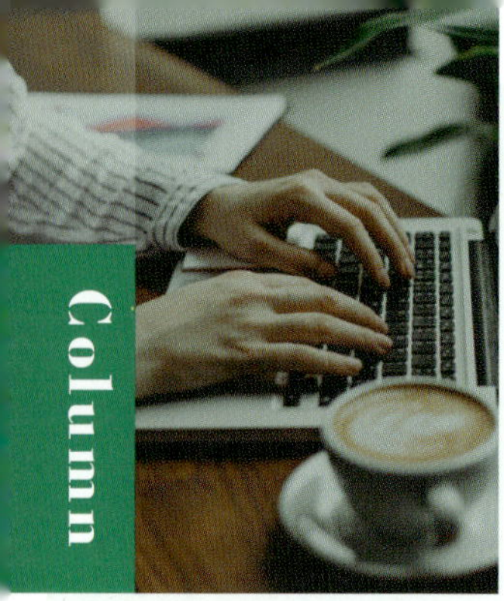

내부 마케팅(Internal Marketing)

* 직원은 내 사업의 동반자입니다.

학교 공부와 병원 경영의 차이를 무엇이라 생각하시는지요? 저는 '혼자 하는 것'이냐 아니면 '함께하는 것'이냐의 차이에 있다고 생각합니다. 원장님께서 느끼시는 가장 큰 어려움은 아마도 쉬는 날도 없이 열심히 일하는데 좋은 결과(매출)가 나오지 않는다는 것이 아닐까요? 그 이유가 무엇이라 생각하시는지요. 병원 경영은 원장님 혼자서 하는 일이 아니라 직원과 함께 만들어가는 팀워크에 의한 결과이기 때문이라 생각합니다.

저희 병원 대기실에는 오케스트라 미니어처를 만들어 놓은 것이 있습니다. 고객들에게 저희 병원의 철학을 보여드리는 것이지요. 치과의사라는 지휘자에 맞춰 직원이라는 각각의 전문가가 제 역할을 잘하고 하모니를 이룰 때 좋은 연주가 나오듯 훌륭한 진료가 만들어진다고 설명합니다. 저는 대학시절 첼로를 배웠고 오케스트라 회장을 했었습니다. 회장으로 일할 당시 가장 어려운 것은 단원들을 연습하도록 모으는 것이었지요. 각기 다른 성격을 가진 악기를 연주하는 사람들, 그들을 한자리에 모아서 연습을 시키고 좋은 연주를 만들어 내었던 경험이 당시에는 힘들었습니다만, 지금 생각해 보면 병원 경영을 위한 좋은 훈련이 아니었나 생각합니다.

직원들과 좋은 하모니(팀워크)를 이루기 위한 핵심은 원장님의 마인드라 생각합니다. 대개 직원은 '내가 돈 주고 부리는 사람'이라고들 생각합니다만 원장님의 그러한 생각을 직원들은 정확하게 느끼고 있습니다. 다만 표현을 하지 않을 뿐이지요. 저는 일찍부터 스스로 부족한 사람이라 생각했기에 제 부족한 부분을 도와줄 사람이 필요했습니다. 직원은 시키면 해야 하는 사람이 아니라 저와 함께 좋은 병원을 만들어가기 위한 파트너라고 생각하니 그들도 병원에 더 애착을 가지더군요. 인수 초기 '이 병원'이라는 말하던 직원들이 최근에는 '우리 병원'이라는 표현을 사용하는 것이 그 변화의 한 예입니다.

고객 만족은 직원들(내부고객)의 만족과 함께 가는 것입니다. 고품질의 의료 서비스를 원장님께서 기본으로 제공하는 것이 그 첫 시작점이지요. 그러한 의료 서비스에 고객이 만족하고, 만족한 고객에 의해 수익이 증가되어 내부고객의 만족도도 높아지는 선순환 구조입니다. 저희 병원은 인건비 비중이 높은 편입니다. 과거에 비해 매출이 좀 떨어졌지만 제가 마음을 좀 비우면 직원들의 기대치를 충족시킬 수 있고 그래야 선순환 구조를 만들어 갈 수 있다고 믿기 때문입니다.

저는 좋은 직원과 함께하기 위한 첫 시작은 '채용'이라 생각했습니다. 삼성의 인재관이 '의인불용, 용인불의'라고 전에 말씀드렸지요? 인건비가 좀 많다 싶을 정도로 조금 여유 있는 직원 수를 유지하는 것은 나름 저의 노하우입니다. 당장 사람이 급하면 맘에 들지 않아도 채용할 수밖에 없거든요. 시간을 가지고, 면접자에 대해 예전에 말씀드렸던 성격분석프로그램을 사용하여 면접 전 검증을 한 후 채용합니다. 다행히 그렇게 채용한 직원들은 큰 문제없이 각자 역할을 다들 잘 해주고 있지요.

좋은 직원을 유지하는 것은 더 어려운 문제입니다. 그들과 함께 공부하며 성장도 해야 하고, 그들의 꿈을 찾아갈 수 있도록 함께 만들어 가는 것도 원장님의 몫이지요. 원장님께서 직접 교육해 주시는 것이 가장 좋습니다만, 그것이 어렵다면 직원들의 외부 교육이라도 지원해 주시는 것 또한 방법입니다. 급여 인상만으로 좋은 직원과 함께하는 것은 어렵습니다. 저는 급여 인상보다는 많은 교육을 통해 직원을 유지하고 있습니다. 인생 사명을 찾는 교육까지도 진행하지요. 스스로 열심히 일할 이유(자기 동기부여)를 안내해 주는 것, 그 방법에 대해서는 다음 글에서 소개해 드리도록 하겠습니다.

필자는 어려운 문제를 만나면 교과서를 돌아보는 습관이 있다. 임상 현장에서 만나는 경영의 문제를 맞이할 때도 마찬가지여서 경영학 교과서에는 어떤 해결책이 있나 찾아보았고, 이제 그 해결 방안에 대해 소개하려 한다. 우선 HRM이란 용어를 살펴보면 과거에는 사람을 '도구'로 보았다면 요즘은 직원을 '자원'으로 보고 있음에 주목할 필요가 있다. 특히 우리가 일하는 서비스업에서는 직원 자체가 서비스이고 고객의 눈에 비치는 병원의 모습이며, 그들 자신이 병원의 매출에 기여하는 마케터 역할까지 수행하고 있다.[5]

우선 알아야 할 것은 '내부' 마케팅의 개념이다. 흔히 마케팅이라 하면 기업이 서비스와 상품의 판매를 위해 고객들을 대상으로 시행하는 활동으로 외부 마케팅만을 떠올린다. 하지만, 앞서 칼럼에서도 소개했듯 점차 내부 마케팅(원장님의 직원에 대한 활동)과 관계 마케팅(또는 상호작용적 마케팅, 병원 사람들과 고객의 만남에서 이루어지는 활동)의 중요성이 커지고 있다(📷 10-1). 특히, 인구가 줄어들고 직원을 구하기가 더욱 어려워질 것으로 예상되기에 좋은 직원들과 함께하려면 우선 직원에 대한 원장의 마인드를 최우선적으로 바꿔야 할 것이다. 직원은 더 이상 '도구'가 아닌 투자해야 하는 '자원'인 것이다.

더 이상 고객이 왕이고 직원은 무조건 거기에 맞춰야 한다는 생각은 버려야

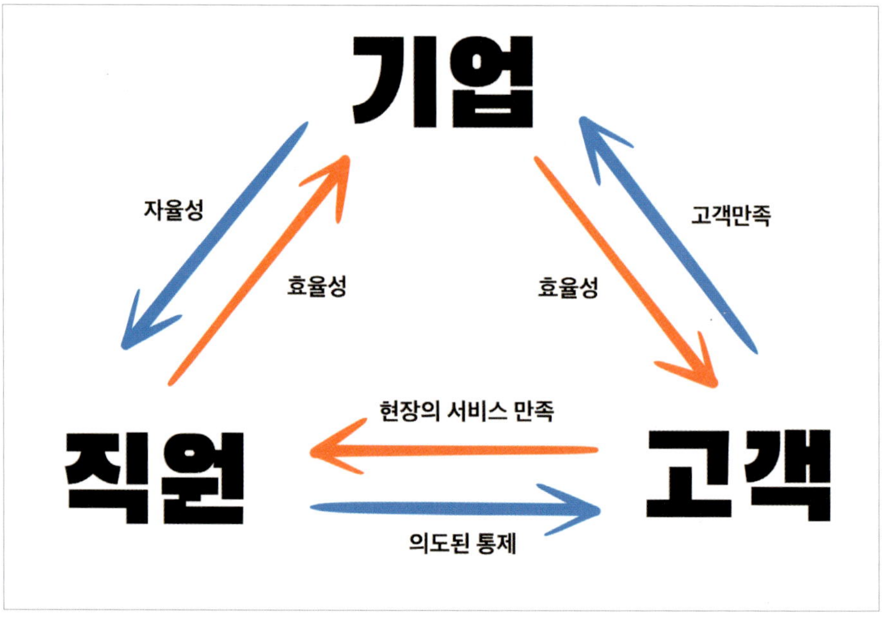

📷 10-1. 외부, 내부, 관계 마케팅의 정의.

한다. 임상 현장에서는 소위 '불량 고객'이라는 사람들도 드물지 않게 만날 수 있으며, 이렇게 무조건적인 응대를 원하는 고객은 병원에 주는 피해가 엄청나다. 막무가내로 우기는 고객을 대하는 경우에는 고객을 잃을 생각을 하더라도 고객에게 원칙을 강조하고 직원을 지지해 주어야 한다. 그러한 상황에서 원장님이 지지해 주지 않으면 직원은 반드시 떠나간다는 것은 이미 많은 원장들이 경험했을 것이다. 이러한 시끄러운 고객이 한번 다녀가면 그날 하루 종일 피곤했던 경험을 해보신 분들은 알 것이다.

내부 마케팅의 목표, 직원을 통해 무엇을 얻을 것인가?

직원 입장에서 원장과 직장은 젊음을 갈아 넣고 보상을 받는 곳이다. 결혼과 출산조차도 선택[6]의 범주에 들어가는 현실에서 살아가는 이들에게 불편한 원장과 힘든 것, 부당한 대우를 참아가면서 꼭 일을 해야 할 이유가 없는 것이다. 따라서 원장으로서 갖추어야 할 내부 마케팅의 목표 1순위는 직원의 역할과 중요성을 인식하는 것에서 출발한다.[7] 즉, 직원이 행복하지 못하면 고객 만족은 이루어질 수 없음을 인식하는 것이 시작점이다. 서비스 기업의 고객 만족은 10-2와 같은 순환 고리를 가지며, 그 시작점은 직원 만족인 것이다.

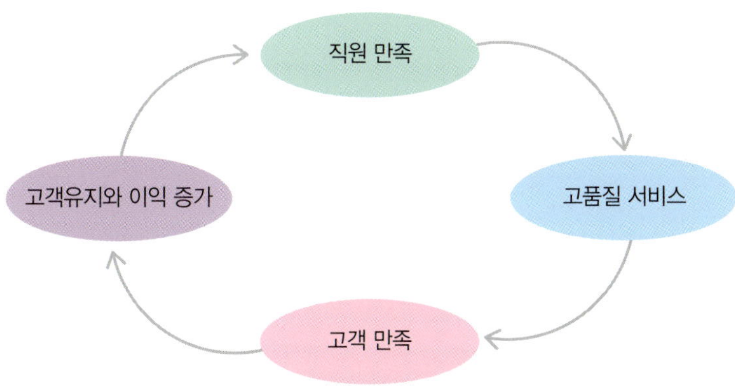

10-2. 고객 서비스의 선순환 고리. 시작을 어디서?

직원의 시각에서 병원의 서비스 문화가 무엇인가가 우선 중요하다. 달리 얘기하면 고객에 대한 가치와 규범이 명확하느냐의 문제이며, 쉽게 얘기하자면 상황에 따른 응대 매뉴얼이 명확하게 존재하느냐의 문제이다. 임상 현장에서는 다양하고 예상치 못한 고객의 요구를 듣게 된다. 이 상황에서 직원이 어떻게 반응해야 하는지가 분명하지 않은 경우 응대하는 직원과 응대를 받는 고객 모두 당황하게 되고 심한 경우 컴플레인의 형태로 나타날 수 있다.

직원의 입장에서는 확실한 재량권 또는 명확한 매뉴얼을 원한다. 예를 들면, 임플란트 치료를 1,000만 원 가까이 치료를 받으셨던 환자분께서 수년째 점검을 오셨다가 잇몸 관리를 위해 치간칫솔을 권해드렸는데, 시끄러운 상황이 발생했었다. 이유는 '내가 여기서 쓴 돈이 얼마인데, 이까짓 치간칫솔을 그냥 주지 판매를 하느냐'는 것이었다. 이 상황에서 누가 문제인가? 그 일 이후 병원의 서비스 매뉴얼을 다시 확정하는 계기가 되었다. 그 환자분의 경우 치료가 종료된 지 10여 년이 넘으신 분이셨기에 평생 무상제공은 어렵고, 5년 이후에는 판매하는 것으로 원칙을 정하게 되었다. 이렇듯 고객을 응대함에 명확한 매뉴얼은 직원의 입장에서도 매우 중요하다.

직원들에겐 원장의 일관된 모습이 중요하다. 기분에 따라 치간칫솔을 그냥 주라고 했다가, 어느 순간엔 그렇게 피 주면 돈은 언제 버느냐고 실책을 받는다면 직원은 흔들리게 된다. 이렇듯 원장의 마음속 서비스 문화가 명확하고 잘 유지되고 있음을 직원들에게 보여주려면 1) 고객 만족이라는 목표를 위한 상황별 원칙과 매뉴얼이 명확히 작성되어 있는지, 2) 양질의 서비스로 고객 만족을 달성한 경우, 직원들에게 적절한 보상 체계가 만들어져 있는지, 3) 보상을 위한 보상이 아닌 활동을 통해 수익 증가를 만들어 내고 있는지 등을 지속적으로 확인해 보아야 한다.

내부 마케팅의 실천 방안, 무엇부터 어떻게 만들어 갈 것인가?

적합한 직원 채용, attitude first, skills second!

인력난에 시달리는 원장들에게 직원을 골라서 채용하라는 얘기는 희망사항일 수 있다. 그러나 어쩔 수 없이 급하게 채용부터 했는데 맘에 들지 않는 직원 때문에 이러지도 저러지도 못하는 경험을 하고 나면 생각이 좀 달라진다. 상황이 많이 안 좋아졌지만 지금도 채용의 원칙은 '의인불용, 용인불의(疑人不用 用人不疑)'가 맞는다고 느낀다. 평소에 잘 해준다고 하지만 이직률이 높은 병의원 인력의 현실에서 누군가 퇴사를 하겠다고 하면 다른 직원들도 흔들리게 된다. 따라서 시간을 갖고 좋은 직원을 채용하려면 평소 직원은 조금 여유 있는 인원으로 구성하는 것이 낫다.

우수한 인재를 채용하기 위해서는 병원도 준비되어 있어야 한다. 일반적인 원장들이 원하는 훌륭한 인재상은 거의 비슷하기에 해당 직원의 입장에서는 갈 곳이 많고, 비교를 하여 최상의 병원을 선택하는 것이 당연하다. 따라서 원장님의 입장에서는 어느 정도 이상의 급여, 복지, 근무조건을 갖추는 것뿐만이 아니라 지원자가 함께 일하고픈 병원의 모습을 보여줘야 한다. 이에 대해서는 구체적으로 14장에서 논의하기로 하고 여기서는 기본적으로 갖추고 있어야 할 것들에 대해 생각해 보기로 하자.

첫 번째 준비해야 할 것은 '구조화된 인터뷰'이다. 진료 중 잠깐 시간을 내서 지원자를 면접하는 경우가 대부분인데, 기분에 따라 즉흥적으로 질문을 해서는 곤란하다. 지원자가 오면 질문할 리스트를 체계적으로 만들고, 그 구조화된 인터뷰 자료를 채워가는 면접이 되어야 한다. 또한 최소한 실장과 함께 일하는 다른 원장 등 다수의 인원이 면접을 수행해야 편향적 시각을 방지할 수 있다.

9장에서 소개한 성격유형 분석 자료는 중요한 참고 자료가 된다.[8] 담당해야 할 업무에 적합한 성격 특성을 가졌는지는 매우 중요한 문제이다. 이 과정에서 특정한 우수한 성격유형을 골라낸다기보다는 원장 자신과 조화롭게 일할 수 있는 유형을 찾는 데 도움을 받을 수 있기에 참고하는 것이다. 적어도 병원 서비스 업종에 잘 안 맞는 직원을 걸러내는 데는 정확성을 보인다고 알려져 있다.[9]

지속적인 교육 훈련 실시

우수한 인재를 채용하는 것 이상으로 중요한 것이 교육과 훈련이다. 면접과 채용 과정을 통해 우수한 태도를 가진 직원을 채용할 수는 있다. 그러나 거기서 끝나서는 직원들에게 좋은 결과물을 만들어 내길 기대할 수 없다. 본인을 돌이켜 봐도 치과대학을 졸업했다고 모든 진료를 다 자신 있게 잘 해줄 수 있었던가? 대학 교육은 그저 기본을 깔아 준 것일 뿐이며, 임상 현장에서 실제 일하는 것은 추가적인 교육, 훈련이 필요하다. 문제는 대부분 원장들이 바쁘다 보니 '실장이 알아서 교육하겠지…'라고 생각하고 방치하는 것이다.

신입 직원들에게 철저한 교육은 자신의 미래가 달린 문제이다. 현재 20대의 직원들에게 고물가, 고금리는 겪어보지 못한 새로운 충격이다.[10] 이들에겐 결혼과 출산도 선택이 되어버린 생존의 문제이기에 예전보다 많이 버는데 열심히 하지는 않는다고 질책할 문제가 아닌 것이다. 그래서 이들에게 중요한 것은 '미래'를 보여주는 것이다. 병원에서 받는 교육을 통해 자신의 실력과 경력을 쌓을 수 있어야 하고, 그것이 미래의 고수익을 보장해 줄 것이란 예상이 되어야 한다. 입장 바꿔 생각하면 그러한 교육을 해 주지 않는 병원에서 오래 일할 이유가 없다.

교육 훈련의 최전방에는 원장이 있어야 한다. 대부분 원장들이 하고 있는 실수는 직원들을 교육에 보내고 아무 관심을 가지지 않는 것이다. 열정을 가진 직원이 어떠한 교육을 받고 싶다고 얘기할 때 원장이 어떻게 반응해 주느냐가 중요하다. 그저 교육비 일부를 지원해 주면 할 일을 다 했다고 생각하면 안 된다. 가장 좋은 것은 원장이 함께 교육을 받고 그것을 병원에 적용하는 것이다(📷 10-3). 아무리 직원이 열정을 가지고 열심히 배워와도 병원에 적용해

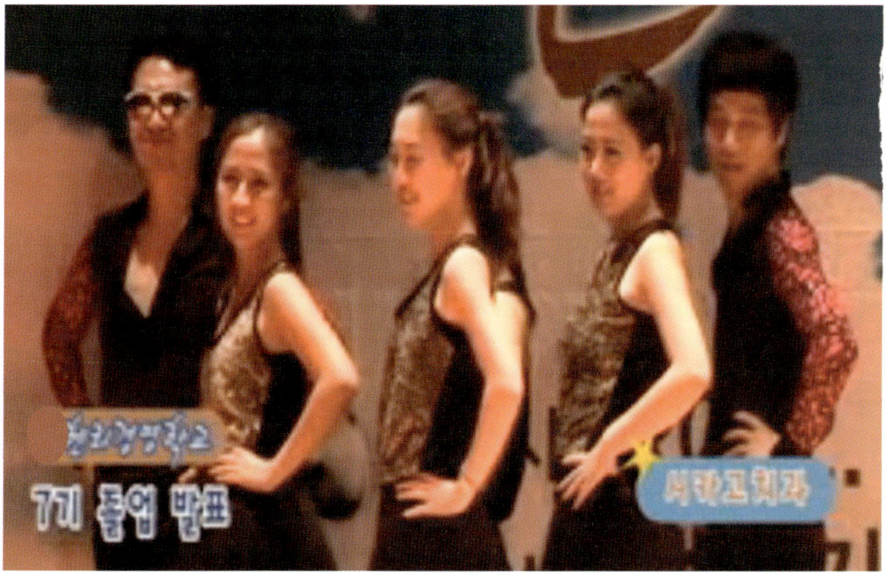

10-3. 병원의 변화를 위해 2012년도 함께 참석했던 *헨리 경영학교의 졸업식 공연.

보려 할 때 원장이 적극 지원해 주지 않으면 좀 하다가 그만두는 것이 일반적인 모습임을 직시해야 한다. 직원과 원장이 함께 움직이지 않으면 결코 병원의 변화를 만들어 낼 수 없다.

병원 조직의 리더로서 원장 스스로가 항상 공부하고 성장하는 모습을 보여주어야 한다. 2~30년 전 대학 졸업 당시에 배웠던 진료 방식을 그대로 고수하고, 새롭고 진보된 기술과 장비의 도입에 무관심한 원장이란 생각이 들면 직원들의 마음속에는 항상 이직을 생각하게 된다. 이곳에서 계속 일해봐야 미래가 안 보이는 것이다. 따라서 원장부터 교육을 받고 임상 실력을 향상시키는 데 앞장서야 하며, 그 배운 것을 직원들에게 직접 교육하는 모습을 볼 때 직원들은 미래를 보고 함께 성장하고자 노력할 것이다.

임파워먼트 및 소통 강화

교육 훈련을 통해 능력이 있는 직원이라면 믿고 맡기며 소통해야 한다. 다만 원장들도 수준 차이가 있듯이 직원들도 같은 교육 훈련 이후에도 결과가 다른 것이 정상이다. 이때 중요한 것이 직원의 상황에 맞게 적절한 리더십을 발휘하는 것이다.[11] 10-4에는 직원(member)별로 능력과 의지(자율성)에 따라 발휘해야 할 리더십의 차이를 정리하였다. 그림에 보듯 직원의 역량에 따라 지시, 코칭, 지원, 위임을 적절히 해야 하는 것이며, 이 과정에서 적절한 소통은 필수적이다.

직원들을 정확히 파악하는 것은 올바른 리더십을 발휘하기 위해 필수적이다. 모든 사람에게 지시만 하거나 맡기기만 할 수는 없지 않겠는가. 관련하여 기고했던 칼럼을 소개한다.

	능력	의지	리더십
Member 1	X	X	지시
Member 2	X	O	코칭
Member 3	O	X	지원
Member 4	O	O	위임

10-4. 직원의 능력과 의지에 따른 리더십 스타일의 변화.

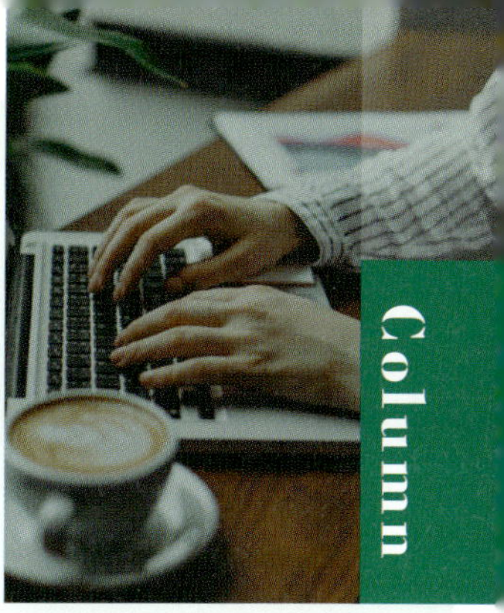

권한위임(임파워먼트: Empowerment)

* 믿고 맡기되...

리더의 유형에 4가지가 있다는 이야기를 들어 보셨는지요? 현명하고 부지런한, 현명하고 게으른, 멍청하고 부지런한 그리고 멍청하고 게으른 리더가 있다는 분류입니다. 어떤 리더가 가장 좋은 유형이라 생각하시나요? 쉽게 생각하기엔 부지런하고 현명한 리더가 제일 좋을 듯합니다. 하지만 이런 리더는 너무 완벽해서 직원이 만들어 온 결과에 만족하지 못하고 항상 부족한 점을 지적하며 직원들의 의욕을 꺾는 스타일인 경우가 많습니다. 시키기보다는 본인이 해 버리는 것이 더 확실하고 빠르거든요.

그렇다면 최악의 리더는 '멍청하고 게으른 리더'라 생각하시나요? 다행히(?)도 그런 리더는 월급만 잘 주면 시키는 것도 없어서 직원들 입장에서는 오히려 편한 스타일일 수도 있습니다. 현실적으로 이런 사람이 좋은 리더로 병원 성장을 이끌기는 어렵겠지요. 직원 입장에서 제일 피곤한 유형은 '멍청하고 부지런한 리더'라 합니다. 올바른 방향을 잘 알지도 못하면서 욕심을 부려 자꾸 일만 벌여 놓는 스타일이거든요. 직원들은 원장이 벌여 놓은 사고를 수습하느라 바쁩니다.

직원 입장에서 제일 좋은 유형은 '현명하고 게으른 리더'라고 합니다. 본인이 올바른 방향을 알고 지시는 잘하지만 직접은 잘 해내진 못하기에 직원들은 리더의 부족한 부분을 채워주며 일하게 되지요. 직원들은 '내가 이 조직에 꼭 필요한 존재다'라는 인정과 자부심을 가지며 일하게 되고 충성도가 높아집니다. 또한 리더의 부족한 부분을 채워주는 권한위임을 받으면 당장 힘들긴 하지만 자신의 담당 업무 비중이 늘어나고 그에 따라 직책도 상승된다는 것은 당연히 훌륭한 동기부여가 될 수 있겠지요.

임파워먼트가 우리 병원에서 왜 중요할까요? 큰 병원의 경우 직원들에게 각각의 직책이 있고 승진이라는 임파워먼트 제도를 통해 권한위임이 큰 문제없이 진행됩니다. 한편 작은 의원의 경우 제한된 공간에 원장 한 사람과 직원 서넛이 일하기에 마치 권한위임이 필요가 없는 듯이 보입니다. 서로 눈치껏 호흡을 잘 맞추어서 일하는 듯 보이지요. 하지만 직원의 입장에서 볼 땐 지금 맡은 그 일까지가 한계인 것으로 느껴지지 않을까요? 본인의 직업적 역량의 성장이 현재의 일에 멈추어 있다는 것은 능력 있는 직원일수록 답답한 일입니다.

이 문제를 어떻게 극복하느냐가 관건이겠지요? 원장님 병원 직원들이 말이 없고, 호흡이 맞고 있다고 안심하실 문제는 아님을 원장님부터 인식하는 것이 중요합니다. 우선 시작하실 일은 주기적으로 직원들을 교육하여 직무 지식과 능력을 높여 주시고, 매년 조금씩이라도 업무의 범위를 확장시켜 주어서 본인의 결정 권한을 더 부여해 주는 활동 등이 작은 병원이라도 꼭 필요한 일입니다.

삼성의 인재관은 '의인불용, 용인불의(疑人不用, 用人不疑)'라고 합니다. 의심스러운 사람은 채용하지 말고, 함께하기로 한 사람은 믿고 맡기라는 말이지요. 사실 지시할 수는 있습니다만 믿기가 어렵지요. 더구나 능력 있고 꼼꼼하신 원장님일수록 쉽게 맡기지 못하는 경우가 발생합니다. 따라서 직원들을 믿고 그들의 능력을 키워주는 교육 훈련의 역할이 리더로서 중요함을 인식한 후, 그 활동을 꾸준히 실행하셔야 합니다.

임파워먼트 개념을 잡고 보니 직원을 채용하는 것에서 시작해야 하는 것이 느껴지시지요? 일단 좋은 직원을 채용하고 난 후 그 직원을 믿고 맡겨야 하는 것이 순서 아니겠습니까? 좋은 직원이 곁에서 잘해 주고 계시다는 전제하에 마지막으로 제가 시행착오를 겪으며 알게 된 팁을 하나 전합니다. 의인불용, 용인불의하되 '주기적 체크 및 피드백'을 꼭 해 주셔야 합니다. 그 과정에서 직원들은 '인정', '성장', '승진' 등을 경험하고 그래야 원장님과 함께할 이유가 생기게 됩니다.

우수 직원 유지, 내부 고객의 세분화

여러 직원을 만나고 함께하다 보면 각자의 그릇이 있다고 느낀다. 신입 때야 엇비슷하지만 연차가 올라감에 따라 어떤 직원은 안주하고 어떤 직원은 더욱 욕심을 내는 사람이 있다. 예전엔 속상했지만 지금은 그 모습 그대로를 어떻게 잘 활용할 것인가를 생각한다. 원장이 생각하는 대로 모두 다 욕심 많고 승진을 원하는 경우라 해도 쉽지 않다. 중소 규모의 병의원에서 승진과 성장에는 한계가 있기 때문이다. 따라서 각자의 역할이 있는 법이고, 그 역할을 행복하게 수행하도록 만들어 주는 것이 리더로서 원장이 해야 할 일이다.

직원들의 개인적 욕구와 라이프 스타일을 파악해야 적절히 준비할 수 있다. 연차가 올라간다고 무조건 승진이 아닌 것이다. 결혼하고 아이를 키우는 직원의 경우 육아를 우선으로 하기에 출퇴근 시간을 유연하게 해 주는 것이 이들에겐 가장 큰 혜택이고 열심히 다닐 이유가 된다. 반면 싱글이며 독립적이고 직원들의 리더가 되는 것을 희망하는 직원에게는 지속적인 교육 훈련과 그에 따른 성장과 승진을 적극 독려해 주는 것이 이들을 일하게 만드는 원동력이 된다.

카페테리아식 후생제도는 결혼도 선택인 세대에게 필수적인 복지제도이다. 과거 회사 차원에서 자녀 학자금, 목돈을 만질 수 있는 퇴직금을 복지 혜택으로 제공하던 시절이 있었다. 그러나 평생직장의 개념이 사라지고, 비혼주의자가 늘어가는 현실에서 직원들에게 이제 그러한 복지는 무의미하다. 이제는 각자의 라이프 스타일에 맞게 복지도 여러 가지를 제공하고 각자 그중에서 일부를 선택할 수 있도록 하는 것이 필요하다.

최근 코로나19 기간을 끝내면서 코로나로 인한 병가를 사용하지 않은 직원에게는 포상 휴가, 상여금을 지급하였다. 그것이 공정하다고 느끼는 것이다. 마찬가지로 예를 들면, 결혼 축하금과 신혼여행 휴가를 8년 차 근속 축하금, 장기근속 여행 지원금과 동급으로 놓고 선택할 수 있도록 하는 것이다. 마찬가지로 기혼 직원이 육아 휴직을 가는 것처럼 비혼 직원이라면 근속 5년 차 이상인 경우 무급 휴직 기간을 2~3개월 보장하는 제도를 운영하는 것이다.

직원의 모습은 결국 원장이 만들어 가는 것이라 생각한다. 다음은 그러한 마인드를 가지도록 기고했던 칼럼을 소개한다.

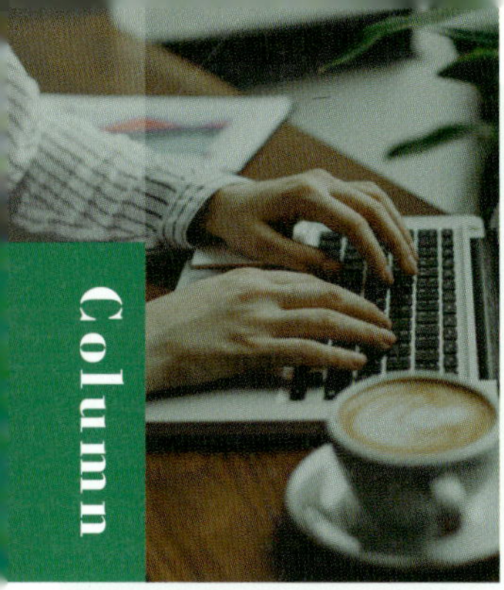

피그말리온 효과(Pygmalion Effect)

* 좋은 직원과 함께하는 방법

직원 구하기 참 힘드시지요? 많은 원장님들이 좋은 직원은 고사하고 면접이나 좀 보러 오면 좋겠다고 말씀하곤 하시지요. 저도 느낍니다만 요즘 친구들 국가시험 끝나고 좀 놀 만큼 논 후에 일해야겠다고 생각한다더니 두 달 넘게 면접만 보고 있습니다. 제가 가진 직원에 대한 기대치도 높지만 그들의 기대치도 꽤나 높음을 실감하고 있는 중입니다.

그리스 신화에 나오는 피그말리온 이야기를 아시지요? 자신의 작품을 너무 사랑하여 그 작품이 사람이 되었다는 이야기입니다. 우리식의 이야기로 하자면 '믿는 대로 된다'고 할까요? 이번 글에서는 직원들도 믿는 대로 되더라는 제 개인적인 경험을 바탕으로 좋은 직원들과 함께 갈 수 있는 방법에 대해 말씀드리고자 합니다.

치과위생사가 조무사에 비해 더 일을 잘한다고 생각하시나요? 치과위생사가 더 낫다고 생각하시는 원장님 병원엔 아마 치과위생사가 더 많으실 겁니다. 다르지 않다고 생각하는데 급여를 더 줘가면서 치과위생사와 함께할 이유가 없으니 당연한 일이지요. 둘 사이엔 차이가 없다고 생각하시는 경우, 치과위생사들은 분위기를 파악하고는 일하다가도 떠나가는 경향이 있습니다. 작은 생각의 차이입니다만 누구와 주로 함께 일하느냐는 결과에서는 많은 차이를 만들지요. 저희 병원에서도 직원들의 요구에 의해 단기간 조무사를 채용하여 함께하는 경우가 있습니다만, 특히 치과위생사들에게 조무사와 달라야 하는데 뭐가 다르냐고 제가 질문하기도 합니다. 이런 상황이 되니 치과위생사들 스스로 역량의 차이를 찾고 개발하고 있지요.

조무사와 역량의 차이가 있고 그것이 어떤 것이어야 한다는 것은 치과위생사 스스로 정해야 합니다. 그들 스스로 자신의 업무 범위를 조무사와 다르지 않은 것으로 생각하고 있는데, 원장님께서 이러저러해야 한다고 말씀해 보아야 그들의 행동에 변화가 없을 것이기 때문이지요. 그래서인지 저희 병원에서는 조무사로 채용해 놓으면 치위생학과에 진학하겠다는 욕심을 내고, 실천하는 친구들이 있습니다. 조무사로서는 직장 내에서 역량의 성장에 한계를 느끼기 때문이겠지요. 힘들지만 좋은 현상이라 믿습니다.

치과위생사들은 원장의 기대치만큼만 성장합니다. 원장님이 조무사와 차이가 없다고 생각하고 더 많은 일을 교육해 주지 않으면 그들 스스로 더 역량을 키워나갈 이유가 없는 것이지요. 물론 당장은 힘들다고 하지만 지속적으로 교육받고 새로운 업무를 담당하면서 직원은 스스로 성장함을 느낍니다. 그렇지 않은 경우 직원 입장에서는 매년 같은 일만 반복해서 하는데, 대우가 급격히 좋아지지 않는 한 그곳에 계속 머무를 이유가 없는 것입니다. 그 상황에 계속 머물고 있다면 발전 없이 안주하려는 직원이니 나가주는 것이 나은 것이고요.

경력직이 신입보다 반드시 일을 잘한다고 생각하시나요? 저의 경우 신입만 채용합니다. 경력직을 채용해 보았더니 저희 병원 같은 연차의 업무 역량에 훨씬 뒤떨어지는 탓에 오래 함께하지 못하더라는 경험을 수차례 하고 난 후, 저는 차라리 힘들어도 신입을 채용해서 저희 병원 스타일에 맞게 교육하는 방식을 택했습니다. 윗년차 선배들과 원장들을 통해 많은 교육을 받고 나서는 우리 병원에서 원하는 스타일의 인재가 되어가는 것이지요. 의사도 마찬가지라 생각합니다만, 첫 직장에서 보고 배운 스타일이 어느새 몸과 마음에 익숙해지고 나면 새로운 직장에서 그것을 변화시키기가 결코 쉽지 않은 듯합니다.

변화를 원하십니까? 그렇다면 그 변화는 원장님으로부터 시작되어야 합니다. 현실에 안주하는 직원이 싫고 나가주길 바라신다면 원장님도 안주하는 모습을 보이시면 안 되는 것이지요. 직원을 파트너라 생각하고 그들과 함께 병원을 성장시켜 나간다고 생각하시면 매일 병원 출근하는 것이 즐거운 일이 됩니다. 믿는 대로 이루어진다는 말을 저는 믿습니다.

감정노동 관리

감정노동이란 대인 서비스를 하는 병원 업무상 요구되는 모습을 위해 자신의 감정을 억누르고 통제하는 일을 일상적으로 수행하는 것을 말한다.[12] 즉, 본인의 우울한 기분에도 불구하고 고객들 앞에서는 밝은 모습을 보여야 하는 스트레스를 말한다. 이러한 감정노동은 무력감, 현실도피, 육체적 피로, 과도한 스트레스로 이어지고, 지속되는 경우 업무에 대한 관심 저하, 고객에 무례한 돌출행동, 자존감 및 성취의욕 감퇴로 결국 퇴사로 이어질 수 있기에 적극적 관리가 필요하다.

우선 확인할 것은 고객접점에서 일하는 직원은 상대적으로 적합한 사람을 선발, 배치해야 한다. 보통 외향적인 성향, 공감과 긍정을 잘하는 성향을 가진 직원들이 이러한 대인 서비스 일을 하는 데서 발생하는 스트레스를 비교적 적게 받는다. 이러한 성향을 알아야 직원을 적재적소에 배치하고 서로 스트레스가 적은 환경에서 일할 수 있기에 9장에서 다룬 성격유형에 대한 지식이 필요한 것이다.

감정노동에 노출된 직원들을 위해 정기적인 스트레스 해소를 지원해야 한다. 필자의 경우 매주 한 번 이상 일찍 출근하느라 아침을 거르고 오는 직원들을 위해 아침 간식을 사 들고 출근하며, 직원들이 좀 힘들어 보이는 타임에는 수시로 '달달한 거 삽니다'하고 단톡방에 메시지를 남긴 후 실장에게 카드를 건넨다. 별것 아니지만 이러한 경험을 통해 직원들은 원장이 자신을 아끼고 있다는 것을 느끼고, 고객들과 사이에서 생긴 스트레스를 푸는 기회가 된다. 필요한 경우 직원끼리 자체적으로 회식을 할 수 있도록 비용을 지원해 주는 것도 방법이다. 정기적인 회식은 1차로 마친 후에 2차는 직원들끼리 편하게 자리하도록 카드만 주고 피해주는 센스를 발휘하라는 것이다(📷 10-5).

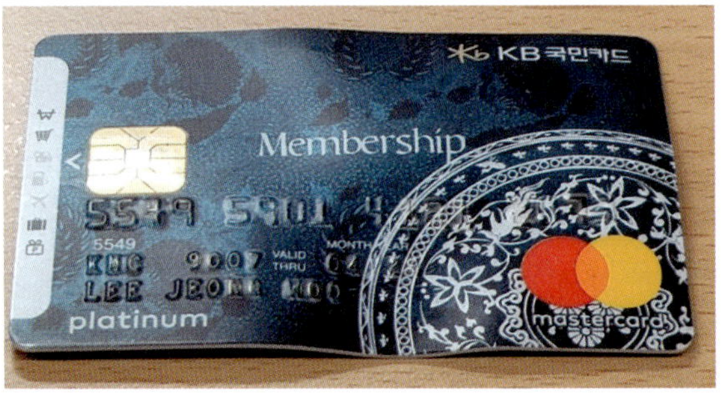

📷 10-5. 직원들 회식 때 주었더니 핫팩과 함께 가지고 있다가 휘어졌다며 돌려받은 추억 어린 카드.

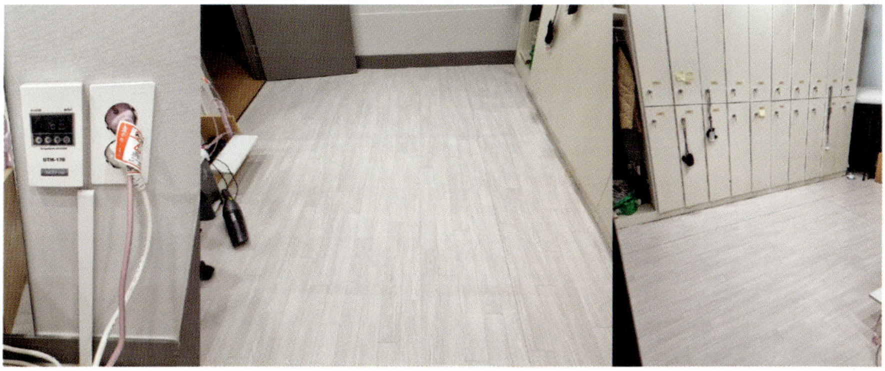

10-6. 따뜻한 바닥에서 누워 쉴 수 있도록 전기난방 시설을 갖춘 직원실.

감정노동을 하는 직원들이 쉬는 것을 인정해야 한다. 점심시간 이른 점심 후 직원들이 흔히 유닛 체어, 직원실 등에서 잠을 청한다. 전날 과음했다고 조용히 직원실에 숨어서 쉬고 있는 직원들도 눈에 띈다. 그러나 원장은 모르는 척하는 것이 답이다. 그들이 그렇게나마 쉬면서 에너지를 회복해야 고객들에게 잘할 수 있다는 것을 인정해야 한다. 최근 인테리어를 바꾸면서 우리 병원에서는 그 참에 직원실에 온돌을 깔아 주었다. 따뜻한 곳에 누워서 아예 푹 쉬라는 것이다(10-6). 이렇게 직원들의 마음을 알아주어서인지 감사하게도 코로나 시국에도 병원은 조금씩 성장하고 있는 모습을 보여주었다. 다시금 교과서의 이야기가 맞는다는 것을 실감하고 있다.

관계 마케팅, Relational Marketing

코로나 팬데믹을 겪으면서 구환의 중요성이 더욱 부각되고 있다. 이는 신환을 위주로 환자를 만들어 가야 하는 개원 숫자의 급격한 감소를 통해 알 수 있다.[13] 그나마 오랜 기간 한 지역에 개원하면서 고객들과 신뢰를 쌓고 구환을 많이 확보해 둔 병의원들은 어려운 시기를 이겨내고 있으나 신규 개원은 많이 힘들다는 것을 의미한다. 이 시기를 거치면서 배우는 중요한 핵심은 고객과의 신뢰를 통해 구환의 숫자가 많아야 한다는 것이다. 이미 찾아온 환자들을 소중히 생각하는 마케팅을 관계 마케팅이라 생각하면 이해가 쉬우리라.

관계 마케팅은 고객과의 장기간의 관계를 생각하는 활동이다. 요즘 대부분 집중하고 있는 외부 마케팅을 통한 환자 유치는 장기적으로 한계가 있다. 충분히 준비되지 않고 외부 마케팅 업체를 통해 고객을 유치까지는 할 수 있으나 병원을 경험한 고객에게 특별함과 감동을 주지 못하면 대부분의 경우 고객은 일회성 치료에 그치고 다시 방문하지 않게 된다. 강남역 사거리에 개원하면서 매달 2억 원의 마케팅 비용을 지불하고 있는 지인의 치과에서도 마케팅 비용을 줄이지 못하는 이유는 안 하면 환자가 줄어들기 때문이다. 고객이 다시 찾아올 이유를 갖추지 못한 상황이라 하겠다.

고객 관계의 기본은 신뢰라 하겠다. 그저 얼마의 치료비인데 얼마까지 조정해 줄 테니 이번에 하시라고 강권하는 '판매'형(거래, 교환 마케팅 개념 위주)의 병원에게 고객이 신뢰를 줄 이유가 없다. 고객이 먼저 말하고 원해도 급하지 않은 치료이니 지켜보시고 다음에 다시 점검해 보겠다고 권해주고, 그것을 넘어서 가족들의 대소사를 알고 함께 축하와 걱정을 해 주는 관계라면 고객들은 가족을 모두 믿고 맡길 수 있는 '주치의'라 생각하고 신뢰를 보내 주는 것을 필자는 경험하고 있다. 그렇다면 관계 마케팅을 강화하기 위해 갖추어야 할 마인드를 살펴보기로 하자.

고객을 보는 시각의 변화

기존의 외부 마케팅을 통한 환자 유치의 목적은 병원에 내원을 유도해서 최대한 진료를 받게 하여 매출을 극대화하는 것에 초점을 두고 있다. 이 관점에서 고객은 단지 판매의 대상일 뿐이다. 지금도 많은 후배들이 얼른 벌고 은퇴하겠다는 생각으로 이러한 당장의 매출 효과에 빠져 외부 마케팅에 치중하고 있는 것이 안타깝다. 관계 마케팅을 고려한다면 고객은 본인이 의사 생활을 하는 동안 길게 주치의로서 관계를 가져가야 하는 병원의 동반자로 봐야 한다. 그러한 관점이라면 단기적 거래 실적보다는 장기적인 고객의 생애가치에 중점을 두어야 한다.

구환에 중점을 두고 있다면 확인을 해 보아야 한다. 공식적인 확인 방법은

CR (Customer Retention) rate를 계산해 보는 것이다. 이는 '내원 고객 중에 1년 후에도 지속적으로 진료를 받고 있는 고객의 비율'로 정의하고 산출해 볼 수 있다. 그 수식은 'CR rate = 1년 이상 내원 중인 고객 수 / 전체 내원 고객 수'이니 당장 지난 한 달간의 내원 고객을 분석해서 CR rate를 계산해 보자. 프레더릭 라이히헬드가 그의 저서 로열티 경영에서 강조했듯이 이러한 고객유지 비율이 높아진다면 그들이 병원에 기여하는 것은 급격히 증가한다(📷 10-7).[14] 이것은 다른 표현으로 고객 충성도에 따른 매출 기여도라는 도표로 표현되기도 한다(📷 10-8).

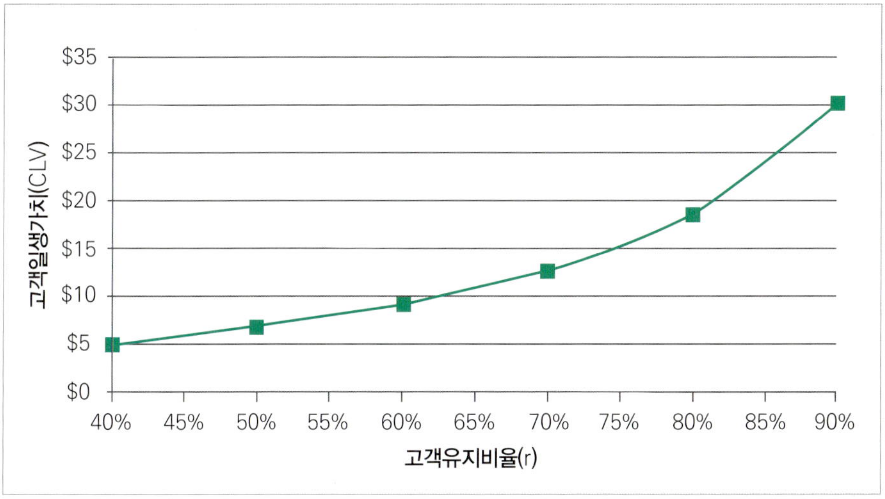

📷 10-7. CR rate에 따른 고객의 CLV(고객 생애 가치, 장기적으로 병원 매출에 얼마나 많은 기여를 해 주느냐를 의미).

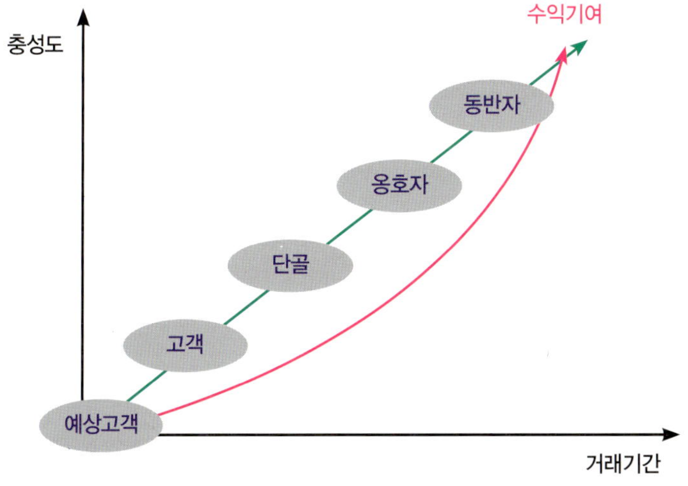

📷 10-8. 고객 관계의 향상에 따른 병원 수익기여의 변화.

고객과의 소통

외부 마케팅이 일방적인 정보제공이었다면, 관계 마케팅은 양방향 소통이 기본이다. 신뢰와 관계 향상을 위해 고객은 직접 커뮤니케이션을 원하고, 그에 반응해 주어야 관계가 향상될 수 있다.[15] 고객의 소통 요구에 '반응'해 주지 않으면 고객은 실망하고 신뢰를 주지 않게 된다. 최악의 경우 떠나가는 고객이 되는 것이다. 따라서 고객과의 적극적인 소통은 필수적이며 단지 병원에서 고객을 만나는 순간뿐만이 아니라 가능하고 필요한 경우라면 병원 외부에 있는 고객과의 소통이 더욱 효과적이다. 고객들에게 '주치의'로서 기억되고 싶다면 고객과의 병원 외부 소통에 적극 관심을 가지고 실천해야 한다.[16]

관계 마케팅의 실제 수행단계

올바른 고객 유치 단계

관계 마케팅은 올바른 고객을 선별, 유치하는 것에서 시작한다.[17] 병원 입장에서 올바른 고객이라 판단하는 사람은 다음의 세 가지 경우이다. 1) 선천적으로 로열티가 높은 고객, 2) 수익성이 높은 고객, 3) 병원 철학과 적합성이 높은 고객이다. 1)을 위해서는 예를 들면 '무통 진료', '첨단 기술로 앞서가는 원장님' 등 병원의 차별화 포인트가 명확해야 한다. 명확한 차별점이 있는 상황이라면 1)고객을 오랜 구환으로 만들고 좋은 관계를 지속할 수 있다. 2)는 설명이 필요 없을 것이며, 3)은 STP 전략에서 설명했던 목표 고객을 명확히 하는 데서 정의한 바 있다.

불량 고객 관리, Demarketing

유치 단계에서 올바른 고객만을 선별했다면 불량 고객은 없는 것이 정상이다. 그러나 사람이 하는 진료의 특성상 다양한 과정에서 문제는 생길 수 있으며, 그때 어떻게 대처하느냐에 따라 불량 고객으로 넘어가기도 한다. 도둑형, 규칙 위반형, 호전형, 파괴형, 신용 불량형 등 다양하게 분류하여 소개하기도 하나 근본적으로는 모두 준비에 의해 예방할 수 있다고 본다. 개인적 경험으로는 막무가내로 주장하고 싸우려 드는 호전형이 가장 피곤한 유형이라 생각한다. 결국 이러한 고객은 좋게 다른 병원으로 가시도록 하는 것이 현명한 방법이며, 이때 필요한 것이 demarketing 방안이다.

Demarketing을 위해서는 철저한 준비가 필요하다. 최선은 원천적으로 그러한 고객이 유입되지 않도록 사전에 병원의 이미지(positioning)를 명확히 하는 것이 기본이다. '저가형' 이미지의 치과를 운영하다 보면 피곤한 유형의 고객들이 많이 올 수밖에 없다는 것을 감수해야 한다. 혼자 운영하는 개인 의원, 병원 내부에 CCTV 등 보안시설이 없는 오래된 시설, 원칙 없이 치료비를 깎아 주는 것이 일상인 시스템에서는 위에 예를 들었던 다양한 분류의 고객들이 활동할 여지가 많은 것이다.

불량 고객은 없으며 병원의 정책이 불량일 뿐이라는 견해를 지지한다.[18] 예를 들면 진료비 수납을 상담하고 계획했던 것과 달리 자꾸 미루는 환자의 경우 사정 얘기를 들어주다 보면 한도 끝도 없다. 병원에서 치료 계획의 진행에 따라 수납 일정을 명확히 상담할 때 정하고, 그것이 수행되지 못할 경우엔 어떻게 하겠다는 것까지 정의하며, 그 내용을 서류로 만들고 사인까지 받는 시스템이 갖추어져 있다면 고객은 사정 얘기를 할 필요가 없다. 그러한 시스템이 갖추어져 있지 않기 때문에 진료비를 자꾸 미루는 불량 고객이 되는 것이다 (📷 10-9).[19]

부득이 보내야 하는 고객이라면 아름다운 이별을 준비해야 한다. 가장 안타까운 상황은 호의적인 고객이었으나 개인 사정상 어쩔 수 없이 진료비 수납이 늦어지는 경우이다. 예전엔 환자를 믿고 '상황이 회복되면 그때 결제해 주세요'라고 했던 적도 있었으나 결과는 좋지 않았다. 고객은 '뭔가 시원치 않은 것을 보니 비용이 부족하다고 뭔가 대충 해 주었나 보다'라고 생각하거나 '너무 잘 쓰고 있는데 상황이 안 풀려서 잔금을 못 주니 미안해서 가지 못하겠다'는 상황이 된다. 따라서 선배님들의 지혜인 '보기 싫은 환자는 미수금을 남겨라'

는 조언을 새겨들을 필요가 있다.

호의적인 고객에게는 미수금을 남겨서는 안 된다. 진료비 수납이 사정에 의해 지연되는 경우 응급 처치까지만 해서 식사는 하실 수 있도록 한 후 진료는 그 단계에서 멈춰야 한다. 그래서 환자분이 상황 회복되고 비용이 준비된 후 다시 미안한 마음 없이 시작할 수 있도록 해주어야 한다. 고객의 상황이 어려워진 경우 필자는 '미수금 때문에 미안해서 선생님이 못 오는 상황을 만들고 싶지 않습니다. 여기까지만 해 드릴 테니 준비되시면 나머지를 시작하시지요' 라고 정중히 말씀드린다. 그것이 좋은 고객을 잃지 않는 방법이다.

치료비 분납 계획서

시카고치과병원 고객 님은 전반적인 치료 계획에 따른 치료를 진행함에 있어 치료비의 수납을 위하여 다음과 같은 내용으로 분납을 진행하려 합니다.

총 치료비 만원 (조정률 % 적용)

분납 계획

1회차	월	일	만원
2회차	월	일	만원
3회차	월	일	만원
4회차	월	일	만원
5회차	월	일	만원

이상에 대한 내용을 성실히 이행할 것을 약속하며, 계획된 수납이 2회 또는 1개월 이상 지연 될 경우 조정률 5% 감소 적용 및 그로 인한 추가비용 납부, 2차 추가 지연 시 조정률 5% 감소 적용 및 그로 인한 비용을 추가 납부해야 함을 이해하였고 동의합니다. 또한 그러한 일이 발생되지 않도록 성실히 분납 일정을 이행할 것을 약속합니다.

201 년 월 일

담당 치과위생사 : (인)

예약 고객 / 보호자 : (인)

10-9. 시카고치과병원의 치료비 분납 계획서. 붉은 글씨 내용, 고객 서명에 주목하자.

Demarketing 해야 할 고객이라면 미수금과 이상적인 치료 계획이라는 방법을 사용한다. 상담 단계에서 느낌이 이상한 고객이라면 무조건 이상적인(가장 비싼) 치료 방법을 권장한다. 그 방법 아니면 해결해 줄 수 없으니 다른 병원으로 가 보시라 해야 한다. 그러면 적어도 고객은 좋은 마음으로 떠나갈 수 있다. 문제는 보내고 싶은데 이상적 치료 방안을 비싸도 하겠다는 분이다. 그러면 돈이라도 번다는 것을 마음의 위안을 삼고 스트레스를 감수하며 원칙에 따라 진행해야 할 것이다. 물론 경험상 그러한 분은 극소수였다.

고객 유지 단계

고객 유지에서 가장 중요한 것은 모니터링과 평가이다.[20] 요즘 대부분 사용하는 전자차트에는 고객에 대한 내원경로, 소개자, 진료 시 보이는 성향 등 다양한 정보를 기본적으로 입력하게 되어 있으니 그것들을 잘 작성해 두는 것이 기본이다. 또한 그 정보들을 활용해서 고객에게 맞춰 적절하게 대응하는 것이 중요하다. 예를 들면 진료 단계마다 자세한 내용 및 비용 설명을 필요로 하는 경향이 있는 환자라면 사전에 충분히 설명하고 동의를 얻은 후 진료를 시작하는 것이 바람직하다. 진료 내용 자체에만 신경 쓰다 보면 이러한 부분을 챙기지 못하여 고객과의 의사소통에 문제가 생긴다.

고객이 서비스에 대한 실패를 경험하더라도 병원 측에서 어떻게 대응하느냐에 따라 결과는 천지 차이이다. 고객이든 병원이든 결국 사람이 하는 일이기에 해결 가능한 일이라면 이해를 해주는 것이 사실 영 불가능한 것은 아니다. 그러나 문제는 실패를 대처하는 병원의 반응이다. 물론 실패를 하지 않는 것이 가장 좋겠지만 부득이 이런 문제상황이 발생했을 때 병원에서 조치를 취하기 위해서는 불평 고객의 비율과 그들이 진짜로 원하는 것은 무엇인지 알아야 할 필요가 있다.

불만 고객, 듣는 고객 모두 부정적인 편향이 있다. 즉, 좋은 얘기보다는 부정적인 얘기에 더 솔깃하고 관심이 가는 것이다. 만족한 고객은 평균 8명에게 말하는 데 비해 불만이 있는 고객은 평균 25명에게 얘기한다고 한다.[21] SNS,

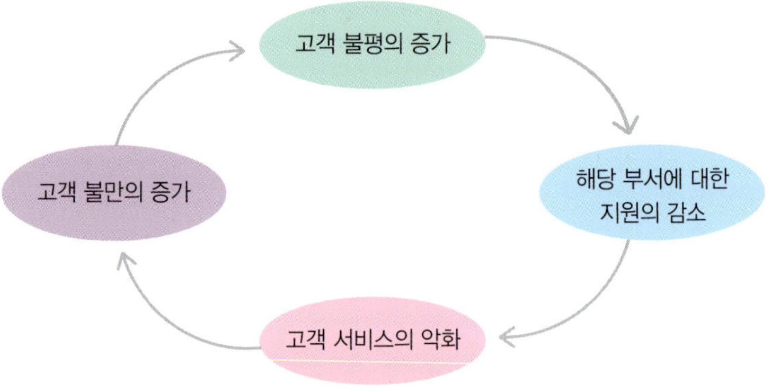

10-10. 고객 불평의 악순환 고리. 이를 끊기 위해서는 경청하고 감사해야 한다.

웹상에서 돌아다니는 10개의 긍정 평가보다는 하나의 부정적인 평가가 더 결정적인 영향을 미치기도 한다. 따라서 불만 고객에 대한 마인드 자체를 '불만을 얘기해서 귀찮게, 힘들게 하는 사람들'이란 생각보다 '직접 우리에게 얘기해 줘서 우리 병원을 성장하도록 도와주는 고마운 사람들'이란 것으로 바꿔야 한다. 조금만 관심과 성의를 표현해 주면 이들은 다시 신뢰를 주는 감사한 분들이다. 이들 고객의 조언을 바탕으로 악순환의 고리에서 벗어날 기회가 되니 감사함의 표현을 아껴서는 안 된다(10-10).

올바른 고객 응대를 위해 고객이 원하는 것이 무엇인지 파악해야 한다. 일반적으로 불만 고객들은 1) 보상, 2) 감정적 해소, 3) 서비스 개선요구, 4) 이타주의적인 목적으로 불만을 이야기한다.[22] 따라서 불만 고객이 원하는 것이 무엇인지를 가능한 빨리 파악하여 적절히 대응해 주어야 한다. 목적이 보상인 고객에게 진심으로 죄송하다는 말(2)만 반복한다거나 앞으로 반드시 개선하겠다(3), 사랑으로 조언해 주셔서 감사하다(4)고 얘기해 봐야 의미가 없는 것이다.

서비스 보증(guarantees)

자동차 등 제품의 경우엔 보증제도를 당연시 여기고 제공한다. 서비스는 교환과 수리를 해 주기가 어려운 문제가 있다. 더구나 치과진료 서비스의 경우 사용 과정에 생길 수 있는 변색, 외부 충격에 의한 파절 등 원인이 명확하지 않기 때문에 고객도 병원 측도 주저하게 된다. 그러나 서비스 보증이 필요한 상황에 대한 정의를 보고 있으면 절대적으로 필요하다는 것을 생각하게 된다. 보통 다음과 같은 상황에서 보증제도를 반드시 필요로 한다. 1) 상품의 가격이 높은 경우(치과 진료비는 비보험으로 대부분 고가 아닌가), 2) 고객의 자아 이미지가 관련된 경우(치아 치료는 보이는 치료다), 3) 문제 발생 시 피해가 심각한 경우(대화, 이미지에 심각한 손상), 4) 진료에 대한 품질에 대해 전반적 이미지가 부정적인 경우(다행히 이건 별로), 5) 고객이 진료에 대한 지식이나 정보가 부족한 경우(고객은 '을'의 입장)라 한다.

대부분 서비스 보증은 기본적인 상황이므로 선제적으로 준비하여야 한다. 성공적인 보증제도가 되려면 다음의 조건을 충족하여야 한다. 1) 무조건적이어야 한다(정기 점검 등 단서를 많이 달면 신뢰가 떨어진다), 2) 쉽게 이해되어야 한다(장기간 보증보다는 5년간 무상 보증이 낫다), 3) 고객에게 중요해야 한다(보철, 교정 등 고가의 진료에서 더욱 의미), 4) 이용이 쉬워야 한다(절차 복잡, 제출 서류가 많은 경우 신뢰가 떨어진다), 5) 신뢰할 만한 내용이어야 한다(신규 개원 치과가 평생 무상 보증?) 각 병원의 상황에 맞도록 보증제도를 반드시 구비해 보길 권한다(📷 10-11)

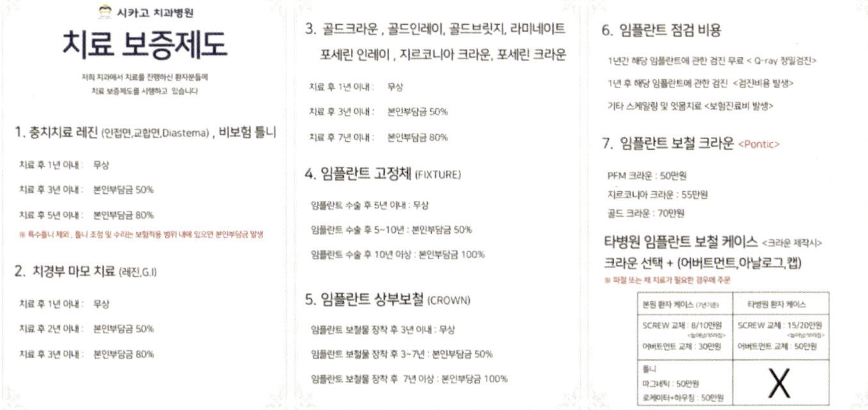
시카고 치과병원

치료 보증제도

저희 치과에서 치료를 진행하신 환자분들께
치료 보증제도를 시행하고 있습니다

1. 충치치료 레진 (인접면,교합면,Diastema) , 비보험 틀니

치료 후 1년 이내 : 무상
치료 후 3년 이내 : 본인부담금 50%
치료 후 5년 이내 : 본인부담금 80%
※ 특수틀니 제외 , 틀니 조정 및 수리는 보험적용 범위 내에 있으면 본인부담금 발생

2. 치경부 마모 치료 (레진,G.I)

치료 후 1년 이내 : 무상
치료 후 2년 이내 : 본인부담금 50%
치료 후 3년 이내 : 본인부담금 80%

3. 골드크라운 , 골드인레이, 골드브릿지, 라미네이트 포세린 인레이 , 지르코니아 크라운, 포세린 크라운

치료 후 1년 이내 : 무상
치료 후 3년 이내 : 본인부담금 50%
치료 후 7년 이내 : 본인부담금 80%

4. 임플란트 고정체 (FIXTURE)

임플란트 수술 후 5년 이내 : 무상
임플란트 수술 후 5~10년 : 본인부담금 50%
임플란트 수술 후 10년 이상 : 본인부담금 100%

5. 임플란트 상부보철 (CROWN)

임플란트 보철물 장착 후 3년 이내 : 무상
임플란트 보철물 장착 후 3~7년 : 본인부담금 50%
임플란트 보철물 장착 후 7년 이상 : 본인부담금 100%

6. 임플란트 점검 비용

1년간 해당 임플란트에 관한 검진 무료 < Q-ray 정밀검진>
1년 후 해당 임플란트에 관한 검진 <검진비용 발생>
기타 스케일링 및 잇몸치료 <보험진료비 발생>

7. 임플란트 보철 크라운 <Pontic>

PFM 크라운 : 50만원
지르코니아 크라운 : 55만원
골드 크라운 : 70만원

타병원 임플란트 보철 케이스 <크라운 제작시>
크라운 선택 + (어버트먼트,아날로그,캡)
※ 파절 또는 재 치료가 필요한 경우에 주문

본원 환자 케이스 (7년기준)	타병원 환자 케이스
SCREW 교체 : 8/10만원 어버트먼트 교체 : 30만원	SCREW 교체 : 15/20만원 어버트먼트 교체 : 50만원
틀니 마그네틱 : 50만원 로케이터+하우징 : 50만원	X

📷 10-11. 필자의 인천 시카고치과병원의 보철치료 보증제도 예시.

고객 충성도 향상 전략

우리 병원을 찾아준 고객에게는 끊임없는 관심과 사랑을 표현할 필요가 있다. 이것을 일로 생각하면 스트레스지만 나와 병원 직원들을 잘 살아가게 해 주는 감사한 분들이라 생각하고, 그분들께 내가 할 수 있는 작은 일을 하는 것이라 생각하면 기꺼이 기쁜 마음으로 일할 수 있다. 감사하게도 고객들은 의사가 하는 아주 작은 행동까지도 너무나 고맙게 생각해 주신다. 아직까지도 고객에게 의사는 어려운 사람이어서 먼저 손을 내밀어야 하는 것이기도 하다. 고객들로부터 사랑을 받았으면 그것에 감사 표현을 하는 것도 당연한 것이 아닌가(📷 10-12). 물질적인 감사 표현에 대해서는 이미 4장에서 촉진의 방법으로 설명한 바 있다.

7장에서 언급했듯이 구환을 넘어 인생의 동반자를 희망하는 사람 사이의 관계는 일반적으로 크게 3가지로 나뉜다. 즉, 죽은 관계, 형식적인 관계, 적극적인 관계이다. 병원을 처음 찾아오는 고객의 대부분은 형식적인 관계인 상태로 찾아온다. 만일 이러한 고객을 대할 때 고객의 기대를 채워주지 못하면 죽은 관계가 되어 떠나게 된다. 물론 기대를 잘 충족시켜주면 적극적인 관계로 향상된다. 그렇다면 기대 충족을 넘어 고객과의 인간관계를 향상시킬 방법은 무엇일까?

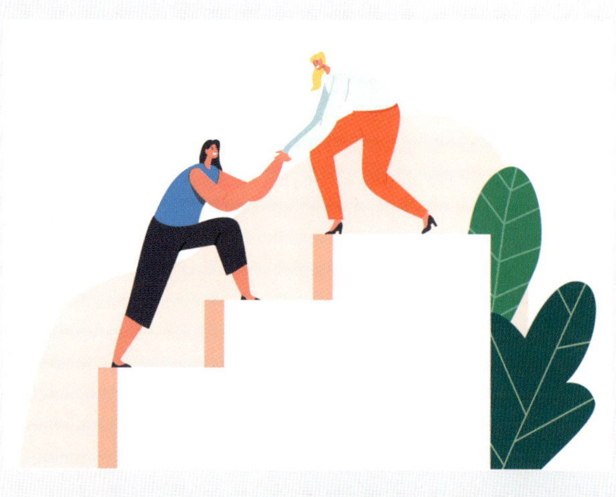

📷 10-12. 누가 위에 있고 손을 먼저 내밀어야 하는가? 더구나 이미 도움을 받았다면…

인간관계의 향상을 위해서는 반응(reaction)이 필요하다. 예를 들어, 임상의사들은 환자들이 통증을 호소해도 그냥 '금방 끝나요', '조금만 참아 보세요' 하면서 진행하는 것이 일반적이다. 이런 일이 반복되면 환자와는 죽은 관계가 되며, 자신의 고통에 반응해 주지 않는 의사를 믿지 못하고 떠나간다.

그러나 반응을 해주면 관계가 향상될 수 있다. 가장 좋은 반응은 '먼저' 해주는 반응이다. 의사는 경험을 통해 환자가 느낄 불편함과 통증을 알고 있다. 그렇다면 환자의 아프다는 얘기에 반응할 것이 아니라, 환자의 불편을 예상하고 '혹시 불편하면 엄살 부리세요'라는 먼저 생각(반응)해 주는 멘트가 환자의 입장에서는 마음을 좀 더 편안하게 한다.

인간관계는 함께한 시간과 횟수에 비례하여 향상된다.[23] 당연한 얘기지만 처음 내원한 고객(신환)에게 전적인 신뢰를 얻을 수는 없다. 따라서 '의존'단계의 고객에게 긍정적인 대화 및 진료 경험을 반복함으로써 병원에 대해 긍정적인 태도가 형성되도록 노력해야 한다. 그리고 이를 통해 조기에 신뢰단계(단골)에 진입해야 한다(📷 10-8). 이후 인생을 함께 살아가는 '인생 친구'로서 고객의 마음을 헤아리고 공감해 준다면 인생 '주치의'가 되어 고객의 전적인 신뢰를 기반으로 코로나 사태와 같은 위기에서도 흔들리지 않는 병원 경영이 가능한 것이다.

10장을 마치며 확인할 것들…

- ▶ 인구 감소의 현실을 고려할 때 MZ세대 직원들과 함께하자면 원장 스스로 그들의 특성을 이해해야 한다. 간단함, 병맛, 솔직함이라는 그들의 키워드를 설명해 보자.
- ▶ 서비스 사람 관리의 대상임을 고려하여 내부 마케팅, 관계 마케팅을 구분하고 정의해 보자.
- ▶ 내부 마케팅의 시작은 채용에서 비롯된다. 본인만의 채용 기준과 그 기준을 원칙으로 한 이유를 설명해 보자.
- ▶ 직원의 능력을 만들어 주기 위한 지속적인 교육은 리더로서 원장의 필수 요건이다. 본인이 중요하게 생각한 교육과 그 교육 후 병원의 변화 사례를 서술해 보자.
- ▶ 직원별로 능력과 의지에 따라 다른 리더십을 발휘할 필요가 있다. 지시, 코칭, 지원, 위임이라는 4가지 리더십 주제를 나누고 현재 함께하는 직원들의 이름을 배치해 보자.
- ▶ 본인 병원에서 운영 중이거나 계획 중인 카페테리아식 복리후생제도 사례를 정리해 보자.
- ▶ 지난 3개월간 본인 병원의 CR rate를 계산해 보고, 현재 병원이 신환 위주인지 구환 중심인지 고객의 충성도를 평가해 보자.
- ▶ 미수금, 치료비 수납 지연 환자는 사전에 예방 가능하다. 본인 병원의 수납 계획서 양식을 확인하고 📷 10-9 사례에서 개선할 방안을 제안해 보자.
- ▶ 본인 병원의 진료 보증제도를 확인하고 개선할 점을 서술해 보자.

참고문헌

1. 통계청. 장래인구추계: 2017~2067년. 2019. 03. 28. https://kostat.go.kr/board.es?mid=a10301020600&bid=207&tag=&act=view&list_no=373873&ref_bid=
2. 홍성헌. (2023년, 1월 31일). 출산 제로에 외국인 노동자마저 외면…처절한 지방. 국민일보. https://news.kmib.co.kr/article/view.asp?arcid=0017913917&code=61121111&cp=nv
3. 임홍택. 90년생이 온다. 웨일북; 2018.
4. 신재용. 공정한 보상. 홍문사; 2021.
5. 이유재. 서비스마케팅. 6판. 학현사; 2019. p. 250.
6. 이정희. (2023년, 1월 18일). 왜 결혼-출산하냐는 MZ 세대... "엄청난 성공"이라 본 교수. 오마이뉴스. https://star.ohmynews.com/NWS_Web/OhmyStar/at_pg.aspx?CNTN_CD=A0002895980&CMPT_CD=P0010&utm_source=naver&utm_medium=newsearch&utm_campaign=naver_news
7. 이유재. 서비스마케팅. 6판. 학현사; 2019. p. 252.
8. 이정우. 치과위생사의 장기근무 가능성과 근무지속 가능성의 MBTI유형별 차이. 대한치과의료관리학회지. 2013;1(1):43-59.
9. 이유재. 서비스마케팅. 6판. 학현사; 2019. p. 257.
10. 이경미. (2022년, 7월 13일). 흔들리고 불투명한 미래. 한겨레21. https://h21.hani.co.kr/arti/economy/economy_general/52289.html
11. 전제란. 병원경영자의 리더십 유형이 병원근무자의 이직의도에 미치는 영향. 한국산학기술학회논문지. 2011;12(12):5550-7.
12. 이유재. 서비스마케팅. 6판. 학현사; 2019. p. 269.
13. 최상관. (2021년, 2월 3일). 코로나19로 치과 개원 급감. 치의신보. https://www.dailydental.co.kr/news/article.html?no=114332
14. 프레더릭 F.라이히헬드. 로열티 경영. 조은정, 김형중. 세종서적; 2002.
15. S Holland, D Stocks. Trust and Its Role in the Medical Encounter Health Care Anal. 2017;25(3):260-74.
16. HE Peplau. Peplau's theory of interpersonal relations. Nursing Science Quarterly 1997;10(4):162-7.
17. 이유재. 서비스마케팅. 6판. 학현사; 2019. p. 289.
18. 위의 책, p. 295.
19. 오승준. (2020년, 7월 14일). [오승준 변호사의 의료법 톡] 악성 미수 채권의 관리. 이뉴스투데이. https://www.enewstoday.co.kr/news/articleView.html?idxno=1400584
20. 이유재. 서비스마케팅. 6판. 학현사; 2019. p. 298.
21. 위의 책, p. 304.
22. 위의 책, p. 302.
23. SB Levine. Psychological intimacy. J Sex Marital Therapy. 1991;17(4): 259-67.

CHAPTER 11

Mission, 사명선언문 작성

원장, 최고경영자

비교적 안정적인 병원을 운영하고 있지만 필자는 가끔 원장으로서 어깨의 무거움을 느끼곤 한다. 직원이 20여 명을 넘어가니 내가 흔들리면 여러 사람들이 피곤하겠다는 생각이 든다. 서너 명의 직원들과 함께하는 작은 개인 의원 원장이라고 생각이 많이 다르진 않을 것이다. 원장이라는 자리는 고객과 직원 모두 인정해 주는 최고의 자리이긴 하지만 한편으로는 그만큼 책임도 막중하다는 의미이기도 하다. 문제는 그 어려운 자리를 대학교를 갓 졸업하고 아무 준비도 되어 있지 않은 채 바로 시작하는 경우도 상당수 있다는 것이다.

현재의 경영 환경은 새내기 또는 준비 안 된 경영자에게는 막막한 현실이다. 과거 90년대까지만 해도 경쟁은 그다지 치열하지 않았고, 정해진 진료를 열심히 하면 무난히 개원을 잘할 수 있는 환경이었다(📷 11-1). 그러나 요즘의 개원 환경은 진료만 열심히 해서는 안정적 개원을 기대할 수 없는 상황이 되었다. 도대체 병원 경영을 잘하기 위해 정답이 무엇인지, 어떻게 해야 이 경쟁에서 생존할 수 있는지를 고민할 정도로 어려워졌다. 사막 위에 내던져진 느낌인 것이다(📷 11-2).

어려운 경영 환경을 극복하기 위한 방안으로 경영이론들을 앞서 소개했다. 이 책에서 소개하는 경영이론은 막막한 개원 환경에서 뭔가 방향성이라도 잡고 나아가는 계기가 되었던 실제적인 것들을 소개해 드린 것들이다. 다만, 그 과정에 가장 중요한 핵심은 원장 스스로가 직원들이 함께하고 싶은 '존경스러운 분'이 되는 것이다. 소위 말하는 자신만 옳다 생각하고 배려가 없는 '꼰대'여서는 곤란하다.[1]

꼰대가 아니기 위해 중요한 것은 '내가 정답이 아닐 수도 있다'는 것을 인정하는 것이다. 의사들은 학부 때 '법의학'을 배우면서 개인 식별이란 부분을 공부한다. 이것이 가능한 전제는 60억 세계인구를 고려해도 나와 동일한 사람은 세상에 한 사람도 없다는 것이다. 유전자가 다를 것이며, 외모도 다르고, 흔히 범죄 수사에 사용하는 지문도 다르다. 이렇듯 사람마다 모두 다른 것이 정상이거늘 우리 한국 사람들은 동질적인 문화에 살다 보니 다르다(difference)는 것을 옳지 않다(wrong)고 생각한다.[2] 이러한 경향은 소위 공부를 많이 했고 실

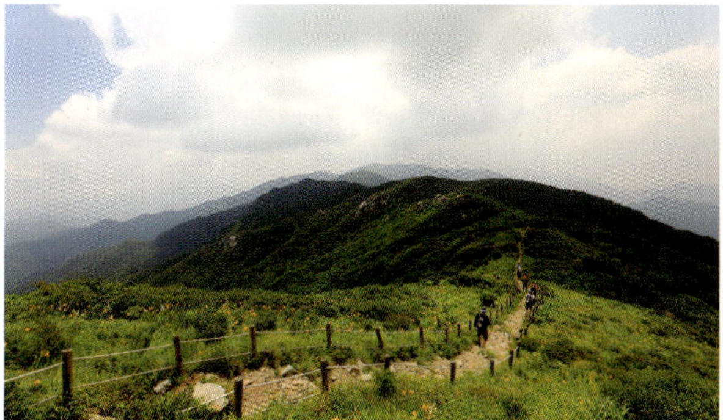

📷 11-1. 산 정상도 보이고 열심히 걸어가면 그곳에 도달할 수 있겠다고 생각되는 등산로.

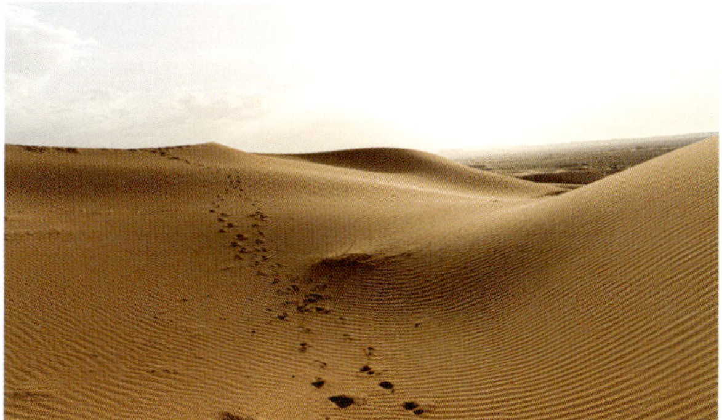

📷 11-2. 끝도 안 보이고 어느 방향으로 가야 살아남을지도 모를 사막의 모습.

패를 경험해 보지 못한 사람들에게서 더욱 강하게 나타난다. 안타깝게도 많은 의사들이 정확히 그러한 집단에 속한다.

훌륭한 리더가 되자면 다름을 인정하고 함께하고 싶은 사람이 되는 것이다.[3] 병원 경영은 원장 혼자서 모든 것을 해낼 수 없다. 직원이 함께해 줘야 하는 것이다. 그런데 직원을 못 구한다는 것은 원장이 함께하고 싶은 매력이 없는 것이 아닐까 생각해 봐야 한다. 급여 수준이 낮아서? 근무 조건이 나빠서? 복리후생이 부족해서? 등등 여러 가지 문제가 있겠지만, 직원들도 모든 것을 다 갖추고 있는 직장을 기대하지 않는다. 그저 어느 정도 수준만 되면 이해하고 함께할 수 있다. 다만 직원들 입장에서 병원의 최고 경영자인 '원장님'이 '꼰대' 마인드라면 함께하기 어려운 것이다.

원장은 스스로 직원들에게 어떠한 모습으로 보여지길 원하는가? 예를 들어 '돈을 많이 벌어야 하는 원장, 진료는 철저히 해야 하는 완벽주의 원장'과 같은 이미지를 직원들은 좋아하고 함께하고 싶어할까? 이해가 잘 안 된다면 본인이 그러한 원장 아래서 페이닥터 생활을 해야 한다고 가정해 보면 된다. 뭔가 피곤하고 이용만 당할 것 같은 생각이 든다. 안타깝게도 강의 중 "당신은 인생을 왜, 무엇을 하기 위해 사세요?"라고 질문하면 대부분의 경우 답을 못하거나 그저 "돈 많이 벌어서 가족들과 편안히 살기 위해서"라고 답한다. 직원 입장이라면 그런 원장과 함께하고 싶지는 않을 것이다.

스스로의 모습을 돌아보는 것은 인생에서 중요한 과정이다. 너무나 경쟁이 치열하고 바쁘게 쫓기듯 살아온 현실에서 '나는 누구인가', '나는 어떤 인생을 살고자 하는가' 등의 자신을 돌아보는 질문은 특별히 시간을 내지 않으면 살펴보기 힘든 주제이다. 더구나 이를 위해서는 스스로의 내면을 들여다보는 메타인지도 필요하다(📷 11-3). 힘든 과정, 껄끄러운 얘기일 수 있으나 여러 사람들을 이끌고 가는 병원의 최고경영자가 되려는 원장이라면 반드시 거쳐야 하는 과정이다. 프랑스의 소설가이자 비평가였던 폴 부르제는 필자 인생의 중요한 철학으로 삼고 있는 명언을 남겼다. '생각하는 대로 살지 않으면 결국에는 사는 대로 생각하게 된다(One must live the way one thinks or end up thinking the way one has lived)'.

이 장에서 다룰 사명선언문은 스스로 생각한 대로 살기 위한 방향을 만드는 것이다. 누군가 '인생을 왜 사느냐'라고 물었을 때 '나는 ***을 하고 싶은 꿈이 있고 그것을 이루어 내기 위해 열심히 살고 있다'고 자신 있게 얘기할 수 있도록 만드는 것이 이 장의 목표다. 필자는 이러한 사명을 만들기 위한 리더십 프로그램인 SMI (Success Motivation International) 교육을 받았고(📷 11-4), 그 과정에 2002년도에 다음과 같은 사명선언문을 만들었다. 20여 년이 지난 지금 돌이켜 보면 실제 그러한 삶을 살고 있고, 많은 부분 성취하였기에 독자들도 그러한 계기가 되고 훌륭한 리더가 되길 바라며 소개해 보려 한다.

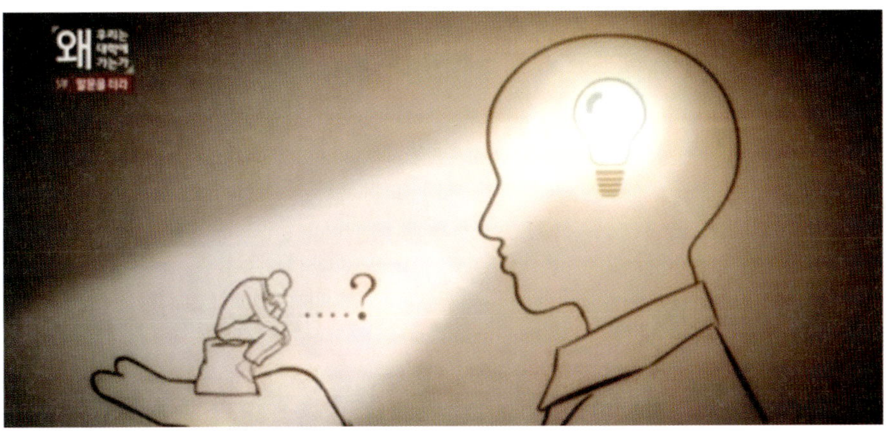

📷 11-3. 자신이 어떤 사람인지를 정확히 알고 있는 메타인지.

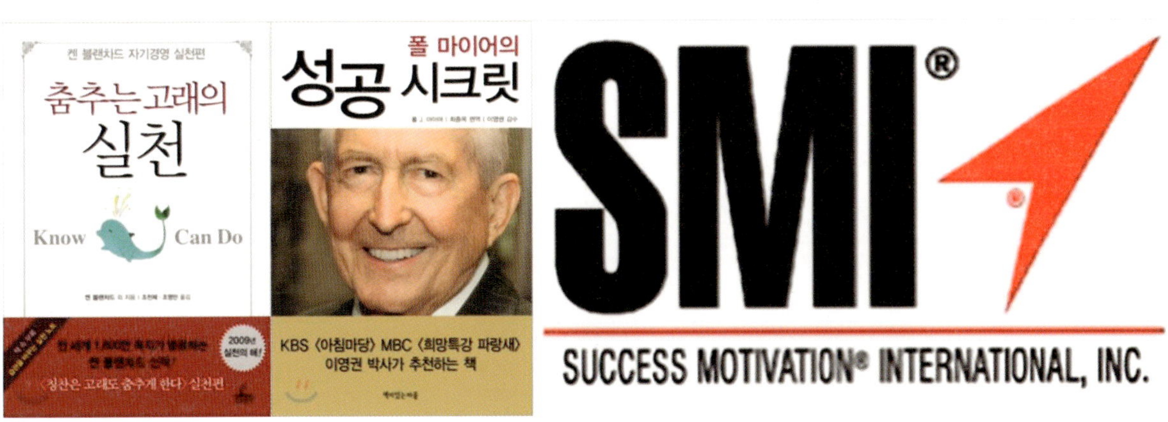

📷 11-4. SMI를 설립하고 리더십 교육을 만든 폴 J 마이어와 그의 저서.

'나는 55세까지 30억 자산을 모아 경제적 자유를 이루며, 치과대학에서 경영을 교육하는 일과 소년소녀 가장을 돕는 일을 하면서 살겠다'

– 2002년 작성한 저자의 사명선언문.

진정한 꿈, 헛된 꿈

우리는 흔히 '부자가 되어 잘살고 싶다'는 꿈을 꾼다. 그러나 대부분 사람들은 꿈으로 그치고 만다. 그 이유는 무엇일까? 꿈만 꾸나 마는 백일몽(헛된 꿈)과 이루어 내고야 마는 진정한 꿈의 차이는 '왜'와 '어떻게'의 유무에 달려 있다. 부자가 되고 싶다. 그런데 왜 꼭 부자가 되어야 하는지, 어떻게 부자가 될지에 대한 것이 없다는 것이다. 물론 이루어지는 진정한 꿈은 그 두 가지를 가지고 있다.

누구나 각자 하고 싶은 꿈의 목록까지는 만든다. 그런데 그걸 달성하는 것은 당연히 힘들다. 그 힘든 걸 극복하고 어떻게 해낼 것인지가 구체적으로 나오려면 왜 그걸 힘들지만 꼭 해야 하는지가 있어야 한다. 그저 남들 보기에 좋아 보이니까, 단지 그러면 좋을 것 같아서만 가지고는 안 된다. 강의실에서 학생들과 사명선언문을 실제로 만들다 보면 꿈꾸는 것 자체를 힘들어한다는 것을 느끼곤 한다. 모든 사람이 선망하는 치과대학까지 진학한 친구들이지만 본인의 미래에 대해 진지한 고민을 할 여유도 찾지 못했고, 힘들어하는 모습을 보면 안타까운 생각이 든다.

리더로서 살아갈 사람들이기에 함께하는 직원들이 듣기에도 자랑스러운 사명을 만들 필요가 있다. '돈 많이 벌어서 내 가족들과 해외여행 다니면서 풍족하게 잘살고 싶다'는 사명을 폄하하거나 옳지 않다고 말하는 것이 아니다. 문제는 단지 한 사람의 개인이 아닌 여러 직원들을 이끌고 가는 리더이기에 리더로서 사명은 평범한 일반인들과는 달라야 한다는 것이다. 예시와 같은 사명선언을 직원들에게 얘기한다면 좋은 직원들이 함께하기 힘들고 좋은 병원을 만들어 가는 것도 어려움을 느낄 것이다. 적어도 필자는 앞의 예시와 같은 꿈을 가지고 사는 상사와는 함께 일하고 싶지 않다.

목적 있는 삶, 생각한 대로 살기 위한 첫걸음

경기의 영향으로 의사도 파산하는 사람들이 뉴스거리가 된지 이미 오래다.[4] 힘든 과정이 예견되나 나름 여유 있는 삶을 위해 선택한 의사의 통과의례를 마치고도 개원이라는 현실에서 파산하는 사례가 보고되고 있는 것이다. 이렇듯 의사 자격증만 취득한다고 해서 경제적 여유를 보장해 주었던 시대는 이미 끝났다. 나름 선망의 대상인 미국의 모 대학교에서 세계적으로 부를 축적한 사람들을 분석한 보고서를 보면 사람들은 유명 대학을 졸업한 후에도 비슷한 비율로 분류된다고 한다(11-5).

세상 사람들을 재력에 따라 분류하면 생각해 볼 만한 사실이 발견된다. 개별 국가로 보아도 크게 다르지 않을 테니 분석을 살펴보자. 분류는 다음과 같

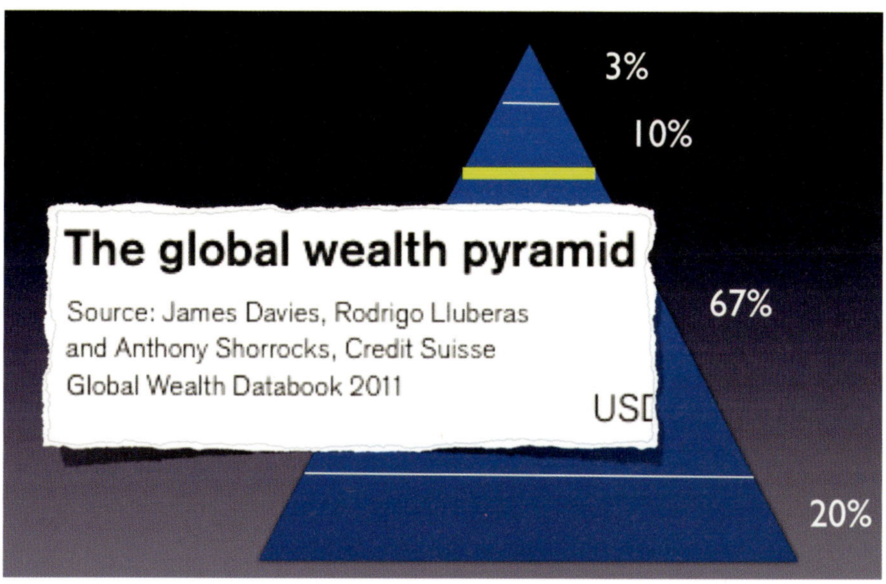

11-5. 세상의 사람들을 재력에 따라 그룹별로 분류한 것.

다. 최상위 3%의 완전한 경제적 자유를 누리는 사람들, 상위 10%의 경제적으로 크게 부족함 없이 사는 사람들, 중간 대부분을 차지하는 67%는 일을 해야만 하고 생계를 꾸려가야 하는 사람들이며, 하위 20%는 다른 사람들이 도와주지 않으면 생활이 어려운 보호대상자들이다. 실제로 그렇겠다는 생각이 든다. 중요한 것은 상위 3%와 10%의 사람과 나머지 87%의 사람들을 구분 짓는 특징이 있다는 것이다.

폴 부르제의 명언은 여기에도 적용된다. 즉, 생각하는 대로 사는 사람들과 사는 대로 생각하는 사람의 차이가 여기에서 나더라는 얘기다. 상위 13%의 사람들은 뚜렷한 생각과 목표가 있고 그 목표를 위해서 살아가는 데 비해, 나머지 87%의 사람들은 목표 없이 사는 대로 생각하더라(상황에 맞추어 그제야 생각)는 것이다. 이것은 안타깝게도 스마트폰 중독자의 수가 늘어남에 따라 파충류 수준의 뇌로 퇴화하고 있다는 얘기가 나오고 있는 정도이니 점차 더 심화될 것이라 예상한다.[5] 서울대 공대 연구팀에서 2090년 대한민국 사회계층을 예상한 피라미드를 보면 더욱 우울한 현실로 다가온다(11-6).

의사로서 책임감을 가지고 본인의 삶은 본인만의 것이 아니란 것을 알아야 한다. 여러 사람들을 이끌어 나가는 리더라면 그저 사는 대로 생각하면 곤란하다. 안타깝게도 멀리 길게 내다보고 생각하는 능력이 떨어진다는 분석이 현

서울대 공대 연구팀이 예측한
2090년 사회 계급도

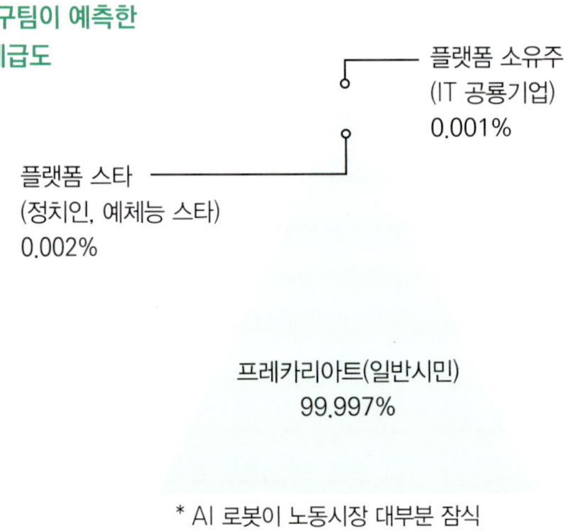

11-6. 2090년 대한민국 사회 계급도.

실이 되고 있다는 것을 현장에서 느끼고 있다. 30대가 되어서야 스마트폰에 노출되고 많은 것을 의지하게 된 필자는 다행히 아직 생각하는 힘이 남아 있고, 이 교재를 읽고 있는 독자들이라면 직원과 고객 그리고 본인을 위해 미래를 고민할 힘이 충분히 남아 있으리라 믿는다.

앞으로 소개되는 내용은 읽는 것보다는 읽으며 생각을 정리하는 것이 중요하다. 모든 독서에 마찬가지인 원칙이지만 단지 여러 권을 읽는 것이 중요한 것이 아니다. 책을 읽는다는 것은 단지 읽는 것이 아니라 그 과정에 드는 '내 생각'이 중요한 것이다. 특히 이 장에서는 소개되는 내용을 바탕으로 시간을 가지고 자신의 생각을 정리해 보시길 권한다. 그래야 본인의 사명을 잘 만들 수 있고 병원 경영에 직접 활용할 수 있을 것이다. 앞으로 소개드릴 내용을 통해 본인이 꼭 하고 싶고 해야만 하는 일을 찾고, 그 이유까지 서술하여 진정한 꿈으로 방향성을 가지고 살아나가는 계기가 되시길 바란다. 관련하여 소개했던 9장의 칼럼을 다시 확인해 보시길 권한다.

사명선언문 작성 첫 단계, 꿈의 목록을 만들라!

인생을 살아가는 데 있어 삶의 균형은 매우 중요하다. 흔히 젊어서 열심히 일하느라 건강을 챙기지 못하여 이제 좀 삶이 나아졌나 했더니 큰 병으로 건강을 잃고 일찍 세상을 떠났다는 사람들의 소식을 종종 듣는다. 사회적으로는 큰 성공을 해서 부러움을 사지만 윤리적으로 부도덕한 뒷모습이 드러난 사람들의 얘기도 들린다. 누구도 이러한 삶을 원하지는 않을 것이다. 그래서 필요한 것이 삶의 균형이며 치우쳐서는 안 되는 것이다(📷 11-7).

사명선언문을 작성하는 첫 단계는 삶의 수레바퀴를 이해하고 그 각각 분야의 중요성을 공감하는 것이다. 📷 11-7에 소개되었듯 삶의 균형을 이루는 것은 여섯 가지 분야로 구분된다. 즉, 가족과 가정, 직업과 재정, 사회와 문화, 정신과 윤리, 지성과 교육, 그리고 신체와 건강 분야이다. 제목만 봐도 삶의 균형을 위해 어느 하나 소홀히 하면 안 되겠다는 생각이 들 것이다. 이제 각 분야를 살펴보고 꿈의 목록을 만들어 보자.

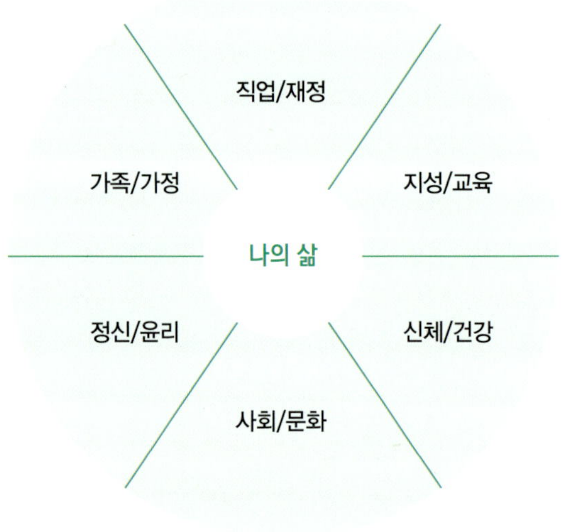

📷 11-7. 삶의 수레바퀴

가족과 가정 분야

각자의 인생에서 본인, 가족과 가정은 가장 소중한 가치를 가지고 있을 것이다. 그래서 강의실에서 이 분야에서 하고 싶은 일들을 적어보라 하면 다들 여러 가지를 잘 적는다. 여러 욕심나는 일들이 많겠지만 우선 다섯 가지 꿈의 목록만 작성할 이 장의 마지막 페이지에 공간을 확인해 보자. 중요한 것은 꿈의 목록을 작성할 때 이룰 수 있는 꿈이 되도록 가능한 한 구체적으로 작성하는 것이 중요하다. 예를 들어 '사랑스러운 배우자를 만나 단란한 가정을 이루겠다'는 표현보다는 '**한 요건을 가진 배우자를 만나 매달 2회 이상 **취미 활동을 함께하는 가정을 만들겠다'는 표현이 더 이루어지는 꿈이 되는 것이다. 위의 원칙을 고려하여 다섯 가지를 작성해 보자. 안타깝게도 막막하여 생각이 떠오르지 않는다면 아래에 보여주는 예시를 참고하여 작성해 보는 것도 방법이다. 최소 다섯 가지 꿈을 작성해 보고, 여유가 된다면 더 작성해도 좋다. 다만 앞으로 작성할 것도 많음을 참고하자.

가족과 가정 분야 꿈의 목록 예시

나는 가족들이 필요로 하는 것이 무엇인지 이해하기 위해 진지하게 노력한다.
나는 배우자와 공통된 목표를 가지고 있다.
연로해져가는 부모님에 대해 적절한 책임감을 느끼고 있다.
아이들에 대해 잘 알고 있으며 긍정적 태도와 재능과 꿈을 장려한다.
나는 가족들의 도덕적이고 정신적인 성장에 기여하고 있다.
나는 자녀들의 장래 교육을 위해 충분한 저축을 하고 있다.
가정생활은 내 삶의 다른 분야와 균형을 이루고 있다.
나는 가족과 보낼 시간을 미리 계획한다.
내 집에 친구들이 찾아오는 것이 즐겁다.
가족 구성원이나 가까운 친구와의 관계를 돈독히 하기 위해 일대일로 시간을 보낸다.
나는 내 주위 가까운 사람들에 대해 걱정하고 그들의 욕구에 관심을 가지고 있다.
나는 사랑을 주고받을 수 있다.

직업과 재정 분야

사회의 리더로서 살아가야 하는 의사들에게 직업과 재정 분야 목표는 매우 중요하다. 물론 앞서 이야기했듯이 직업적, 재정적인 성공만이 인생의 목표가 되어서는 안 된다. 다만 이 분야는 다른 분야의 꿈을 이룰 수 있도록 만드는 바탕이 되기에 중요하다. 각자 의사로서 사회적인 성공과 성취, 재정적인 성공과 기여에 대한 꿈을 꿔 보자. 조금은 막막하다면 직업 재정 분야 예시를 참고하여 본인만의 목표를 만들어 보자. 정답은 없다. 본인의 가치관으로 볼 때 소중한 내용을 꿈꾸면 되는 것이다.

직업과 재정 분야 꿈의 목록 예시

나는 미래의 재정을 위해 구체적이고 글로 작성된 목표를 설정해 두고 있다.
나는 수입 범위 내에서 절약하며 사는 것이 익숙하다.
나는 가계부와 효율적인 예산을 작성하며 그에 따라 재정을 관리한다.
우리 가족은 전체적으로 현명한 구매 및 소비에 관심을 가지고 행동한다.
나는 정기적인 저축과 투자를 실천하고 있다.
내가 소속된 조직에서 나의 기여도를 높이는 것이 중요하다.
내가 소속된 조직에서 나에 대한 평판을 알고 있고 이미지 개선을 위해 노력하고 있다.
나는 전문적인 재정 자문을 할 사람이 있다.
나는 정기적으로 유언에 대해 생각하고 작성해 두고 있다.

지성과 교육 분야

전문가로서 의료인은 평생 공부가 숙명이다. 이것이 어려운 이유는 대학 때 학습한 지식만으로도 생활에 큰 지장이 없을 수 있고, 누구도 겉으로는 원장의 실력 없음을 지적하지 않는다는 것이다. 한마디로 자신과의 싸움이다. 끊임없이 발전하는 최신 의학 지식을 리드해 가는 것까지는 못하더라도 배움에 손을 놓지는 말아야 함을 머리로 잊지 않고 몸으로 행동하여 계속 공부하는 것이 필수적인 직업임을 잊지 말자. 그러한 관점에서 지성과 교육 분야의 꿈을 작성해 보자. 아래의 예시를 참조하여도 좋다.

지성과 교육 분야 꿈의 목록 예시

나는 상상력과 창의력을 발휘할 기회를 만들어 적극 행동한다.
나는 내 업무에 대한 지식을 향상하기 위해 끊임없이 공부한다.
나는 학문적 영역에서 존경하고 따를 만한 멘토를 가지고 있다.
나는 업무와 관련된 것이 아닌 문제에 대해서도 다양한 관심과 깊이를 가지고 노력한다.
나는 요즘 내 분야에서 가장 최신의 지식이 어떤 것인지 알고 있다.

신체와 건강 분야

다른 사람의 몸을 돌보고 조언하는 의사들 중에서도 흡연자가 다수 있다. 본인이 흡연하면서 환자들에게 금연을 강조할 수 있을까 싶은데, 스트레스가 많아서 어쩔 수 없다고 한다. 환자들의 고충을 잘 이해는 해줄까 싶긴 하다. 아무리 세상의 만금을 다 주더라도 건강이 없으면 다 소용없는 일이다. 요즘은 건강과 몸매를 가꾸려는 경향이 커져서 사람들의 돈을 아끼지 않는 모습이 많이 보여 그나마 다행이다. 아마도 쉽게 이 분야의 꿈은 잘 작성할 수 있으리라. 그래도 참고는 되시라고 아래에 예시를 보여드린다.

신체와 건강 분야 꿈의 목록 예시

나는 건강과 수면연장에 도움이 되는 건강한 생활 습관을 갖고 있다.
나는 일정한 계획에 따른 운동이 습관으로 잡혀 있다.
나는 나의 건강에 도움이 되는 음식들에 대해 잘 알고 있다.
나는 설탕, 소금, 지방, 카페인에 대한 적절한 기준을 가지고 있다.
나는 간식을 선택할 때도 건강한 식품에 대해 적절한 선택을 한다.
나는 건강을 위한 적절한 체중을 유지하고 있다.
나는 생활에서 생기는 스트레스를 풀기 위한 적절한 방법을 가지고 있다.
나는 휴식을 위한 적절한 수면시간을 유지하고 있다.
나는 속도 제한이나 안전벨트 착용 등 안전이 습관되어 있다.

사회와 문화 분야

단순히 환자의 몸을 살피는 직업이 아닌 의사에게는 높은 사회성이 요구된다. 아무래도 자신의 할 일, 할 말만 딱 마치고 더 이상 말이 없는 의사보다는 친근하고 인간적으로 느껴지는 의사가 앞으로는 더욱 환영받고 진료의 결과도 좋을 것이다.[6] 어린 시절부터 휴대폰에 중독되어 검색 능력은 뛰어나나 사회성이 떨어지는 이들이 늘고 있다는 것은 불행한 일이다.[7] 이러한 사회성 성향이 떨어지는 경우 의사로서 진료 및 병원의 성장에도 지장이 예상된다. 사회와 문화 분야는 환자들을 이끌고 안내해야 하는 의사로서 자질의 성장과 관련된 것이다. 이 분야의 꿈의 목록 작성에 어려움을 느낀다면 다음의 예시를 참고해 보자.

사회와 문화 분야 꿈의 목록 예시

나는 정기적으로 공식적인 사회, 문화 활동에 참여하고 있다.
나는 주위 사람들에게 잠재력을 발휘하도록 이끌며, 종종 칭찬으로 유도한다.
나는 다른 사람들의 발전에 진심으로 관심이 있으며, 그들의 이야기를 잘 들어 준다.
나는 약속을 소중히 여기며 잘 지킨다.
나는 현재의 친구들을 소중히 여기며, 그들의 분야를 연결해 주는 것이 즐겁다.
나는 친구들의 삶에 도움이 되며 긍정적으로 관여한다.
나는 예의 및 사교 범절에 대해 교육을 받았고, 긍정적인 평가를 받는다.
나는 남들이 호감을 가질 만한 습관, 재능을 가지고 함께 활동하고 있다.
나는 리더로서도 자부심을 가지며, 참모로서도 훌륭한 측면을 가지고 있다.

정신과 윤리 분야

안타깝게도 고소득 전문직의 탈세 사례가 보도될 때마다 의사 직군이 언급된다.[8] 사회, 경제적으로는 성공했으나 비윤리적인 방법을 동원한 것이 알려져 빛바랜 성공 사례가 되고 비난을 받는 일도 생긴다. 의사들의 심리는 '이렇게 힘들게 공부하고 의사가 되었으니 경제적으로 보상을 받는 것이 당연하다'라는 생각이나 다른 직종도 어렵게 공부하는 것은 마찬가지이기에 사회적 공감대는 얻지 못하고 있다. 오히려 잘사는 의사들에게 일반인들은 더 높은 사회적 기여(Noblesse oblige)를 기대하고 있으나 많은 의사들이 본인과 가족들만 생각하고 본인을 행복하고 풍요롭게 살게 해준 사회에 대한 기여는 적은 편이다.

정신과 윤리 분야는 마음의 평화를 얻는 방법에 대한 고민이다. 대다수 의사들은 의사 면허를 따고 개원 현장에서 일하게 되는 순간 스트레스가 많기도 하지만 웬만큼의 경제적인 여유는 어느 정도 보장된다. 그렇게 풍족한 삶을 살게 해준 사회에 대한 기여와 사회적으로 '존경받는 삶'을 살기 위한 윤리적인 모습을 만들어가는 방법에 대한 고민을 해보자. 아래의 예시를 참고해도 좋다.

정신과 윤리 분야 꿈의 목록 예시

나는 사람과의 관계가 금전적인 문제보다 중요하다는 가치관을 가지고 있다.
나는 내 삶에 있어 중요한 좌우명과 가치관을 가지고 그에 따라 살고 있다.
나는 내가 속한 종교단체에서 적극적인 활동을 하며 역할을 하고 있다.
나는 음주, 도박, 성관계 등의 도덕적 문제들에 대해 명확한 가치관을 가지고 그에 따른다.
나의 긍정적, 정신적, 종교적 신념은 가족들을 단결시키는 데 도움이 되고 있다.
나는 인생의 그 어떤 도전적인 상황이 와도 이겨낼 만한 강한 신념을 가지고 있다.
선과 악에 대한 나의 신념은 현실적이며, 일관성을 가진다.

사명선언문 작성 두 번째 단계, 가치관과 우선순위

30여 개의 꿈의 목록을 작성한 것을 보자면 흐뭇한 미소가 떠올라야 한다. 작성한 꿈의 목록은 본인이 평생에 걸쳐 하고 싶은 일들이고, 그것이 이루어진다면 행복하겠다는 생각이 들어 가슴이 떨려야 한다. 그렇지 않다면 작성한 꿈의 목록들을 다시 수정해 보길 권한다. 그럴 리야 없겠지만 의무감으로 작성하거나, 남들이 보기에 이러한 것이 좋아 보인다는 것을 작성해 보아야 본인의 가슴을 떨리지 못하게 한다. 꿈의 목록은 진정으로 본인이 하고 싶다고 꿈꾸는 것들이어야 한다.

가슴 떨리는 꿈들을 이루어 내는 현실로 만들기 위해서는 본인의 가치관에 따라 우선순위를 정해야 한다. 토끼도 두 마리를 잡으려다 한 마리조차 못 잡는 현실이다. 본인의 시간과 능력이 허락한다면 우선 이루고 싶은 꿈들을 정해야 한다. 물론 모두 본인이 하고 싶은 꿈들을 작성해 놓은 것들이고 무엇 하나 놓치고 싶지 않을 수 있다. 그러나 모두 이룰 수 없다면 순서를 정해야 한다. 그때 필요한 것이 본인의 가치관이다.

30여 개 꿈의 목록에 1부터 10 정도까지 우선순위를 정해 보자. 선택 기준은 본인의 가치관이다. '우선순위가 앞서는 꿈을 이룬다면 뒤의 꿈은 이루지 못해도 후회스럽지 않겠다'는 생각이 들어야 우선순위를 잘 정한 것이다. 본인이 최우선 순위를 정한 꿈을 살펴보았을 때 이후의 꿈들을 이루지 못해도 후회 없는 인생이라 할 것인가? 우선순위를 정하는 것은 개인적 가치관의 차이에 따른 것으로 정답이 없다. 다만 사명 작성의 목적이 꿈을 이루기 위한 동기부여를 위한 것임은 잊지 말아야 한다.

이미 동기부여에 문제가 없는 것은 사명선언문으로 만들지 않을 것을 권한다. 예를 들면 개인적 가치관의 차이라서 옳나 그르나의 문제는 아니지만 신앙, 효도, 행복한 가정 등의 지극히 개인적인 가치관은 본인의 사명선언문을 작성할 때 마음속 우선순위에만 두길 권한다. 예시와 같은 개인적인 가치관은 이미 확고해서 사명선언문에 작성하지 않아도 그러한 삶을 살 것이 당연하기에 선언문을 만드는 것이 큰 도움이 안 된다. 게다가 사명 선언을 통해 목적하고 있는 주위 사람들을 내 사명에 함께하도록 만든다는 측면에서도 도움이 안 된다.

최우선 순위에 있는 꿈들은 주위 사람들도 꿈꾸게 해야 한다. 예를 들면 '50억 자산을 모아 가족들과 매년 해외여행을 다니는 행복한 삶을 살겠다'는 사명 선언을 주위 사람들이 들으면 어떤 생각이 들겠는가? 같은 말이라도 자선, 기여, 사회적 책무를 담아 표현해 주어야 주위 사람들을 함께 움직이고 본인이

행동할 동기부여가 된다. 예를 들면 '50억의 자산을 모으는 동안 매년 10%는 어려운 이웃, 의료가 소외된 지역에 가족들과 함께 봉사를 다니며 나누는 삶을 살겠다'고 작성하면 주위 사람들에게도 감동을 주고 지원을 받으며, 본인 스스로도 꼭 하고 싶은 일이 되어 동기부여가 될 것이다.

이러한 원칙을 가지고 최우선 순위 꿈의 목록을 두세 개 추려 보자. 사명선언문은 그 두세 개 꿈의 목록이 가진 '~하고 싶다'는 서술어를 '~를 해내는 삶을 살겠다'는 서술로 바꿔 주는 것이다. 이 과정에서 중요한 것은 너무 길지 않게 두세 줄의 문장으로 작성하는 것이다. 아무리 좋은 사명이라도 머릿속에서 한참 생각해야 나오거나, 길어서 잊게 된다면 의미가 없다. 꼭 필요한 두세 줄의 문장으로 정리하여 항상 머릿속에서 떠나지 않는 사명으로 만들어야 한다.

이때 중요한 것은 이루어지는 사명선언문이 되도록 만드는 것이다. 그러기 위해서는 SMART한 원칙을 적용하여 충분히 생각하고 작성해야 한다. 두세 줄의 선언문 문장을 다음에 소개하는 SMART한 원칙을 적용하여 수정해 보자. 원칙은 다음과 같다.

구체적(Specific)으로 서술 – 목록을 작성할 때 모호한 표현 말고 구체적으로 작성해야 한다. 예를 들면 '행복한 가정을 만들겠다'는 모호하고 '주 5일 이상 배우자, 가족과 저녁식사를 함께하겠다'는 것이 훨씬 구체적인 표현이다. '훌륭한 아이로 크도록 교육하겠다'는 표현보다는 '올바른 아이로 키우기 위해 어릴 때부터 매 주말 곳곳을 여행하며 시간을 함께 보내겠다'는 것이 구체적이다.

측정 가능한(Measurable) 지표를 넣어 서술 – 꿈을 이루었는지 아닌지를 평가할 수 있도록 하기 위해서는 위의 예시처럼 측정 가능한 지표를 넣는 것이 중요하다. '세상을 밝게 만드는 삶을 살겠다'는 목표는 모호하고 이대로는 꿈을 이루도록 동기부여도 안되며 달성을 측정할 수도 없다. '사회를 건강하게 하도록 월 1회 봉사활동에 참여하겠다'는 것이 훨씬 측정 가능한 목표인 것이다.

행동 위주(Action-oriented)로 서술 – 건강과 슬림한 몸매를 누구나 원한다. 그러나 누구나 그렇지는 못하다. 이유가 뭘까? 다들 목표가 모호하기 때문이다. '건강하고 날씬하게 살겠다'는 목표보다는 '나는 매일 1만보, 계단 30층을 걸어 오르며 건강을 유지한다'는 목표가 훨씬 구체적이며 실제로 이루는 목표가 된다. 물론 행동과 수치는 약간 힘든 정도라야 할 것이다.

조금 힘들지만 현실적인(Realistic) 내용으로 서술 – 누구나 부자가 되고 싶어 한다. 강의실에서 가끔 꿈의 목록을 작성해 보라 하면 '500억대의 자산가가 되겠다'는 꿈을 적는 친구들이 있다. 물론 되면 좋겠지만 재벌급 부모님의 자산을 물려받으면 모를까, 현실에서는 과연 그 목표가 동기부여를 해줄 수 있을까 의심된다. 필자의 경우 사명을 작성할 2001년 당시 강남의 아파트 가격이 6~8억 선이었으니 20년 후의 목표를 삼고 조금 크게 잡아 30억의 자산을 모으겠다는 목표를 세웠다. 따라서 여러 가지를 고려하여 목표는 조금 힘들지만 이룰 수 있는 정도로 설정하는 것이 스스로를 움직이도록 만든다.[9]

마감시한(Time limit)을 가지도록 서술 – 누구나 시험 기간에 임박해서야 벼락치기 공부를 했던 경험을 가지고 있을 것이다. 꼭 해야만 하는 목표라면 동기부여를 위해 마감시한을 정해야 한다. 바쁘게 일상을 살다 보면 해야 하는 일에 대해서도 자꾸 미루게 된다. 따라서 꼭 해야 하는 일이라면 중요도와 시급성을 기준으로 사분면을 나누고 중요하고 급한 일이라면 당장 해결해야 맞고, 중요한데 급하지 않은 일이라면 파일링을 해서 언제까지 하겠다는 것을 명확히 해 두어야 잊지 않고 해내는 일이 된다.[10]

충분한 시간을 갖고 SMART한 목표 설정의 원칙을 적용하여 사명선언문을 두세 줄의 간단한 문장으로 완성하여 작성해 보자. 다음은 강의 중에 받았던 사명 선언의 예시이다. 우선 보여드릴 것은 모호한 표현, 개인적인 얘기로 주위 사람들을 함께 움직이지 못할 것이라 예상되는 것들이다.

"미래에 내가 직접 운영할 치과가 있는 상가 건물을 가지면서 평균 이상의 근육과 평균 이하의 체지방량을 유지하면서 오랫동안 젊음을 유지하고 존경받는 가장, 가족에 대해 책임감이 있는 훌륭한 치과의사가 될 것이다."

"나는 정서적인 풍요로움을 중요하게 여기며 살 것이다.
넓지만 얕은 인간관계보다 좁아도 깊은 인간관계를 추구하며 살 것이다.
생활에 여유가 있는 정도가 되면 여가를 즐기며 살 것이다."

"나는 나와 내가 사랑하는 가족을 행복하게 지켜줄 수 있을 정도로 안정적인 수입을 만들고 행복을 느끼게 하는 것들을 스스로 찾아 누릴 수 있는 여유가 있는 삶을 살겠다."

위의 예시들을 보면서 '멋지다', '훌륭한 원장님이니 함께하고 싶다', '당신의 꿈을 나도 옆에서 응원합니다'라는 생각이 드시는가? 직원의 관점에서 저 예시들을 살펴보면 느낌이 올 것이다. 그래서 중요한 것은 SMART한 목표여야 하며, 나를 그렇게 잘살게 해 준 사회를 위해 나는 어떠한 기여를 하면서 살겠다는 것을 표현해 주는 것이 중요하다. 다음은 완성도가 높은 예시를 보여드린다.

"나는 45세까지 박사 학위 및 유학 후 치과 분야에 있어 전문지식을 열심히 쌓아 취약계층 없이 모두가 평등하게 국가 보건 건강을 증진할 수 있도록 기여할 것이고 60세 전까지 구강건강 취약계층에 속한 청소년들에게 장학금을 지원하는 장학 재단을 만들겠다."

"나는 50대에 1층부터 두세 층을 쓰는 크고 접근성 좋은 병원을 개원하고, 지역사회 곳곳에 매달 수익의 2%를 후원하는 배포가 크고 마음 따듯한 치과의사로 살겠다."

"나는 40세까지 전문의 취득 후, 수련 중 배우고 공부한 전문 지식, 기술을 바탕으로 개원하여 분야별 전문의 및 전문 마케터를 고용하여 사업화를 이룬다. 60세까지 그 지역 사회에 2억 이상을 기부하며 반려동물 보호 단체를 운영하는 삶을 살겠다."

꿈꾸는 것은 누구나 할 수 있지만 그 꿈을 이루며 사는 것은 본인이 하기에 달려 있다. 이상의 예시를 보면 앞서 강조했던 이루어지는 꿈이 어떤 것인지 느낌이 올 것이다. 그래도 왜 꼭 개인적인 사명은 안 된다고 하느냐는 질문에는 다음의 📷 11-8을 보여드린다. 그림을 보면 우주선 세 개가 보인다. 가, 나, 다 중 어느 것이 가장 앞에 있는 것인가?[11] 동양인은 대부분 '다'가 가장 앞에 있다고 말하며, 서양인들은 '가'가 가장 앞에 있다고 말한다. 이러한 시각 차이가 나오는 것은 동양인들은 다른 사람의 시각을 중요하게 생각하기 때문이라 한다.

다른 사람의 시각을 중요히 생각하는 문화에서 개인적인 가치관에 따른 사명선언문은 본인과 남을 모두 움직이기 어렵다. 앞서 움직이지 못하는 예시로 보여드린 사례들은 사명 자체가 나쁘다고 할 수 없다. 개인적으로는 고심하여 만든 본인에게는 매우 소중한 사명선언문일 것이다. 다만 주위 사람과 본인 스스로를 움직이는 것이 어려울 것이란 얘기다. 이러한 사명선언문을 시간 내서 작성해 보는 목적이 존경받는 원장이 되려는 것이고, 함께하는 직원들을 그 꿈을 향해 함께 가도록 만드는 것이라면 반드시 봉사, 헌신, 기여, 사회적 책무라는 외부의 시각을 무시할 수 없는 것이다.

본인만의 의미 있고 간결한 사명선언문을 만들었다면 이제 주위 사람들에게 자랑스럽게 이야기해 보자. 직원을 포함한 주위 사람들에게 사명선언문을 얘

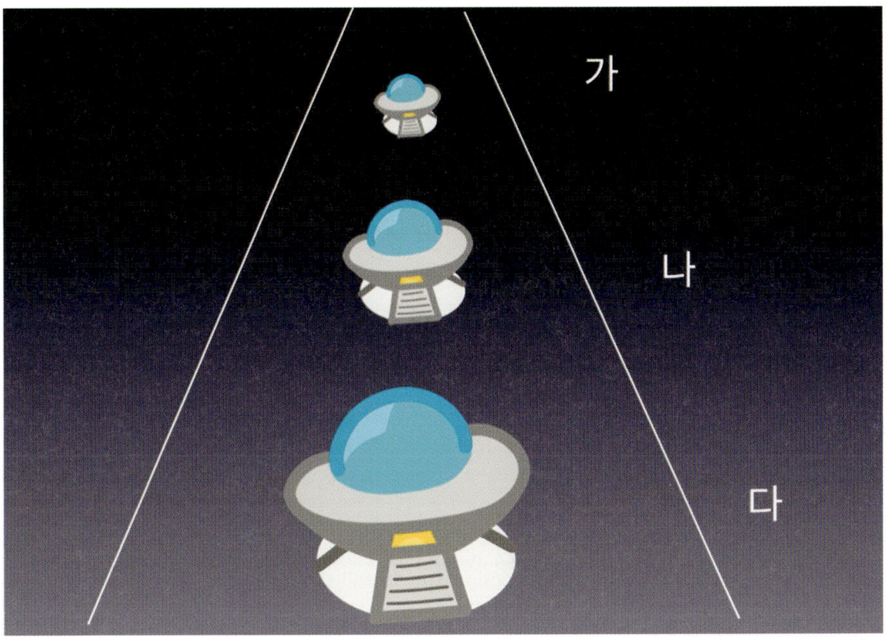

11-8. 세 개의 우주선. 어느 것이 가장 앞쪽에 있는가?

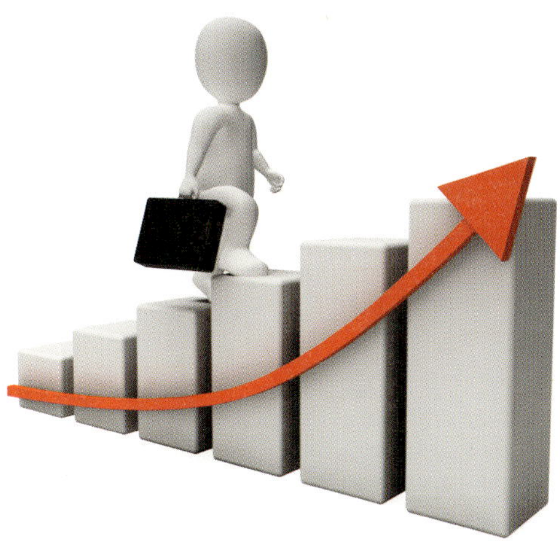

11-9. 사명선언문을 공표하는 것은 성공을 향한 문으로 첫발을 내딛는 것이다.

기하기가 껄끄럽다면 그건 성격의 문제가 아니다. 이 책에서 강조하고 있는 동기부여를 위한 사명선언문이 아닌 그저 개인적으로 소중한 사명선언문이기 때문이다. 본인에게는 소중하지만 다른 사람들의 공감을 얻을 수 없는 선언문이라면 꿈의 목록에서 우선순위를 다시 조정해 보길 권한다. 소중하지만 철저한 신앙, 행복한 가정, 경제적 여유 등 얘기 안 해도 스스로 알아서 할 것은 제외하자. 하고 싶고, 해야만 하는 목록을 찾아 SMART한 원칙을 적용하여 사명선언문을 다시 수정, 작성해 보길 권한다.

완성된 사명선언문은 이 책에서 소개하는 필자의 블로그(https://blog.naver.com/dentmast)에 올려서 공유해 주시길 부탁드린다. 그것이 그 사명대로, 그걸 이루면서 사는 방법이다. 사명선언문을 완성하면 독자께서는 병원 경영에 성공하는 계단에 올라섰고 그 문을 통과하는 일만 남은 셈이다. 필자는 위의 블로그를 통해 올려주신 분들께 완성도를 높일 조언을 드리고자 한다.

꿈의 목록을 작성하는 페이지. 각 분야당 5가지씩 꿈의 목록을 작성해 보자.

가족, 가정 분야	직업, 재정 분야
1.	1.
2.	2.
3.	3.
4.	4.
5.	5.
지성, 교육 분야	**신체, 건강 분야**
1.	1.
2.	2.
3.	3.
4.	4.
5.	5.
사회, 문화 분야	**정신, 윤리 분야**
1.	1.
2.	2.
3.	3.
4.	4.
5.	5.

11장을 마치며 확인할 것들…

▶ 본인에게도 폴 부르제의 명언이 가슴을 울리는가? "생각한 대로 살지 않으면 사는 대로 생각하게 된다" 본인이 현재까지 열심히 살아온 목적을 간단히 정리해 보자.

▶ 당신은 인생을 뭘 하기 위해서 사는가? 이 장을 마치면서 이제는 답할 수 있어야 한다. 서너 줄로 요약한 본인의 사명선언문을 이곳에 다시 한번 최종 수정해 보자.

참고문헌

1. 이기범. (2019년, 11월 11일). 청년 취준생 "중소기업 기피, 꼰대문화 우려 때문" 노컷뉴스. https://www.nocutnews.co.kr/news/5240055
2. 소확성. "성격과 리더십은 관련이 있을까? | 아주대학교 김경일 교수." 2019. 6. 24. 동영상. 8:20. https://www.youtube.com/watch?v=Wgj25pl4vlo&t=500s
3. 월급쟁이부자들TV. "요즘 MZ세대들이 회사 다니면서 관두는 게 고민인 이유 (송길영 풀버전)." 2022. 8. 15. 동영상. 14:38. https://www.youtube.com/watch?v=r96JEHaVAv0
4. 이현식. (2009년, 2월 13일). "나 이민가"..알고보니 경영난 '폐업' 의협신문. https://www.doctorsnews.co.kr/news/articleView.html?idxno=52660
5. tvN STORY 디비엔 스토리. "뇌를 퇴화시키는 스마트폰의 위험성 #미래수업 | Living the New Normal EP.6." 2020. 9. 22. 동영상. 2:59. https://www.youtube.com/watch?v=3ubU-sqX6KQ
6. S Lelorain et al. A systematic review of the associations between empathy measures and patient outcomes in cancer care. Psychooncology. 2012;21(12):1255-64.
7. 김병년. 청소년의 스마트폰 중독이 사회성 발달에 미치는 영향. 한국콘텐츠학회논문지. 2013;13(4):208-17.
8. 박현. (2006년, 7월 27일). 전문직·고소득 자영업 탈세방지 '3중 압박' 한겨레. https://www.hani.co.kr/arti/economy/economy_general/144678.html
9. 정성국 등. 다양한 목표설정을 통한 동기유발의 운동학습 효과. 한국체육과학회지. 2002;11(2):319-27.
10. 전병국. Delete! 정보 중독에서 벗어나는 아주 특별한 비밀. 21세기북스; 2004.
11. EBSDocumentary (EBS 다큐). "다큐 프라임 - 동과서 제2편 서양인은 보려하고 동양인은 되려한다 (2009)" 2018. 6. 15. 동영상. 44:19. https://www.youtube.com/watch?v=DInJUfD4hWk

CHAPTER 12

동기부여, Motivation

Motivation의 필요성

2022년 초 발생한 우크라이나와 러시아의 전쟁을 계기로 신냉전 시대가 시작되었다.[1] 과거 국제화(globalization) 시대의 풍요로움에 30여 년을 살았던 우리는 이제 서서히 힘든 시기가 시작되었음을 고물가, 고금리, 인건비 상승 등을 통해 대부분의 의료인들이 현실로 느끼고 있다. 이럴 때 필요한 것이 절약 정신이지만, 소비의 달콤함을 경험하며 살아왔던 사람들에게 예전 같은 힘든 시간을 감내하라고 강요할 수도 없다.

사람들의 기대치 향상에 따라 지속적으로 높아지고 있는 인건비는 경영자들에게 큰 짐으로 다가온다. 높은 인건비를 주고서라도 좋은 인재를 구할 수 있다면 좋겠지만 간호사, 치과위생사 등 의료 업종에 최고의 인재들이 몰려들던 시대는 이미 지난지 오래다. 그나마 인재들이 모인다는 의사들조차 고수입이 보장되는 인기 과목으로만 몰리고 있는 현실에서[2] 그보다 어려운 간호지원인력으로 좋은 인재를 영입하기 위한 인재 쟁탈전은 그 해결책이 있는 건지 막막하기만 하다(12-1). 이러한 인재 모시기 경쟁 상황이다 보니 지원자들이 면접을 통해 갈 곳을 고르는 상황이 벌어지고 있다. 채용(실제로는 입사할지 말지) 결정을 직원이 하는 상황인 것이다(12-2).

채용 공고 사이트에는 병원에서 일할 직원을 구한다는 공지가 끊임없이 올라오고 있다. 이러한 상황이니 특히 치과위생사들은 일부 대학병원, 대형병원을 지원하는 경우 외에는 취업에 크게 스트레스를 받지 않는다. 원장들 입장에서는 심각한 구인난으로 '일단 와주면 감사하다'는 생각이니 수년 전부터는 달라진 모습이며, 향후 인구 감소가 전망되는 상황이기에 더욱 악화될 것으로 예상한다.[3] 이것은 잘못된 인재를 채용하는 경우 교육비용이 더 들고, 생산성

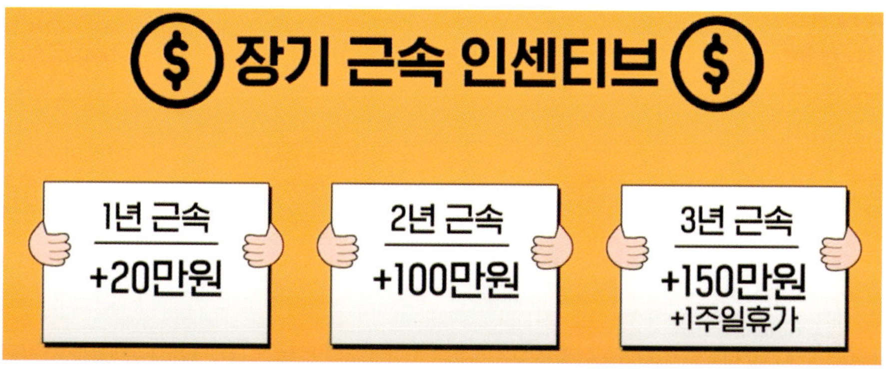
장기 근속 인센티브
1년 근속
+20만원
2년 근속
+100만원
3년 근속
+150만원
+1주일휴가

12-1. 인재 채용을 위해 강남의 한 치과에서 유튜브상에 올려 놓은 장기근속 인센티브 조건.

2016년 5월 28일 (토)요일

[민병준] [오후 5:03] 이번 공채 면접에 응해주셔서 진심으로 감사드립니다. 면접 보시느라 정말 수고 많으셨습니다~

[지원자] [오후 5:53] 감사합니다~~결정내료서월요일오전까지연락드리겠습니다!!

[민병준] [오후 6:03] 네, 꼭 같이 일할 수 있기를 기대하겠습니다 ㅎ

[지원자] [오후 6:54] 네알겟숩니다ㅎㅎㅎ

2016년 5월 30일 (월)요일

[지원자] [오전 9:04] 생각해봤는데궁금한게아직있어서요ㅠㅠ그 해외봉사이런거그때공고에써잇엇는데 그건뭔가용????

[민병준] [오전 9:34] 보통 매년 필리핀 등 의료서비스를 받기 힘든 지역에 저희 병원에서 봉사 차원으로 원장님 한 분이랑 위생사 선생님들 두세분 가셔서 사흘정도 현지인들 봐드리는거예요.

[민병준] [오전 9:35] 해외봉사 가시는 위생사 선생님 선발은 1~2년 이상 근무하신 분 대상으로 신청받아서 가는거고요 ㅎ

12-2. 면접 후 인사 담당자와 지원자의 카톡 내용. 채용 여부 결정을 지원자가 한다?

이 떨어진다는 문제가[4] 예상되기에 가급적 피하여야 할 결정이지만 실제 임상 현장의 상황은 이론을 따르기 어렵다.

구직자들의 절대수도 줄었고 적극적으로 의료업계에서 일을 구할 동인도 크지 않다. 과거 2000년도 즈음에는 좋은 병의원은 채용이 일찍 마감되기에 국가시험 이전부터 취업을 위한 면접을 보러 다녔던 사람이 대부분이었다. 그러나 점차 취업을 알아보는 시기가 늦어지더니 근래에는 국가시험을 치른 후 한참을 쉰 후에 다른 것들도 좀 경험해 보고 5~6월이 되어야 치과에 취업문을 두드리는 경우가 점차 늘고 있다. 구직자 입장에서는 언제든 맘만 먹으면 취업이 되는 상황이니 서두를 것이 없는 것이다.

문제는 이들 신규 취업자들의 눈높이도 이미 상당 수준 높아졌다는 것이다. 정권의 공약에 따라 최저시급이 급격히 인상되어 1만 원을 육박하고 있다. 10여 년 전만 해도 4,000원 초반이었으니 두 배 이상 오른 것이다.[5] 개원의의 현실에서는 경쟁이 심화되어 매출은 거의 제자리이며 수가 경쟁으로 진료비 인하 압박이 심하다. 그 상황에서 비용의 비중이 가장 큰 인건비가 급격히 인상되고 있는 것이다. 일단 인상된 최저시급에 눈높이가 맞춰진 직원들은 채용 공고가 끊이지 않는 현실에서 일정 수준 이상이 되지 않으면 이력서를 제출하지도 않는다. 뭐라 탓하기도 어려운, 구직자 입장에서는 당연한 선택이다.

급여의 공정성, 균등성 문제

대학을 갓 졸업한 취업자의 입장에서는 동기들이 받는 일반적인 월급 수준이 중요하다. 입사 면접을 하다 보면 안타까운 모순이 발견되는데, '많이 배울 수 있는 곳이라서 찾아왔다'는 답변과 함께 '월급도 많이 달라'는 요구다. 사실 학생 때 그러했듯 배우는 입장이면 돈을 내면서 배워야 하는 것 아닌가? 직장이니 돈을 내면서는 아니라도 최고 수준의 대우를 원할 것은 아니란 생각이 들지만 직원들을 이해하자면 급여의 균등성에 대한 이해가 필요하다.

취준생들이 앞서 말한 모습을 보이는 이유는 급여의 '균등성(equality, 또는 외부 공정성)' 때문이다. 즉, 내 졸업 동기가 받는 정도 또는 그 이상의 급여 수준은 되어야 나도 취업하겠다는 의미다. 이러한 경향은 신입 시절에 강하게 나타난다. 안타깝지만 한 사람의 인력이 아쉬운 원장들 입장에서는 실력이 검증되지 않은 직원이라도 채용을 위해서는 지불해야 하는 최소한의 비용으로 생각해야 한다. 더구나 요즈음과 같이 급여 정보가 모두 채용 공고에 올라와 있는 현실에서 인근 지역의 평균 급여 수준 이상은 되어야 이력서라도 받아 볼 수 있다.

최저시급이 지속적으로 인상된다는 문제는 개인 사업자 입장인 원장들에게는 큰 부담이다. 채용을 희망하는 간호사나 치과위생사는 나름 국가시험을 통과한 전문가들이다. 그러다 보니 아무 자격 조건이 없더라도 지급하는 최저시급을 적용하여 채용할 수는 없다. 막 자격증을 취득하여 처음부터 일을 모두 교육해야 하는 간호조무사 직종조차 채용을 위해서는 최저시급 이상을 지급해야 하는 현실에서 직원들의 초봉에 대한 기대치는 높아질 수밖에 없다. 이러한 상황을 보면 고물가, 고금리, 높은 인건비라는 키워드를 가진 신냉전 시대가 이미 현재 진행형이라는 것은 더욱 현실로 느껴질 것이다. 신입 직원 채용도 어려운데 더 고임금을 부담해야 하는 경력직 유지는 더욱 골치 아픈, 별개의 문제다.

경력 직원들은 본인의 능력 및 성과에 따른 '공정'한 대우를 원한다(급여의 공정성 문제, 또는 내부 공정성). 연차가 높아질수록 그저 동기 누가 받는 급여 수준과 비교하는 직원들 스스로도 근무 환경이나 업무 상황의 차이가 있음을 알기에 그저 비슷한 수준만을 원하지 않는다. 그보다는 본인이 생각하기에 병원에서 맡은 역할과 부담, 매출 기여 등을 생각하게 되고, 그에 합당한 대우를 요구한다. 따라서 신입 때는 비슷한 수준이던 급여가 팀장, 실장급으로 연차가 높아지면서 능력과 성과에 따라 점차 격차가 발생한다. 원장 입장에서는 직원이 얼마나 해 주느냐에 따라 매출액이 달라지니 우수한 직원은 높은 급여를 제시하더라도 당연히 함께 일하고 싶은 것이다. 다만 급여 인상에는 한계가 있으니 어느 시점부터는 급여보다는 인센티브를 올려주는 방향으로 전환할 수밖에 없다. 갈등은 여기서부터 시작된다. 이와 관련한 칼럼을 소개한다.

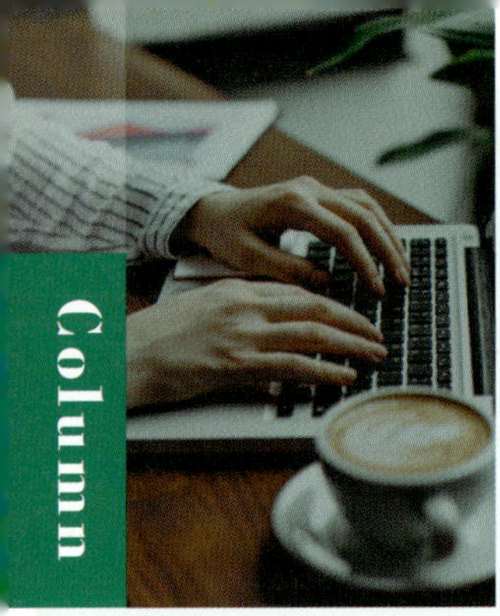

평가 및 급여 시스템

* 우리 병원의 인건비 수준은 적절한가?

원장님은 혹시 연봉협상 경험이 있으신가요? 고만고만한 직원들이 월급을 올려 달라고 하는 것을 다독여야 하고, 대개 나가려고 하는 일 잘하는 직원의 경우 얼마를 올려줘서 잡아야 하는가 하는 문제로 고민이 됩니다. 주는 원장의 입장에서는 많이 준다고 생각하고, 받는 직원의 입장에서는 적게 받고 많이 일한다고 생각하는 시각의 차이는 아무리 잘 대해줘도 항상 있습니다.

어떤 원장님은 직원들을 치위생사 학회 등의 모임에 보내지 말라는 말씀도 하십니다. 그런 모임에 가 봐야 누가 얼마 더 받더라는 얘기만 듣고 와서는 원장님에게 자꾸 월급 올려 달라는 말만 한다는 것이지요. 아무리 많이 준다고 해도 직원들은 본인이 일하는 직장이 항상 '제일 일 많이 하고 월급은 적은 곳'이라는 얘기만 쏙쏙 들립니다(이를 확증 편향이라 하죠). 그래서 항상 평균치보다는 좀 높다는 얘기를 듣는 정도 급여가 적절하다고 합니다.

경영의 대가 드러커 교수는 '측정할 수 없는 것은 평가할 수 없다'는 말을 했습니다. 원장님 병원에서는 직원의 평가를 구체적으로 하고 계신지요? 대부분 '느낌'으로 하기에 시각 차이가 생기는 것입니다. 직원을 평가하여 그에 맞는 대우를 하려면 평가 기준이 있어야 한다는 것인데, 도대체 평가 기준을 어떻게 만들면 서로 좋은 방향이 될 수 있을까요?

인사 평가를 위해서는 태도, 능력, 성과의 세 가지 항목을 보라고 말합니다. 직원들은 연말이 되면 '태도'만을 가지고 원장과 연봉 협상장에 나타납니다. 한마디로 성실하게 일했다는 것이죠. 하지만 원장은 그 직원의 임상적 '능력'과 그에 따른 매출 기여 등의 '성과'를 보고 그만한 대우를 해 줄 수 없다고 생각합니다. 따라서 이러한 생각 차이를 극복하자면 직원과의 회의를 거쳐서 위 세 가지 항목에 대한 세부 평가 내용을 합의하에 만들면 인사 평가에 대한 불만이 사라질 것이라 예상할 수 있지요. 어떻게 만들어야 할지 막막하시다면 저의 블로그(https://blog.naver.com/dentmast)로 문의주세요. 부족합니다만 저희 병원에서 만들어 놓은 예시를 보내드리겠습니다. ^^

급여 체계로 어떤 것을 사용하고 계신지요? 대개는 연공급이란 제도를 쓰고 계실 겁니다. 연차가 올라가면 급여가 올라가는 시스템이지요. 하지만 이 제도는 약점을 가지고 있습니다. 직원의 하는 일은 같은데 매년 급여 수준이 올라가야 하기 때문에 요즘같이 매출이 줄어들고 있는 현실에서는 매년 원장님의 수익만 줄어드는 결과를 가져온다는 것이지요. 그 폐단을 줄이기 위해 어떤 병원들에서는 연봉 상한선을 정해 놓기도 합니다. 업무에 큰 변화가 없다면 어느 수준 이상은 급여가 올라가지 않는다는 것이지요. 그런 경우 연차가 높고 능력과 성과 수준이 높은 직원들은 떠나가는 문제가 발생할 것을 예상할 수 있지요.

인센티브 제도는 잘 사용하지 않으면 오히려 독이 됩니다. 동기부여 편에서 말씀드릴 예정입니다만, 급여수준을 높여준다고 해서 동기부여가 되는 것이 아닌 데다가 잘 설계하지 않으면 급여만 올려주는 꼴이 되어 버리기 쉽습니다. 더구나 일단 올려준 급여를 매출이 줄었다고 내리기는 어렵고 당연히 여기던 인센티브가 사라졌을 때 오히려 사기가 떨어지는 문제까지 초래하기 때문에 설계가 중요합니다.

지금은 병원의 상황에 맞는 급여 시스템 설계가 필요한 시점입니다. 적극적으로 신입이나 조무사를 채용해서 교육하면서 비교적 낮은 임금으로 인원 채용을 우선 유지하시려면 초기 급여는 높고 인상률은 낮은 시스템이 필요할 것입니다. 반면, 수준 높은 경력직을 중심으로 운용하고자 하신다면 초기 급여는 낮고 능력이 쌓일수록 급여 인상이 높도록 설계하시되 말씀드린 원칙에 따라 철저히 평가하여 능력에 맞지 않고 안주하려는 직원은 도태될 수 있도록 스마트하게 인사관리를 하시는 것이 필요합니다. 나름 공부가 좀 필요한 분야죠. 효율적인 인센티브 방안에 대해서는 다음 글에서 말씀드리겠습니다. ^^

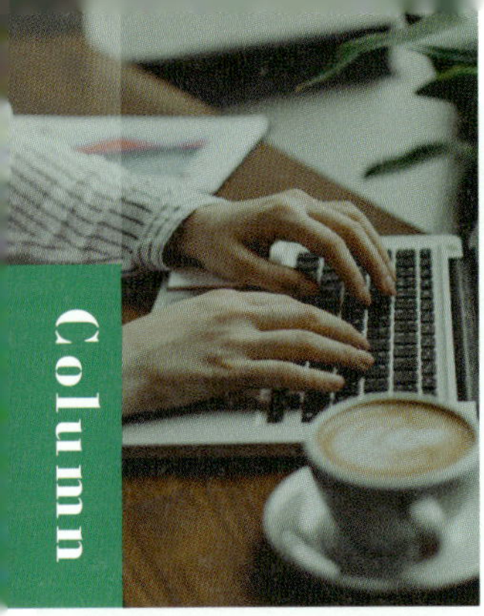

효율적인 인센티브 설계

* 원하는 동기부여 효과를 얻으려면

원장님은 인센티브가 동기부여에 효과가 있다고 생각하시나요? 좀 예민한 문제입니다만 일반적인 이론에 의하면 인센티브와 같은 외부적 동기부여는 그 효과가 불확실하다고 합니다. 인센티브를 모두가 받는 것이 아니기에(모두가 받아도 효과는 없습니다) 받지 못하는 직원은 사기가 저하되기도 하고, 더구나 고정적으로 받는 인센티브는 점차 급여의 일부분으로 인식되어 동기부여 효과가 사라진다고 합니다. 하지만 이런 부정적 효과에도 불구하고 직원들 사이에서는 해마다 급여를 인상해 주거나, 인센티브라도 지급해 주는 것이 당연하다는 인식이 만연하기에 모른 척하고 지나갈 수도 없지요. 따라서 급여와 인센티브를 어떻게 효율적으로 설계할 것인가가 중요한 문제입니다.

그렇다면 인센티브 제도를 설계할 때에 가장 염두에 두어야 할 문제들은 무엇일까요?

첫째, 지급액의 수준을 어떻게 책정하느냐의 문제입니다. 이에 관해서는 직원 간의 균등성과 공정성을 고려해야 하는데요, 균등성이란 외부적 균형, 즉 같은 연차의 동기 혹은 다른 병원 직원들과 비슷한 수준으로 받아야 한다는 생각을, 공정성이란 내부적 균형, 즉 본인이 근무하면서 맡은 업무의 수준과 강도에 합당한 대우를 받아야 한다는 생각입니다. 일부 상담직이나 경영직 직원들은 공정성을 더 중요하게 생각하는 경우도 있지만, 치과위생사나 조무사 등 대부분의 직원들은 일반적으로 균등성을 더 중시한다고 원장님도 느끼실 겁니다. 일반적으로 직원들은 우수한 다른 이들이 우대받는 시스템을 못 견딘다는 것이지요. 원장님 입장에서는 이것이 어려운 문제입니다. 수준 차이를 두어서 일 잘하는 직원을 동기부여해 주자니 나머지 다른 직원들이 싫어하는 눈치가 보이는 것이죠. 이를 극복하기 위해서는 모두가 공감할 수 있는 명확한 지급 원칙이 필요합니다.

둘째, 어떤 기준에 따라 지급할 것이냐의 문제입니다. 당연히 매출과 연동되는 변동급 형식으로 지급하고 계시리라 믿습니다만, 그 기준을 심사숙고해 볼 필요가 있을 것입니다. 직원들 희망으로는 쉽게 파악할 수 있는 매출액(Gross)을 기준으로 지급받는 것이 계산하기 쉽지만, 원장님 입장에서는 순익(Net)에 연동하여 지급하는 것이 합리적입니다. 인센티브를 지출과 연관시키지 않고 매출 기준으로만 지급하는 경우, 직원들은 매출 향상만을 위해 추가 직원 채용, 고가의 시설, 장비 투자 등을 계속 요구하고 비용 증가로 인한 순익 감소에 별 신경을 써야 할 이유가 없습니다. 제 경험으로도 인센티브를 순익과 연관시킨 후에는 직원 더 채용해달라는 말도 줄어들고, 매달 하던 회식도 좀 자제하자고 이야기하는 등 직원들의 변화가 보였습니다.

이제는 인센티브 제도에 대한 원장님의 생각에 변화가 필요한 시점입니다. 과거 수익률이 좋던 시절 기분에 따라 적당히 지급하던 방식으로는 효과를 얻을 수 없고 동기부여 또한 기대할 수 없습니다. 그렇다면 향후 어떻게 변해야 할까요? 방향은 '종업원 지주제'로 가야 한다고 저는 생각합니다. 직원이 직접 투자까지는 힘들더라도 경력직을 우선으로 병원 경영에 일부라도 참여할 수 있도록 기회를 주고, 그 과정에 병원의 지분 일부를 직원과 공유함으로써 자발적 동기부여 효과를 얻을 수 있다고 생각합니다.

다음으로 직원의 마음에 대한 인센티브까지 생각하셔야 한다는 것입니다. 단순한 외재적 보상에만 그칠 것이 아니라 칭찬과 격려 등의 내재적 보상이 함께 설계되어야 한다는 것입니다. 이는 원장과 병원이 기대하는 능력과 우수한 성과를 보여준 직원에 대하여 금전적 이득뿐만이 아니라 병원 차원에서 승급이나 공식적 인증제도 등을 통해 직원 스스로 성장에 대한 자부심을 가질 수 있는 환경을 함께 만들어야 한다는 것이지요. 이러한 원칙들을 반드시 이해하고 기본으로 하면서 원장님 병원의 상황에 맞는 구체적인 시스템을 고민하고 설계하는 것은 결국 어쩔 수 없이 원장님 자신이 해야만 하는 일입니다.

공정한 평가체계의 시작

급여가 공정하다고 느끼도록 해 주려면 공정한 평가가 전제되어야 한다. 공정한 인사고과를 위해서는 태도, 능력, 업적(성과) 고과를 모두 고려해야 한다.[6] 공정한 평가라고 느끼도록 해 주자면 평가의 과정에 대한 인식인 절차적 공정성과, 평가의 결과물인 분배의 공정성 모두가 충족되어야 한다고 알려져 있다. 이를 위해서 경영자가 고려하여야 하는 것은 고과 방법을 태도, 능력, 업적 고과를 모두 고려하여 적절히 구성하고, 스스로 보고할 수 있도록 만들며, 피드백을 강화하는 등의 '관계' 중심의 리더십을 발휘하여야 한다.[7] 이 단원에서는 정보처리이론에서 성과까지의 연결고리를 살펴보기로 하자.

직원들이 일하면서 성과를 만들어 내기까지 앞서 경영자가 관리해야 할 여러 단계가 있다. 정보처리이론을 따라가 보면 그 연결고리가 하나씩 만들어진다. 우선, 직원들은 병원에 취업하여 직장 생활을 시작하면서 겪는 여러 가지 경험들을 통해 자극을 받게 된다. 예를 들면, 신입 직원 환영식, 신입 직무교육, 현장 체험 및 실습, 고객 응대 실무, 진료 임상 투입 등 병원 생활을 하다 보면 여러 경험을 하면서 병원 생활에 대한 기억으로 축적된다. 그러한 기억

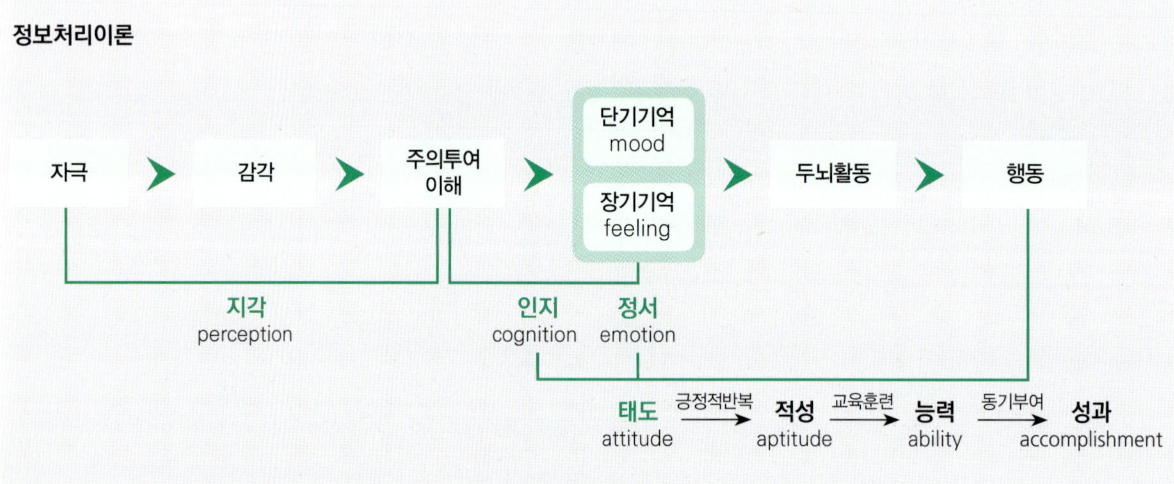

12-3. 정보처리이론에서 시작하는 태도, 능력, 성과의 연결고리.

중에서는 재미있고 행복한 것도 있을 것이고, 불편하고 기분 나쁜 것도 있을 것이다. 좋든 나쁘든 기억이 반복되면 장기기억으로 전환되며 축적된다. 좋은 기억이 더 많이 쌓이면 근무를 지속하는 것이고, 나쁜 기억이 쌓이면 두뇌 활동을 통해 출근하기 싫다는 생각이 들게 되어 지각이나 결근이라는 행동으로 나타나고 경영자는 그 모습을 보며 이 직원의 태도가 나쁘다는 생각을 하게 된다.

따라서 직원의 태도는 결국 경영자인 원장이 만드는 것이다. 태도이론에 의하면 태도는 인지, 정서, 행동의 세 가지로 구성된다.[8] 자극이 주어져 알게 되는 것이 인지이며, 그 경험을 통해 느끼는 기분과 감정으로 정서가 만들어진다. 인지와 정서를 바탕으로 두뇌 활동에 의해 나타나는 행동을 합쳐서 태도가 구성되는 것이다. 이를 살펴보면, 결국 직원의 태도는 병원 생활을 통해 얻은 경험의 축적으로 만들어진다는 것을 알 수 있다. 그렇다면 결국 경영자인 원장이 할 일은 복리 후생 제공, 직무의 보람 느끼게 하기, 스스로 성장을 돕기 등 활동을 통해 직원이 '병원 생활을 통해서 행복한 경험을 만들어 주는 것'임을 유추할 수 있다.

행복한 경험을 통해 좋은 태도가 반복되면 직원은 병원 일이 적성에 맞는다고 느끼게 된다. 예를 들면 갓 졸업해서 병원 생활을 새로 시작한다고 가정해 보자. 처음에는 얼른 일을 배워서 적응하고 기존 직원들과 좋은 관계가 되어 보려 노력한다. 그런 과정에 좋은 선배도 만나서 일도 배우며 성장하고 선배, 동기들과 사적으로 좋은 관계, 시간을 보내다 보면 일하러 출근하는 것이 즐거워진다. 병원 일에 편안함을 느끼는 것이다. 이 과정에서 타고난 적성보다는 사람들과의 적응이 적성 형성에 더 중요하다는 것은 더욱 설득력을 갖는 주장이라 생각한다.[9]

경영자로서 원장은 무엇보다도 직원의 성장을 돕는 것에 노력을 집중해야 한다. 직원 입장에서 일을 잘하려면 병원 생활을 통해서 배워야 한다. 단지 경험을 통해서나 선배로부터의 교육도 좋지만 직원들 입장에서 좋은 것은 전문가인 '원장님'에게 받는 교육이다. '직원들에게 월급 주는 직장 상사가 아닌 인생의 스승이 돼라'는 말에서 깊은 지혜를 느낀다. 실제로 직원들의 입장에서 단지 월급을 주는 원장은 많다. 직원들에게 필요한 것은 졸업하고도 찾아가서 인사드리고 싶은, 나를 키워준 감사한 분이라는 이미지의 '스승'인 것이다. 물론, 그런 모습이 되자면 원장 스스로 많은 교육을 통해 직원들의 성장을 도와야 한다.

병원 일에 적성을 가진 직원에게 교육 훈련을 시켜주면 비로소 능력을 갖추게 된다. 본인의 수련의(페이닥터) 시절을 생각해 보라. 어떤 상사를 원하는가? 이제 막 사회에 나와서 부족함을 느끼고 일을 배워야 하는 입장에서 많은 교육과 훈련은 본인의 성장을 위해 필수적이다. 그 과정을 거쳐야만 병원에서 제대로 일할 수 있는 '능력'이 키워지는 것이다. 모시고 있는 대표 원장(또는 지도교수님)을 통해서는 배울 것이 없고 내가 좌충우돌, 시행착오를 하며 배워야 하던지, 외부 교육 프로그램을 이수해야만 배울 수 있는 병원이라면 당장 이직을 고려할 것이다. 직원 입장에서 업무능력이 아직 없는데 어떻게 업무성과를 만들어 내겠는가? 직원 입장에서 교육은 병원에서 일하기 위한 최소한의 유니폼과 같으며 그것은 병원에서 제공해 주는 것이라는 마인드가 필요하다.

능력을 갖춘 직원이라면 그제야 원장의 동기부여를 통해 성과를 만들어 낼 수 있다. 좋은 태도를 가지고 있고 능력도 있는 직원이라면 다양한 방법으로 동기부여하고 성과를 기대하면 된다. 성과를 만들어 내지 못하는 직원이 생각난다면 교육 훈련이 제대로 안 되어 있음을 의미한다. 이와 관련하여 직원에게 상황에 맞게 발휘해야 할 4가지 리더십을 참조할 필요가 있다. 즉, 직원의

	능력	의지	리더십
Member 1	X	X	지시
Member 2	X	O	코칭
Member 3	O	X	지원
Member 4	O	O	위임

12-4. 직원(Member)의 스타일에 따른 적절한 리더십.

의지(부지런함, 태도)와 능력(똑똑함)에 따라 12-4와 같이 분류되고 그에 맞는 리더십은 따로 있다.[10] 일단 능력이 안되는 직원은 하나하나 시키고 확인하든지(지시), 우선 교육부터 진행(코칭)해서 능력을 키워줘야 하는 것이다.

조직 문화를 들여다보라

원장들의 가장 큰 고민은 직원들이 내 맘 같지 않다는 것이다. 페이닥터 시절에도 '주인의식'을 가지고 열심히 했던 원장이 더 큰 충격이고 상처를 받을 것이다. 다만 시스템이 사람을 그렇게 만든다는 것을 인정하고 이해해야 한다. 원장처럼 미래가 보이고, 급여도 남부럽지 않게 받는다면 직원들도 당연히 주인의식을 가지고 일할 것이다. 직원들은 '현 수준의 월급을 받으니 내가 하는 이 정도만 하면 많이 하는 거야'라는 생각으로 일하고 있는 것이다.

이러한 생각으로 일하는 직원들에 의해 만들어지는 것이 '조직문화'다. 조직문화는 친목(직원들 간 단합의 정도)과 결속(직원들의 성과에 대한 관심)에 따라 크게 4가지로 구분한다(12-5).[8] 파편문화는 70대 원장께서 은퇴 안 하고 소일 삼아 병원을 운영하는 모습으로 상상해 볼 수 있다. 직원들은 병원보다 퇴근 후 각자의 삶에 바쁘고 매출도 크게 관심 없는 상태다. 용병문화는 고객을 돈으로 보는 저가형 치과들에서 흔히 볼 수 있는 모습이다. 네트워크문화는 일반적인 치과들에서 흔히 보는 모습이다. 직원들은 퇴근과 친목에만 관심이 있고 병원의 매출과 경영은 오롯이 원장의 몫이다. 대부분 원장들이라면 모두가 한마음으로 최선을 다해 움직이는 가족 공동체 같은 병원을 원하리라. 문제는 어떻게 가족 공동체와 같은 조직을 만들 것인가의 문제다. 관련하여 작성했던 칼럼을 소개한다.

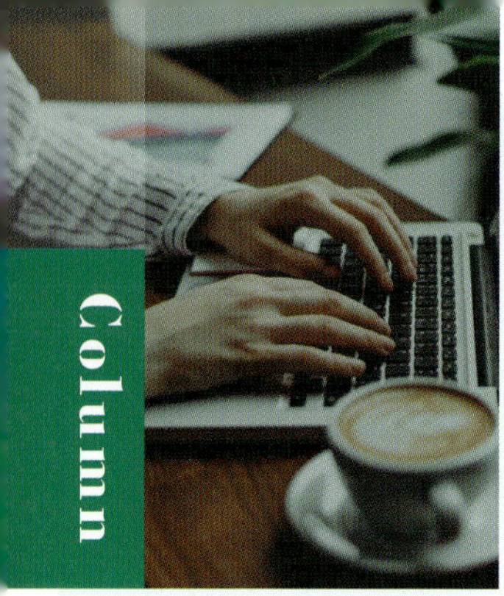

조직문화

* 매출에는 관심이 없는 직원들…

요즘 한참 코로나로 치과 매출이 예전 같지 않으시지요? 매출에 크게 기여하던 임플란트 치료는 수익성이 현저히 떨어졌고, 덤핑 치과의 영향으로 수가를 올리기도 쉽지 않습니다. 열심히 해도 예전만큼 매출이 되지 않는 데다 수요마저 줄어든 느낌에 각종 비용은 늘고… 원장님들의 마음은 타들어 가고 있는 것이 현실입니다. 그러나 고정적으로 월급을 받는 직원들이야 원장의 마음을 아는지 모르는지, 매출이 늘든 줄든 관심이 없어 보여서 '이들이 나의 동료가 맞는가?'하는 고민과 상처도 조금씩 쌓여가고 있으시리라 생각합니다.

조직문화라는 개념을 알고 계신지요? HBR (하버드 비즈니스 리뷰)에서 발간한 '인적 자원관리'에서는 조직문화를 '친목(sociability: 직원들 간의 단합)'과 '결속(solidarity: 조직의 목표에 대한 지향성)'의 높고 낮음에 따라 4가지로 나눕니다. 첫째는 '파편 조직'이라 부릅니다. 친목과 결속이 모두 약한 조직이지요. 원장도 직원에 관심 없고, 직원도 그냥 직장일 뿐 근무시간이 끝나면 각자 헤어지기 바쁜 조직이지요. 대부분 잘 안되는 병원의 모습입니다.

일반적인 치과는 '네트워크 조직'인 것처럼 보입니다. 직원들끼리 친목은 잘 되어 병원 생활은 원만한데 병원 매출은 얼마가 나오든 관심이 없는 조직이지요. 원장과 관계도 좋은데 매출에는 관심이 없으니 답답한 경우입니다. 그래도 이런 경우는 좀 더 노력하면 개선의 여지가 있으니 다음의 해결책을 적극 실행해 보시면 좋을 것입니다.

요즘 치과계에는 적지 않은 '용병 조직'도 있습니다. 사실 U*치과 등이 이런 모습이지요. 직원들 간의 단합은 별로 좋지 않고 조직에 충성도도 높지 않으나, 자신이 받을 인센티브를 위하여 각자 뛰는 조직이지요. 이런 조직은 단기적으로는 급성장할 수 있으나 장기적으로는 발전하기 힘들다고 봅니다. 왜냐하면 좋은 병원은 결국 구성원들이 함께 만들어가야 하는 공동의 작품이기 때문이지요.

우리가 추구해야 할 모습은 '공동체 조직'이라고 봅니다. 직원들 간의 친목도 좋고 매출 목표에 대해 전체가 숙지하고 있으며 함께 노력하는 결속도 강한 조직이지요. 크게 성공한 병원들이라는 곳이 대부분 이런 모습을 하고 있음에 주목할 필요가 있습니다. 그렇다면 어떻게 친목과 결속을 향상시킬 것인가가 핵심이겠지요?

친목을 향상시키기 위해서는 직원들의 분위기를 띄워 주셔야 합니다. 직원들의 모임을 활성화시키고 원장님도 직접 참여하며 지원해 주셔야 직원들끼리 잘 뭉치지요. 저희 병원의 경우 친목 향상을 위해 원장 및 직원 전체가 참여하는 '카톡방'을 운영하고 있습니다. 이곳에서 수다도 떨며, 끝나고 한잔하자는 말도 오고 가지요. 여기서 분위기가 뜨면 원장님이 지원해 주셔야 하는 것 잘 아시지요?

결속을 향상시키기 위해서는 좀 더 준비하고 노력하셔야 합니다. 일단 이달 매출 목표가 얼마인지, 왜 그 정도인지에 대한 설명과 공지를 통해 다들 목표치를 숙지하고 있도록 만들어야 하겠지요. 기왕이면 그 목표치를 그래프로 만들어서 다들 보는 곳에 비치하고 매일 달성을 체크하도록 시각화하는 것이 바람직합니다. 이를 위해서는 원장님 스스로 '직원들은 매출을 몰라야 한다'고 하는 생각부터 바꾸셔야 합니다. 직원들이 매출에 대해 모르는데 관심을 가질 이유가 없겠지요. 목표가 정해졌다면 그 목표를 달성했을 때 어떠한 보상이 주어지는지에 대한 구체적인 제시를 하셔야 직원들을 움직일 수 있습니다. 단순히 금전적인 일회성 보상이 아니라 그 목표를 향해 노력하는 직원의 모습을 지속적으로 격려해 주시고, 그런 모습이 병원 내에서의 인정과 승진에 직결됨을 인사이동이라는 수단을 통해 보여주셔야 직원들이 원장님께서 원하는 방향으로 움직이게 될 것입니다. 이제 당장 내일부터 실천만 남으신 거지요? ^^

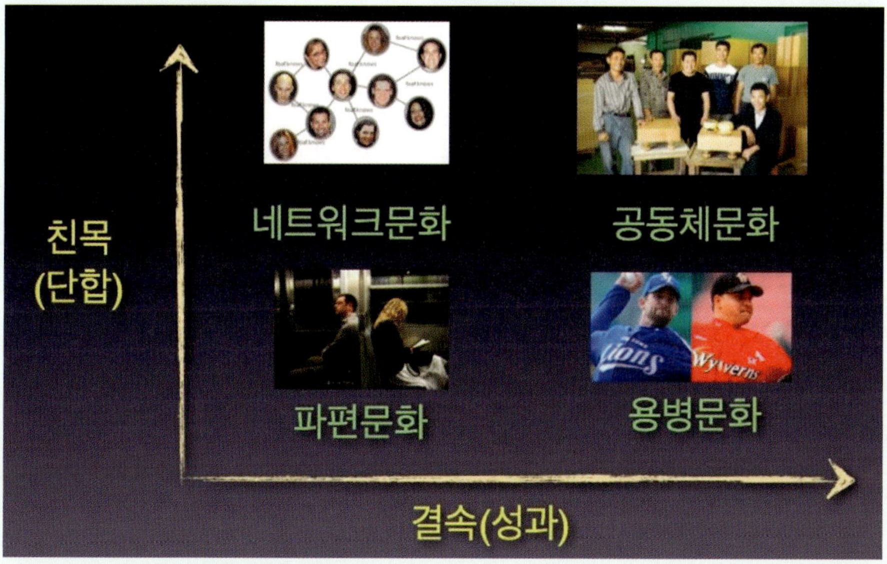

12-5. 직원 간 친목과 전체의 목표에 대한 결속의 강약에 따라 구분한 4가지 조직문화.

우선 비교적 쉽게 변화시킬 수 있는 친목의 향상을 위한 방법을 살펴보자. 이 과정에 느끼는 어려운 점은 스마트폰의 보급이 늘어남에 따라 점차 사회성이 떨어지는 지원자가 늘어나고 있다는 것이다.[11] 따라서 중요한 것이 채용 단계에서부터 잘 어울릴 줄 아는 직원을 채용하는 것이다. MZ세대 직원들은 코로나 시기를 지나면서 재택근무를 더 선호한다는 흐름도 일부 있으나 대부분은 아니며,[12] 직접 대면 서비스를 제공해야 하는 업무 특성상 병원 직원이라면 함께 어울리는 것을 선호하는 인원을 채용하는 것이 친목 향상과 서비스 제공을 위해서 더 바람직하다. 어쩔 수 없이 채용 단계부터 어려움을 겪는 상태라면 적어도 직원 간의 비공식 모임을 활성화시켜 '그들' 간의 친목을 적극적으로 지원해 주어야 한다. 그 활동을 통해 직원들에 대한 원장의 배려와 관심, 사랑을 표현해 주는 것이다.

직원들에게 병원의 성과목표에 집중하도록 결속력을 높이는 것은 비교적 더 어렵다. 직원들이 주인의식을 가졌다고 얘기할 만큼 매출에 대한 관심을 가지게 만드는 것은 원장들만의 희망이다. 주인만큼의 소득이 있지 않은 직원들에게 주인만큼의 관심과 책임을 기대하는 것 자체가 무리다. 다만, 경영자인 원장이 어떻게 하느냐에 따라 기대한 것 이상의 관심을 이끌어 낼 수 있기에 여기서는 그 방법을 소개한다.

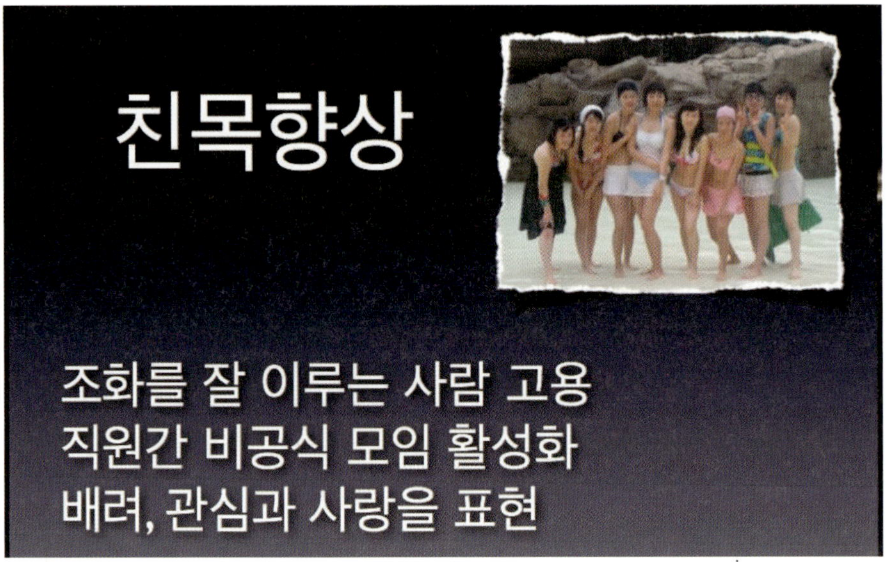
친목향상
조화를 잘 이루는 사람 고용
직원간 비공식 모임 활성화
배려, 관심과 사랑을 표현

12-6. 친목 향상을 위한 방법. 직원들의 여름 활동을 지원해 주었더니 보내주었던 인증 샷.

가장 우선해야 할 것은 병원의 재정 상황을 직원들에게 알리는 것이다. 병원의 규모와 관계없이 많은 경우 원장들은 병원의 매출에 대해 직원들이 구체적으로 알지 못하게 하려는 경향이 있다. 일부러 종이차트를 사용하거나 집계 방식을 수기로 하는 경우 매출 현황에 대해서는 원장조차도 다음 달 초가 되어서야 최종 매출을 알 수 있는 시스템을 고수하기도 한다. 이런 상황에서는 원장도 직원도 매출에 대한 관리가 어렵다.

재무 상황을 직원들이 구체적으로 알지 못하면 원장과의 시각 차이라는 문제가 생긴다. 예를 들어 원장은 경기 부진으로 매출 실적이 나빠서 직원들 월급날이 다가오면서 직원들 월급과 비용 지출을 어떻게 줄일까 고민인데, 직원들은 그런 상황도 모르고 "원장님, 저희 회식한 지 오래되었는데, 언제 회식 한번 안 하나요?"라고 복지 혜택을 요구하는 상황이 벌어지는 것이다. 원장 입장에서는 속도 몰라주는 직원들이 미울 수 있으나 이는 원장이 재무 상황을 알리지 않았기 때문에 발생하는 문제다. 그래서 그들이 관심이 있든 없든 재무 상황을 알리는 것이 우선이다(12-7).

병원의 재무 상황을 공시로 알렸다면 그다음 과정은 목표를 공유하는 것이다. 이는 '작년보다 5% 성장 달성!', '10% 매출 성장으로 해외 워크숍 가자!'

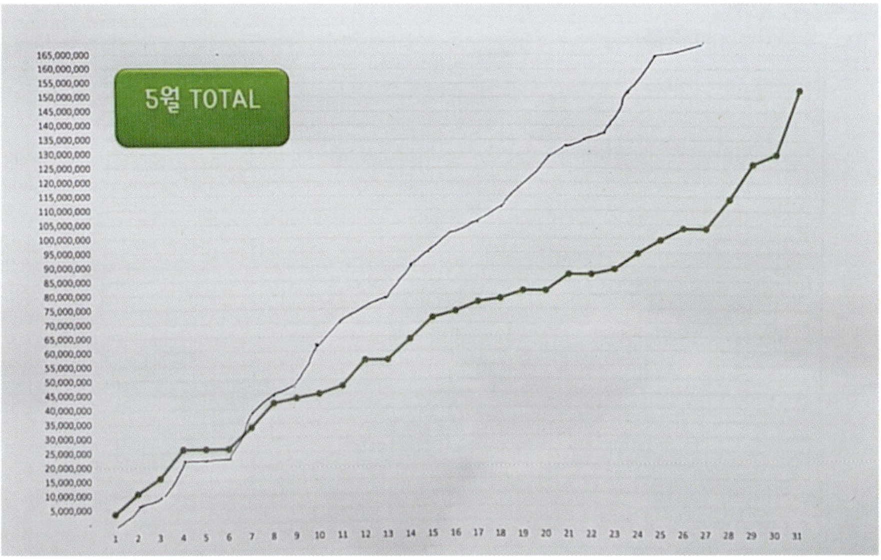

12-7. 결속 향상을 위해 원장실에 붙여 놓았던 매출 그래프. 점과 색깔 있는 선은 작년 동월의 매출집계이며 실선으로 그린 것은 금년의 그래프를 매일 누적하여 그린다. 그래프만 봐도 원장과 직원들 모두 신나는 달이다.

등과 같은 표어, 슬로건을 통해 표현될 수 있고, 인근에 비슷한 규모의 경쟁 병원과의 비교를 통해 직원들을 자극할 수 있다. 또한 이러한 과정에서 적극 참여하고 성과를 만들어 내는 데 기여한 직원들은 확실히 파악하여 승진과 성과 평가를 통해 원장이 알고 있음을 표현해 주어야 한다. 또한 그들이 원하는 보직으로 승진, 순환 근무 등을 통해 이동시켜주는 것도 직원들 입장에서는 큰 동기부여가 된다. 결국 직원들이 성과에 관심을 가지고 움직이게 만드는 것은 경영자가 어떻게 하느냐의 문제다.

직원들의 가치관 변화

산업화와 고성장 시대를 살아온 과거 세대 원장들에게는 익숙하지 않은 변화들이 있다. 성평등, 공정, 워라밸, 남성 육아휴직 등 가치가 익숙하지 않을 뿐 결국 이 시대를 살아가는 세대들에게는 중요한 가치임을 인정해야 한다. 정치 이념의 대립, 빈부격차 심화, 젠더 갈등 등 시대별로 많은 일들이 있고 그 상황에 맞게 직원들은 본인이 소중하다 생각하는 것들을 지키며 살아간다. 세상은 계속 변화하는 것이고 시대별로 세대별로 소중히 여기는 가치는 다른 것이 당연한 것이다. 150년 전 구한말의 주요한 가치관이었던 '머리카락을 자르는 것은 불효'라는 생각을 가지고 현재를 살아갈 수는 없는 일 아닌가.

변화는 숙명이고 경영자에게 필요한 것은 그 변화에 대한 파악과 적응이다. 12-8은 세대별로 주요한 가치관의 변화를 보여준다. 어느새 자녀들 세대의 신입 직원을 선발하고 함께 일하고 있는 필자만 해도 과거 선배들이 보기엔 이해할 수 없는 세대라 해서 X세대라 불렸었다. 시대가 변해도 여러 세대 간에도 변하지 않는 것들이 있으니 그것은 바로 각자 자신들의 이익(benefit)을 위해 움직인다는 것이다.[13] 경기가 어려워지고 기회가 줄어들며 경쟁은 치열해진 요즈음의 시대 상황에서 본인의 최대 이익을 선택한다는 관점에서 보면 MZ세대들의 직업관, 소확행, 결혼은 선택, 워라밸 중시 등의 가치관 변화가 이해된다.

신입 직원들의 주를 이루는 MZ세대들은 기성세대와 다른 환경에서 성장했다. 이들은 경제적으로 여유 있는 환경에서 성장했으나 어릴 적부터 영어 유치원을 시작으로 심한 경쟁 속에서 사회에 진출한 세대이기도 하다.[14] 그렇게 경쟁 속에서 졸업한 후에도 어려워진 경제 환경으로 부모 세대보다 여유 있는 삶을 꿈꾸기 힘들어진 최초의 세대이기도 하다. 따라서 이들에게 중요한 것은 정년보장, 몇십 년 후의 퇴직금 등 복지정책은 현실적이지 않다. 현시대를 살고 있는 직원들은 당장 받을 수 있는 확실한 급여와 성과급이 중요한 것이다.[15] 경영자들은 이들의 이러한 상황과 배경을 이해하고 그들에게 꿈과 희망을 주는 사람이 되어야 좋은 직원들과 함께할 수 있을 것이다.

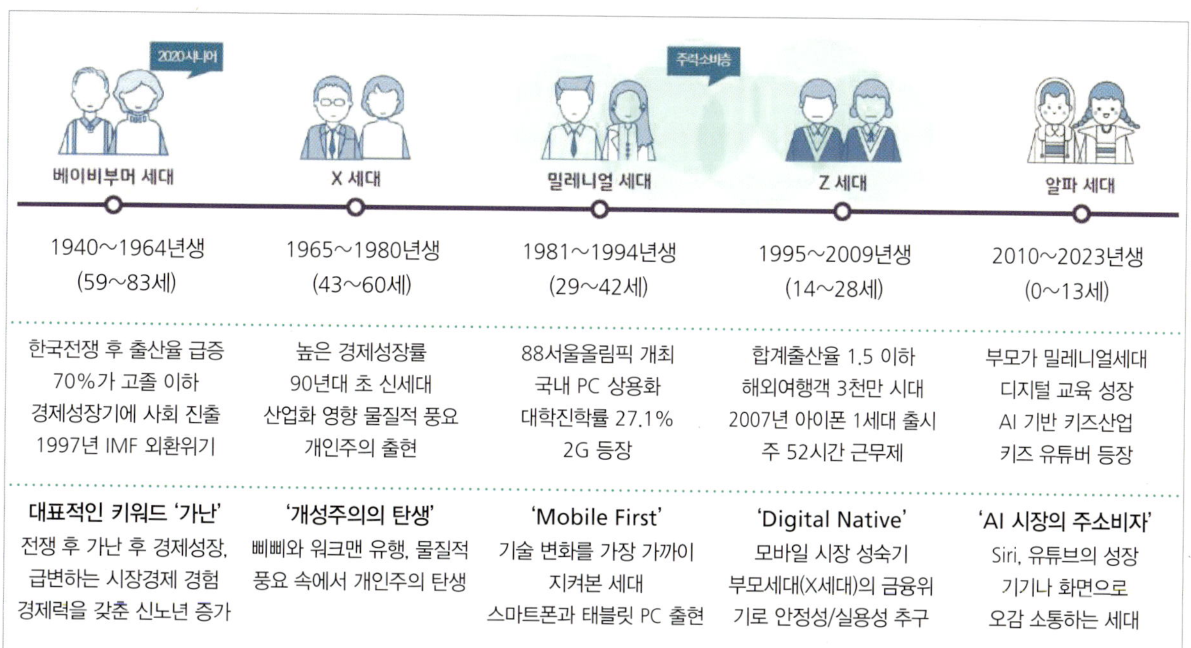

12-8. 세대별 상황과 주요 가치관의 변화.

동기부여, 무엇을 어떻게 할 것인가?

많은 연구자들이 사람들을 스스로 어떻게 움직이도록 할 것인가에 대해 연구 결과를 발표한 바 있다. 크게 구분하자면 '어떤 자극에 의해 사람이 움직이는가'를 찾는 내용이론과 '스스로 움직이도록 하려면 무엇을 어떻게 해야 하는가'를 제시하는 과정이론으로 구분한다.[16] 자세한 이론적인 내용은 바쁜 임상 현장에서 일하는 의사들에게 모두 필요한 것도 아니고 이 책에서 전달할 것도 아니다(📷 12-9). 구체적인 것은 여러 방법으로 검색을 통해 충분히 이해할 수 있을 것이다. 이 장에서는 임상 현장에서 사용되고 있으며, 그 효과를 느낄 수 있는 현실적, 실무적인 이론들만 각각 소개하고자 한다.

Herzberg의 동기위생이론은 현장의 임상 경영자들에게 여러모로 시사하는 바가 크다. 흔히 생각하는 '월급을 많이 주고, 인센티브를 주면 직원들이 알아서 잘할 거야'라는 생각의 오류를 밝혀주기 때문이다. 현실에서 신입 직원들을 대상으로 한 설문조사 결과 좋은 직장을 선택하는데 연봉(급여) 수준은 가장 중요한 조건으로 선정되고 있다(📷 12-10).[17] 그러나 병의원 원장들 입장에서 최고 수준의 연봉을 제시함에도 불구하고 직원을 구할 수 없다는 호소가 계속되고 있다. 그것만으로는 충족되지 않는 '무엇'이 있다는 의미이다.

현장의 불일치를 설명해 주는 동기위생이론의 핵심은 '만족의 반대는 불만족이 아니다'라는 것이다. 만족의 반대는 만족이 없음, 불만족의 반대는 불만족이 없음이라고 제시하며, 만족을 제공하는 것을 동기요인, 불만족을 없애주는 것을 위생요인이라 제시한다(📷 12-11). 안타깝게도 많은 의사들이 직원들의 동기부여를 위해 절대적이라 생각하는 높은 연봉은 불만족을 없애는 위생요인으로 분류된다. 단기간 직원을 잡아둘 수 있지만 장기적으로 함께하고 스스로 알아서 병원을 위해 움직이도록 만들지는 못한다는 의미다.

직원과 장기적인 병원 성장을 도모하고자 한다면 미래의 희망을 병원에서 찾을 수 있도록 해 주어야 한다. 현재의 경제 환경에서 생존을 고민하는 직원들이기에 📷 12-10 설문조사에서 보듯 Maslow의 욕구 5단계설에 따라 일단

제적인 여유를 일단 충족시켜 주어야 한다. 하지만 그것이 목표가 되어서는 안 된다. 왜냐하면 연봉 자체에 집중하면 더 많이 준다는 곳으로 항상 이직의 유혹이 있기 때문이다. 따라서 현실적으로 경영자인 의사의 입장에서는 연봉 수준은 이직을 생각하지 않도록 최소한 불만이 없을 정도(업계 중상급 이상)는 제공해 주되 그 외에 동기요인이라 할 수 있는 것들을 제시해 주어야 한다.

직원들 입장에서 동기요인은 성장, 승진, 인정, 성취 등과 같은 것들이다. 안타깝게도 최고의 복지를 제공한다고 복리후생, 기숙사 제공 등을 위해서 많은 비용을 투자하고 있지만 직원들에게 개별적으로 칭찬에는 인색한 의사들이 많다. 직원들이 애사심을 가지고 열심히 일하는 것에는 기숙사와 복리후생보

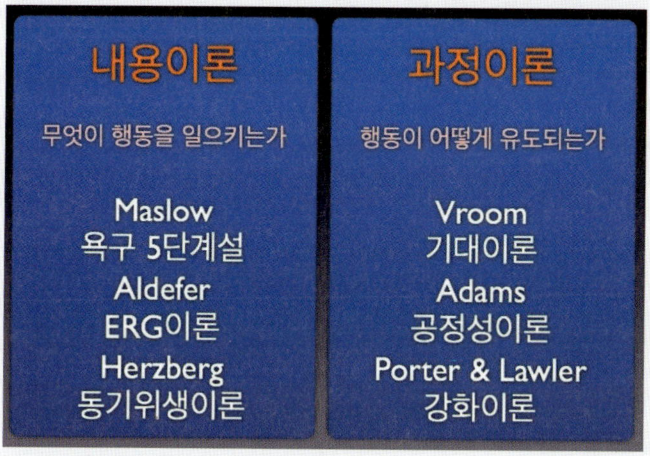
내용이론
무엇이 행동을 일으키는가
Maslow
욕구 5단계설
Aldefer
ERG이론
Herzberg
동기위생이론
과정이론
행동이 어떻게 유도되는가
Vroom
기대이론
Adams
공정성이론
Porter & Lawler
강화이론

12-9. 동기부여 방법에 관한 두 가지 이론 분류.

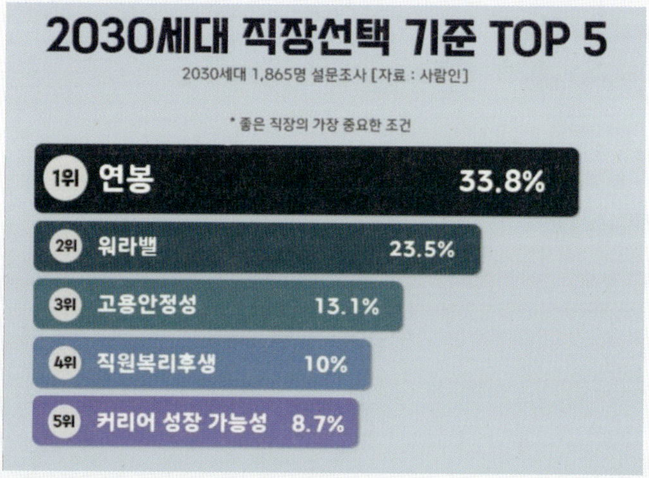

12-10. 2030세대의 직장선택 기준. 높은 연봉을 선호한다는 결과는 절대적인 것은 아니나 참고는 해야 한다(출처: 사람인).

다는 원장의 따듯한 칭찬 한마디, 인정을 표현해 주는 말, 승진을 통한 공식적 표현 등이 훨씬 효과적이다. 오랜 기간 함께하는 직원들일수록 원장에게 능력을 인정받고 성장해 온 직원임을 경험해 본 원장은 잘 알 것이다.

그래도 동기부여를 위해 인센티브가 중요하다는 생각은 쉽게 떨쳐버리기 쉽지 않다. 그 생각의 변화를 위해 심리학에서 유명한 'candle problem(📷 12-12)'을 소개한다. 실험에서는 a 그림을 제시하고 두 그룹에 문제를 준다. 주어진 것을 이용하여 양초에 불을 붙이되 책상에 촛농이 떨어지지 않도록 만들라는 문제다. A 그룹은 재미로 풀어보라 했고 B 그룹은 3분 내에 풀면 상금 5만원을 제시했다. 결과는 재미로 풀어보라 한 A 그룹이 더 빨리 문제를 풀었다

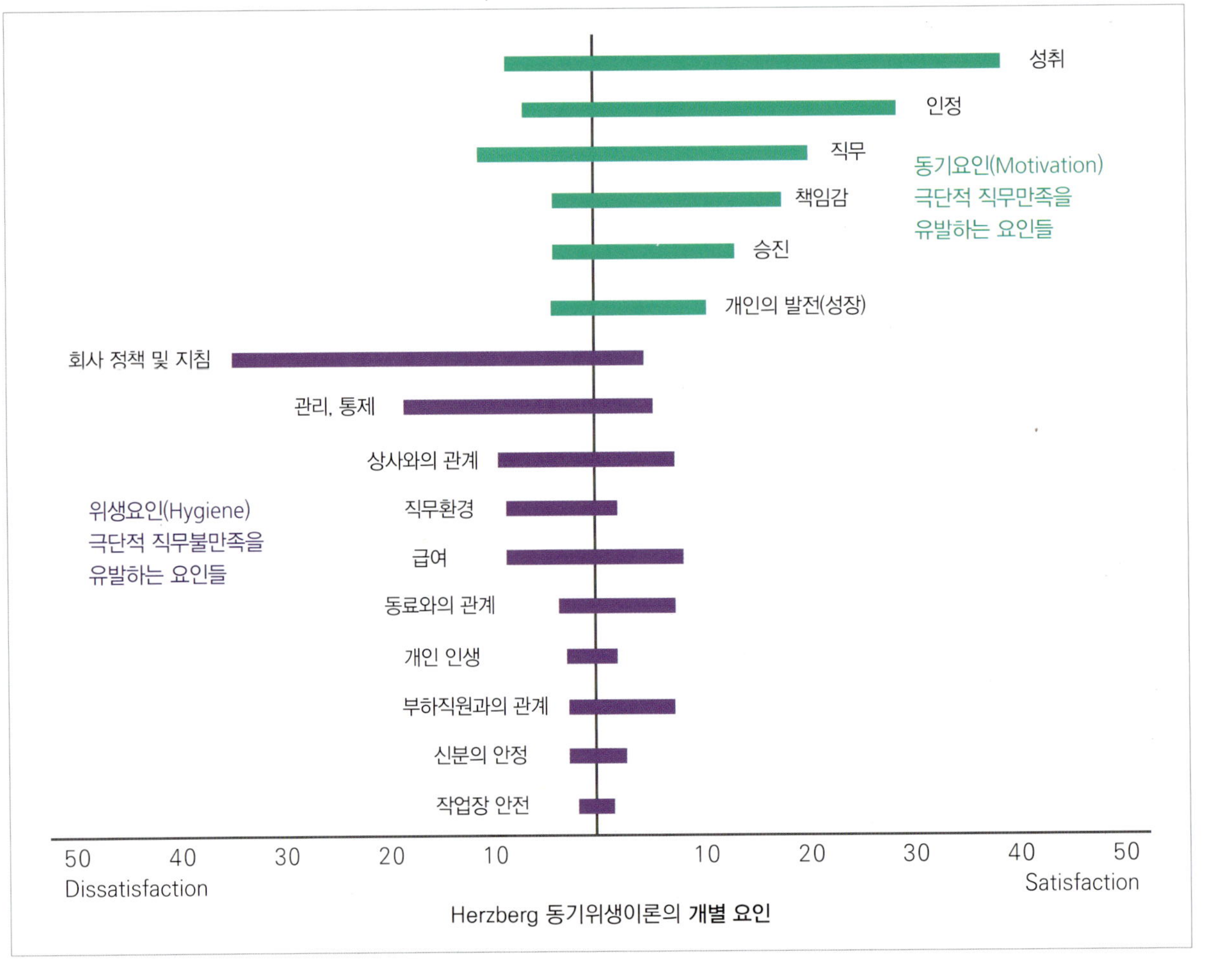

📷 12-11. 허츠버그의 동기위생이론에 따른 요인들.

는 것이다. 그런데 c와 같이 제시했을 때는 B 그룹이 더 빨리 풀었다고 한다.[18] 이 실험이 의미하는 것은 a 그림에서와 같이 '창의적 사고'를 해야 하는 상황에서는 금전적 보상(인센티브)이 오히려 좋은 결과를 만드는 데 부정적으로 작용한다는 것이다. 경영자가 생각해야 하는 것은 직원들이 매뉴얼에 따라 단순 반복적 일을 하는 육체노동자인지 아니면 매뉴얼을 기준으로 하되 상황에 따라 창의적으로 대응을 해야 하는 지식노동자인지를 구분하는 것이다.[19] 당연히 병원 직원들은 지식노동자다.

진료 서비스를 제공하는 한 축인 직원들을 단지 육체노동자로 생각하면 동기부여가 불가능하다. 이들은 생활의 달인이라는 방송에 흔히 보이는 단순 반복적이고 기계적인 일을 반복하는 사람들이 아니다. 더구나 직원들과 좋은 병원을 함께 만들어 가고자 하는 경영자라면 직원에 대한 생각을 '병원 일의 한 부분을 맡는 도구'라는 생각에서 벗어나 '함께 고민하고 병원을 성장시키는 동반자'라는 생각으로 변화해야 한다. 말로 표현하지 않아도 경영자의 그러한 생각 변화를 직원들도 알아차리고 더욱 열심히 스스로 일해 줄 것이다. 직원들의 입장에서 원하는 것은 '인정'인 것이다.

기본 마인드에 변화가 생겼다면 다음 단계로 시스템 개선이 필요하다. 어려서부터 평가와 경쟁 속에서 성장해 온 MZ세대들에게 '공정'은 중요한 화두이다.[20] 기성세대의 입장에서는 그들의 공정이 무엇인지 이해가 잘 안 된다는 의견도 있으나 이는 성장 배경과 경제 환경의 차이에서 비롯된 것이다. 따라서 객관적인 공정성 확보를 위해 노력해야 할 부분을 소개하고자 한다. 12-13

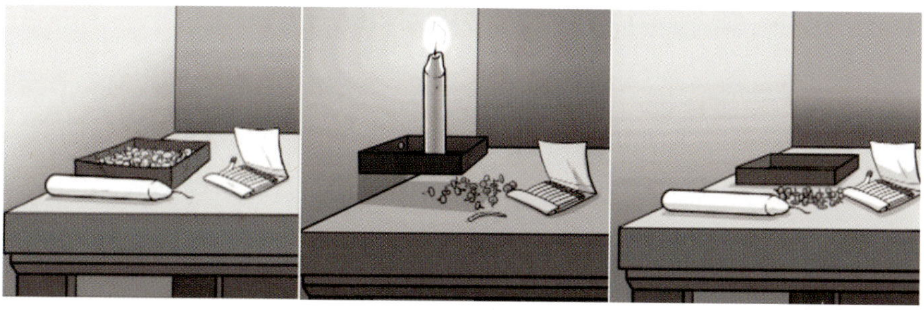

a. 원래 제시 b. 정답 c. 변형된 제시

12-12. 심리학 실험 '양초문제'. 상자의 변화에 주목하자.

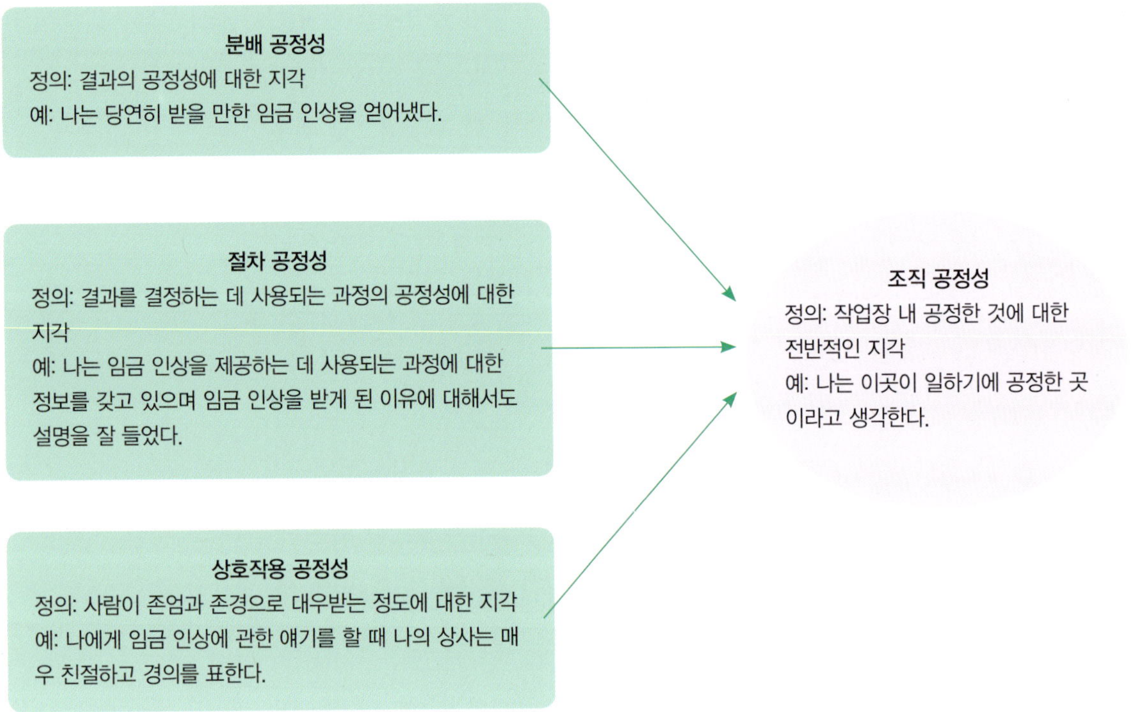

12-13. 직원들이 느끼는 조직 공정성을 구성하는 분배, 절차, 상호작용 공정성의 구성(출처: Stephen P. Robbins , Timothy A. Judge. 조직행동론 16판. 한티미디어, 2015. p.264).

에서 소개하는 것처럼 직원들이 느끼는 공정함은 크게 분배, 절차, 상호작용 공정성이라는 세 가지 분야에서 결정되어 조직 공정성을 결정한다. 직원의 리더와 함께 모여 토론하며 하나하나 시간을 갖고 병원 내부를 들여다보며 각자 병원의 상황에 맞도록 만들고 개선해 보길 권한다.

원장의 소명의식, 근본적 동기부여 요인

대학 졸업 후 본인의 신입 의사 시절을 돌이켜 보자. 의사로서 인생의 스승이 있는가? 갓 졸업해서 신입 의사로서 실력도 경험도 부족하던 시절 의사로서 성장하도록 도와준 분을 만난 적이 있느냐는 의미이다. 감사하게도 필자는 좋은 스승님을 만났고 그분들 덕분에 병원을 성장시키고 책을 쓰는 행운을 누리고 있다. 그 감사함을 표현하기 위해 지금도 은사님들과 가끔씩 소통하며 조언을 듣기를 계속하는 중이다. 성장을 이끌어 주신 분이기에 멘토는 그래서 중요하다.

매슬로우의 욕구 단계설에 따르면 누구나 자아실현의 욕구를 가지고 있다. 다만 혼자서 그 길에 이르기까지 어려움을 느끼고 도달하지 못하는 것이 문제다. 대부분의 경우 의사인 원장들은 경제적인 여유를 누리며 사회적 욕구, 존경의 욕구를 추구하는 삶을 산다(12-14). 그러나 소명의식을 가지고 자아실현을 실천하며 살고 있는 분은 드물다. 앞서 11장에서 사명선언문을 만들어 보자는 것의 의미는 원장이 직원들에게 그러한 멘토가 되기 위함이다.

경영자가 스스로 직장을 그저 생활비를 벌기 위한 수단으로만 생각하는 수준이라면 좋은 직원을 만나기 어렵다. 신입 의사 시절로 돌아가 생각해 보라. 일을 배우겠다고 취업을 했는데 대표 원장의 모습이 그저 자신의 명품 수집에만 관심이 있고 밥벌이에만 충실한 상사라고 가정해 보라. 그분과 얼마나 오랫동안 함께 일할 수 있겠는가. 그저 필요한 기간 최대한의 월급을 받고 더 좋은 배울 자리가 나면 당연히 이직을 생각할 것이다. 직원들도 원장을 같은 생각으로 바라보고 있다. 아직 직원들에게 자랑스럽게 이야기할 본인의 인생 사명을 만들지 못했다면 동기부여를 고민하기에 앞서 11장을 다시 진지하게 검토하고 사명을 작성하여 보길 권한다.

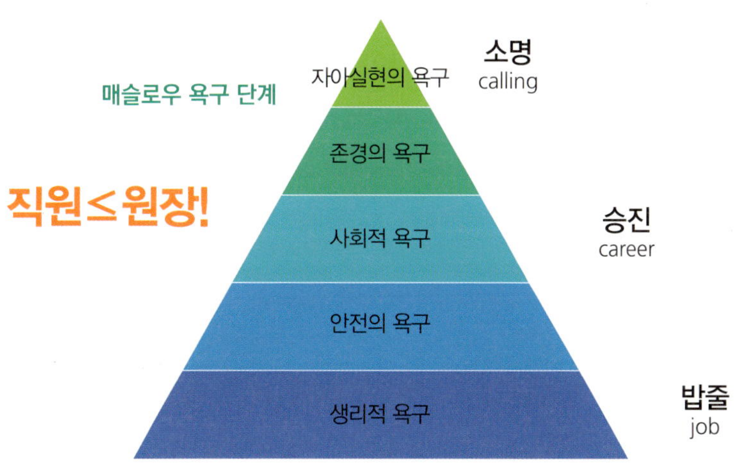

12-14. 매슬로우의 욕구 5단계설과 job, career, calling의 단계.

교육과 훈련으로 직원의 능력부터 키워주자

면접시간에 대화를 해보면 직원들은 성장할 수 있는 병원에 취업하길 원함을 확인할 수 있다. 막 졸업한 신입 직원이든 경력직이든 성장에 대한 욕심은 누구나 기본적으로 가지고 있다. 다만, 채용과 근무 이후엔 조금은 마음이 달라진다. 병원 일을 하다 보면 누구나 긴장감 속에서 일하게 되고 스트레스가 쌓인다. 그렇게 힘들게 일하고 나면 얼른 퇴근하여 쉬고 싶은 것이 일반적인 직원들의 마음이다. 문제는 원장들이 직원 교육을 한다면서 근무시간 외에 따로 시간을 요구하는 경우에 발생한다.

직원들 입장에서는 교육시간도 근무시간의 연상이라 느낀다. 기성세대 원장의 수련의 시절을 생각해 보면 퇴근시간이 명확히 없고, 밤새 남아서 다음 날 진료를 준비하다 끝나는 것이 당연했을 것이다. 그러나 요즘 직원들은 환경도 생각도 다르다. 더구나 MZ세대 직원들은 원장이 직접 해 주겠다는 교육도 근무시간에 진행하면 모를까 따로 남아서 진행한다고 하면 반가워하지 않는다. 이것은 야근과 밤샘 진료가 당연했던 원장과 생각의 차이에서 발생한다. 본인의 수련의 시절 생각했던 미래와 급여 수준을 다시 돌이켜 보자. 오늘의 직원들은 그 시절 당신과 상황이 많이 다르다.

교육 훈련은 직원들에게 근무의 일부라 전제하고 진행해야 한다. 원장의 입장에서는 이해할 수 없겠지만 세상은 변하고 있음을 인정해야 한다. 많은 급여를 받는 원장은 근무시간 외에도 진행할 수 있겠지만 직원들은 그렇지 않다. 미래가 밝았던 기성세대들은 밝은 미래를 준비하는 직장이 세상의 전부였던 것에 비해, 직장 생활이 미래를 보장해 주지 못한다고 느끼는 요즘 직원들에게는 교육도 중요하지만 퇴근 후의 삶도 중요한 가치가 있다. 이러한 상황을 이해한다면 원장은 적어도 쉬는 날 일부러 출근해서 직원들의 교육을 근무시간에 진행하는 정도의 수고를 해 줘야 직원들도 감사히 생각하고 참여한다.

감사를 표현하고 끝까지 함께하는 직원은 교육생 중 10%만 건져도 성공이라 여겨야 한다. 수고스럽게 직원들 교육을 시켜 보아도 결국 떠나가더라는 실망감으로 교육을 포기하는 경우도 흔히 생긴다. 힘들게 교육해서 일 좀 할 만하면 떠나가는 직원들을 반복하다 보면 더 이상 잘해 주고 싶은 마음도 사라진다. 그러나 그럴 땐 세계적인 투자자인 워런 버핏도 투자 성공률이 21.6%[21] 였다는 것을 생각해야 한다. 세계적인 투자자가 아닌 이상 일반인인 의사의 경우 10%의 성공률만도 훌륭한 것 아닐까? 그 10%의 직원이 병원을 이끌어 가는 리더가 된다. 그러니 교육생의 숫자를 늘려야 좋은 10%의 직원을 만날 수 있다고 생각하자.

교육 전에 필요한 교육이라는 전체 분위기를 만드는 것이 매우 중요하다. 아무리 중요하고 꼭 필요한 교육이라도 직원들 입장에서는 따로 교육을 받는다는 것은 힘든 시간이다(12-15). 따라서 힘들지만 꼭 해야 하는 일이라면

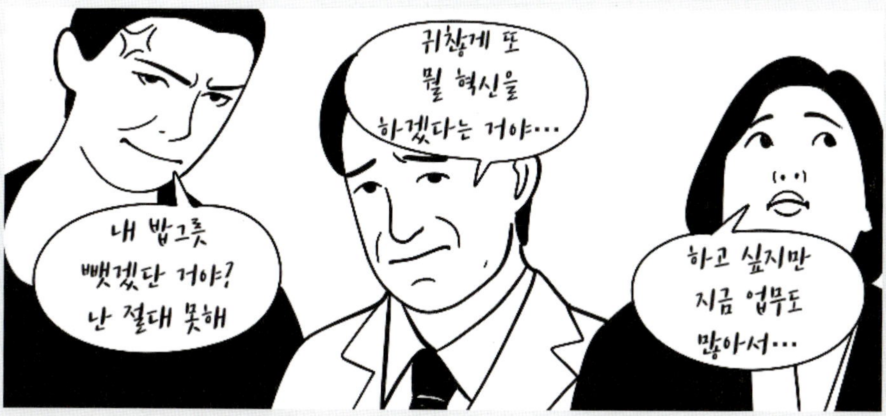
내 밥그릇
뺏겠단 거야?
난 절대 못해
귀찮게 또
뭘 혁신을
하겠다는 거야…
하고 싶지만
지금 업무도
많아서…

12-15. 근무시간외 직무 교육에 대한 직원들의 반응.

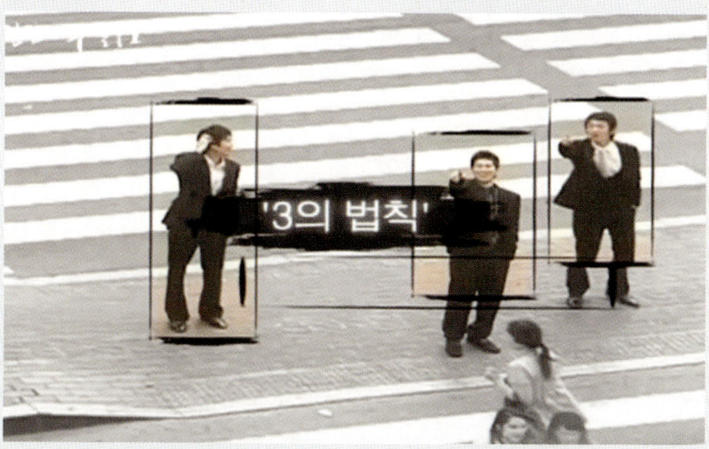
'3의 법칙'

12-16. 3의 법칙을 실험한 EBS 다큐프라임 인간의 두 얼굴. 1부 상황의 힘.

교육을 잘 진행할 수 있도록 분위기를 만드는 것까지도 경영자의 몫이다. 이때 참고해야 할 것이 '3의 법칙'이다(📷 12-16).[22] 이는 세 사람이 모이면 집단으로 인식되면서 그들이 말하는 것이 힘을 갖는다는 것을 의미한다. 즉, 힘든 교육 훈련을 시행하려면 적어도 사전에 원장, 실장, 팀장 등 세 사람 이상이 모여서 교육의 필요성 및 시행에 대해 공감대를 형성한 후 힘들더라도 진행하자는 분위기를 만들고 나머지 직원들을 참여시켜야 한다. 그렇지 않고 원장 혼자 교육을 시키려 하면 수동적으로 끌려오는 직원들의 모습만 보게 되는 것이다.

능력을 갖춘 직원들이라면 지원과 위임으로 동기부여하라

앞서 태도이론에서 성과를 만들기까지 연결고리를 설명했다(📷 12-3). 최종 목적인 성과, 업적을 만들기 위해 필요한 것이 동기부여다. 동기부여를 위해서는 우수하고 원장과 조화를 이룰 직원의 채용, 병원 생활 과정 중 즐거움을 통해 긍정적 태도 및 적성 만들기, 교육과 훈련을 통해 직원의 능력 키워주기에 이르기까지 리더로서 원장이 해야 할 사전 준비가 많다. 거기에 11장에서 작성한 직원들에게 감동을 주고 이끌 수 있는 사명선언문까지 갖추었다면 직원들이 원장과 함께하며 성과를 만들어 내는 것은 시간 문제에 불과하다.

성과를 만들어 내는 동기부여를 위해 원장이 주의해야 할 것은 '꼰대'가 되지 않는 것이다. 항상 앞서 살아왔고 성공만 해 왔던 원장들일수록 빠지기 쉬운 함정은 '내가 생각하는 것은 항상 옳다'는 생각이다. 사람은 실수할 수 있고 실수하면서 배우고 성장한다. 그 과정을 많이 겪지 못한 원장일수록 독불장군이 되기 쉽다. 📷 12-4의 리더십을 멤버에 대한 것이 아니라 상사에 대한 것으로 가정해 보자. 똑똑함과 부지런함으로 상사를 구분하면 느낌이 올 것이다(📷 12-17).

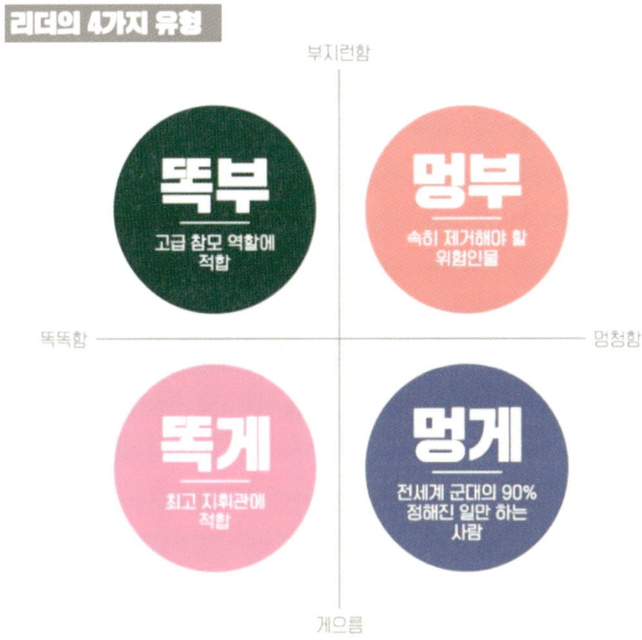
리더의 4가지 유형
부지런함
똑부
고급 참모 역할에 적합
멍부
속히 제거해야 할 위험인물
똑똑함
멍청함
똑게
최고 지휘관에 적합
멍게
전세계 군대의 90% 정해진 일만 하는 사람
게으름

12-17. 똑똑함과 부지런함으로 평가한 4가지 상사 유형.

가장 피곤한 상사는 멍청한데 부지런한 원장이다. 자신이 생각하는 것이 무조건 옳다고 조언도 듣지 않으면서 일을 벌이는 스타일이다. 직원들은 상사의 뒷감당을 하느라 힘들고 오래 함께하기도 어렵다. 물론 개원가에는 이러한 분들이 생존하기 어렵다. 만일 공직에 있다면 능력도 없이 윗사람 눈치만 보는 분이 떠오를 것이다. 이들은 훌륭한 리더가 되기도, 병원 경영자라면 안정된 병원을 만들기도 어려울 것이다. 항상 원장 스스로 직원들에게 이러한 모습으로 보이지 않는가 자문해 보아야 한다.

직원들에게는 똑똑하면서도 부지런한 원장이라면 마찬가지로 힘든 분이다. 원장이 하는 말이 모두 맞다. 그렇게 해야 하는 건 알지만 그걸 다 하자면 힘들고 피곤하다. 그런데 그 와중에 원장은 그걸 다 해내면서 직원들에게 왜 그 쉬운 걸 못하냐고 질책한다. 이런 스타일의 원장에게는 웬만한 직원이 사랑받기 힘들다. 아무리 노력해서 잘해도 원장의 눈에는 부족해 보이고 좋은 소리 듣기가 힘든 것이다. 직원들도 스트레스를 받고 오래 하기 힘드니 좋은 병원을 함께 만드는 데도 어려움을 느낄 것이다.

똑똑하면서 게으른 원장의 의미는 직접 해결하기보다는 지원하고 위임하라는 것이다. 앞서 언급하였듯 능력이 있는 직원이 의지가 약하다면 다양한 지원책을 통해 성과를 만들라는 것이고, 의지까지 있는 직원이라면 믿고 맡기라는 것이다. 병원에서 좋은 성과를 만들어 내려면 원장이 모든 것을 다 해낼 수는 없는 현실을 직시해야 한다. 직원을 믿고 위임할 줄 아는 리더라야 직원도 병원도 함께 성장하는 것이다.

Purpose, Autonomy, Mastery

다니엘 핑크는 최신 연구들을 통해 동기부여의 핵심을 3가지로 요약했다. 즉, 왜 힘든 일을 해야 하는지를 극복할 목적의식(purpose), 스스로 시키지 않아도 하는 자율성(autonomy), 그리고 더 잘하려 노력하는 숙련(mastery)의 3가지 요인이 동기부여를 통해 움직이게 하는 요인이라 하였다.[19] 저 3가지 요인들이 모두 중요한데, 현장에서 작동하자면 무엇부터 시작해 주어야 할 것인가가 문제이다. 다음은 이와 관련하여 치의신보에 연재했던 칼럼들을 참고하시라 소개한다.

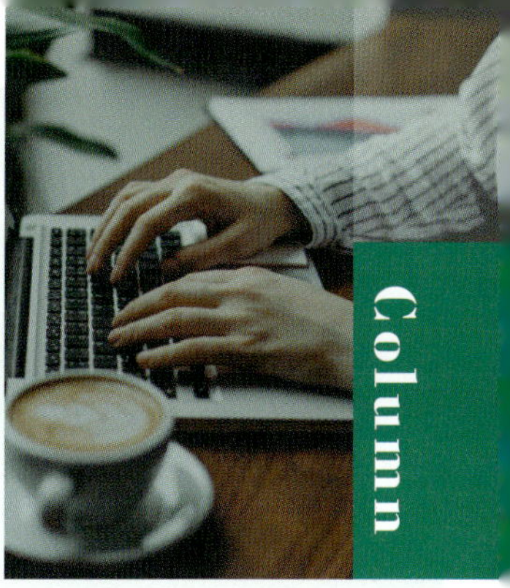

동기부여(Motivation) 2.0

* 당근과 채찍 시대의 종말

직원들이 원장님 마음과 같지 않지요? 스스로 생각해서 일을 찾아 잘해주면 좋으련만 직원들은 주어진 일만 겨우 하고는 본인이 제일 힘들게 일한다고 말합니다. 아이들이 커가면서 스스로 공부하지 않는 것을 보고는 저 또한 비슷한 고민을 하게 됩니다. 우리 세대는 성공해서 잘 살려 했고 그러자면 공부만이 살길이라 믿고 스스로 열심히 했는데, 우리 아이들 세대에서는 그런 개념조차 없다는 가치관(value)의 변화를 느끼고 있습니다. 저의 표현으로 요즘 세대들은 '결핍의 결핍'이라는 풍요의 시대를 살고 있기에 우리 세대가 가졌던 요인들이 동기부여를 일으키지 못하고 있는 셈이지요. 오늘부터 두 번에 걸쳐 세계적 미래학자인 다니엘 핑크(Daniel Pink)가 그의 책 'DRIVE'에서 제시한 동기부여 방안을 바탕으로 제 나름 관점을 가지고 정리하여 말씀드리고자 합니다.

직원들에게 성과급을 많이 준다고 제시하면 매출이 향상되던가요? 우리가 사는 이 시대는 당근과 채찍이라는 동기부여 방식이 더 이상 통하지 않습니다. 아직도 효과 있다고 알고 있고 오늘도 현장에서 사용되고 있는 인센티브, 성과급, 스톡옵션 등의 방식이 이제는 효과를 보기 어려운 동기부여 방법이란 것이지요. 이는 많은 사회과학자들의 연구에 의해 이미 밝혀진 사실입니다. 물론, 강압적 방법인 벌칙을 준다고 해서 직원들을 동기부여할 수 없다는 것도 잘 아실 겁니다. 오히려 직장을 포기하고 떠나가게 만드는 구실만 되지요. 과거에는 잘 통하던 동기부여 방식이 왜 더 이상 효과가 없는 것일까요?

아이들 이야기로 말씀드렸듯 시대가 변했다는 것을 인정하셔야 합니다. 제가 보기엔 시대가 변하면서 직원들의 가치관도 변했습니다. 핑크의 표현에 따르면 과거 굴뚝산업 시대가 끝나고 정보화 시대로 넘어오면서 동기부여의 방식도 변화가 필요한 시점이 된 것이지요. 치과 업무란 것이 진료 매뉴얼이 만들어져 있고 직원들이 그에 맞추어 그대로 일을 하면 되던가요? 매뉴얼에 의해 움직이면 되는 단순 서비스가 아니란 것입니다. 고객들의 요구가 다양해지고, 직원 스스로 판단하여 상황에 맞는 고객서비스를 제공해야 하는 시대입니다. 지금은 매뉴얼을 바탕으로는 하지만 직원 개인의 창의성이 더욱 요구되는 시대인 것이지요. 이는 직원뿐 아니라 원장님에게도 해당되는 문제입니다.

원장님의 병원 경영 환경도 예전과 같지 않다고 느끼시죠? 과거처럼 열심히 진료만 잘해주면 병원은 저절로 잘되는 시대는 이미 끝났습니다. 예전엔 통했던 '열심히 진료하면 돈 많이 벌고 성공할 수 있다'는 말이 더 이상 원장님조차도 동기부여 시키지 못한다고 느끼시지요? 오히려 '돈 때문에 이렇게 힘들게 일한다'고 생각하면 못 먹고 사는 것도 아닌데 열심히 일하고 싶어지지 않으실 겁니다(부정적 동기부여). 많이 배우고 스스로 열심히 살아오신 원장님조차 동기부여 시키지 못하는 '돈'이라는 당근으로 단순한 삶을 추구하는 가치관을 가진 직원들을 동기부여할 수 있다고 생각하신다면 큰 오해를 하고 계신 셈이지요. 잘 아시다시피 단순히 좋은 대우 때문에 일한다는 직원은 결코 오래 함께하지 못합니다. 더 좋은 곳을 찾아가든지, 어느 정도 이상의 대우가 되면 더 이상 열심히 하지 않는 직원이니까요.

그렇다면 변화된 시대에 원장님과 직원을 스스로 열심히 일하도록 만드는 동기부여 방법은 무엇일까요? 핑크는 그 핵심을 **주도성**(authority), **숙련**(mastery), **그리고 열정**(**목적의식**; purpose)이라 말합니다. 주도성은 스스로 만들어가는 주도적인 특성을 가져야 한다는 것, 숙련은 무언가 최고가 되려는 욕심, 열정은 그 목표를 명확히 하는 것을 말합니다. 이는 저도 저와 직원의 동기부여에서 공감했던 바이기에 제가 병원을 경영하면서 느낀 것을 바탕으로 재구성하여 다음 주에 자세히 설명드리도록 하겠습니다.

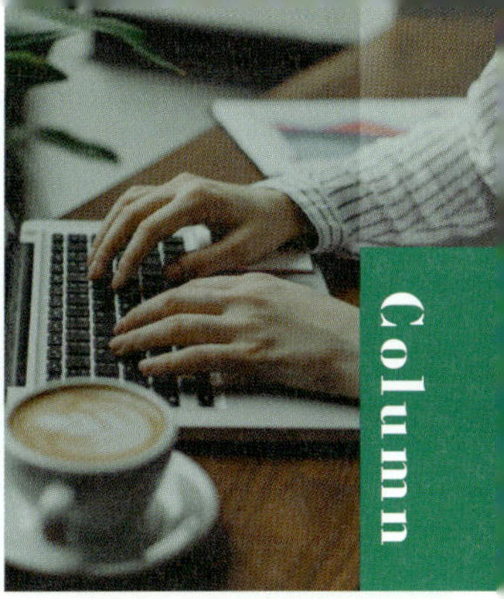

동기부여(Motivation) 3.0

* 훌륭한 파트너와 병원을 성공시키자면…

단순히 시키는 일만 하려는 직원들을 보고 있노라면 답답하시지요? 그런 직원들을 과연 동기부여를 할 수 있을까 하는 걱정부터 앞서게 됩니다. '피그말리온 효과'라고 하여 믿는 대로 된다고는 하지만 그렇게 되기까지는 원장님 스스로 '피가 말리는' 감정의 변화를 이겨 내야 한다는 것이 일반적인 생각이실 겁니다. 이론은 현장에서 적용될 수 있어야 합니다. 그러기에 저는 직원의 문제를 풀기 위해서 원장님과 직원 모두가 실천 가능한 변화부터 말씀드리고자 합니다.

가장 우선 생각하여야 하는 것은 열정(목적의식; purpose)입니다. 개원(또는 취업)이라는 목표를 성취하고 난 후에도 힘들지만 인생을 열심히 살아야 할 이유가 있으신지요? 사회적 성취를 선택하는 것은 본인의 가치관에 따른 것이지만, 제 글에 관심을 가지신 분이라면 병원 경영을 잘해 보고자 하시는 열정 있는 분들이실 것입니다. 열정은 있으심에도 그 꿈이 이루어지지 않는 이유는 꿈을 향한 노력이 지속되지 않기 때문입니다. 지속되지 못하는 이유는 스스로 그 꿈을 이루어야 하는 '왜'와 '어떻게'가 없기 때문이지요. '왜'는 본인 스스로 만드시는 것이고, 저는 '어떻게'에 대하여 조금 알려드릴 수 있을 뿐입니다.

직원들이 저를 보면서 일하는 것이 힘들지 않냐고 묻습니다. 제가 지치지 않는 이유는 제 꿈을 향해 가고 있는 길이기 때문입니다. 제가 꿈을 만들고 이루어가는 효과를 알았기에 저는 전 직원에게 'SMI'라 하는 인생 사명 교육을 해 줍니다. 과제로써 사명을 만들어 내는 직원도 있지만 교육을 통해 인생 목표를 찾고 스스로 열심히 일하려는 모습으로 변화되는 것을 보면서 저는 열정(purpose)이 동기부여의 가장 기본이라는 것을 경험했습니다. 원장님께서도 지금 열심히 해야 하는 '왜'를 찾지 못하고 계시다면 우선 시간을 내셔서 본인의 인생 사명을 찾아보시길 권합니다. 이것이 가장 기본이고 핵심이라 생각합니다.

원장님이 정해주신 매출 목표라는 것에 직원들이 반응을 해 주던가요? 저는 직원들 스스로 회의를 통해 작년 동월을 감안한 이달의 목표를 결정하도록 분위기를 만듭니다. 직원들의 자율성, 주도성(authority)을 확보해 주기 위함이지요. 주도성이 확보되어야 내부적 동기부여가 시작됩니다. 중요한 것은 그 목표가 원장님을 위한 목표가 아닌 직원들 개인의 목표와 부합되는 것이어야 한다는 것입니다. 최근 핑크의 이론을 공부하고 난 후엔 직원들 본인을 위해 정한 목표이기에 달성했을 때 얼마의 인센티브를 주겠다는 방식은 더 이상 하지 않겠다고 선언했습니다. '~하라 그러면 ~다'는 사전 인센티브는 효과가 없고, '~했으니 ~한다'라는 의외의 사후 보상이 그나마 효과적이라는 것을 알게 되었기 때문입니다.

스스로 정한 목표를 주도성을 가지고 달성해 나가는 과정에 직원들은 전문가로서 숙련(mastery)되어 가는 성취감도 느끼게 됩니다. 분위기를 잡아주니 직원들은 시키지 않아도 스스로 공부하여 보험청구사 자격증도 취득하고, 대학에 진학하는 모습도 보여주었습니다. 이 모든 것들이 스스로 정한 목표의식을 가지고 살아가기에 가능한 일이라 생각합니다.

안타깝게도 핑크의 이론을 적용해도 변화가 없는 직원도 있었습니다. 저 또한 많은 시행착오를 겪었고 반복하지 않기 위해 이론을 더 공부했습니다. 이후 제가 사용하는 방법은 생각과 성향이 비슷한 사람을 채용하는 것입니다. 이미 20여 년 이상을 살면서 형성된 '인성(성격)'이라는 것을 제가 바꿀 수 없기 때문이지요. 11번째 글에 말씀드렸던 성격분석 프로그램을 활용하여 원장님 스스로를 먼저 이해하고 본인과 조화를 잘 이룰 직원만 채용해야 합니다. 그 동반자들을 원장님 생각과 같도록 교육하고 스스로 행동하도록 인도하는 것이 경영자로서 원장님의 과제이지요.

좋은 병원을 만들려 하는 경영자라면 방향성(목적의식)을 가장 우선시해야 한다. 학창 시절을 생각해 보면 이해가 될 것이다. 고등학교 시절 공부를 하다가도 피곤하고 힘들 때 의사가 되고자 하는 꿈을 꾸며 '그래도 해야지'라고 생각하며 이겨내지 않았던가. 그 목표가 있었기에 힘든 공부도 시키지 않았는데도 열심히 하고, 더 좋은 점수를 받으려 노력도 하여 지금의 경영자가 되었다. 직원들도 같은 사람이라 이들을 움직이는 것은 마찬가지 원리이다.

리더로서 직원들의 동기부여를 위한다면 그들의 꿈(목적)을 찾아 주어야 한다. 물론 11장에서 만든 본인의 사명선언문은 완성을 전제로 한다. 원장의 미래를 듣고 함께하고자 하는 믿음직한 직원들을 만났다면 그들의 꿈을 찾아주고 이룰 수 있도록 돕는 것까지 리더로서 원장의 역할이다. 직원들과 소통하며 그들의 미래 준비를 함께 고민하고 원장이 그 길을 함께하는 데 조력자가 되어 준다면 직원들은 기대하는 것보다 훨씬 열정을 다해서 성과를 만들어내기 위해 노력해 줄 것이다(12-18).

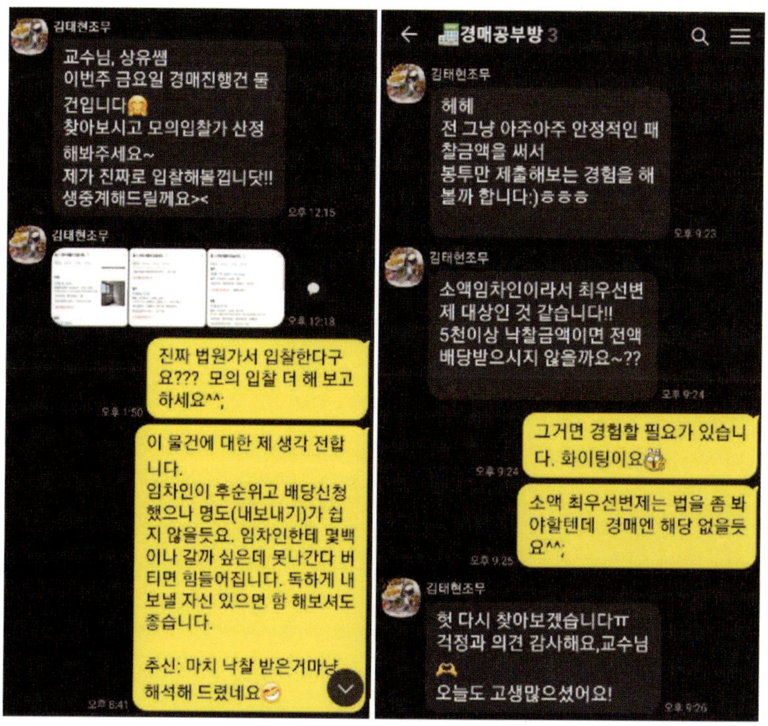

12-18. 직원들과 상담하며 내 집 마련을 위해 조력자가 되어 주었던 경매 공부 톡방. 상담했던 직원은 결국 경매로 낙찰받아 집을 사는 꿈을 이루었고 충성 직원이 되어 함께하고 있다.

12장을 마치며 확인할 것들…

- 직원의 동기부여를 통해 성과를 만들어 내는 연결 과정(📷 12-3)이 이해가 되는가? 동의할 수 없는 부분 또는 궁금한 부분을 정리해 보라.
- 직원들을 움직이고 함께하기 위한 원장 본인의 사명선언문을 정리해 보라. 또한 그것을 직원들 앞에서 지속적, 공개적으로 말하라.
- 경영자로서 첫 번째 역할인 좋은 태도를 만들어 주기 위해 실천하거나 계획하고 있는 방안들을 정리해 보라.
- 직원들의 능력 개발을 위해 정기적, 공식적으로 시행하고 있는 교육 프로그램을 정리해 보라.
- 병원에서 현재 3의 법칙을 활용해 힘들더라도 뜻을 함께할 직원들 두 명을 확보했는가? 그들의 이름과 역할을 정리해 보라.
- 현재 함께하고 있는 직원들의 이름을 적고 각각의 능력과 의지별로 분류해 보라. 4가지 리더십 스타일을 적용해 보고 현재 실제로 수행하고 있는 것들도 작성해 보라.
- (적어도) 리더로서 키워야 할 직원과의 소통을 위해 정기적으로 하고 있는 활동과 그렇게 파악한 직원의 미래 꿈(목적)이 무엇인지 정리해 보라.

참고문헌

1. 임형두. (2022년, 8월 1일). 미중 간 신냉전 시대…"한국은 전략적 균형자 돼야" 연합뉴스. https://www.yna.co.kr/view/AKR20220801118500005
2. 문윤수. (2022년, 12월 12일). "소아청소년과 전공의 지원율 10%대라니"…필수과목 대책 마련을. 한겨레. https://www.hani.co.kr/arti/opinion/because/1071273.html
3. 이현정. (2023년, 3월 23일). 매년 57만 인구가 줄어든다 … 치과계 대비는? 치과의사신문. http://www.dentistnews.kr/news/articleView.html?idxno=7592
4. PM Muchinsky. 산업 및 조직심리학. 10판. 유태용. 시그마프레스; 2014. p. 220.
5. 김희선. (2022년, 6월 30일). 2023년 최저시급은 9620원...인상률은 5.0% 내외뉴스통신. https://www.nbnnews.co.kr/news/articleView.html?idxno=685855
6. 정연앙. 능력주의 인사제도 정착을 위한 평가제도 개선방안. 한국 노동연구원; 2000.
7. 이종효, 안상윤. 병원 인사고과의 공정성지각 영향 요인에 관한 연구. 병원경영학회지. 2009;14(4):103-23.
8. SP Robins, TA Judge. 조직행동론. 15판. 김태열, 박기찬, 박원우 등. 피어슨에듀케이션코리아; 2013. 3장 태도와 직무만족.
9. 김상호. 톡 까놓고 직업 톡. 조선앤톡; 2011.
10. 켄 블랜차드. 켄 블랜차드의 상황대응 리더십 2 바이블. 조천제, 김윤희. 21세기북스; 2007.
11. 한희준. (2017년, 5월 3일). 3세 미만 아이, 스마트폰 자주 보면 두뇌 발달 안 된다. 헬스조선. https://health.chosun.com/site/data/html_dir/2017/05/02/2017050203122.html
12. 김지섭. (2023년, 2월 24일). "재택근무요? 일도 못배우고 집도 좁고"… 출근도장 찍고싶은 Z세대들. 조선일보. https://www.chosun.com/economy/weeklybiz/2022/09/01/BPDCQT64CVEZJFJOTUFQWZC66Q/
13. 캐내네 스피치. "[최강1교시] EP.01 세대갈등의 근본적 원인 I 세대소통, 어떻게 할까? I 인지심리학자 김경일" 2020. 3. 9. 동영상. 19:34. https://www.youtube.com/watch?v=ltfwUWmOa3A
14. 사피엔스 스튜디오. "신재용 교수 | 평생직장 개념이 없어진 사회! 개인의 성과에 따라 보상받고 싶은 MZ세대의 직장생활? [어쩌다어른D]" 2022. 5. 28. 동영상. 14:55. https://www.youtube.com/watch?v=guXGa2AjffY
15. 신재용. 공정한 보상. 홍문사; 2021.
16. SP Robins, TA Judge. 조직행동론. 16판. 김태열, 박기찬, 박원우 등. 한티미디어; 2015. 7, 8장.
17. 서미숙. (2021년, 9월 29일). MZ세대 직장 선택 기준 1순위는 '연봉'…55%는 "정년 필요없어" 연합뉴스. https://www.yna.co.kr/view/AKR20210929061700003
18. Conspirator Son. "동기 유발의 놀라운 과학 Daniel Pink." 2013. 7. 11. 동영상. 18:39. https://www.youtube.com/watch?v=eP9cPsxUqo4
19. 다니엘 핑크. DRIVE 드라이브. 김주환. 청림출판; 2011.
20. 임홍택. 90년생이 온다. 웨일북; 2018.
21. 나무위키, "워렌 버핏", https://namu.wiki/w/%EC%9B%8C%EB%A0%8C%20%EB%B2%84%ED%95%8F
22. EBSDocumentary (EBS 다큐). "EBS 다큐프라임 - EBS Docuprime_인간의 두 얼굴_제1부, 상황의 힘_#003." 2013. 1. 14. 동영상. 9:16. https://www.youtube.com/watch?v=9rdTsdiDWA4

CHAPTER 13

리더십, Leadership

좋은 리더란 어떤 모습인가

임상 현장에서 직원들과 함께 일하다 보면 직원들이 원장 마음 같지 않다는 것을 흔히 느낀다. 점심, 퇴근시간이 임박해 오면 찾아오는 환자가 반갑지 않고, 그 시간 즈음에는 점심 및 퇴근시간을 고려하여 약속도 일부러 잘 안 잡는 모습을 보면 이해는 되지만 '병원보다는 본인들의 편안함이 우선이구나...'하는 실망스러운 생각이 들기도 한다. 평소에 잘해준다고 간식도 사주고 회식도 시켜주었으며 붙들고 개인적인 교육도 시켜주었건만 원장의 마음과는 다른 모습에 실망이 늘어가며 직원에 대한 기대를 포기하는 원장들도 많다.

병원 경영자인 원장은 하기 싫어도 리더의 역할을 맡을 수밖에 없다. 직원들의 입장에서는 병원의 대표이며 급여를 주는 주체이기도 하다. 다만 기성세대의 생각과 달라진 것은 직원들 입장에서 현재의 직장이 평생직장이며 이곳에서 성장하고 후배를 키우며 은퇴까지 생각하는 사람이 극히 적어졌다는 사실이다.[1] 언제든 떠날 수 있다는 생각을 가진 직원들을 이끌어 가려다 보니 리더로서의 어려움은 여기서 시작된다. 그래서 리더에게 중요한 덕목이 개별 직원들의 생각에 대한 경청과 소통이 아닐까 한다. 직원들이 원하는 것을 알아야 생각이라도 해 볼 것이 아닌가. 그래서 필요한 것이 리더십이다.

12장에서 설명한 동기부여와 리더십은 비슷한 측면이 많다. 굳이 차이를 두자면 동기부여는 개별 직원을 어떻게 움직이도록 만들 것인가에 대한 이론이라면 리더십은 그러한 개인들이 모인 조직을 어떻게 움직여서 성과를 만들어 낼 것인가에 대한 이론이다. 그래서 리더십은 '조직이 비전 혹은 일련의 목적을 달성하는 데 영향을 미치는 능력'이라고 정의한다.[2] 당연히 경영자로서 리더십을 발휘해서 열심히 챙긴다고 하는데도 떠나가는 직원들이 있고, 그러한 경험이 반복되면서 노력하고 쏟아붓는 시간과 비용에 비해 얻는 것은 적다는 생각을 하게 된다.

직원들이 속상하게 만드는 일이 반복되어도 리더는 그들을 키워줘야 하는 사람이다. 아이를 키우다 보면 진짜 어른이 된다는 말을 실감하게 된다. 성장하는 아이들은 부모들이 생각한 대로 커 주지 않는다. 그러나 모두 결국 성장

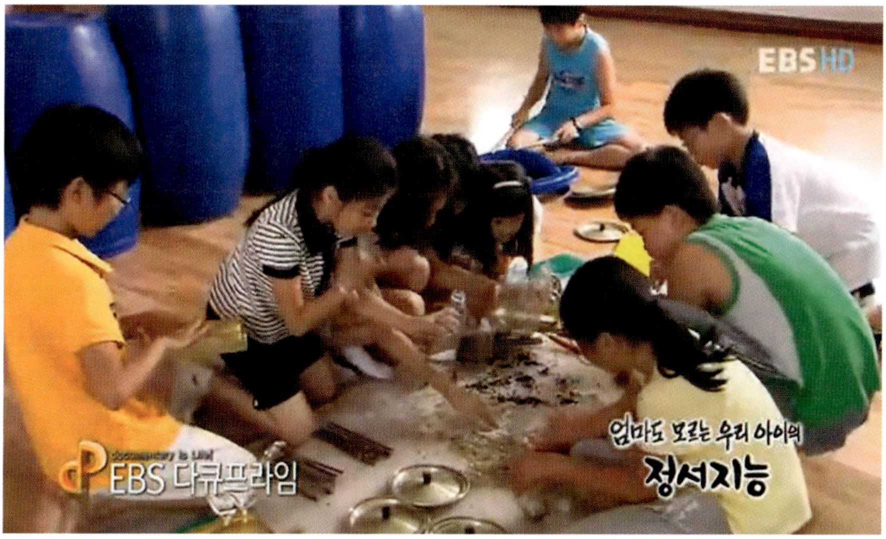

13-1. 리더십은 아이를 키우는 것과 비슷하다는 생각이다. 리더는 함께하는 직원들을 키워주는 사람이 되어야 한다.

하여 각자의 길을 가게 되니 부모는 그저 그 길에 조금이나마 도움이 되길 바라는 마음으로 대해주게 된다. 직원들을 대하는 리더의 마음도 그러해야 한다. 10장에서 소개했던 피그말리온 효과에 대한 칼럼을 다시 읽어 보면 도움이 될 것이다.

리더십 연구의 흐름

훌륭한 리더를 발굴하고 키워내는 것은 사회적으로도 중요한 문제이다. 그렇기에 과거부터 리더십에 대해 많은 연구가 있었다(13-2). 1980년대까지의 전통적 이론 연구들은 리더가 어떤 특성을 가지고 어떤 행동을 어떤 상황에서 할 때 리더십이 발휘된다고 하는 거래적 관점의 이론이었다. 90년대 이후의 이론들은 어떻게 사람들에게 영향을 미치는지에 대한 변혁적 관점의 이론들로 구분된다. 모두 일리가 있고 원장들이 이해해야 하는 부분이 있어 하나씩 소개하고자 한다.

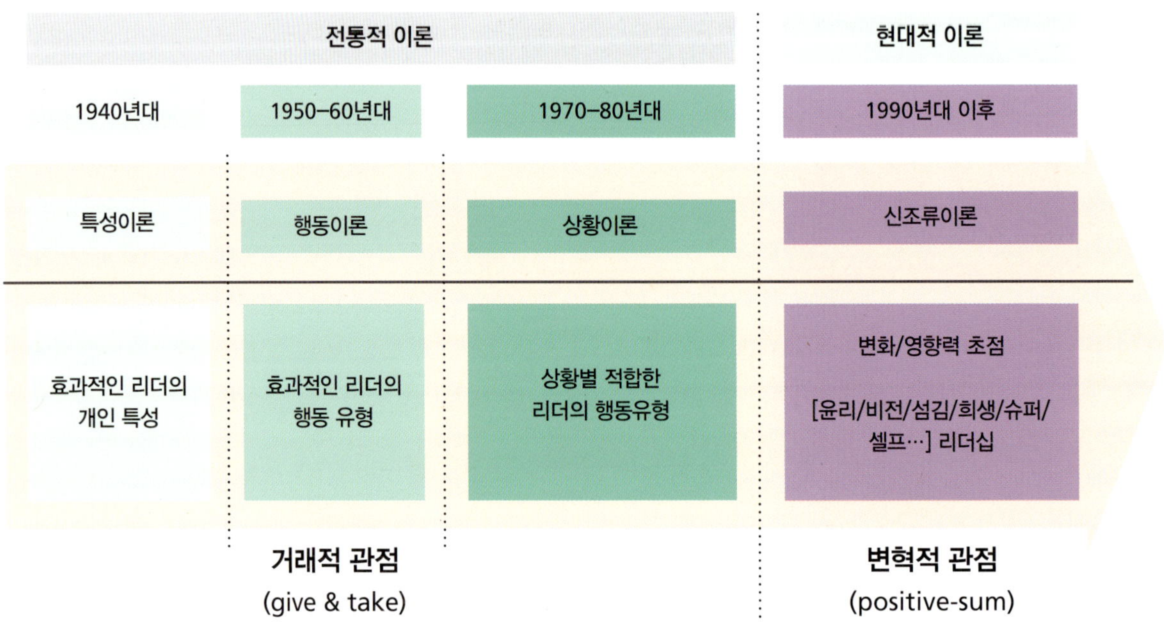

13-2. 리더십에 대한 연구의 흐름 변화.

특성이론, 어떠한 특성을 가진 사람이 리더가 되는가

1940년대 주류를 이루었던 특성이론은 리더만 가진 특성을 찾고자 하였다. 즉, 리더는 타고난다는 관점에서 '어떤 특성을 가진 사람들이 미래의 리더가 되는가'라는 의문을 가지고 특정한 특성을 가진 리더를 발굴하고 키우고자 하는 의도였다. 그러한 관점에서 9장에 소개했던 성격심리라는 분야가 발달하였고, 요즘 유행하는 MBTI가 개발되고 활용되기 시작한 것도 그 시기에 시작되었다.

특성이론은 성공적 리더를 구별하는 특성 연구에 초점을 둔 것이다. 과거 유행했던 위인전에서 그려지는 위인들의 모습이 이러한 이론에 바탕을 둔 것들이다. 그 서술들은 앞서 9장 성격에 대한 이해에서 살펴보았듯 개인의 자질과 성격의 차이에 중점을 둔다. 그러나 9장에서 느꼈겠지만 뭔가 정확히 안 맞는 부분(보편적 적용이 어려움)이 있음에도 불구하고 최근 들어 다시 인기를 얻고 있는 특성이론은 이해할 가치가 있다.

최근까지의 연구결과를 종합해 보면 두 가지 사실은 확실하다.[3] 하나는 MBTI 이론을 학술적으로 확장한 Big five model(📷 13-3) 덕분에 개인의 특성으로 리더십을 어느 정도는 예측할 수 있다. 이는 완벽하지는 않아도 직원들을 성장시키려는 원장들에게 어떤 직원을 키울 것인지에 대한 '판단에 도움을

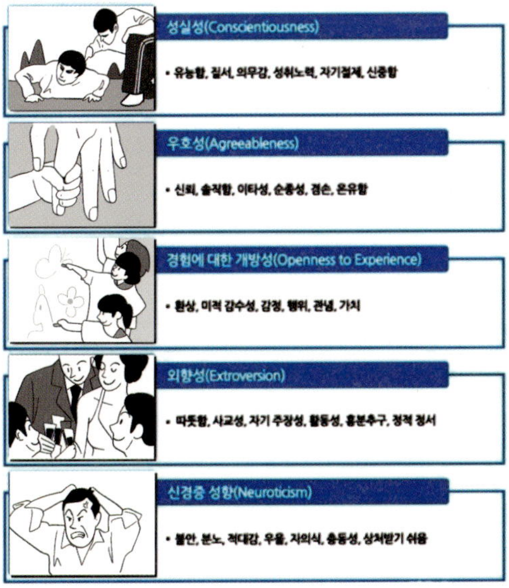

📷 13-3. Big five model을 구성하는 다섯 가지 특성. 바쁜 임상 경영자에게는 이보다는 MBTI가 쉽게 이해하고 적용할 수 있기에 MBTI 활용을 더 추천한다.

주는 사용할 가치가 있음'을 의미한다. 다른 하나는 이 특성이론을 통해 효율적, 비효율적 리더를 구분하기보다는 리더의 출현과 등장을 예측하는 데 적합하다는 것이다. 이것의 의미는 특성을 가진 직원을 '잘 육성하면 리더로 성장시킬 수 있음을 의미'하니 경영자의 수고를 조금 덜어 줄 수는 있겠다는 생각이다.

행동이론, 리더는 어떠한 특정한 행동을 하는가

행동이론은 효과적인 리더의 행동에 뭔가 특이한 패턴이 있는지를 찾는 것이었다. 이는 교육과 훈련에 의해 리더를 만들 수 있다는 관점을 가진 것으로 수많은 행동들에 대한 연구를 통해 중요한 요인을 두 가지로 좁혔고 각각 과업지향적(생산 중심의 리더, initiating structure), 인간적 배려(직원 중심의 리더, consideration)라고 제시했다. 리더의 관점이 과업의 결과물과 사람 자체 중 어느 쪽에 더 비중을 두느냐의 관점으로 분류한 것이다(13-4).

두 가지 중 어느 것이 더 낫다고 생각하는가?

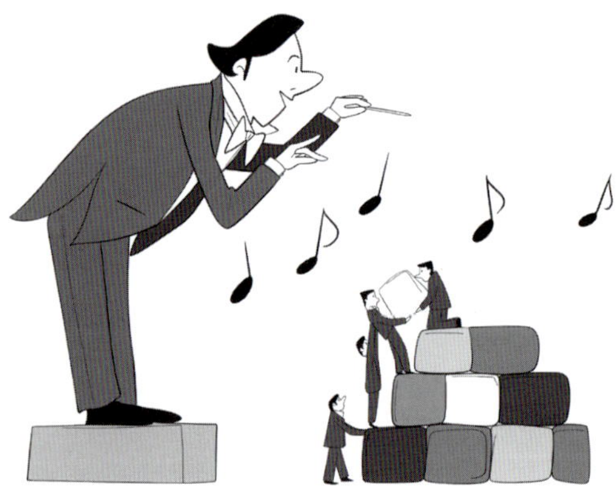

13-4. 리더십 행동이론을 묘사한 그림. 리더의 행동이 사람과 성과물 중 어디에 더 중점을 두고 움직이는가를 본다.

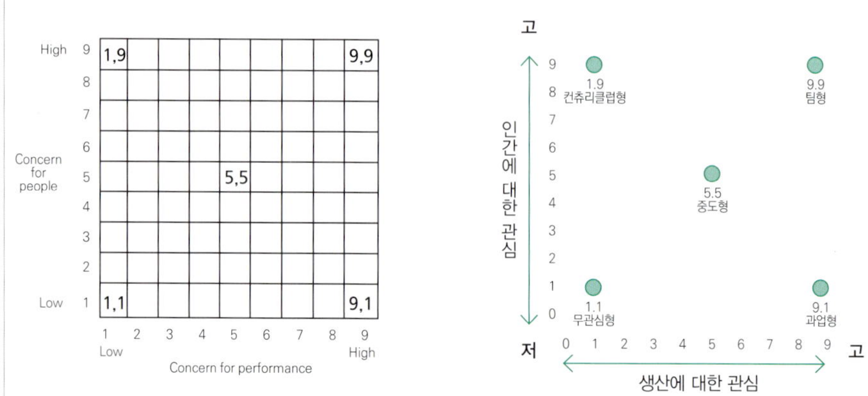

13-5. 블레이크와 모우튼의 리더십 관리격자 모델. 원본(좌측)과 쉽게 표현한 것.

사실 이것은 논쟁의 여지가 있다. 실제로 국가마다 선호함에 문화적 차이도 있어서 무엇이 더 좋다고 단정할 수는 없다. 동양적 사고로 볼 때 어느 한쪽으로만 치우치면 반드시 문제가 생긴다. 그래서 이를 바탕으로 구분한 것이 블레이크와 모우튼이 말한 리더의 관리격자 모델[4-6]이라 소개되고 있으며 경영자 스스로 본인의 상태를 파악해 보고 부족한 관점을 성장시킬 필요가 있다(📷 13-5).

상황적합이론, 상황별로 적절한 리더십이 있는가

애플을 만들고 성장시킨 스티브 잡스도 한때 회사에서 쫓겨났었던 역사를 가지고 있다.[7] 스티브 잡스와 같은 훌륭한 리더도 특정 시점에서는 조직에 맞지 않았던 리더란 얘기다. 상황이론은 이렇듯 리더의 특성과 행동도 중요하지만 특정한 상황별로 요구되는 적합한 리더십이 따로 있다는 것을 주장하는 이론이다. 그 대표적인 것이 피들러(Fiedler)의 상황적합 모델로 그는 리더에 대한 부하 직원들의 신임, 신뢰 존경의 정도를 의미하는 리더와 부하직원 간의 관계, 업무가 구체적으로 절차화가 된 정도를 의미하는 업무 구조, 그리고 리더의 영향력이 채용, 해고, 진급, 급여 인상 등에 미치는 정도를 의미하는 직위 권력의 세 가지 요인으로 구분하여 리더십을 제안하였다(📷 13-6).

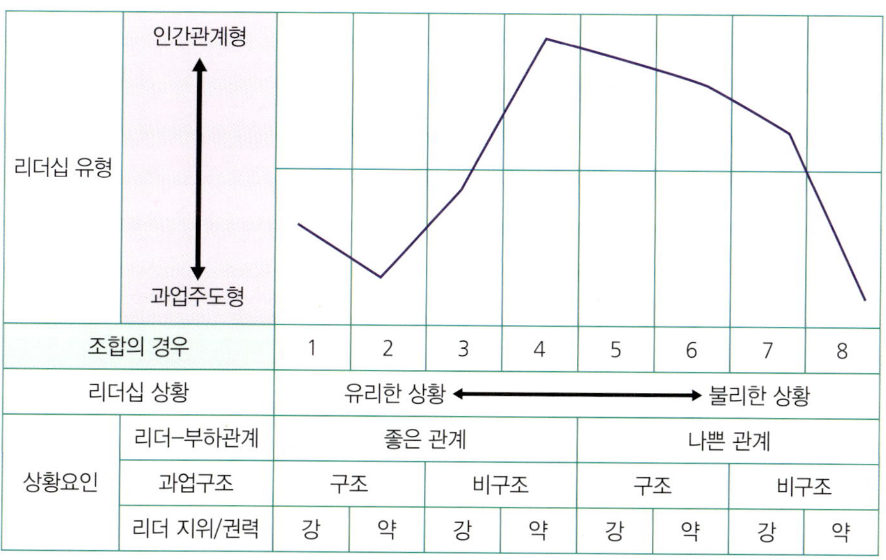

조합의 경우		1	2	3	4	5	6	7	8
리더십 상황		유리한 상황 ←→ 불리한 상황							
상황요인	리더-부하관계	좋은 관계				나쁜 관계			
	과업구조	구조		비구조		구조		비구조	
	리더 지위/권력	강	약	강	약	강	약	강	약

📷 13-6. 상황에 따라 적합한 리더십을 보여주는 피들러의 상황적합 모델.

피들러의 모델은 현재 병의원 원장의 상황에서 가장 적합한 리더십 방향을 찾는 데 도움이 된다. 예를 들면, 현재 개원 초기로 직원과의 관계는 아직 서로 간의 신뢰가 부족한 상태며, 과업 구조도 개원 초기라 아직 체계를 만들어 가는 중이고, 힘들게 채용한 직원이 언제 퇴사 얘기가 나올지 몰라 원장의 지위 권력도 약한 상태(8번)라면 적합한 리더십은 일단 직원들과의 인간적인 관계 향상보다는 매출 향상 등 성과를 강조하면서 직원들을 이끌어 가는 것이 상황에 맞는 리더십이라는 의미로 해석할 수 있다.

리더–부하 교환이론(LMX, Leader–Member Exchange), 내 사람(ingroup)은 확실히 챙기는 리더

직원들이 10여 명 이상 있다 보면 유유상종(類類相從)이라고 친한 사람들끼리 모이게 된다. 정보기술과 소통의 확장으로 점차 늘어나고 있긴 하지만 리더의 입장에서는 보통 10명이 넘어가면 통제의 범위(span of control)를 벗어난다.[8] 그러다 보면 소위 끼리끼리 모이는 현상이 자연스럽게 발생하는데, 리더 입장에서도 적극 소통하면서 의견이 맞는 직원(ingroup, 내집단)과 그렇지 않은 직원들(외집단)로 나뉜다는 것이다. LMX 이론에 따르면 리더는 직원들 중 내집단에 들어올 사람을 분류하고 그에 따라 관계를 강화하며 이것은 점차 더 심화되어 간다(13-7).

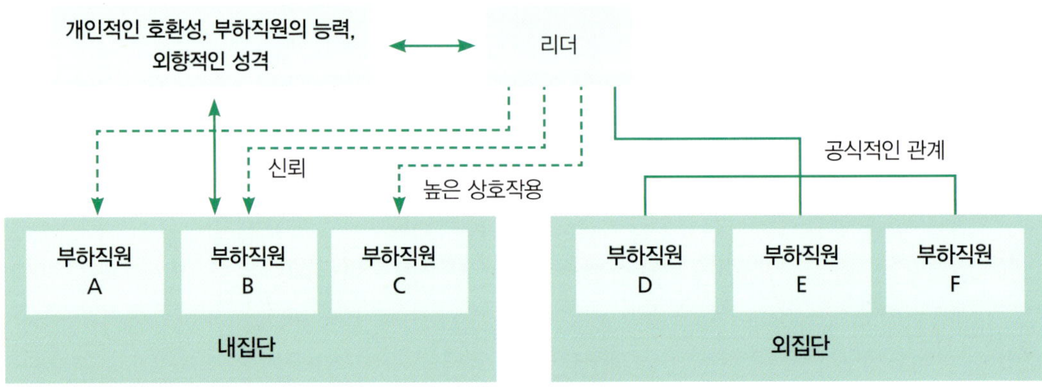

13-7. LMX Model. 리더는 외집단의 사람과는 공식적인 관계만을 유지한다.

리더 입장에서는 10명이 넘어가는 경우 모든 직원들과 똑같이 소통 자체가 불가능하다. 따라서 병원 조직에서 원장은 부장, 실장, 팀장 등 중간관리자, 직원들의 리더와 소통하게 된다. 그 외 직원들은 조직의 권력 구조를 파악하고 두 가지 중 하나를 선택하게 된다. 즉, 병원장과 직접 소통하는 내집단의 직원들과 인간적인 관계를 만들면서 어울리며 그룹 안으로 들어가려 노력하여 조직에 남아 승진하거나 공식적인 관계만을 유지하다가 떠나가게 되는 것이다. 따라서 리더인 병원장의 입장에서는 내집단의 중간관리자들에게 많은 권한 부여를 하며 뜻을 함께할 직원을 선별하고 관리하도록 위임하기도 해야 하지만, 중간관리자의 잘못된 전횡으로 뛰어난 직원이 떠나가는 일이 없도록 관심을 가져야 한다.

변혁적 리더십, 리더는 직원들에게 영향을 주는 사람

앞서 살펴본 리더십은 리더와 직원 간의 거래적 관계에 기반한 리더십으로 분류된다. 즉 리더는 예외적 상황을 관리하고 상황에 따른 보상을 하면서 성과를 만들어 내는 사람이다. 그러나 90년대 이후 강조되고 있는 변혁적 리더십에서는 병원을 성장시키려는 경영자라면 주목할 만한 행동 특성들이 보인다. 이러한 특성들은 병원 경영자가 리더십을 위해 노력해야 할 방향을 제시한다.

변혁적 리더는 능동적이고 효과적으로 병원 조직을 키워 나간다. 그들이 하는 행동은 기본적으로 개별 직원에 대하여 개인적 관심을 보이고, 직원들을 개별적으로 만나며 코치하고 조언하는 활동으로 시작한다. 평범한 학생을 의료 정보학 박사로 수십여 명 키워낸 서울대학교 치과대학의 김홍기 교수님은 출근하면 거의 매일 오전 시간을 대학원생과의 개별 면담으로 보내는 것이 습관이다. 이러한 습관으로 학생들은 개인적인 배려를 받고 있다는 생각이 들게 되며 지적인 자극을 주어 이들이 학술 연구에 집중하고 좋은 결과물을 만들어 내도록 이끌고 계신다. 직장 내에서 상사와 친하다고 느끼면 직장 생활의 만족도가 2.5배 향상한다는 보고[9]를 참고하자면 리더는 중간관리자에게만 직원 관리를 맡기고 전혀 무관심할 일이 아닌 특별히 챙겨야 할 직원들을 정해서 가끔씩은 일부러라도 시간을 내서 개별 미팅도 필요한 것이다.

병원장은 또한 전문인으로서 항상 연구하는 모습으로 직원들에게 지적 자극을 주어야 한다. 직원들에게 그저 '월급 주는 상사가 아닌 직원 본인을 성장시킨 스승님으로 남으라'는 은사님의 말씀을 전해드린 바 있다. 직원을 직접 교육하기 위해서는 원장 스스로 먼저 공부해야 한다. 원장이 항상 최신 임상 지식을 배우고 병원에 도입하는 데 앞장서는 모습을 보며 직원들은 지적 자극을 받는다. 물론 임상 진료하는 데 하루 온종일 힘든 상황에서 최신 임상 공부까지 하는 것은 쉬운 일은 아니다. 하지만 전문인으로서 당연히 해야 할 일이기도 하다. 임상에서 뒤처지는 분이라는 원장의 이미지가 직원들에게 느껴지는 순간 원장이 의도한 리더십으로 병원을 성장시키는 것은 힘들어진다는 것을 고려해서 지속적으로 노력해야 한다.

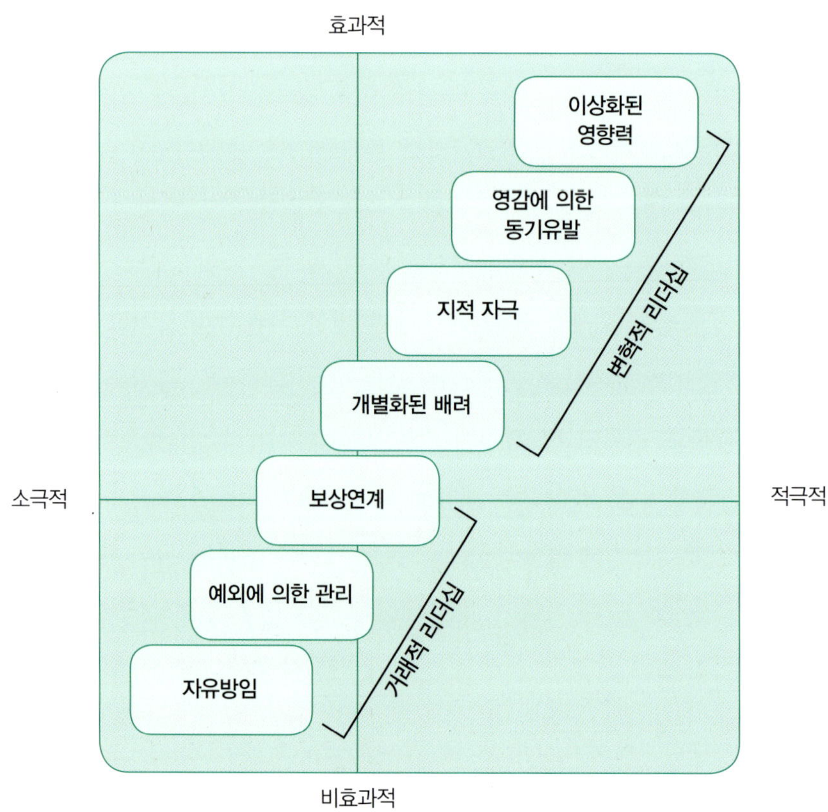

13-8. 거래적, 변혁적 리더십의 행동특성.

병원 경영자로서 리더는 영감을 통해 동기부여하며 이상적인 영향력을 발휘하는 사람이다. 치과의료의 세계화에 대한 기틀을 마련했던 예치과 네트워크 대표이신 박인출 원장, 일찍부터 치과 임플란트 시장의 비전을 보고 오스템 임플란트를 성장시킨 최규옥 대표, 그리고 치과의료에 한정 짓지 않고 전신건강을 관리한다는 비전을 제시하며 치과병원 내부에 내과를 함께 운영하며 서비스의 질을 향상시키고 있는 사과나무치과병원 일산 본원의 김혜성 원장 같은 분들은 후학들을 위해 치과계의 모델이 되어주는 훌륭한 변혁적 리더들이다.

인센티브, 지식노동자를 대하는 리더의 함정

직원들을 동기부여하고 리더십을 발휘하기 위해 그저 돈을 얼마 더 쓴다고 생각하는 것은 리더들이 흔히 빠지기 쉬운 함정이다. 사실 인센티브라는 명목으로 돈을 얼마 더 챙겨주는 것은 초보 리더인 원장들이 가장 쉽게 할 수 있는 일이고 당장 효과가 있어 보인다. 그러나 12장에서 설명했듯 위생요인(불만을 없애는 요인)에 불과한 인센티브는 그 효과에 한계가 있다. 대표적인 사례가 거의 매년 뉴스로 보도되는 자동차 노조의 파업 사례다(13-9). 성과급을 아무리 많이 준다고 해도 직원들은 끊임없이 더 요구하는 것이 인지상정이다.

리더가 더 비중을 두어야 할 것은 직원들에게 미래에 대한 희망과 비전을 제시하는 것이어야 한다. 그저 성과급 지급을 통해 불만을 잠재우는 것으로는

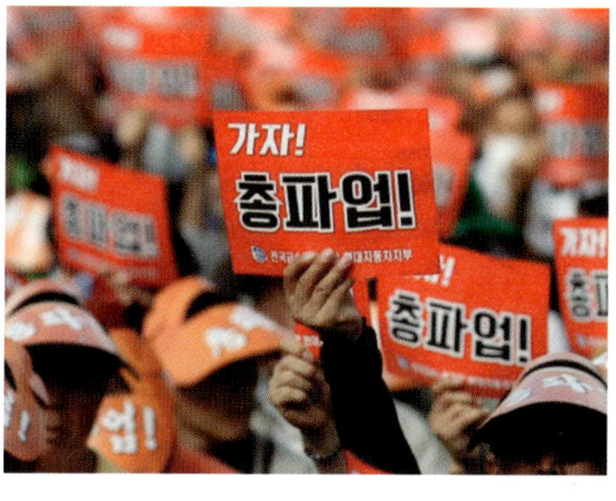

고용부가 올해 3월 발표한
위법·불합리한 단협 내용 및 개수

우선·특별채용	단체협약(개)
업무상 사고·질병·사망자 자녀	505
정년퇴직자 자녀	442
업무외 사고·질병·사망자 자녀	117
장기근속자 자녀	19
노조가 추천하는 사람	5

13-9. 귀족노조의 고용세습을 비판한 뉴스기사(출처: 서울경제, 2016.08.30.).

직원들을 지속적으로 이끌고 갈 수 없다. 1억 원의 자산이면 충분히 만족하는 사람도 있지만, 99억 자산가는 그 1억 원을 빼앗아서라도 더 채워 100억 자산을 만들려 하듯 사람의 욕심은 끝이 없다. 13-9에서 보듯 이미 충분히 좋은 조건에서 일하고 있는 노조조차 청년층의 취업이 힘든 중에 취업 세습 계약까지 하려 들고 있는 현실을 보면 그 욕심을 모두 채워주는 것에는 한계가 있으며 충족의 끝도 없다.

성과급제가 꼭 필요하다면 성과급에 대한 근거 있는 연구결과들을 반드시 고려해야 한다. 우선, 성과급 총액을 정해 놓고 분배를 하면 직원들 스스로 인원을 더 늘이지 않는 편이 낫겠다고 생각할 것이라는 가정은 의미가 없는 것으로 나타났다.[10] 이는 직원들 입장에서 '성과급 얼마 더 받는 것보다는 편하게 일하는 것이 낫다'는 심리를 설명하는 것이다. 그렇다고 성과급 총액이 늘어날수록 생산성과 반드시 비례하지 않는다는 연구결과를 보면 성과급 총액을 마냥 늘리는 것도 의미가 없다.

성과급은 격차를 두어도, 두지 않아도 결국 부정적 영향을 미치게 된다. 개인의 능력 차이에 따른 성과급 제도는 구성원들로 하여금 단기적으로는 개인과 조직의 성과 향상에 기여할 수 있으나 중장기적으로는 부정적이다. 개인별 성과급의 차이가 많이 나며 고성과급을 받는 직원의 성과에 대한 기대치가 높을수록 지속적인 스트레스로 고갈(burn out)이 발생한다. 그 상황에서 적절한

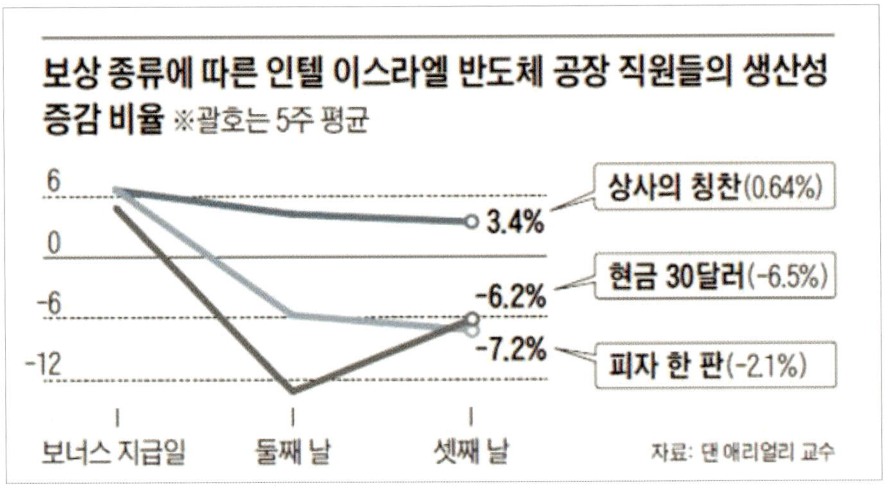

13-10. 보상의 종류에 따른 생산성 증감 비율.[12] 현금, 선물 등의 보상은 하루만 지나면 효과 없다. 차라리 칭찬 한마디가 더 긍정적임을 리더는 반드시 알아야 한다.

지원이 이루어지지 않으면 실패를 경험하고 심리적 위축으로 결국 이직까지 연결된다는 연구[11]는 성과급으로 동기부여를 생각하고 있는 경영자라면 반드시 고려해야 한다.

성과급의 긍정적인 측면은 '초기 시장 수요의 성장 단계에서의 성과급이 경영성과에 긍정적 영향을 준다'는 것 정도다.[10] 예를 들면 신도시 형성 초기에 가장 먼저 자리 잡아 성장하는 병원 등 특수한 상황에만 해당되는 것으로 일반적인 현재 의료시장의 수요와 경쟁 상황을 보면 거리가 멀다. 따라서 성과급 제도에 대한 여러 가지 연구 결과를 고려해 보면 성과급 제도를 어떻게 잘 설계하느냐를 고민할 시간에 직원들에게 칭찬 한마디, 교육 한 가지를 더 신경 쓰는 것이 낫다(📷 13-10).

Giver, Matcher, Taker.
어떠한 리더가 될 것인가

대한민국의 인구 감소 현실과 함께 의료계의 직원 구인난이 갈수록 심화되고 있다.[13, 14] 직원들의 입장에서는 힘든 일이고 대우도 좋지 않기에 더 이상 매력적인 직업이 아닌 것이다. 과거 결혼, 출산, 육아 등의 이유로 경력이 단절되었다면 현재는 신입 직원 단계에서 다른 업종으로 이탈자가 늘고 있다. 직원들과 관련 협회에서 요구하는 것처럼 처우가 좋아지면 인력을 다시 끌어들일 수 있을까?[15, 16] 앞서 높은 급여는 불만을 없애는 요인이지 만족하는 요인이 아니라 했던 것처럼 어느 정도 완화는 가능하나 해결책이 될 수는 없다고 본다.

애덤 그랜트의 '기브 앤 테이크(give and take)'에 따르면 사람들은 크게 세 종류가 있다.[17] 주로 주는 사람(giver), 주로 받는 사람(taker), 그리고 받은 만큼만 주는 사람(matcher)이다. 원장들은 직원들에게 처음에는 기버로 시작한다. 그런데 어느 순간 그렇게 나누고 베풀었던 직원의 이직으로 마음의 상처를 경험한 후에는 매처가 된다. 매처로서 살면서도 실패를 누적하다 보면 최소한으로만 주면서 최대한 일을 시키려 하는 테이커 원장이 되는 것이 일반적이다. 이러한 악순환의 근본적인 원인은 기버로 시작은 했지만 생각 없는 기버 즉, 호구(fool giver)로 시작했다가 상처받고 실망하기 때문이다.

이 상황의 개선을 위해서는 리더인 원장이 마인드부터 바뀌야 한다. 우선 앞서 언급했듯 직원에 대한 성공률(예를 들면, 장기근속자로 남는 비율)을 10% 정도면 충분하다고 기대치를 낮춰야 한다. 현실적으로 이러한 마인드의 변화가 가장 어렵다. 일도 잘 모르는 신입 직원들 채용해서 일 좀 할 만하게 공들여서 교육해 놓으면 그저 월급 얼마 더 준다는 다른 곳을 찾아 떠나는 모습을 보는 것은 사실 힘들다. 그래서 채용한 직원들 중 90%는 언젠가는 떠나간다고 원장 스스로 처음부터 생각하는 것이 정신건강에 이롭다. 다만 떠나갈 직원이라고 생각하고 방치해서는 안 된다. 이는 앞서 거래적 리더십(📷 13-8, 11 참조)의 분류 중 자유방임이라 문제다.

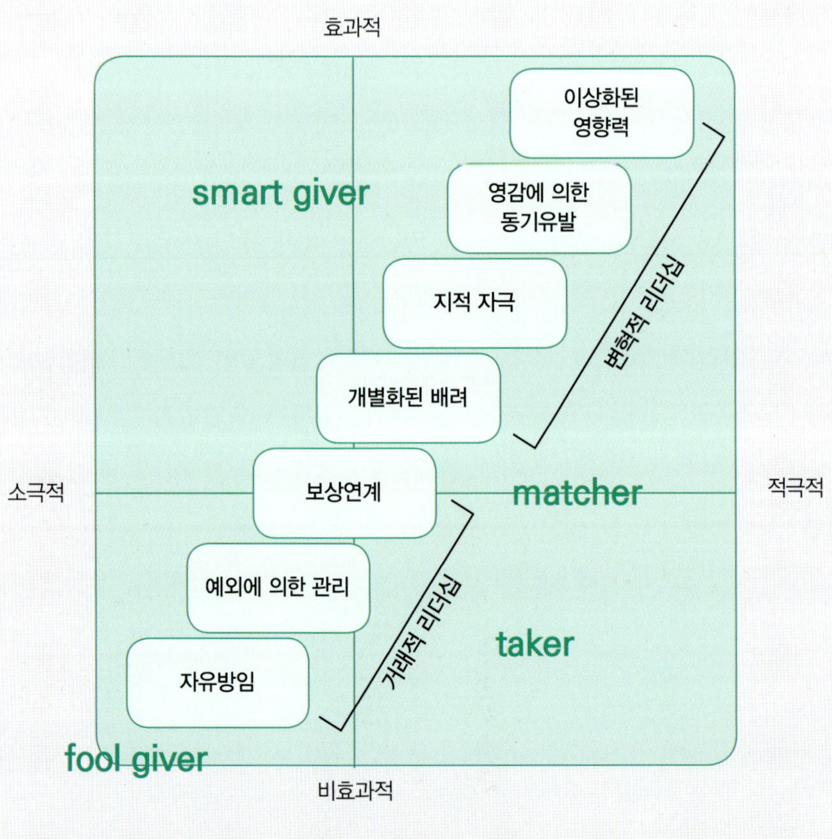

📷 13-11. 리더십의 각 단계에 기버, 매처, 테이커를 배치한 것. 주기만 하고 그저 '알아서 잘하겠지(자유방임)'는 생각은 호구(fool giver)가 되는 확실한 방법이다.

호구가 아닌 스마트 기버가 되기 위해서 원장은 '동기요인'에 더 집중해야 한다. 이것은 직원에게 줄 것은 주되 무엇을 줄 것이냐의 문제부터 고민을 시작해야 한다. 대부분의 초보 리더들은 보상이라는 위생요인만을 생각하고 투자해 주면서 리더가 되고자 한다. 돈만 쓰면 되니 쉽고 당장은 좋아 보인다. 하지만 병원 성장에는 마이너스임을 이미 많은 연구들에서 밝혀진 바 있다.[10, 11] 직원들에게 주되 효과를 내서 리더들도 도움을 받는 스마트 기버가 되려면 개별적 면담을 통한 배려와 공감 표현, 교육을 통한 상호 간의 성장에 대한 지적 자극, 직원의 미래 개발, 이상 실현을 돕는 활동 등에 집중해야 한다(📷 13-11).

현재 병원을 이끌어 가야 하는 리더라면 우선 병원의 나아갈 방향을 제시해야 한다. 그 과정에 필요한 것이 11장에서 만든 본인의 사명선언문이다. 직원들의 리더로서 원장의 삶의 철학과 사명을 보여주고 그 길에 함께하자고(그래서 직원들 듣기에 존경스러운 사명선언문이 필요하다) 직원들에게 병원의 미래 방향성을 만들고 제시해 주어야 한다. 즉, 병원의 비전을 만드는 것이다. 참고로 인천 시카고치과병원의 비전은 '우리는 의사 및 직원 모두 의료의 질과 삶의 질에서 최고의 병원을 만든다'이며, 매주 이것을 활용하여 '우리는 최고다'라는 구호를 외친 후 근무를 시작한다. 병원의 비전을 직원들과 항상 함께하기 위한 방안이다.

리더가 반드시 고려해야 할 다음 과제는 본인을 포함한 3명의 동역자를 만드는 것이다.[18] 앞서 3의 법칙에서 언급했듯 원장 혼자서 병원 조직을 이끌어 가는 데는 한계가 있다. 임상 현장에서 절실히 느끼지만 다른 원장들과 직원들은 리더십만으로는 하자는 방향으로 절대 움직여 주지 않는다. 그저 형식적으로 하는 척만 하다가 끝나게 된다. 결과를 만들어내는 조직이 되기 위해서는 우선 리더인 원장과 뜻을 함께하는 다른 원장, 직원들의 리더 등 최소한 3명(혼자 하는 원장이라면 실장, 팀장 등)이 있어야 한다. 그들 간에 충분한 소통으로 뜻을 모은 후 직원들을 이끌고 가야 전체 직원들이 의도한 대로 따라온다는 것을 경험해 보면 알 것이다.

병원의 리더로서 중점을 두어야 할 것은 '사람'이다. 의료는 서비스업이며 인공지능이 의료를 대체하는 시대가 와도 사람에 의한 서비스는 결코 없어지지 않을 것으로 전망한다.[19] 미래를 대비하기 위해 반드시 알고 있어야 할 문제는 '기계적'으로 환자를 대하는 의사는 매력적이지 않고 AI에 의해 대체될 가능성이 높다는 점이다. 미래의 리더로서 성장하고자 하는 의사라면 그래서 '사람'에 집중해야 한다. 요즘같이 휴대폰 메신저를 통한 소통이 기본이 되어 사람들과 전화 통화조차 힘들고, 직접 만나 관계 맺기에 어려움을 느끼는 원장이라면 리더로서 성장은 기대하기 어렵다.[20]

병원의 리더라면 사람과의 관계를 향상시키는 기술에 집중해야 한다. 개인별로 차이가 있겠으나 그저 형식적인 인간관계의 폭이 넓은 것은 크게 의미가 없다. 적극적이고 생산적인 인간관계로 관계의 발전을 추구한다면 반응해야 한다. 그것도 '먼저' 반응해야 한다. 즉, 먼저 손을 내밀고 다가서는 의사가 되어야 한다는 의미다. 예를 들면 오늘 진료 후 귀가하여 힘들 것이 예상되는 소수의 환자들에게는 원장이 직접 안부 전화를 드리면서 챙기는 의사들이 늘고 있다.[21, 22] 기본적으로 사회적 인정을 받고 있는 의사로서 일하고 있다면 겸손과 배려가 필수적이며 몸에 배인 습관이 되어야 한다. 병원 성장을 도모하는 리더라면 당연히 해야 할 활동이고 그래야 주위에 사람이 모이는 것이다.

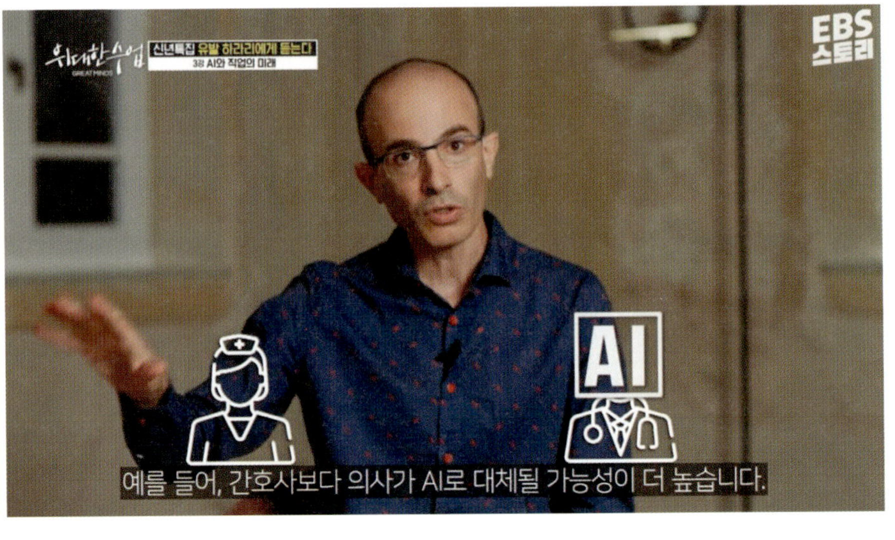
위대한 수업
GREAT MINDS
신년특집 유발 하라리에게 듣는다
3강 AI와 직업의 미래
EBS
스토리
AI
예를 들어, 간호사보다 의사가 AI로 대체될 가능성이 더 높습니다.

13-12. 인공지능이 의사를 대체하게 될까? 할 일만 하는 '기계적인' 의사라면 대체된다(출처: EBS 유튜브 채널).

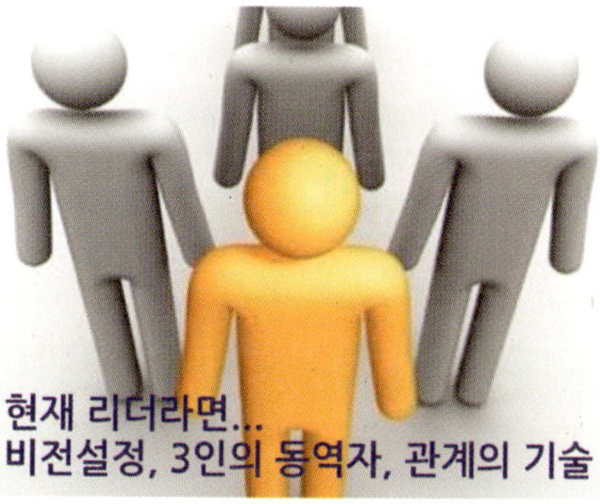
현재 리더라면...
비전설정, 3인의 동역자, 관계의 기술

13-13. 현재 병원을 이끌어 가야 하는 리더라면 비전을 설정, 제시하고, 세 사람의 동역자를 확보하며, 사람 관계의 기술을 향상에 노력해야 한다.

함께 일하는 후배 의사들에게 인간관계에서 강조하는 말이 있다. 특히 청소하시는 여사님, 식당 일 하시는 이모님 등 연배가 높고 소외된 분들께 더욱 인사를 잘하고 챙기라는 것이다. 원장들 입장에서는 바빠서 못 보고 지나칠 수도 있지만 그분들 입장에서는 본인들을 무시해서 인사도 안 하고 안 받는다고 오해하기 쉽다. 작은 간식 하나라도 그분들부터 먼저 챙겨야 한다. 이러한 인간적인 배려가 있는 리더에게 좋은 사람들이 모이는 법이다. 병원 경영을 길게 보면 이러한 기본이 갖춰진 원장이라야 장기적으로 병원 성장을 도모할 수 있다.

Followship, 두 걸음 전진을 위한 한 걸음 후퇴

의과에 비해 독립적으로 개원이 용이한 치과의사들은 개원의의 비중이 90%에 가깝다.[23] 이는 의과대학 졸업자들이 수많은 대학병원과 종합병원들에 서로 보완 협진하면서 근무하기에 개원의 비율이 43% 정도인 의사들[24]과 비교하면 두 배 이상의 차이다. 독립 개원의의 비율이 높다 보면 의사들처럼 종합병원을 만드는 수준으로 성장하는 치과의사들도 있을 법한데 시장 규모의 차이, 수가의 차이 등으로 치과 개원의는 성장에 한계가 있는 것으로 보인다. 이 상황에서 더욱 필요한 것이 '협력을 통한 성장'이다.

2000년도를 전후하여 한때 치과계에 네트워크 치과, 공동개원이 유행처럼 늘어나던 시기가 있었다. 그 당시 석사 논문을 준비하면서 필자의 관심사는 '성장하는 치과들의 특성'이었다. 그 관심과 연구의 결과물이 석사 논문인 '치

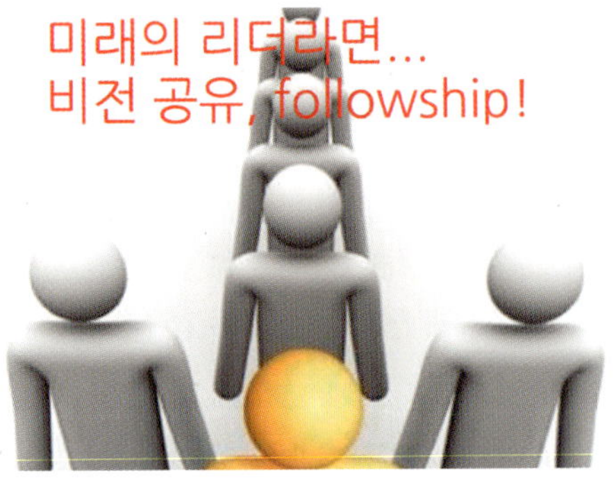

13-14. 장차 미래에 리더가 될 사람이라면 멘토로 삼을 리더를 만나 그와 비전을 공유하며, 그 비전을 함께 만들어가도록 팔로우십을 발휘하라.

과병원의 경영규모와 운영 실태에 관한 조사'였다.[25] 당시 연구에서 어느 정도 예상한 결과였으나 의외였던 것은 '소유구조'였다. 공동개원 열풍이 한참이던 시절이었음에도 불구하고 대부분의 소유구조는 단독 소유에 페이닥터를 여럿 두는 시스템으로 운영하고 있었던 것이다. 이후 공동개원 실패로 점차 줄어든 것을 고려하면 점차 단독 소유 시스템은 더욱 확고해지는 방향으로 변화가 되었을 것이다.

그러나 개인 소유의 경영 마인드로는 지속적인 성장에는 한계가 있다. 앞서 기브 앤 테이크를 소개하며 말씀드렸듯 리더는 스마트하게 주는 사람이어야 한다. 즉, 혼자 독식하려는 마인드보다는 나눔을 실천하며 함께 성장하려는 마인드를 가진 사람이 되어야 한다. 그러자면 첫 단계로 필요한 것이 팔로우십(followship)이다. 치과 개원가에서는 모두가 리더가 되고자 하니 성장의 한계가 있고 큰 리더가 나오지 못한다는 얘기다. 안타까운 일이며 더 큰 미래를 만들고자 하는 미래의 리더라면 나눔을 실천하는 마인드부터 갖춰야 한다.

장차 리더가 될 의사라면 많은 인연과 인맥을 쌓으면서 훌륭한 리더를 만나는 것이 우선이다. 대학을 졸업하자마자 당연히 훌륭한 리더가 될 수는 없다. 리더로서 성장하기 위한 과정에 모범이 되어줄 훌륭한 선배 의사를 만나야 한다. 멘토를 만나자면 운 좋게 그가 내게로 찾아오는 것이 아니라 내가 찾아가야 함(멘토 만들기)은 잘 알 것이다.[26] 필자의 경우 임상과 학술에서 필자를 이끌어 주신 멘토 두 분을 만난 것은 인생에서 큰 복이었다. 멘토들과 함께하는 과정에서 그분들의 비전을 듣고 함께 해야 한다. 그 비전을 함께 만들어가는 과정을 통해 발휘한 팔로우십을 통해 스스로의 성장을 경험하게 되며, 언젠가는 그 경험으로 훌륭한 리더가 되는 순간을 맞이하게 될 것이다.

13장을 마치며 확인할 것들…

▶ 좋은 실장(직원들의 리더)은 만나는 것일까, 만드는 것일까? 본인의 생각과 사례를 정리해 보자.

▶ 특성이론에 따르면 리더로서 본인의 장점과 단점은 무엇인가? 단점을 개선하기 위해 노력하고 있는 것은 무엇인가?

▶ 피들러의 상황적합이론에 따르면 현재 병원의 상황과 필요한 리더십은 무엇인가?

▶ 13-8을 보고 리더로서 본인이 하고 있는 활동과 변혁적 리더십 발휘를 위해 노력해야 할 아이디어들을 정리하고 실천해 보자.

▶ 현재 병원에서 시행 중인 성과급 제도의 문제점과 개선 방안을 정리해 보자.

▶ 현재 의사로서 인생의 멘토로서 모시고 따르는 분이 있다면 누구인가? 멘토가 없다면 이상적인 멘토의 모습을 정리해 보고, 현재 일에서 적합한 분을 찾고 연락드려 좋은 관계로 발전을 시도한 사례를 만들어 보자.

참고문헌

1. 김다혜. (2021년, 8월 1일). 평생직장 옛말…10년 새 근속기간 19년9개월→15년2개월. 연합뉴스. https://www.yna.co.kr/view/AKR20210731048500002
2. SP Robins, TA Judge. 조직행동론. 16판. 김태열, 박기찬, 박원우 등. 한티미디어; 2015. p. 440.
3. 위의 책, p. 443.
4. 위키백과, "관리 격자 모델", https://ko.wikipedia.org/wiki/%EA%B4%80%EB%A6%AC_%EA%B2%A9%EC%9E%90_%EB%AA%A8%EB%8D%B8
5. 유기현. 조직행동론. 4판. 무역경영사; 2002.
6. 김문중. 최신조직행동론. 청목출판사; 2006.
7. 나무위키, "스티브 잡스/생애", https://namu.wiki/w/%EC%8A%A4%ED%8B%B0%EB%B8%8C%20%EC%9E%A1%EC%8A%A4/%EC%83%9D%EC%95%A0
8. Wikipedia. "Span of control", https://en.wikipedia.org/wiki/Span_of_control
9. 한국갤럽소사연구소. 직장인 조사 2020 - 직장생활 평가와 만족도. 2020. 02. 25. https://www.gallup.co.kr/gallupdb/reportContent.asp?seqNo=1107
10. 원인성. 집단성과급제의 경영성과 영향요인에 관한 연구. 인적자원관리연구. 2007;14(4):235-57.
11. 성수현, 양혁승. 개인성과급 격차가 직무소진에 미치는 효과: 팀-구성원 교환관계의 매개효과. 대한경영학회지. 2019;32(7):1247-70.
12. 남민우. (2016년, 10월 8일). [Weekly BIZ] "성과급 받은 직원이 더 열심히 일한다는 생각은 리더의 착각" 조선비즈. https://biz.chosun.com/site/data/html_dir/2016/10/08/2016100800708.html
13. 박준응. (2017년, 3월 10일). 신규치과위생사 5천명씩 배출돼도 치과서 보기 힘든 까닭은? 덴탈포커스. https://www.dentalfocus.co.kr/news/articleView.html?idxno=18666
14. 손의식. (2021년, 12월 24일). 간호인력난 해법, 왜 자꾸 엉뚱한 데서 찾으려 할까. 라포르시안. https://www.rapportian.com/news/articleView.html?idxno=142167
15. 권도경. (2022년, 7월 5일). 번아웃에 간호사 절반 이탈…'팬데믹 의료 최전선'이 흔들린다. 문화일보. https://www.munhwa.com/news/view.html?no=2022070501030903325001
16. 김영희. (2020년, 12월 4일). 치과 종사인력 구인난 해결, 증원만이 답 아니다. 치과신문. http://www.dentalnews.or.kr/news/article.html?no=29111
17. 애덤 그랜트. 기브앤테이크 Give and Take. 윤태준. 생각연구소; 2013.
18. EBSDocumentary (EBS 다큐). "EBS 다큐프라임 - EBS Docuprime_인간의 두 얼굴_제1부,상황의 힘_#003." 2013. 1. 14. 동영상. 9:16. https://www.youtube.com/watch?v=9rdTsdiDWA4
19. EBS. "AI로 대체되기 가장 쉬운 직업은?" 2022. 2. 2. 동영상. 4:54. https://www.youtube.com/watch?v=MYygMVtxy6c
20. 이해나, 신소영. (2023년, 1월 31일). 금쪽 상담소, 김승진 괴롭히는 '전화공포증'이란? 헬스조선. https://health.chosun.com/site/data/html_dir/2023/01/31/2023013101054.html
21. 류우종. (2007년, 11월 29일). 의사와 환자, 대화가 필요해. 한겨레21. https://h21.hani.co.kr/section-021005000/2007/11/021005000200711290687043.html
22. 이병욱. (2022년, 11월 17일). [아미랑] 좋은 의사를 만나는 방법. 헬스조선. https://health.chosun.com/site/data/html_dir/2022/11/16/2022111602146.html
23. 건강보험심사평가원. 2017년 건강보험통계연보. 2018.

24. 보건복지부. 제5차 국민보건의료실태조사. 2022.
25. 이정우. “치과병원의 경영규모와 운영실태에 관한 조사 : 수도권내 지역간 차이에 의한 분석.” 석사학위, 서울대학교 대학원, 2004. https://s-space.snu.ac.kr/handle/10371/24954
26. wikiHow. “멘토를 구하는 법”, https://ko.wikihow.com/%EB%A9%98%ED%86%A0%EB%A5%BC-%EA%B5%AC%ED%95%98%EB%8A%94-%EB%B2%95

CHAPTER 14

변화하는 인사관리 관점과 대응방안

– 대한치과의료관리학회 2022.11.6. 추계 학술대회 강연

이 장의 주제는 개원가의 인력관리 어려움에 대한 해결책을 함께 모색해 보는 것이다. 핵심부터 말씀드리면 '시대'가 변했다는 것이다. 최근 상황은 잘 알고 있듯 의료시장에 지속적으로 의사 수가 늘어나고 경쟁은 치열해지며 인건비가 지속적으로 상승하는 추세다. 이러한 상황에서 원장들이 과거의 마인드로 직원들을 대하면 새로운 좋은 직원들과 함께하기는 어려운 것이 당연하다. 이 장에서는 바쁜 일상으로 따라가지 못하는 시대의 변화를 공유하고 의료계의 리더가 될 원장들이 변화해야 할 방향을 제안 드리고자 한다.

280조라는 돈은 지금 당장 주어져도 한 사람은 평생 쓰고 가지 못할 정도의 돈이다. 단순 계산해 보면 저 돈을 혼자 다 쓰자면 단군왕검의 한민족 역사가 시작된 이래 5,000년이 넘는 동안 '매일' 1억 5천만 원을 써야 다 쓸 수 있는 돈이다. 5,000년은 너무 길어 공감이 안되니 일생을 100년 산다고 가정해 보자. 그러면 태어나서 죽을 때까지 '매일' 767억 원을 써야 모두 쓸 수 있는 돈이다. 지난 2022년 가을 방한했던 사우디 왕세자 빈살만의 재산이 2,800조 원이라고 하니 돈이 너무 많아 수행원들과 함께하기 위해 하룻밤 2,200만 원 객실 포함 400여 호텔 객실을 통째로 예약했다는 뉴스를 보면 이해가 된다.[1] 그렇게

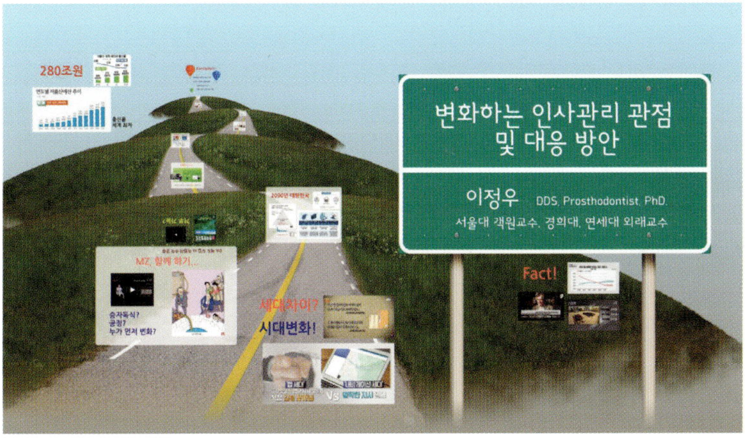
변화하는 인사관리 관점
및 대응 방안
이정우 DDS, Prosthodontist, PhD.
서울대 객원교수, 경희대, 연세대 외래교수
280조원
Fact!
시대변화!

14-1. 변화하는 인사관리 관점 및 대응 방안에 대한 강연 화면.

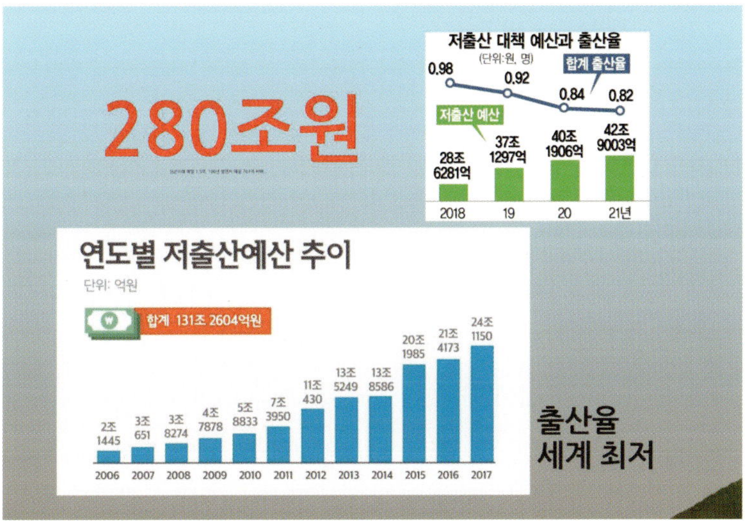

14-2. 10여 년간 280조 원을 쏟아부었지만 저출산 문제는 여전히 진행 중.

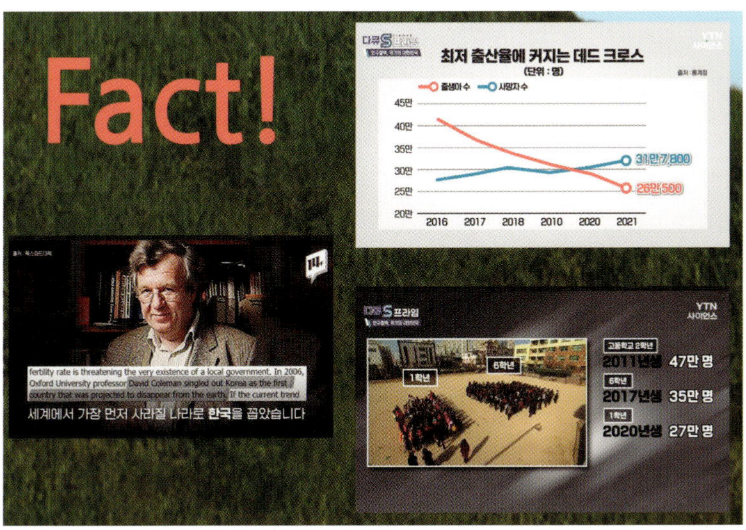
Fact!
최저 출산율에 커지는 데드 크로스
(단위 : 명)
출생아 수
사망자 수
45만
40만
35만
30만
25만
20만
2016 2017 2018 2010 2020 2021
31만 7,800
26만 500
fertility rate is threatening the very existence of a local government. In 2006, Oxford University professor David Coleman singled out Korea as the first country that was projected to disappear from the earth. If the current trend
세계에서 가장 먼저 사라질 나라로 한국을 꼽았습니다
YTN 사이언스
1학년
6학년
고등학교 2학년
2011년생 47만 명
6학년
2017년생 35만 명
1학년
2020년생 27만 명

14-3. 대한민국의 인구 감소와 관련한 여러 가지 사실들.

써도 그는 결국 자신의 재산을 다 못쓰고 죽을 것이다.

말씀드린 280조는 우리 정부가 지난 10여 년간 저출산 문제 해결을 위해 사용한 비용이다. 그렇게 매년 엄청난 돈을 쏟아부었음에도 우리나라는 2022년 말 현재 세계 최저 출산율을 기록하고 있다. 두 사람이 결혼하여 아이 둘은 낳아야 인구가 유지된다는 상식적인 생각에서 출발해 보면 합계 출산율이 2021년도 현재 0.82명이라는 통계는 인구가 점차 줄어가고 있다는 것을 의미한다. 밤거리 흥청거리던 예전 모습을 기대하고 나갔던 한산한 먹자골목을 보면 대한민국 인구 붕괴, 인구 절벽 등의 뉴스가 현실로 다가오고 있음이 실감된다.

안타까운 현실은 여러 가지 경고음으로 여기저기서 터져 나오고 있다. 우선, 인구가 태어나고 사망하는 것을 보여주는 출생자 수와 사망자 수의 통계선이 2016년경을 기점으로 데드 크로스를 지났다. 이미 2020년을 정점으로 인구가 자연 감소에 접어 들었다는 소식이다.[2] 코로나가 시작되었던 2020년도만 해도 별로 느낌이 오지 않았으나 2022년 말 인구가 줄어들고 있음이 현실로 느껴졌다. 우선 초등학교에서 1학년과 6학년 학생 수를 비교해 본 사진이 인상적이다. 그만큼 학생이 줄었다는 것인데, 2011년도에 비해 2020년도는 거의 절반에 가까운 감소이다. 이러한 추세가 이어지다 보니 듣기 싫은 뉴스이지만 대한민국은 향후 인구 김소로 세계에서 가장 먼저 사라질 나라라고 꼽히고 있다. 이것이 과연 요즘 젊은 사람들이 이기적이어서 생긴 문제라 할 수 있을까?

요즘 애들이 문제라는 세대 차이에 대한 인식은 기원전 3세기 한비자 기록에서도 나오는 얘기다. 우리나라 기록에도 5백여 년 전 숙종 때 비슷한 얘기가 나온다. 놀라운 점은 젊은이들이 나약하고 예의가 없다는 관점이 수 세기에 걸쳐 다양한 지역에서 모두 비슷하는 것이다. 달리 말하면 기성세대의 관점에서 보기에 젊은이들이 다르다는 것은 당연한 것이며 세상이 바뀌고 있기 때문이다. 예를 들어, 현재 40대 이상 세대들만 해도 예전엔 차를 운전할 땐 대한민국 교통지도라는 것을 가지고 다니며 길을 찾아다닌 경험이 있을 것이다. 요즘 신세대 운전자들에게 내비게이션을 쓰지 말고 지도를 보고 찾아가라고 하면 할 수 있을까? 이는 옳고 그른 문제가 아닌 문명과 기술의 발달로 세상이 바뀌고 젊은이들은 그저 거기에 적응하고 있는 것이다.

기성세대 원장들은 현재 취업시장에 주류를 이루는 2~30대들(MZ세대)을 이해하려는 노력이 필요하다. 그러한 관점에서 서울대 경영학과 회계학 교수이신 신재용 교수의 강연을 추천한다.[3] 그의 분석에 따르면 기성세대는 20대 젊은 시절을 GDP 경제 성장률이 15% 내외이던 시기를 살았다. 그때는 뭐든 '하면 된다, 도전해 보자'라는 생각이 주류를 이루었다. 그러나 2008년 세계 금융위기를 겪으면서 성장률은 3%대에 못 미치는 상황이 이어지고 있다. 이는 MZ들에게 '100명 중 3등 안에 들어야만 겨우 여유 있게 살 수 있는 정도가 된

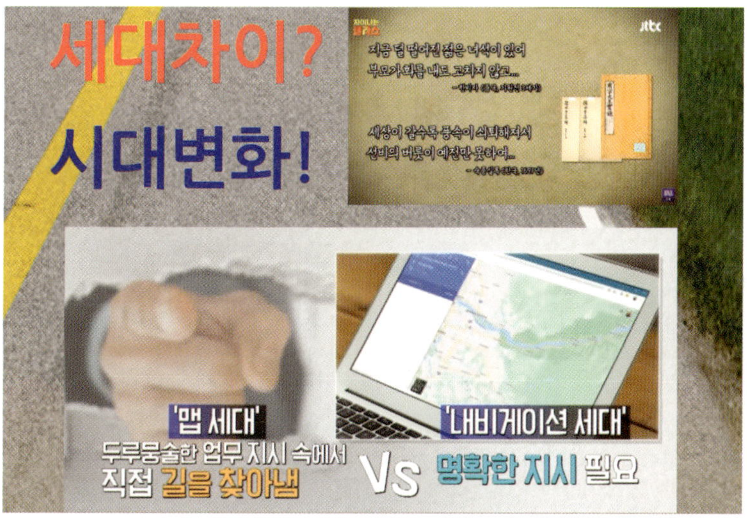

14-4. 언제까지 요즘 애들이 문제라는 세대 차이를 탓하고 있을 것인가?

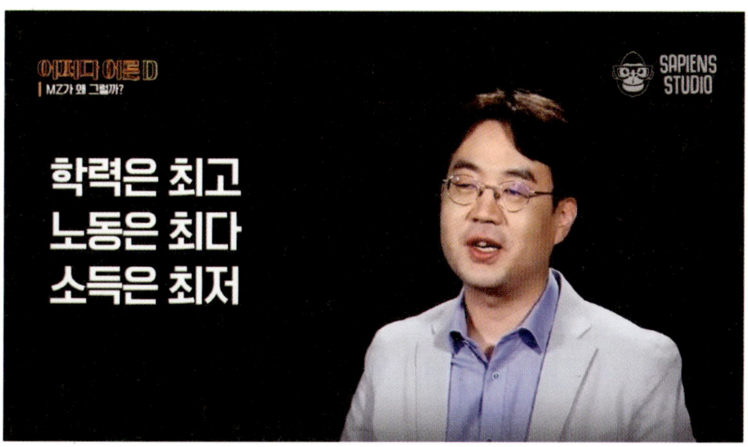
어쩌다 어른 D
MZ가 왜 그럴까?
SAPIENS STUDIO
학력은 최고
노동은 최다
소득은 최저

14-5. MZ를 이해하기. 이들은 고성장이 기본이던 기성세대와 다른 어려운 환경에서 살아가야만 한다(출처: 사피엔스 스튜디오. 신재용 교수 강연).

다'는 것을 의미한다. 뛰어난 학습능력으로 대부분 전교에서 1~2등을 경험했던 원장들이야 그래도 해 볼 만하다 싶은 문제지만, 대부분의 경우 도전해 보는 것조차 생각하기 힘든 어려운 상황이 지속되고 있다. 그러다 보니 이들에게는 확실하지 않은 미래를 보장해 주니 도전해 보라는 말은 현실성이 떨어진다. 그보다는 소소하고 확실한 작은 행복(소확행)을 추구하는 경향성이 나타난 것이다. 시대가 그렇게 변했다.

결국 MZ들의 현재 모습은 그들도 세상을 살아내기 위해 적응하는 과정이었다. 그들이 보는 세상은 '신자유주의(80년대 미국에서 시작, 무한 경쟁, 승자독식을 인정)'가 지배하는 1등을 위한 세상이며, 독점적 재벌에 맞설 수 없는 상황이었다. 수년 전부터 인기를 끌고 있는 마이클 샌델 교수의 '정의란 무엇인가'라는 책에서 언급했던 것처럼 세상은 정의롭지 않고 공정하지 않다는 것이다. 어린 시절 어떤 부모를 두고 출생하느냐부터 차이가 나기 시작하여 격차가 점점 더 벌어진다. 현재 상황은 그저 스스로의 노력만 가지고 성공할 수 있는 상황이 아닌 것이다. 이런 상황을 이해하고 나면 힘든 젊은 시절을 살고 있는 MZ들이 조금 이해가 되며, 그나마 여유 있는 기성세대가 먼저 손을 내밀어야 하겠다는 생각이 들어야 마땅하다.

손을 먼서 내밀고 노움을 주어야 할 사람은 직원과 원장 중 누구인가? 최근 논의 중인 인력관리 관련하여 뜨거운 주제 하나를 생각해 보고자 한다. Dental assistant라는 직종은 현재 우리나라에는 없지만 세계 많은 나라에서 치과위생사들과 함께 진료 보조 역할을 대부분 담당하며 일하고 있다. 우리나라에는 이 직종이 없기에 치과위생사들이 청소와 각종 진료 준비 등 후방에서 비전문가가 해야 하는 일까지 맡아 하느라 직업적 자부심이 떨어지며 경력 단절로 이어지고 있다. 이 직종을 도입하는 것이 당연히 필요하다고 보나 치과위생사협회는 치과위생사의 직업적 입지가 더 좁아진다는 등의 이유로 반대하고 있다. 인력난 해결을 위해 원장이 먼저 나눔의 마음으로 직원과 수익을 일정 부분 더 많이 공유하여 직원의 인건비를 대폭 상승시키는 방향으로 현실화해야 한다는 의견이 나오고 있으나 대부분 원장들은 관심이 없다. 손해까지 보면서 사업할 수는 없고 변하는 것이 싫으니 현재대로 하면서 개선할 방법을 찾고 있는 것이겠지만 정답은 없어 보인다.

변화를 거부하고 기존 방법대로 하자고 역행하려는 시도는 과거에도 있었다. 18세기 산업혁명 시절에 기계가 도입되면서 해고가 이어지고 삶이 피폐해진 노동자들이 기계 때문에 그렇다고 생각하여 시작했던 '러다이트 운동[4]'이 대표적인 사례다. 이 기계파괴 운동의 결과는 정부와 군대에 의한 제압으로 끝났다. 변화할 것은 거부해도 그 방향으로 변화가 결국 나타난다는 것을 의미한다. 요즘 세상에 운전하면서 내비게이션 사용을 금지하니 지도를 보고 다

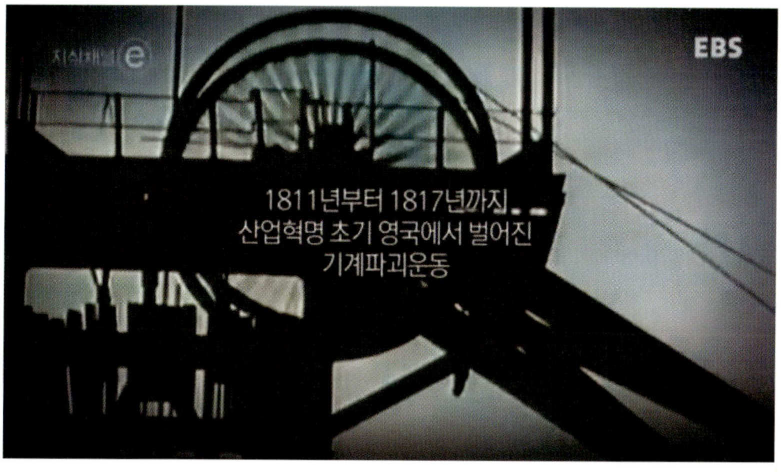
지식채널e
EBS
1811년부터 1817년까지
산업혁명 초기 영국에서 벌어진
기계파괴운동

14-6. 변화를 거부할 수 있을까? 산업혁명기에 있었던 노동자들의 러다이트 운동을 보라(출처: EBS 지식채널e, 러다이트 운동).

제1차 산업혁명	제2차 산업혁명	제3차 산업혁명	제4차 산업혁명
18세기	19~20세기 초	20세기 후반	2015년~
증기기관 기반의 기계화 혁명	전기 에너지 기반의 대량생산 혁명	컴퓨터와 인터넷기반의 지식정보 혁명	IoT/CPS/인공지능 기반의 만물초지능 혁명
증기기관을 활용하여 영국의 섬유공업이 거대산업화	공장에 전력이 보급되어 컨베이어를 사용한 대량생산 보급	인터넷과 스마트 혁명으로 미국 주도의 글로벌 IT기업 부상	사람, 사물, 공간을 초연결 · 초지능화하여 산업구조사회 시스템 혁신

14-7. 산업혁명의 단계별 변화. 이미 4차 산업혁명은 진행 중이다(출처: 정보통신기술진흥센터).

니라고 법제화하면 따르기보다는 폭동이 생길 가능성이 높다. 사람은 편한 것에 익숙해지면 과거로 돌아가려 하지 않는 법이다. 그렇다면 중요한 것은 변화의 방향을 파악하여 이해하고 준비하는 것이다.

우리가 모르는 사이 수년 전부터 일상이 되어버린 용어들이 있다. 4차 산업혁명과 인공지능 시대라는 말들이다. 2015년 경부터 시작되었다고 보는 4차 산업혁명 시대는 우리에게 이미 현실이다. 세상사 변화에 무관심하기에 모르고 있던 변화를 설명해 본다. 코로나19와 함께 우리 주변에서는 무인 주문 시스템(키오스크)이 아주 흔해졌다. 또한 내비게이션에서 안내해 주는 경로 정보도 모두 인공지능에 의한 결과물이다. 이렇듯 우리 주위에는 이미 인공지능 시대는 현실이 되어 있다. 이러한 변화로 나의 직업이 없어질 수도 있다는 우려까지 나오는 상황이다.

인공지능으로 내 직업이 사라질 수 있다는 것이 남의 얘기처럼 들리는가? 근래 들어서는 자주 무인 식사 배송기계, 무인점포, 치킨 튀기는 기계 등 일상적으로 사람이 하던 일들을 기계가 대체하고 있다는 뉴스를 보게 된다. 의사가 하는 일은 고급 전문 지식을 가져야 하니 대체할 수 없을 것이란 생각은 오판이다. 월스트리트의 금융가에서는 경영학 전공자 등 고급인력을 AI가 대체하고 있다. 실제 골드만삭스는 금융 전문가 596명을 해고하고 AI 기업으로 변신하였고, 이후 소수의 고임금 노동자들만 남게 되었다. 인건비가 높은 고급

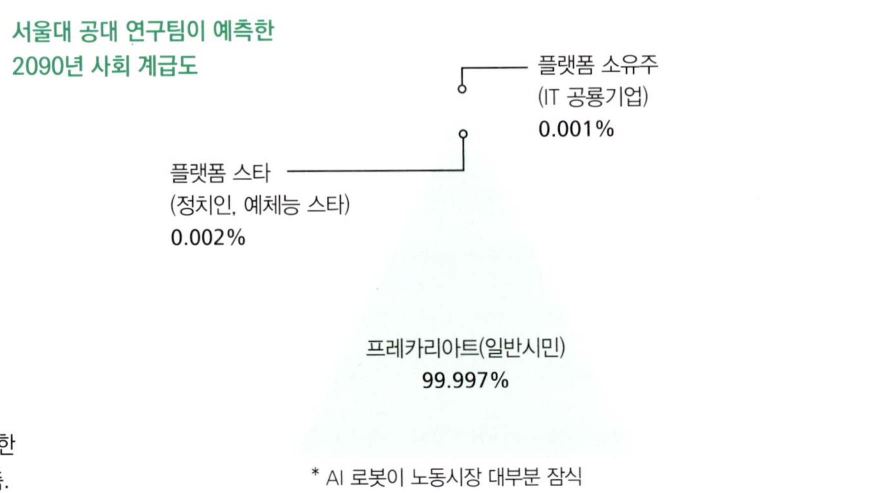

14-8. 서울공대팀이 예측한 2090년 대한민국 미래 사회 예측.

인력을 AI가 대체하려는 변화가 의료계에 본격화되는 것은 시간의 문제일 뿐이며 거스를 수 없는 대세다. 안타까운 점은 그 진행 속도가 코로나로 인해 예상보다 더 빨라졌다는 것이다.

2090년 대한민국의 사회 계급도 예측을 보면 예상이 현실이 될 것이 우려된다. 뉴스에 보도되듯 지속적으로 높아지고 있는 인건비 상황을 비춰보면 자동화기기가 사람이 하는 일을 대체하는 일들은 앞으로도 계속 더 늘어날 것이라 당연히 예상할 수 있다. 현재 대한민국은 기계가 사람의 일자리를 대체하는 부분에서 단연 세계 최고다. 세계적인 평균이 노동자 1만 명당 126대인데 반해 우리나라는 2위와의 격차가 확연한 932대로 세계 1등이다. 이러한 결과는 안타깝게도 저출산율, 자살률 세계 최고와도 연관되어 있음을 생각하게 한다.

미래를 준비하기보다는 현재의 소확행을 추구하는 트렌드가 지속된다면 한국 사회는 예상하는 대로 될 것이다. 연구팀이 제시한 대로 극소수 플랫폼 부자들 빼고는 대부분 '프레카리아트'라는 빈민 계급으로 산다는 것이 현실이 될 것이란 게 허튼 말이 아닌 듯하다. 프레카리아트들의 특징을 살펴보면 그러한 예상이 더욱 확실해진다. 그들은 꿈과 열정이 없고, 하는 일의 가치를 모르고,

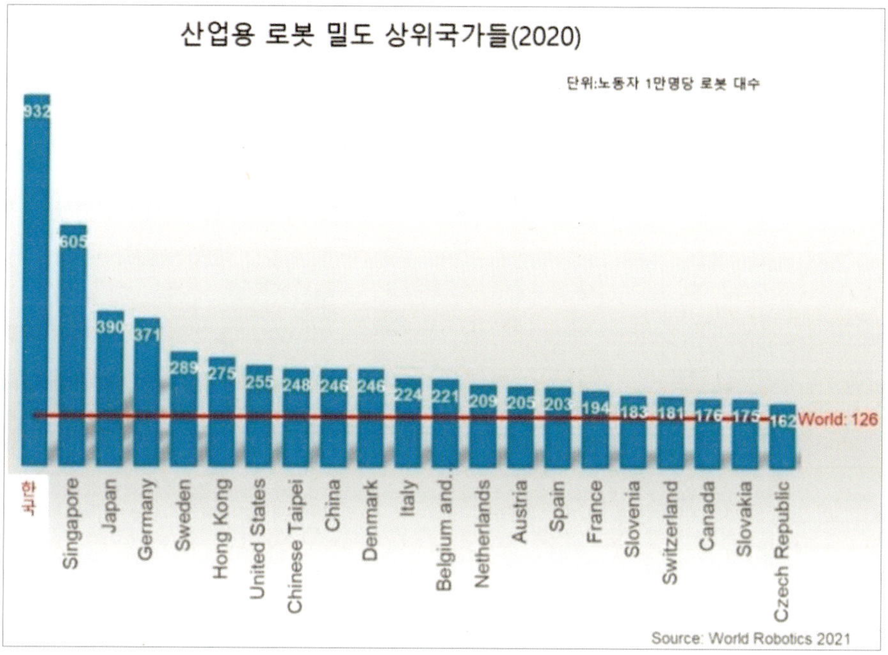

14-9. 기계가 일자리를 대체함을 의미하는 산업용 로봇 밀도.

그러다 보니 평생 직업 안정성이 없고… 그저 병의원에서 일하는 것보다 알바하는 게 당장 돈을 더 많이 번다고 떠나가는 직원들을 보면 미래의 프레카리아트의 모습을 향해 가는 것으로 생각되어 안타깝다.

자세히 들여다보면 직원들 걱정이 아니라 의사들 본인부터 걱정해야 한다. 가천의대 길병원에 인공지능 의사 왓슨 도입이 뉴스가 된 것이 2017년이다.[5] 초기작인 왓슨이 근거중심의학이라는 가치를 달성하지 못하여 의사들에게 외면받고 있다는 소식[6]이 있지만, 관련 연구는 계속되고 있다. 선행 연구를 보면

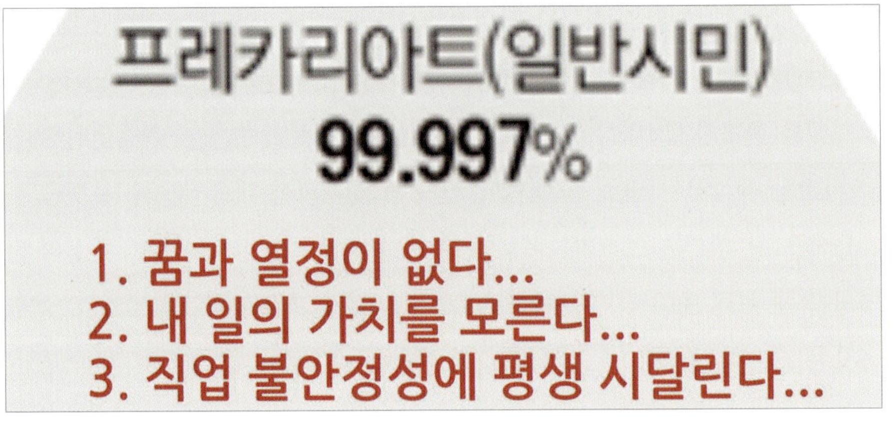

14-10. 프레카리아트의 특징.

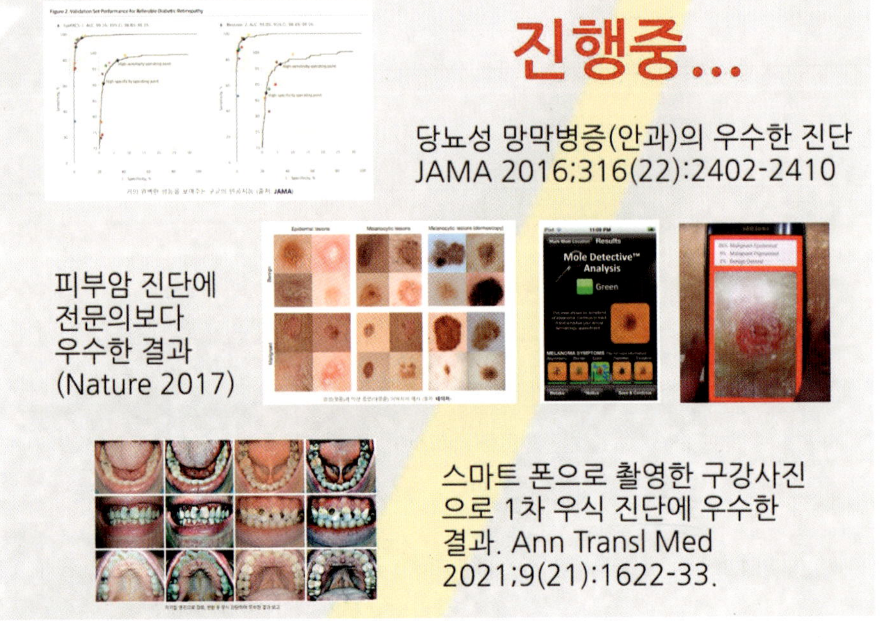

14-11. 의료계에서 진행중인 AI연구들. 의사도 대체되는 날이 다가온다.

이미 2016, 2017년에 인공지능을 활용한 안과, 피부과 진단이 더 우수하다는 결과가 발표되었고, 외과계열이라 도입이 어려울 것이라 예상했던 치과계에서도 우식의 진단에 우수한 결과를 보인다는 연구가 2021년도에 발표되었다. 이런 것들을 보면 인공지능 의료기술이 상용화되어 장비로 나타나는 것은 시간 문제다. 이는 의사의 역할이 줄어든다는 의미다.

진료실에서 일하느라 잊고 살았던 바깥세상 돌아가는 얘기로 잠시 주제를 바꿔보자. 미소 냉전시대, 세계화(globalization), 신냉전시대 등등 뭔가 뉴스에서 들어본 얘기들이다. 사실 '그건 세상 멀리 떨어진 남들의 얘기고, 나는 지금 직원이 퇴사한다고 하는 일이 더 중요한 문제야'라는 생각에 그저 그런 일이 있구나…하면서 지냈을 것이다. 그러나 인터넷으로 온 세상이 연결되고, 수출 주도 경제 기반인 우리나라에서 세상 돌아가는 현실에 영향을 받을 수밖에 없다. 이 장에서는 진료실의 의사라도 반드시 알아야 할 시대적 변화를 소개한다.

현재 40대 이상의 원장들은 미소 냉전에 대한 기억이 있다. 민주주의와 공산주의의 체제 경쟁, 3차 세계대전 예상, 핵전쟁 위기 등 오래전 뉴스로 기억하고 있을 것이다. 우리나라가 남북으로 분단된 것도 이 시기의 결과물이다. 80년대 이전 과거엔 수입 제품이라 해봐야 미국산, 일본산 아니면 유럽산 세 가지밖에 볼 수 없었다. 80년대 후반 일본산 전자제품이 세계 최고라던 시기

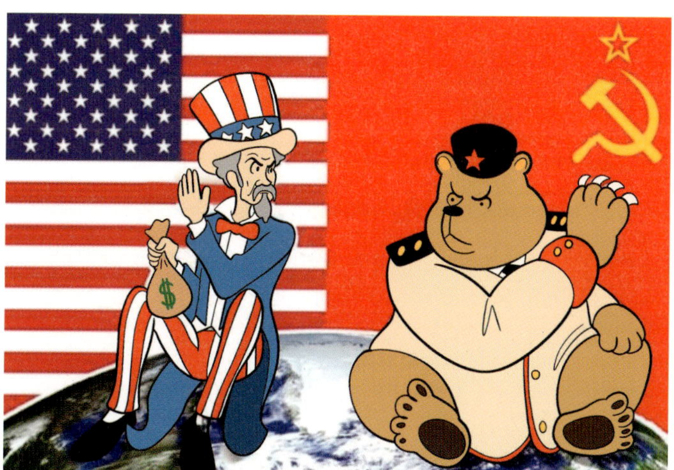

14-12. 1980년대 이전의 미소 냉전 시대.

가 있었고, 일본의 부동산 붕괴, 구소련이 무너진 1981년경 미소 냉전시대는 종말을 고하게 되었다.

미소 냉전이 끝나면서 나타난 것은 최근까지도 이어졌던 세계화의 시대다. 미국이 세계의 단일 패권으로 주도력이 확실해진 이 시기, 미국에서는 신자유주의 물결로 인해 자본을 가진 독점기업이 크게 성장하기 시작했다. 기업은 세계를 기반으로 성장하여 소위 글로벌 기업이라는 것들이 여럿 나타났다. 동시에 이 시기 미국에서는 노동자들의 불만이 터져 나오기 시작했다. 왜냐하면 기업의 성장에 비해 월급이 오르지 않았다는 이유였다. 미국 정부에서는 이러한 불만을 달래기 위해 이념 경쟁이 사라진 세계에서 인건비가 저렴한 국가들로 공장이 이전하여 자국민들에게 저렴한 물가로 풍족한 생활을 누리도록 하여 불만을 잠재웠다. 미국인들 입장에서는 월급이 오르지 않아도 저렴한 물가를 누리다 보니 누구나 쉽게 생활수준이 향상되었고, 세계 여행도 보편적으로 이루어지던 시기가 최근까지 이어졌다.

그 과정에 미국 입장에서는 놓치고 있던 복병이 문제가 되기 시작했다. 세계의 공장으로 일컬어지던 중국의 부상이 그것이다. 과거 공산주의 체제에서 못사는 나라이던 중국이 저렴한 인건비를 무기로 저렴한 중국산 물건들을 세계 시장에 팔면서 벌어들인 돈으로 목소리에 힘이 실리기 시작했다. 미국 입

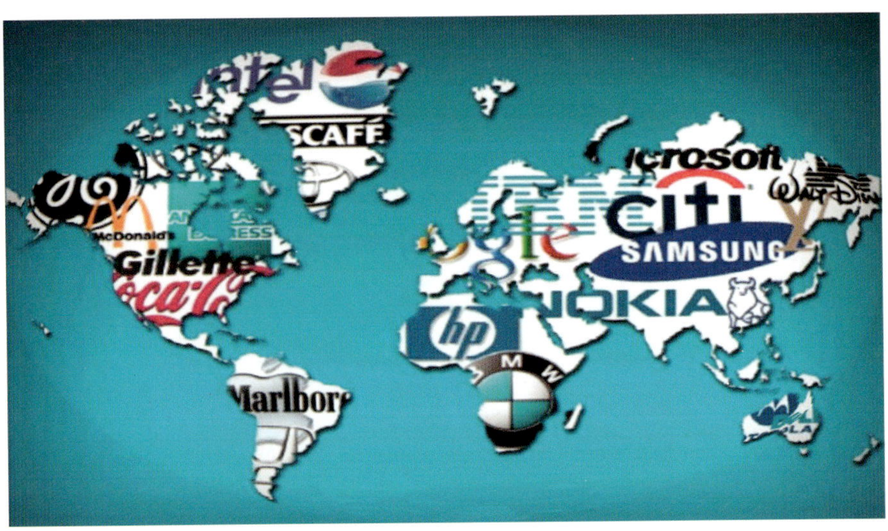

14-13. 미국 단일 패권의 확립, 세계화시대.

장에서는 저렴한 제품 생산까진 이해해 줄 수 있었는데, 어느새 첨단제품까지 생산하면서 목소리에 힘이 실릴 정도로 부쩍 커버린 중국을 견제할 필요성을 느끼게 되었다. 원래 패권국인 미국의 입장에서 2등 국가가 GDP의 4~50% 정도로 성장하면 불안감과 위기감을 느끼고 견제에 들어가는 것이 일반적이다. 그러나 중국은 일본이 그 과정에서 무너진 것을 이미 경험했고 순순히 당하려 하지 않고 있다.

패권국 미국은 이미 2008년경에 견제를 필요로 했으나 시기를 놓쳤다. 미국 내부 금융위기로 국내 문제를 추스르기 바빴던 2008년을 지나며 중국은 2020년경엔 미국 경제의 62% 이상 수준까지 성장하였다. 중국은 어느새 미국 정부의 채권을 가장 많이 가진, 미국도 다루기 힘든 국가가 되어 있었다. 이 무렵 대통령으로 당선된 트럼프는 본격적으로 중국을 견제하려 최근 우리가 알고 있는 미중 무역전쟁을 시작했다. 그러나 미국의 최대 채권국이고 수출액이 훨씬 더 많았던 중국은 크게 흔들리지 않고 저항해 오고 있다.

직접적인 무역 전쟁에 실패한 후 바이든이 집권하면서 무역전쟁은 그 방식을 바꾸었다. 고부가가치 제품을 생산을 막기 위해 중국의 약한 고리인 반도체에 대한 무역제재를 시작한 것이다. 이 과정에 미국 중심의 반도체 동맹 결성, 삼성전자 등 국내 기업이 중국과 미국 사이에 끼어서 난감하다는 뉴스도

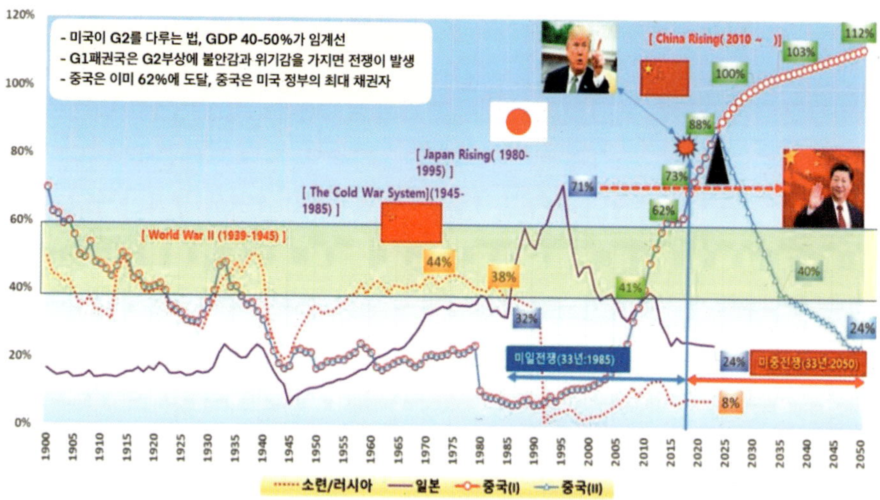

14-14. 패권국 미국 입장에서 본 2등 국가의 성장(출처: 중국경제금융연구소).

보도되었다.

신냉전 시대는 이미 시작되었고 부지불식간에 이미 진행 중이다. 이 시대가 본격 시작되었음을 확실히 한 사건이 우크라이나 전쟁이다. 2023년 3월 말 현재 1년이 넘어감에도 아직 끝나지 않았고 세계적으로 영향을 미치고 있는 이 전쟁은 우리 주변에도 영향을 미치고 있다. 고유가, 식량 부족, 고물가 등 우리가 현재 겪고 있는 문제들은 신냉전 시대의 특징이라 할 수 있다. 2022년 초 우리는 평소에는 있는 줄도 모르고 살았던 '요소수' 사태를 겪었다. 요소수는 경유차량의 유독 물질을 낮추기 위해 사용하는 필수적인 것으로, 이는 만드는 것이 어려운 것은 아니나 중국에서 저렴하게 수입해서 사용하던 제품이다. 그런데 중국이 여러 이유로 수출을 금지하니 소방차, 트럭, 학원버스, 경유 승용차 등 수많은 차량이 요소수를 구하지 못하여 운행을 멈추어야 할 상황이 되어 버렸다. 신냉전 시대에는 이렇게 자원을 무기화하고 그러다 보니 고비용, 고물가가 따라오는 것이 일상화될 것이다.

현재 진행 중인 신냉전 시대는 미국의 단일 패권이 흔들림을 의미하는 것이다. 세계의 패권 경쟁에 중국이 성장하면서 뛰어들고 있다는 것은 누구나 알고 있다. 신냉전 시대는 미국과 유럽 중심의 과거 주도세력이 자본과 금융 시

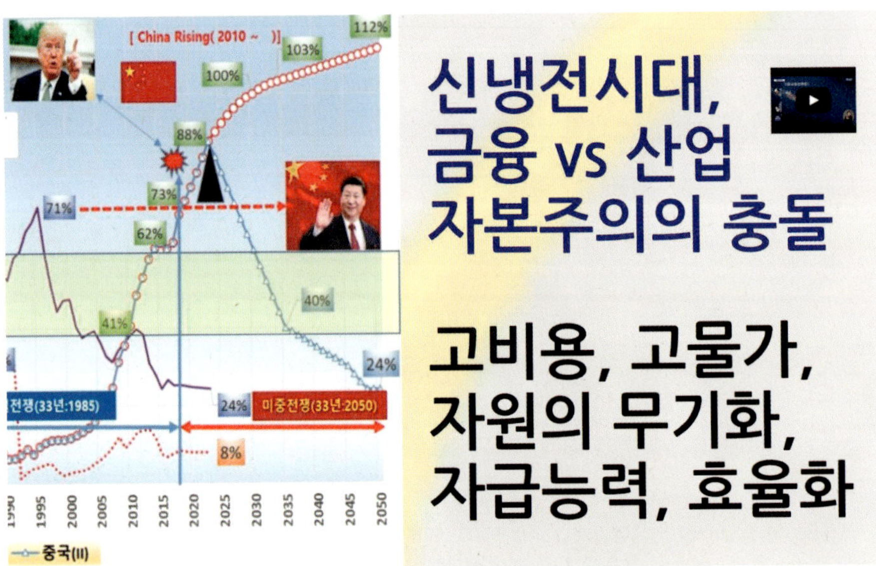

14-15. 신냉전시대의 특징.

스템을 기반으로 세계를 이끌던 '금융자본주의'와 중국과 러시아 등 자원과 인력을 가진 신흥 부국들이 미국과 유럽의 패권을 인정하지 않는 것('산업 자본주의'와의 충돌)에서 시작되었다. 세계의 패권을 쥐려는 욕심을 가진 대국들의 경쟁에 우리나라도 영향을 받고 있는 것이다. 우리에게 앞으로 펼쳐질 시대는 과거처럼 안정적이고 풍요로움을 느끼던 시대의 종말과 함께 고물가, 고비용, 자원의 자급, 효율화 등을 필수적으로 준비하지 않으면 생존이 어려운 시대로 상황이 바뀐다는 것을 의미한다. 이러한 시대적 변화는 이미 진행 중이어서 그저 다른 나라의 전쟁 얘기라고 무시하고 살다가는 어느 순간 나의 현실이 된 큰 변화 때문에 병원 경영에 위기를 맞게 될 것이다. 미리 이러한 세계적 변화의 방향을 살펴보고 예상하여 미래를 준비하는 것은 이제 생존을 위한 필수 요건이 되었다.

세계의 변화에 맞춰 변화하기 위해서는 병원의 경영자로서 무엇을 바꿀 것인가를 정해야 한다. 물론 변화는 번거롭고 힘든 일이다. 원장들 스스로 변하기는 싫으니 MZ세대들에게 보릿고개 시절 얘기를 하며 젊어서는 고생을 좀 해야 한다고 말하면 더 이상은 무의미하다. 우리는 인생을 살면서 맞이하는

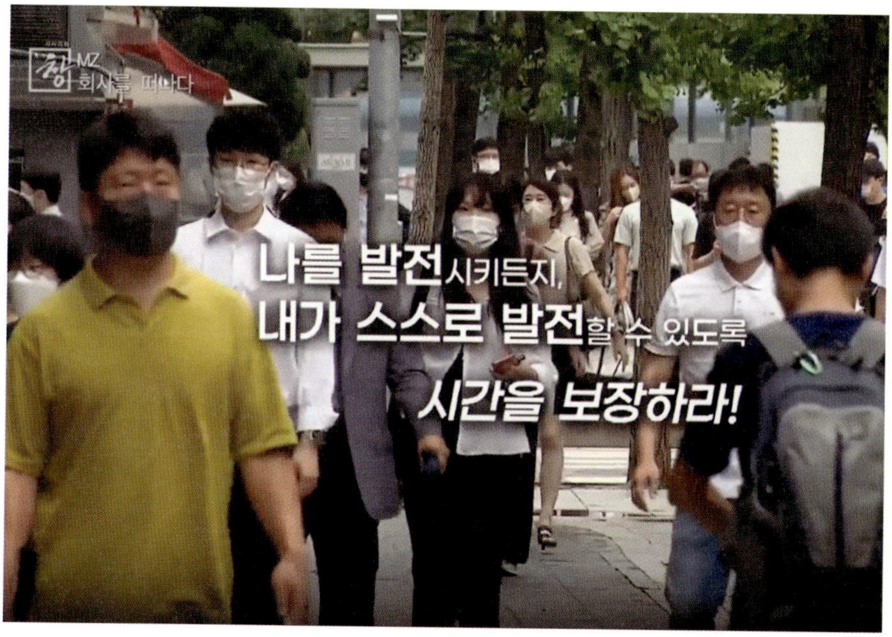

14-16. MZ들이 원하는 원장이 변해야 할 방향성에 대한 힌트(출처: 시사기획 창. MZ 회사를 떠나다).

여러 문제에서 그 답을 밖(타인의 변화)에서 찾으려면 절대 해결이 안 된다. 문제를 해결하려면 나 스스로가 변화하는 것이 그나마 가장 가능성 있는 해결책을 만들 수 있다. 현재 의료계에서 겪고 있는 좋은 직원을 채용하기 힘들다 문제도 마찬가지다. '요즘 젊은이들이 고생을 안 해봐서 젊어서부터 벌써 즐기려고만 해. 저들이 문제고 바뀌어야 해'라고 생각하면서 스스로는 그대로라면 절대 좋은 직원을 구할 수 없다.

스스로 변화하려 마음을 먹었다면 변화의 방향성을 고민해 보아야 한다. 이솝 우화 여우와 두루미의 지혜처럼 좋은 직원을 채용하려면 상대가 무엇을 원하는지 알아야 한다. 요즘 직원들에게 이직은 일상이란 것은 이제 당연한 대전제다. 그들은 오히려 한 직장에 오래 근무하고 있으면 게으르고 능력이 없음을 의미한다고 생각한다. 그들의 입장에서는 세상이 변했고 힘든 상황이니 과거와 같이 서서히 도태된다고 보이는 조직에서는 미련 없이 이직하고 싶은 것이다. 그들이 원하는 것은 '나를 발전시키든지, 내가 스스로 발전할 수 있도록 시간을 보장하라!'는 것이다. 결국 그들도 힘든 현실에 생존을 위해 최선의 선택을 하고 있음을 알아야 한다.

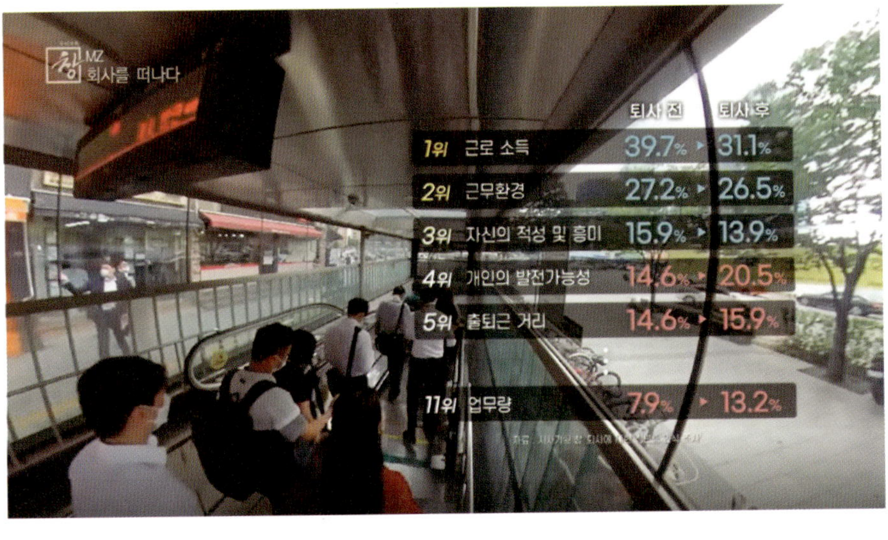
MZ
회사를 떠나다
퇴사 전
퇴사 후
1위 근로 소득 39.7% 31.1%
2위 근무환경 27.2% 26.5%
3위 자신의 적성 및 흥미 15.9% 13.9%
4위 개인의 발전가능성 14.6% 20.5%
5위 출퇴근 거리 14.6% 15.9%
11위 업무량 7.9% 13.2%

14-17. 퇴사 전후 입사에 중요한 가치의 변화(출처: 시사기획 창. MZ 회사를 떠나다).

변혁의 시대를 앞두고 준비할 솔루션들

앞서 논의한 것들을 통해 문제 제기를 했고, 이제부터는 해결책이라 할 방안들을 제시하고자 한다. 격변의 시대가 왔음은 이미 소개한 내용으로 현실임을 파악하고 스스로가 먼저 변화해야겠다고 생각이 들었을 것이다. 그렇다면 다음에 제안하는 것들을 살펴보고 하나씩 준비와 실천을 권한다.

미래 고객이 찾는 의료진 되기

인공지능의 발달로 의료가 대체되는 시대를 앞두고 생각해 볼 것들을 소개한다. 이제는 내비게이션에 의지하면서 운전이 당연하듯이 인공지능과의 정면승부는 당연히 백전백패를 보장한다. 이 상황에서 인공지능보다 인간이 앞설 수 있는 것은 무엇일까를 생각해야 한다. 그러면 도출되는 방향성은 '인간적인 따듯함을 주는 의료인인가?'라는 질문이다. 당연히 그렇게 해야 하는 일이지만 안타깝게도 과도한 업무, 인근 병원과의 경쟁, 매출 압박 등을 의식하다 보면 부족함이 있었을 것이다. 안타깝게도 환자를 인간이 아닌 '처리'의 대상으로 보고 있지 않았나 반성이 필요하다.

해리 할로우의 원숭이 애착 실험은 인간적인 모습을 찾아가려는 원장들에게 큰 지혜를 준다. 인간과 DNA의 94%를 공유한다는 원숭이 실험은 잘 알듯 아기 원숭이는 젖을 주는 철제 어미보다 먹이는 주지 않아도 따듯함을 주는 어미 인형에게 더 많이 의존하고 있다는 것이다. 이 실험이 의미하는 핵심은 인간도 단지 저렴한 가격이라는 보상보다는 '따듯함'을 훨씬 중요하게 생각한다는 지혜다. 음식점에서 키오스크로 주문하고, 로봇이 서빙을 하는 것을 경험해 보면 잠깐의 신기함은 있지만 그것으로 인해 그 집의 단골손님이 될 것인가를 고민해 보아야 한다. 약자로서 찾게 되는 병원에서 고객들은 편리함, 저렴함만을 추구하지는 않을 것으로 예상한다.

머지않은 미래에 의료가 인간의 능력보다 뛰어난 AI로 대체된다고 가정해 보자. AI와 특정 임상에서 실력으로 대결하려면 절대 능가할 수 없다. 따라서

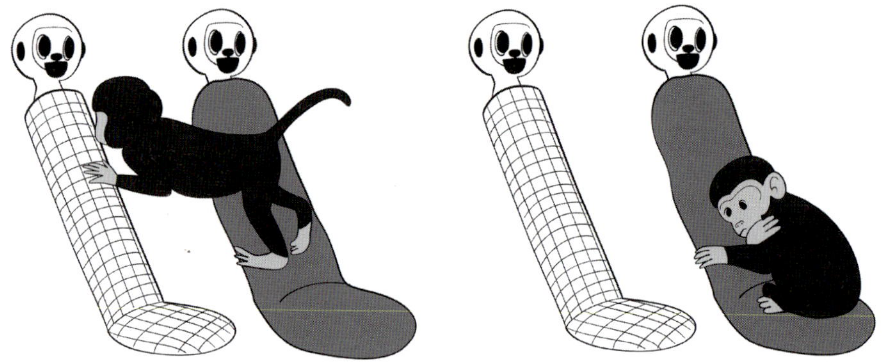

14-18. 해리 할로우의 원숭이 애착 실험. 아기 원숭이는 젖을 먹을 때만 철제 어미에게 다가갈 뿐(좌) 평소에는 젖을 주지 않지만 따듯함을 주는 어미인형에게 안겨 있다(우).

인간 의사가 노력해야 할 부분은 AI가 잘할 수 없는 분야다. 그러한 관점에서 미래의 발달된 AI라도 어쩔 수 없는 약점을 알아야 한다. 바로 공감 능력과 감성적 측면 등의 '휴먼터치' 즉, 인간적인 측면이다. AI가 좋은 임상 결과를 만들어낼 수는 있어도 인간적인 따듯함을 느끼게 해 줄 수는 없기에 미래 고객에게 선택을 받자면 '인간적인' 측면이 중요하다. 스스로 인간적인 의사인지 확인해 보려면 유튜브에서 인기를 끌고 있는 숏박스의 코미디 '아프면 손드세요' 라는 제목의 동영상을 추천한다.

이 '개그'에 웃음이 나오고 실제로 그런 모습이라고 공감이 된다면 문제가 있다. 뉴스와 개그(코미디)의 차이가 무엇이라 생각하는가. 주관적 생각이긴 하나 뉴스는 '흔치 않은 일'을 다루고, 개그는 '흔한 일'을 다룬다. '아프면 손드세요'가 코미디의 소재가 되었다는 것은 그만큼 현재의 진료실에서 손 들고 아프다고 해도 그냥 하는 경우가 더 흔하다는 것을 말한다. 동영상 하단에 달린 댓글을 봐도 주로 '공감된다', '실제 상황을 너무 잘 표현했다' 등 진료실의 현실을 잘 표현했다는 글들은

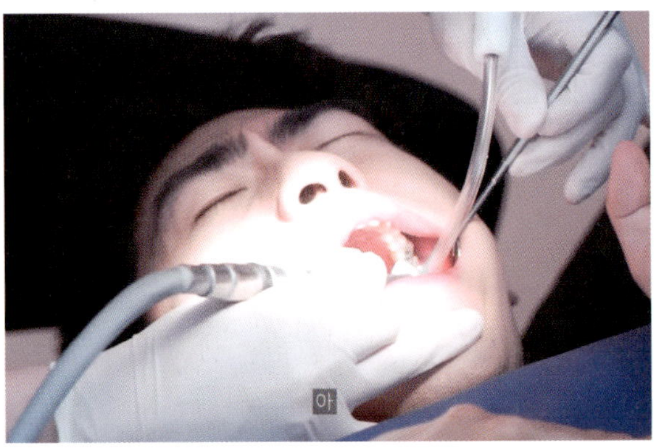

14-19. 숏박스의 코미디. '아프면 손 드세요'(출처: 유튜브 숏박스)

심각하게 생각해야 한다. 그만큼 현재 일상은 '인간적'이지 않음을 의미하기 때문이다. 여기서부터 변화를 시작해야 한다.

인간적인 공감 능력을 생각해 볼 케이스가 있다. 14-20과 같은 환자가 처음 병원을 방문한다면 어떤 방식으로 접근하는지 검토해 보아야 한다. 안타깝게도 대부분의 경우 전체적인 검진 후 '치료비 견적이 얼마 나오는데 최대 조정해서 얼마입니다'라는 것을 전달하는 정보 전달 즉, 매출과 관련된 상담에 그친다. 물론 환자도 그 '견적'을 알아보려 병원에 왔다고 말한다. 그러나 '인간적'인 의사라면 비용은 나중 얘기고 '그동안 얼마나 불편함을 참느라 힘들었는지, 과거 무슨 힘든 경험이 있어서 이토록 심각해질 때까지 치료를 미루다 왔는지, 치료를 시작하자면 무엇이 가장 큰 고민인지' 등 환자의 고민과 걱정을 공감하고 도와주는 사람이 되겠다는 의사를 전달하는 것으로부터 시작해야 한다.[7]

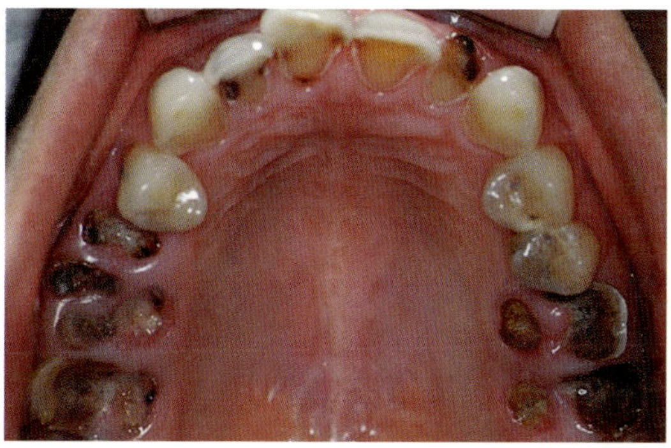

14-20. 그동안 치료를 미룬 심각한 환자.

흔히 '환자 중심 진료'를 하겠다고 선언하고 병원 내부에 문구를 전시해 놓기도

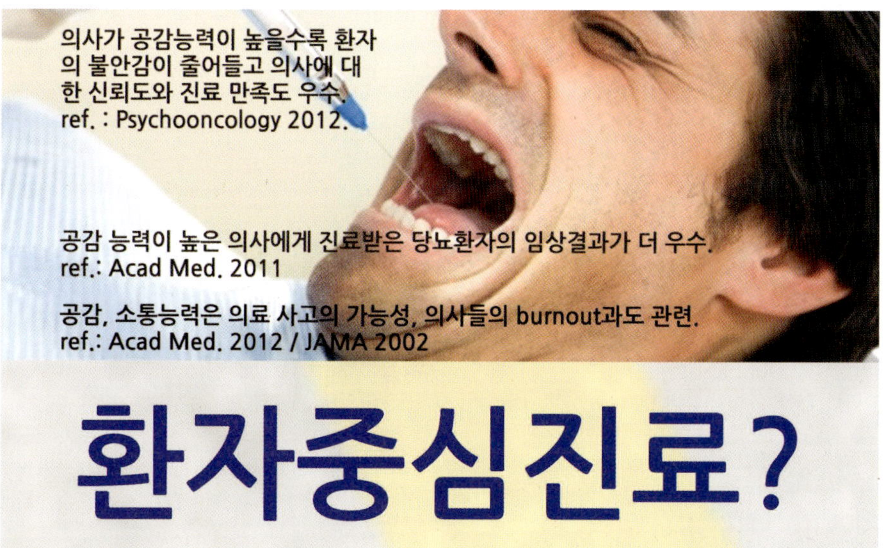

14-21. 환자 중심 진료, 공감능력의 중요성.

한다. 환자가 중심이 되는, 환자가 불편함을 느끼지 않는 진료를 제공하겠다면서도 역설적으로 'Pain Paradox (아프지 않으려 병원을 찾은 환자에게 안 아프게 해 주겠다고 말하면서 아픈 것은 좀 참으라고 말하는 것)'를 실천하는 의사들이 많다. 이는 공감 능력이 없음을 의미하며, 코미디의 소재가 되어버린 현실이다. 그러나 많은 연구에서 이미 의사의 공감 능력, 소통 능력이 좋은 것은 환자의 신뢰와 진료 만족도 향상, 임상 결과의 우수성, 의료사고 예방 등등에서 긍정적 효과를 보이고 있다고 오래전부터 다수 보고되고 있다.[8-10] 문제는 현장 임상의사들의 실천이다. 가격 경쟁이 심해서 그것까지 신경 쓰지 못했다면 생각을 바꿔야 한다. 경쟁이 심하기에 그저 가격으로 경쟁할 것이 아니라 '인간적'인 의사, 인간적인 병원의 모습으로 경쟁력을 갖도록 준비하고 노력해야 AI시대에도 고객들의 선택을 받고 앞서나가는 병원을 만들 수 있을 것이다.

더 근본적인, 인간의 본성에 대한 이해

첫째, 인간적 매력이 있는 원장 – 다름을 이해하고 인정하자

사람은 누구나 자신한테 잘 대해주는 사람에게 이끌린다. 요즘 흔히 '꼰대'라는 용어를 통해 설명되는, 흔히 나이 든 아저씨의 이미지는 자기주장만 옳다 하고 수십 년 전 생각에 머물러 있는 모습을 의미한다. 안타깝게도 전통적인 교육을 받은 의사들은 보수적인 이미지가 많고, 그 생각을 잘 바꾸려고도 하지 않는 경향을 보인다. 아직도 권위적인 의사, 직원들과는 말도 잘 안 하는 의사 선생님이라는 이미지가 많다. 하지만 그런 권위적인 의사들도 사람은 기본적으로 서로 같지 않다는 것을 알고 있다.

임상의사들은 현장에서 많은 예외를 보곤 한다. 모든 사람이 똑같지 않다는 것이 대전제가 되어야 한다. 미국, 중국, 러시아 등 큰 나라 사람들이 들으면 깜짝 놀라는 일기 예보가 있다. 우리나라 사람들에겐 '내일은 전국에 눈이(또는 비가) 오겠습니다'라는 예보가 흔한 일상이지만 그들에게는 전국 단위의 눈, 비는 기상 이변이고 기후 재앙이다. 그들은 워낙 큰 대륙에 살다 보니 나라 전체의 일기 예보가 같을 일이 평생 없다. 이러한 문화적 차이에서 큰 차이가 만들어진다. 우리 한국인에게는 같은 것이 일상이고, 대륙 사람들에겐 다른 것이 일상이다.

사람은 서로 다른 것이 당연하고 리더인 원장들은 그것을 활용할 줄 알아야 한다. 우리말 '다르다(different)'와 '틀리다(wrong)'는 전혀 다른 의미다. 나와 생각과 행동이 다르다고 해서 그것이 틀린 것은 아님을 부정할 사람은 없을 것이다. 그런데 같은 것이 당연한 단일민족 국가인 우리나라 사람들에겐 다르면 틀리다고 생각하는 경향이 크다. 심리학을 일반인들에게 쉽게 설명하는 것으로 유명한 아주대 심리학과의 김경일 교수는 훌륭한 리더의 첫 번째 조건으로 다름을 인정하고 활용할 줄 아는 것이라 제안한다.

다름은 당연한 것이고 그 다름을 적재적소에 잘 활용할 줄 아는 사람이 훌륭한 리더가 된다. 개원 초기부터 내 맘 같지 않은 직원들을 이해하기 위해 관심 가졌던 MBTI를 연구하며, 20여 년 이상 함께했던 직원들의 성격을 분석하고 누적한 데이터들을 살펴보면 필자(ISTJ)와 비슷한 성향(SJ유형)을 가진 직원들은 편안하고 이심전심이 통하는 측면은 있었다. 그러나 업무 성과는 그것과 별개의 문제였다. 오히려 필자와 많이 다른 성향을 가진 직원들은 생각하지 못하는 부분을 해내고, 부족한 부분을 채워주는 시너지를 만들어 주었다. 다름의 시너지를 일찍부터 알았기에 필자 주위엔 항상 다른 성격을 가진 동료들

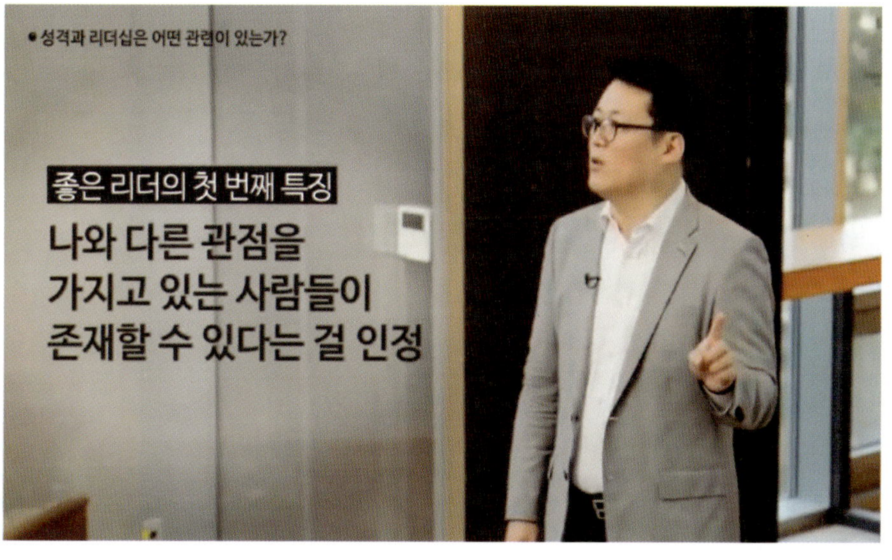
• 성격과 리더십은 어떤 관련이 있는가?
좋은 리더의 첫 번째 특징
나와 다른 관점을
가지고 있는 사람들이
존재할 수 있다는 걸 인정

14-22. 좋은 리더의 특징. 다름을 인정하라(출처: 유튜브 소확성. 성격과 리더십은 관련이 있을까?).

이 함께해서 즐거운 병원을 만들어 가고 있다.

둘째, 인간적 매력이 있는 원장 - 만나고 싶은 원장이 돼라

코로나로 인해 우리는 감염병 예방을 위해 불가피했던 '비대면'이라는 커다란 변화를 견뎌냈다. 다만 부득이하게 할 수밖에 없었던 비대면 기간을 거치면서 사람들은 의도하지 않았던 '선택적 비대면'의 좋은 점을 경험하게 되었다. 예전엔 업무상 싫어도 어쩔 수 없이 만날 수밖에 없던 사람들(예를 들면 꼰대 상사)을 비대면 상황이기에 안 만나도 된다는 합법적인 경험을 한 것이다. 사람들은 일단 편안한 것에 익숙해지면 불편한 상황으로 절대 다시 안 돌아간다. 재택근무의 편안함을 맛본 직원들은 가능하면 재택근무하는 회사를 선호해서 다시 사무실로 출근하라면 이직을 선택할 정도다.[11]

원장은 직원들에게 개인적으로 만나고 싶은 사람일까를 생각해야 한다. 원장에 대해 '직장에서 원장일 뿐 개인적으로 만나서 식사하고 얘기하자면 부담스럽다'고 직원들이 느끼고 행동한다면 원장은 안 만나고 싶은 분이란 얘기다. 안 만나면 내 시간과 돈도 아끼고 나도 편하다고 생각하시면 곤란하다. 원장은 사업을 하는 리더이기 때문에 만나고 싶은 사람이 되어야 한다. 직원들이 만나고 싶어 하시 않는다면 고객도 비슷한 생각이지 않을까를 생각해야 한다. 만나고 싶지 않은 사람이 어떤 사람인지는 먼저 은퇴하신 선배 몇 분을 생각해 보면 된다.

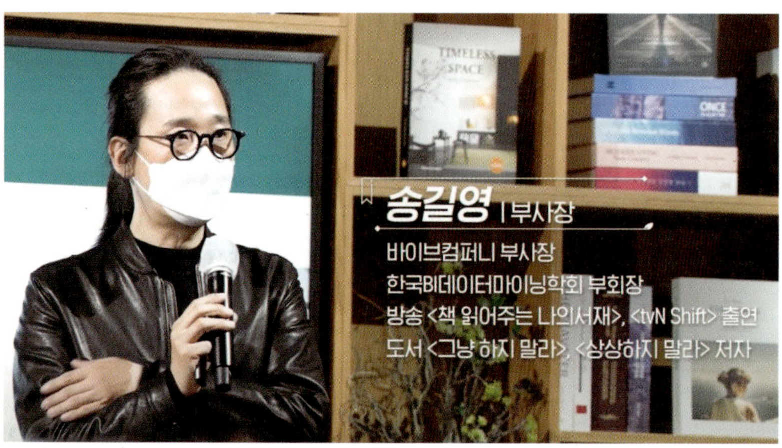
송길영 | 부사장
바이브컴퍼니 부사장
한국빅데이터마이닝학회 부회장
방송 <책 읽어주는 나의서재>, <tvN Shift> 출연
도서 <그냥 하지 말라>, <상상하지 말라> 저자

14-23. 만나고 싶은 사람이 되라. 송길영 부사장(출처: 유튜브 월급쟁이부자들TV. 회사 다니는 2030들의 퇴사 고민 1위).

만나고 싶은 분은 어떤 모습인가. 세상에 떠다니는 수많은 키워드들을 분석해서 미래를 예측하는 일을 하는 바이브컴퍼니의 부사장인 송길영 박사는 거기에 대한 답을 이렇게 말한다. 누구나 그렇듯 만나고 싶은 분은 '미래에 대한 혜안이 있고, 나를 배려해 주고, 성장시켜주고, 배울 것이 있는 분'이다. 직장생활, 군 생활을 하면서 만났던 상사를 떠올려 보면 생각나는 사람이 있을 것이다. 선택적 비대면이 일상이 된 미래의 삶에서 나 자신부터 상대에게 만나고 싶은 사람이 되는 것이 더욱 중요해지고 있다. '나는 당신에게 필요한 좋은 사람이니 내게 오세요'라는 마인드가 필요하다.

직원들은 어떤 원장을 만나고 싶어 하며 함께 일하고자 하는가. 앞서 직원들이 프레카리아트로 살아갈까 걱정된다는 말씀을 드린 적이 있고 거기에 답이 있다. 원장이라면 직원들이 프레카리아트로 살아가지 않도록 도와주는 분이 되어야 한다. 즉, 직원들에게 꿈과 열정을 불어넣어 주고, 일의 가치를 느끼게 해 주며, 직업 안정성을 제공해 주면 된다. 무엇보다도 우선 꿈과 열정을 불어넣어 주자면 직원들에게 밝은 미래를 보여 줘야 한다.

좋은 직원을 채용하고 함께하자면 원장이 앞서 나가는 리더로서 모델이 되어야 한다. 간단히 말하자면 최신 임상에 뒤처지면 안 된다는 말이다. 보철 전문의인 필자조차도 기술적인 한계가 있다고 생각하여 수년 전부터 도입을 미루고 있다가 디지털 보철을 시작한 지 이제 겨우 1년이 넘어간다. AI는 치과계에도 오래전부터 구강스캐너, 안면 분석 교정 프로그램, 3D 프린터 등의 형태

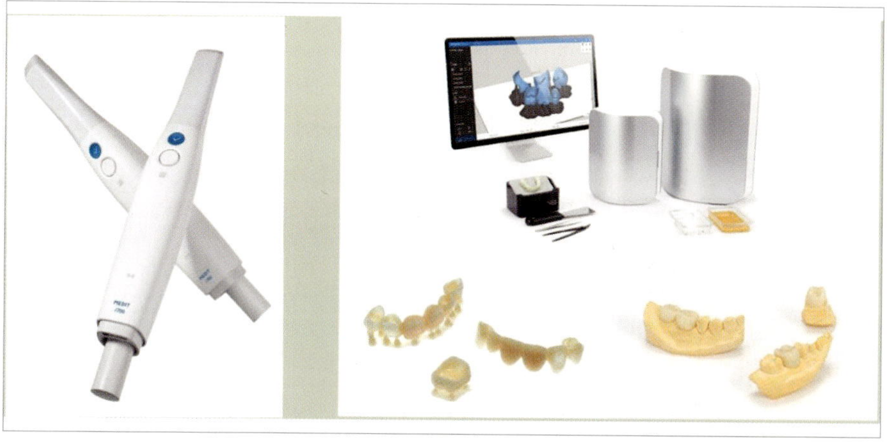

14-24. 미래 치과계의 변화를 보여주는 디지털 보철 장비들(출처: 덴탈투데이, 2022.04.26., Ray 홈페이지).

로 이미 들어와 있었고, 앞으로 확산은 거스를 수 없는 대세가 될 것이다. 함께 일하는 직원들도 그러한 변화의 소식을 듣고 있고, 아직도 전통적 방식의 진료만 고수하는 치과에는 취업을 피하는 것이 당연하다. 직원들 입장에서 그곳에서 일해서는 미래가 없다. 그래서 가장 핵심은 원장이 임상적으로 미래를 보고 앞서가며, 만나서 배우고 싶은 훌륭한 리더가 되어야 한다.

셋째, 공감과 배려를 바탕으로 창조적 사고

앞서 치과 진료실이 개그의 소재가 되어 안타깝다는 말씀을 드렸다. '아프면 손 드세요'는 5분 30초짜리 개그이고 많은 치과 종사자분들이 우리도 그렇다며 공감을 표시했다. 그러나 오래전부터 직원들에게 비슷한 교육을 해 왔던 필자에게는 수많은 거슬리는 것들이 보였다. 미용실에서 흔히 쓰는 '~게요'체의 멘트, 직원 걸음에 따라오는 슬리퍼 끄는 소리, '따끔~~~', '잘 참으시네'라는 멘트 등등 오래전부터 바꾸자고 얘기해 왔던 수많은 표현들이 개그의 소재가 되어 있었다. 보는 과정에 불편함이 느껴졌어야 한다.

진료를 받는 고객의 입장에서 생각해 보면 아픈 건 당연한 것이 아니다. 안 그래도 아프고 불편하니 병원을 찾은 것인데, 내 돈 내가면서 아픈 걸 참고 치료를 받아야 한다면 그 치과를 가고 싶지 않은 것이 당연하다. 그럼에도 병원에서는 그저 어쩔 수 없는 일이라 생각하고 일상적으로 일할 뿐 문제의식이 없

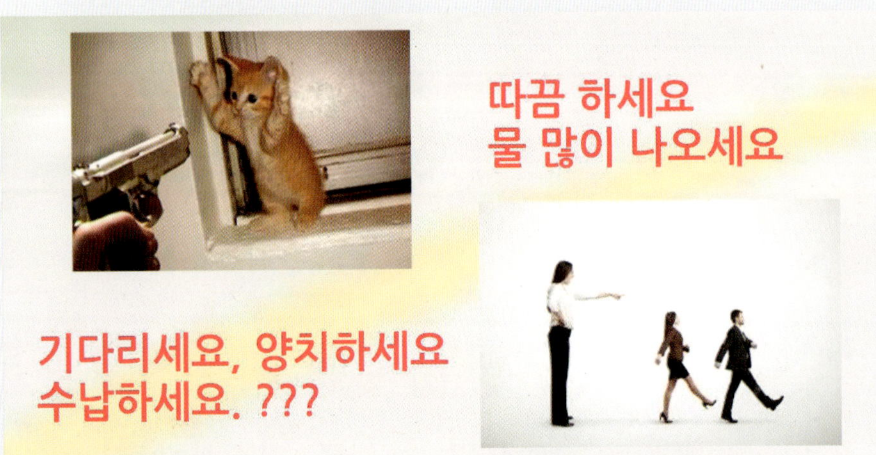

14-25. 표현들의 문제점은? (그림은 힌트를 보여준다)

다. 대부분이 그러하기에 조금만 배려하고 신경 써 드리면 고객들은 크게 감동해 준다. 독자들의 인간적인 마인드를 확인해 볼 몇 가지 질문을 확인해 보자.

병원에서 일상적으로 쓰는 멘트인데 고객들은 불편한 것들이 있다. 동영상에서도 나왔듯 '따끔하세요~', '물 많이 나오세요'라는 표현의 문제점은 무엇일까? 이 표현은 틀린 말은 아니지만 긴장한 채로 진료를 기다리며 유닛 체어에 누워서 도망도 못 가는 상황인 환자의 입장에서 생각해 보면 문제가 있다. 이러한 표현들은 환자를 겁주는 표현이란 공통점을 가지고 있다. 그렇다면 어떤 식으로 의사 표현을 해 줘야 할까? 환자라면 어떤 얘기를 듣고 싶을까를 생각해 보면 된다. 모범 답이야 여러 가지 있겠지만 필자의 병원에서는 '혹시 불편하시면 엄살 부리세요', '잠깐 머금고 계시면 바로 없애 드리겠습니다' 등의 멘트로 교육한다. 환자가 듣고 싶은 말은 겁주는 말이 아닌 '믿고 내 몸을 맡겨도 되겠다'는 생각이 들 수 있는 말이다.

진료실에서 매일 사용하는 불편한 멘트를 더 살펴보자. '기다리세요, 양치하세요, 수납하세요'. 이 표현들의 불편한 공통점은 명령하는 멘트라는 것이다. 내 돈 주고 서비스 받으면서 이래라저래라 명령까지 들어야 하는 것인가? 과거 고객들은 그러려니 하고 참았지만, 요즘 고객들은 이해 못할 일이다. 어떻게 변화시켜야 할지는 상대방, 고객의 입장에서 생각해 보면 된다. 필자의 병

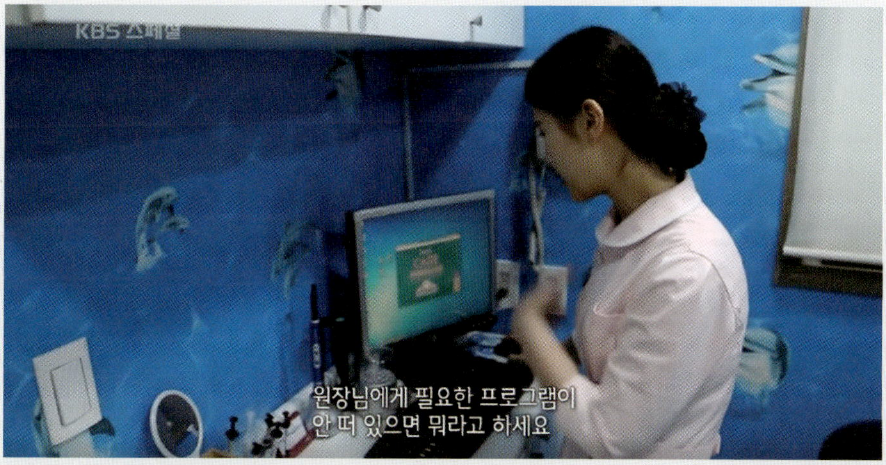

14-26. 꼰대형 원장과 함께 일하는 직원들의 고충(출처: 유튜브 KBS 다큐. 남자여, 늙은 남자여).

원에서는 각각 '기다려 주실 수 있으세요?', '이쪽에서 양치하시면 됩니다', '수납 도와드리겠습니다'라고 교육한다. '~수 있으세요?', '~하시면 됩니다'라는 표현을 통해 고객은 본인이 선택하여 행동하니 불만이 없다. 또한 껄끄러운 결제는 도와주겠다니 자연스럽게 긍정적 마음으로 응한다. 이것들은 작지만 큰 차이를 만드는 20여 년 이상 노하우가 쌓인 멘트들이다.

진료실은 생명을 다루는 곳이고 근무하는 사람은 긴장을 놓아서는 안 된다. 그러나 누구도 하루 종일 긴장만 하고 살 수는 없다. 14-26에서 소개된 꼰대라 불리는 원장의 모습을 보면 잘못된 얘기는 하나도 없다. 다만 그 원장과 함께 일하는 직원들이 좀 힘들 뿐이다. 부모님의 잔소리가 다 잘 되라고 해주는 말이긴 하나 '잔소리'라고 느껴지면 싫은 것이 당연하지 않았던가. 이러한 상황을 심리학에서는 '인지부조화'라고 한다. 이해를 위해 자세히 설명하자면 인지(옳고 그름)와 정서(좋고 나쁨)의 부조화다.

인지부조화는 꼰대 원장과 같은 상황을 말하며 스트레스를 만든다. 말씀은 물론 맞고 그래야 하는데 힘들다는 것(right & bad)이다. 반대의 상황도 있다. 예를 들면 덤핑 치과에서 많은 월급을 받으며 환자를 '처리'하는 업무를 하는 경우 월급이 많은 것은 좋지만 윤리적으로 '이렇게 해도 되나?' 하는 갈등 상황(wrong & good)에서 일하게 된다(14-27). 월급은 많이 받고 있지만 원장도 존경스럽지 않고 현재 병원의 미래가 불투명한 경우도 마찬가지 상황이다. 이러한 상황들은 병의원에서 일하는 직원들이 종종 겪는 일이다. 병원을 키워가려는 원장이라면 직원들의 이러한 인지부조화 상태를 개선해 주어야 한다.

인지 \ 정서	Good	Bad
Right	집중	인지부조화
Wrong	인지부조화	폐기

14-27. 옳고 그름, 좋고 나쁨의 인식이 다를 때 느끼는 인지부조화.

오래오래 근무하고 싶은 치과는?

윤리적인 진료, 인간적 리더십이 가장 중요
스탭들 좋은 진료와 현실 괴리감 올 때 고뇌

전수환 기자 등록 2017.05.26 16:04:29

스탭들이 자신이 몸담고 있는 치과에 오래 머무르고 싶다는 생각이 들 때는 언제일까?

높은 급여와 좋은 근무환경, 인센티브, 휴가일수 보장 등 많은 요소가 있지만 또 하나 중요하게 인급되는 것이 윤리적인 진료를 추구하는 원장의 도덕성이 꼽힌다.

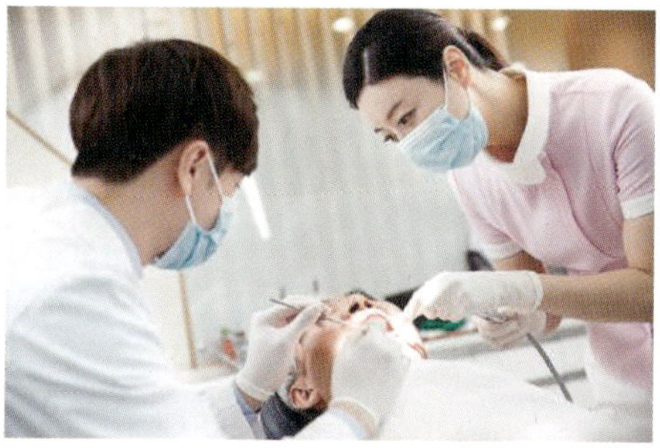

한 치과에서 7년째 근무하고 있다는 한 치과위생사는 "급여조건이나 근무환경이 다른 치과에 비해 좋다고 할 수는 없지만 원장님에 대한 존경심이 커 지금의 치과에 만족하며 일하고 있다. 지금 병원은 원장님이 환자를 대하는 것을 보면 내 가족을 치료받게 하고 싶은 병원"이라고 말했다.

14-28. 직원들의 인지부조화를 짚은 치의신보 기사.

직원들은 인지부조화 상태가 지속되면 남아 있을 이유가 없다. 예를 들면 원장이 별로 존경스럽지 않은 상황을 가정해 보자. 직원들 보기에도 실력이 없고(함께하는 직원이 모시는 원장에게 본인과 가족 등의 진료를 안 맡긴다면 실력 없는 것) 예전 방식만 고수하는, 배울 것도 없는 원장이라면 직원의 마음은 인지부조화 상태가 된다(14-28). 원장은 전통 방식이 더 좋다고 말하나 그것은 본인만의 생각일 뿐 직원들이 느끼기엔 '전통 갓(예시일 뿐 장인을 무시하고자 하는 의도는 아니니 이해해 주시길 바란다)을 만드는 장인'을 보는 느낌이 아닐까 한다(14-29). 본인에겐 소중한 가치이겠지만, 그걸 배우고 함께해서는 미래가 보이지 않는다고 느낄 것이다. 입장 바꿔서 원장에게 남은 인생 동안 전통 갓의 명맥을 잇는 일을 하라면 할 것인가?

좋은 직원을 채용하고 일에 집중할 수 있도록 하자면 그들에게 '미래'를 보여줘야 한다. 원장과 함께했을 때 그들이 성장할 수 있고, 그 성장을 통해 여유롭게 살 수 있는 미래를 보여줘야 MZ세대의 여부를 떠나서 직원들은 일에 집중하게 될 것이다. 내 병원에서 근무했던 직원들이 치과대학에 진학을 하고, 치위생학과 교수가 되고, 치과위생사들을 교육하는 강사로서 성장하는 등

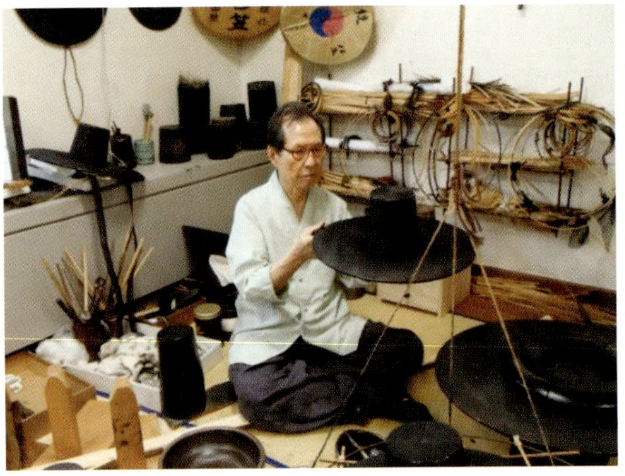

14-29. 전통 갓의 명맥을 잇는 장인(출처: 고대신문, 2019.09.29.).

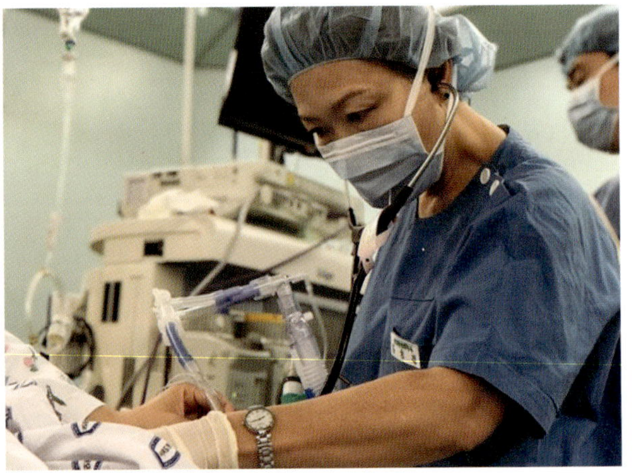

14-30. 원장과 함께하던 치과위생사가 성장하여 후배 치과의사가 되어 함께 일하게 하라(출처: 한국일보, 2019.09.02.).

그들의 커리어를 늘려가고 성장할 수 있도록 원장이 멘토가 되어주어야 한다. 수련 기간 만났던 은사님께서는 "직원들에게 (월급만 주는) 원장이 되지 말고, (성장을 이끌어 주는) 인생의 스승이 돼라"라고 하셨고, 고등학교 교사이셨던 부친의 제자들이 스승의 날 등에 인사차 찾아왔던 아름다운 모습을 보며 커온 필자는 그래서 은사님의 말씀이 인생철학이 되었다.

그 관점에서 원장이 집중해야 하는 부분은 '동기요인'이다. 여러 동기부여 이론 중 가장 현실적이고 임상에 적용할 만한 이론은 '허츠버그의 동기위생이론'이다. 그는 만족의 반대는 불만족이 아니라 했고, 만족하지 않는 것과 불만족은 다르다고 했다. 그는 만족시키는 요인을 동기요인, 불만족을 없애는 요인을 위생요인이라 구분하였다(14-32). 다른 세대인 요즘 직원들에게도 이 이론은 변하지 않고 적용되는 심리학적 이론이다. 따라서 원장들의 이해와 실천이 필요하다.

안타깝게도 직원들의 불만을 없애기 위해 제한된 시간과 비용을 사용하는 일이 많다. 월급을 올려주고, 복리후생을 위해 스낵바를 만들고 기숙사를 제공하는 등에 많은 돈을 쓰고는 직원들이 만족하고 이제 열심히 애사심을 가지고 일할 것이라고 기대하는 것이다. 그러나 허츠버그의 관점은 다르며 그것은 그저 불만을 없애는 위생요인일 뿐 그 혜택을 제공한다고 해서 장기근속하고

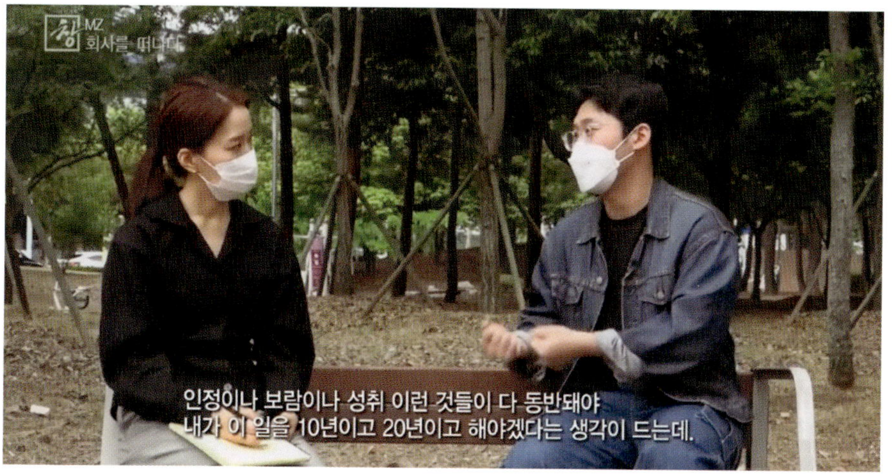
MZ 회사를 떠나다
인정이나 보람이나 성취 이런 것들이 다 동반돼야
내가 이 일을 10년이고 20년이고 해야겠다는 생각이 드는데.

📷 14-31. 동기요인의 중요성을 짚은 방송(출처: 시사기획 창. MZ 회사를 떠나다).

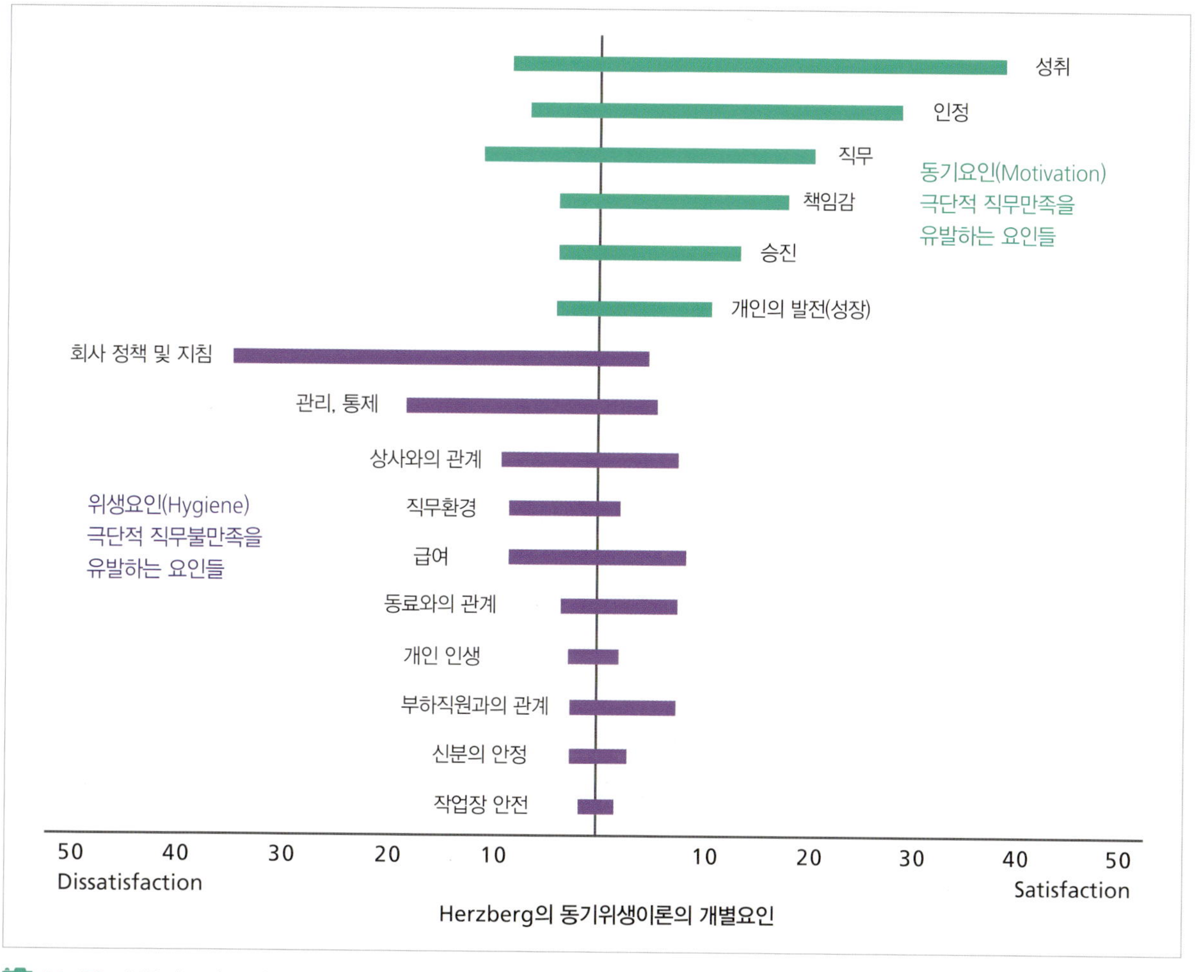

📷 14-32. 허츠버그의 동기위생이론과 그 개별요인들.

열심히 스스로 일하지는 않는 것을 이미 20년 넘게 경험해 왔다. 물론 복지혜택에도 트렌드라는 것이 있고 기본적인 복지는 제공해야 한다. 다만 원장이 집중해야 할 것은 그보다는 동기요인이라는 것이다.

원장이 활동할 '동기요인'은 생각보다 많은 투자가 필요하지도 않다. 14-32를 보면 직원들을 인정해 주고 칭찬해 주고 승진시켜주는 등 많은 지출이 필요한 일들이 아니다. 그저 진료 중 눈 마주치고 미소 짓고(어쩌다 한 번이라도 잘했을 때), 엄지 척(인정) 해 주고, 조금의 개선이라도 보였을 때 칭찬해 주는 등의 행동만 의식적으로 해 줘도 직원들은 힘이 난다. 이것은 아이를 키워보면 그 의미를 더 잘 알게 된다. 아이를 문제아로 만드는 확실한 방법이 있다. 그건 바로 '매번 잘못을 바로 지적하고 질책하며 어쩌다 잘했을 때 칭찬엔 인색'한 것이다. 병원에서 스스로의 모습이 아닌가 되돌아보아야 한다.

지금까지 좋은 직원을 채용하고 유지 관리하는 것에 무엇을 어떻게 해야 할지 얘기해 왔다. 이제 원장들의 관심사인 성과를 만들어 내기까지 과정을 요약 정리한다. 다음에 소개하는 원리에 대한 이해와 실행이 있다면 원장 본인의 변화뿐만이 아니라 좋은 직원과 함께하는 행운을 곧 경험하리라 확신한다.

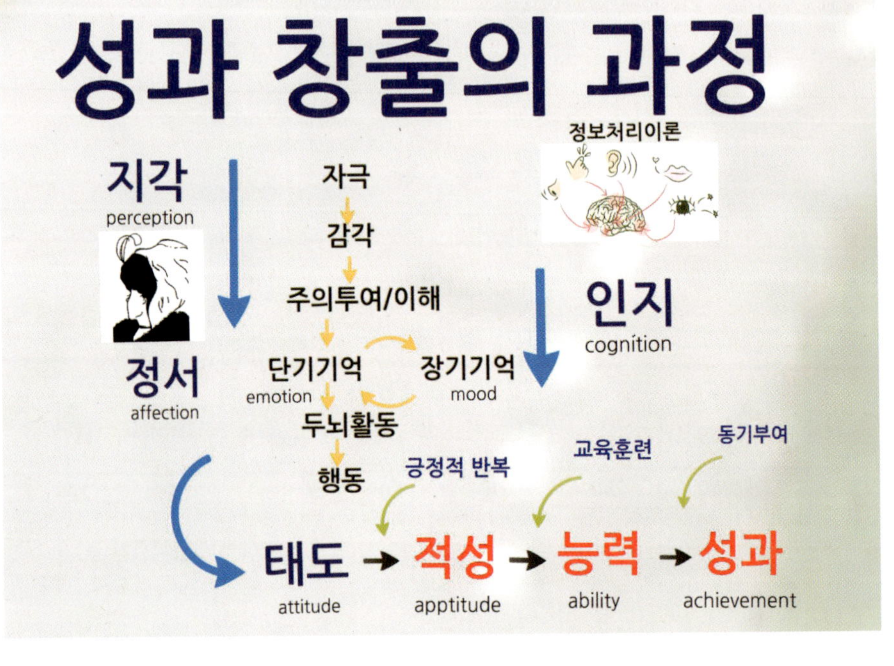

14-33. 성과 창출의 과정 연결 모식도.

시작은 정보처리이론을 바탕으로 한 '태도'이론[12]에 대한 이해에서 출발한다. 14-33의 정보처리 과정을 보면 사실 내용은 간단하다. 뭔가 자극이 주어지면 그것을 감각하여 느끼고(지각) 그것이 무엇인지 알아본 후에 이해하며(인지, 옳고 그름), 반복적으로 자극이 주어지면 좋고 나쁜 것을 느끼며 단기기억(감정, emotion)을 여러 번 하다가 그것이 장기기억(기분, mood)으로 저장된다는 것이고(정서, 기분과 감정의 합, 좋고 나쁨), 이후 그 기억을 바탕으로 두뇌 활동을 통해 행동으로 옮긴다는 것이다. 그 과정에 나타나는 인지, 정서, 행동의 합으로 태도가 만들어진다는 것이 태도이론의 핵심이다. 간단하지만 이 과정에 대한 이해가 출발점이다.

직원들의 태도라는 것은 결국 원장 본인이 만드는 것이다. 직원들은 출근 후 병원에서 일하면서 여러 가지 경험을 하게 된다. 첫 출근 후 교육을 받고, 진료하면서 원장에게 칭찬이나 질책도 듣게 된다. 진료 후 회식자리에서 즐겁거나 힘든 경험(인지와 정서를 형성)도 누적된다. 이 모든 경험(자극)들을 거치면서 직원에게는 직장에 대한 태도가 만들어진다. 직원이 그 과정에서 옳은 것에 대한, 좋은 것에 대한 기억이 많이 쌓이도록 만들어야 한다. 그러면 시키지 않아도 알아서 열심히 잘하는 직원이 되는 것이다. 일도 힘들고 병원 일에 대한 나쁜 기억만 쌓이면 근무 태도가 좋을 수가 없다. 돌려 생각하면 그저 사랑을 많이 해주고 속 썩이는 일이 있어도 참고 칭찬만 해서 키워야 좋은 아이로 성장할 수 있는 육아 과정과 비슷하다.

핵심은 태도이론이 성과 창출 과정에 모두 연결된다는 것이다. 요즘 화두가 되고 있는 '공정'한 평가(인사고과)를 위해서는 태도, 능력, 성과라는 세 가지 항목을 고려하라고 말한다.[13] 이것은 과거에 연봉협상을 경험하고 실패하면서 절실히 느꼈던 교훈이기도 하다. 즉, 연봉협상이라는 평가의 자리에 직원은 '태도'만 가져오고, 원장은 '능력과 성과'를 보기에 서로의 시각 차이가 있고 문제가 발생한다. 따라서 태도, 능력, 성과라는 세 가지 평가 항목을 연초에 직원과 함께 만들고 그것에 따라 평가해야 직원들도 공정한 평가라고 인식한다. 놀라운 것은 그렇게 각각 따로 알고 있던 태도, 능력, 성과라는 항목들이 모두 연결고리가 있다는 것이다.

중요한 것은 그 연결고리의 시작을 어디서부터 할 것인가이다. 병원에서 성과를 만드는 것은 결국 원장이 직원의 긍정적 태도를 만들어 주는 것에서부터 시작된다. 직원에 대해 반복적으로 칭찬과 인정을 전하며 즐거운 병원 생활 경험을 전달해야 직원의 인지와 정서가 긍정적으로 변하며 긍정적 태도가 만들어진다. 그러한 일들이 여러 번 반복되면 직원은 병원 일에 대해 적성(aptitude)이 있다고 느끼게 된다.[14] 내 자식에게 공부 적성을 키워주겠다고 생각해 보면 할 일에 대한 답이 나온다. 함께해 주고, 즐거운 성취 경험을 만들어 주고, 그것을 반복해서 재미를 느끼게 해 주는 것이다. 직원들도 같은 원리로 태도가 만들어짐을 이해해야 한다.

일단 태도와 적성이 어느 정도 긍정적으로 만들어진 직원이 있다면 그때부터 원장의 교육 훈련이 작동하기 시작한다. 그동안의 교육 훈련에 직원들이 잘 안 따라오는 이유는 태도, 적성이 아직 안 만들어졌기 때문이다. 즉, 일단 병원의 일이 재미있고 뭔가 자신한테도 잘 맞는 일이란 생각이 있는 직원에게 적극적 교육, 훈련을 해 주어야 능력(ability)이 생기게 된다. 원장들이 흔히 하는 실수는 능력이 생기도록 교육도 해 주지 않은 채 '그 직원은 능력이 없다'고 비난만 하는 것이다. 대학 교육에서 모두 배웠어야 한다고 생각하는가? 엘리트인 원장도 대학 졸업하자마자 모든 진료를 다 잘하진 못한다. 현장에서 교육 훈련이 그래서 중요하다.

능력이 있는 직원에게 적절한 동기부여가 주어졌을 때 만들어 내는 것이 성과(achievement)다. 뭔가 열심히 해 보려고도 하고(부지런함) 능력도 있는(똑똑함) 직원에게 성취에 대한 동기부여(위임)를 해 주면 성과를 만들어 내는 것이다. 물론 능력은 있는데 열심히 하려 하지 않는(게으른) 직원도 적절히 동기부여(지원)해 주면 성과를 만들어 낼 수 있다. 문제는 능력이 안되는 직원은 동기부여로는 안되고 지시와 코칭이 먼저 필요하다는 것을 이해[15]하고(📷 12-4 참조), 능력부터 키워줘야 한다. 이 내용들은 모두 '리더십'에 관한 핵심 요약이다. 모든 것들을 챙기자면 좋은 원장 되기가 쉽지 않다.

그러나 병원의 원장은 싫든 좋든 병원 조직의 리더다. 안타깝게도 많은 의사들이 리더십에 대해 제대로 된 교육을 받지 못한 채 대학을 졸업하며 현장에서 리더 역할 수행을 강요받고 있는 실정이다. 대통령 한 사람이 나라를 좌우할 수 없는 시대를 살고 있지만 그 대통령을 어떤 사람이 하느냐에 따라 나라의 방향이 바뀌고 있다는 것도 보고 있다. 직원의 입장에서는 변화시킬 수 있는 것에 한계가 있다. 이 책의 마지막 챕터를 함께하고 있는 것만으로도 독자는 리더로서 소양을 키워가고 있는 분임을 믿는다.

지금까지 2023년 3월을 살아가고 있는 오늘날 병원의 리더라면 생각하고 알고 있어야 할 것들을 짚어 보았다. 우선, MZ라 얘기하는 그들 세대의 문제로 볼 것이 아니라 시대 자체가 바뀌고 있음을 인정하고 이해해야 한다. 그들도 이러한 시대 변화에 맞춰 잘 살아 보겠다고 선택한 행동들이다.[16] 따라서 병원의 리더인 원장은 직원의 그러한 '다른(틀린 것이 아닌)' 모습을 이해하고 그 다름을 어떻게 잘 활용할지를 고민해야 한다. 그런 고민과 함께 원장 스스로도 변화하는 모습을 보여주는 것이 필요하다. 직원들이 보기에 예전 모습 그대로를 고수하는 '꼰대'라면 함께하고 싶은 리더가 아니다. 더불어 그저 잘 어울리

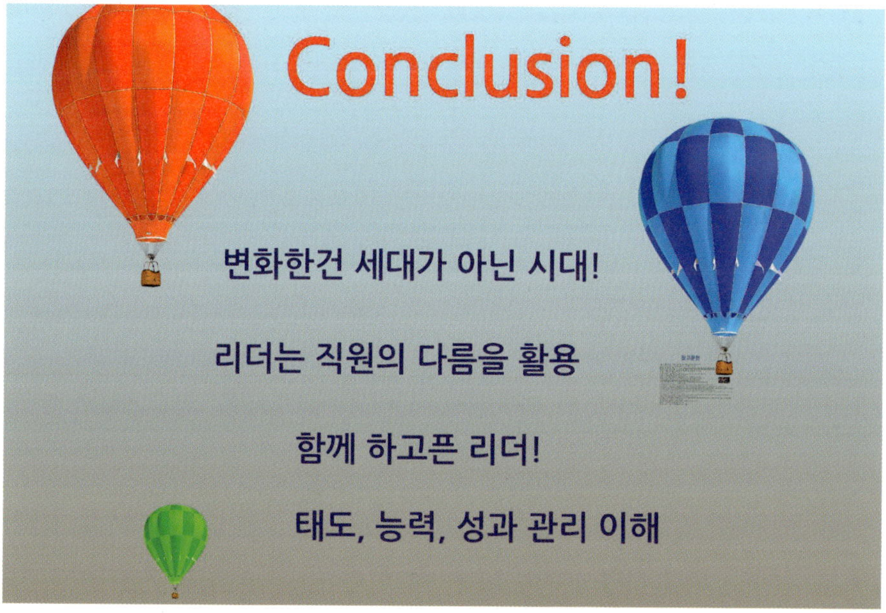

14-34. 강연 핵심 정리.

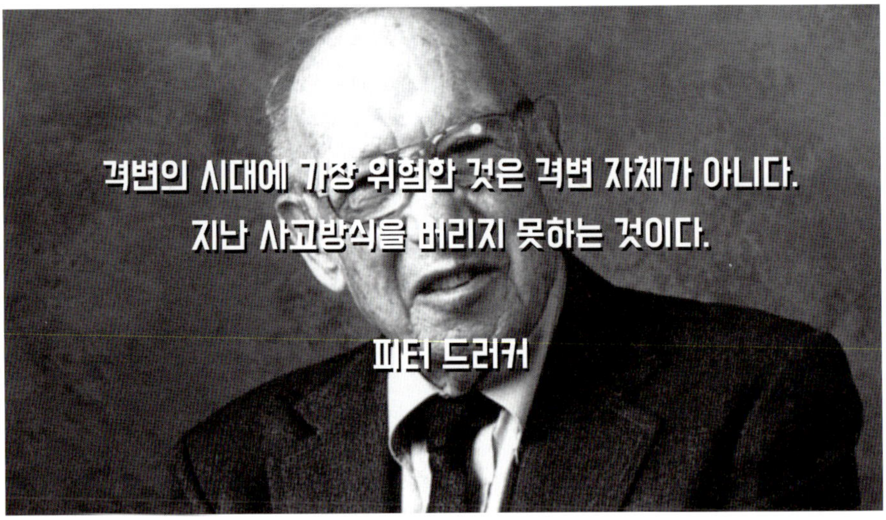

14-35. 드러커의 명언.

는 리더가 아닌 미래를 제시하고 직원들에게 성장을 위한 방향을 조력하는 리더가 되어야 한다. 그래야 직원들이 믿고 따름을 현장에서 확인하고 있다.

최근 수년간 격변의 시대를 살고 있음을 온몸으로 느낀다. 4차 산업혁명, 인공지능의 발달, 코로나 팬데믹, 신냉전시대, 고물가, 고금리, 저성장, 고비용 등 최근 수년간에도 따라가기에 벅찬 변화가 주변을 휩쓸고 있다. 경영학의 대가인 피터 드러커 교수는 이 상황을 극복할 지혜를 한 마디로 말한 바 있다. '격변의 시대에 가장 위험한 것은 격변 자체가 아니며, 지난 사고방식을 버리지 못하는 것이다'라는 말이다(14-35). 먼저 변하진 못해도 세상이 바뀌고 있는데 예전 방식을 고수하고 있는 것은 위험하다. 문제는 본인이 변화를 거부하고 있다는 것을 잘 모른다는 것이다. 만일 본인의 임상 경영 상황이 최근 들어 점점 어려워지고 있다고 느낀다면 변화가 필요한 증거다. 예전엔 통하던 그 성공의 방식이 변화된 시대에는 통하지 않고 있다는 의미다.

직원들이 따르는 훌륭한 리더가 되려면 인문학적 소양이 필수적이다. 병원을 잘 운영해 보려 하다 보면 어느새 경영학, 심리학, 철학, 행동경제학 등 인문학에 몰입하게 된다. 물론 임상을 일정 수준 이상 잘하는 것은 기본이다. 그저 임상만 잘하면 병원에 환자가 끊이지 않던 시대는 이미 끝났다. 여기까지 경영학 관련 공부를 하면서 함께 나누고픈 핵심을 정리하였다. 개인적으로 태도이론과 그에 따라 성과를 만드는 조직행동론에 관심을 가질 것을 권해 드린다. 책에서 전하지 못한 내용과 독자분들의 현장에서 느끼는 질문과 답은 필자의 개인 블로그(https://blog.naver.com/dentmast)를 통해 소통하며 독자들 병원의 성장을 돕는 것이 앞으로 필자의 할 일이라 생각하며 책을 마친다.

참고문헌

1. 홍성용. (2022년, 11월 10일). '재산 2800조' 빈살만, 소공동 롯데호텔 400실 통째로 예약. 매일경제. https://www.mk.co.kr/news/business/10525338
2. 도병욱, 황정환. (2022년, 7월 28일). 대한민국 인구 72년 만에 첫 감소…"인구절벽 시계 8년 빨라져" 한국경제신문. https://www.hankyung.com/economy/article/2022072812601
3. 사피엔스 스튜디오. "신재용 교수 | 기존 질서에 문제점을 지적하고 항의하는 MZ세대! 기성세대와 마찰을 일으키는 골칫덩어리?! 그들이 공정과 정의에 특히 예민한 이유? [어쩌다어른D]" 2022. 5. 21. 동영상. 13:47. https://www.youtube.com/watch?v=jrqGyEQeKaQ
4. 강영미. "지식채널e 폭도들러다이트 운동" 2021. 10. 26. 동영상. 4:36. https://www.youtube.com/watch?v=HbL08kbUxpM&t=33s
5. 김성미. (2017년, 1월 18일). 인공지능 의사 왓슨 도입 길병원에 무슨 변화. 데일리메디. https://www.dailymedi.com/news/news_view.php?wr_id=814937
6. EhostICT. [IT 소식] [디지털 헬스①] 의사들은 왜 IBM 인공지능 '왓슨'을 외면했을까… 'XAI'가 중요한 이유. EhostICT. 2022. 3. 16. https://blog.naver.com/ehostidc2004/222673111939
7. S Lelorain et al. A systematic review of the associations between empathy measures and patient outcomes in cancer care. Psychooncology. 2012;21(12):1255-64.
8. SD Canale et al. The relationship between physician empathy and disease complications: an empirical study of primary care physicians and their diabetic patients in Parma, Italy. Acad Med. 2012;87(9):1243-9.
9. GB Hieckson, et al. Patient complaints and malpractice risk. JAMA. 2002;287(22):2951-7.
10. M Hojat, et al. Physicians' empathy and clinical outcomes for diabetic patients. Acad Med. 2011;86(3):359-64.
11. 김수연. (2023년, 3월 16일). "재택 없애면 퇴사하겠다"...英직장인 3분의 1, "사무실 출근 싫어" 파이낸셜뉴스. https://www.fnnews.com/news/202303152126271338
12. SP Robins, TA Judge. 조직행동론. 16판. 김태열, 박기찬, 박원우 등. 한티미디어; 2015. 4장 태도와 직무만족.
13. 이학종, 양혁승. 전략적 인적자원관리. 개정판. 오래; 2012. p. 289.
14. AG Bean, CK Mayerberg. Attitude-aptitude relationships in the quantitative domain. J of Experimental Edu. 1975;44(1):4-8
15. 켄 블랜차드. 켄 블랜차드의 상황대응 리더십 2 바이블. 조천제, 김윤희. 21세기북스; 2007.
16. 안소영. (2021년, 5월 31일) . 미래 비즈니스 바꾸는 新인류 'MZ 세대' 조선비즈. https://biz.chosun.com/industry/2021/05/31/57JHHZF4FBFCLGEKGKJI3IQ2VU/

감사의 글

경험을 해 보고 나서야 책을 하나 출판한다는 것이 쉬운 일이 아님을 알 수 있었다. '어차피 강의하는 내용이니 정리 한번 해 보지 뭐'라고 생각하고 시작한 글쓰기는 1년이 넘도록 진전이 없었다. 처음부터 '대작'을 출판하겠다는 욕심을 내고 있는 나를 발견한 건 어느새 1년이 지난 시점이었다. 아쉽지만 너무 학술적으로 완벽을 추구하기보다는 임상 현장의 개원의에게 실질적으로 도움이 되는 책부터 우선 써 보자는 생각으로 바꾸니 빠르게 진전되어 금년 연초에야 마지막 장을 마무리할 수 있었다.

나는 일찍부터 의료경영이라는 의사들에게는 마이너인 분야가 언젠가는 필수적이 될 것이라 보았다. 점차 경제가 어려워지고, 경쟁은 심화되며, 인구가 줄어드는 것이 현실로 느껴지는 요즈음 의료에도 경영학적 이론을 도입하는 것이 필수가 되어가고 있음을 느낀다. 임상 개원 현장에서 4일간 진료를 하고, 주중에 쉬는 이틀간 나름 매진해서 글을 쓰는 삶이 코로나 기간 동안 계속되었다. 가끔씩 만나는 친구들에겐 '쉬는 날 무슨 좋은 것이 있다고 학교에 가서 글을 쓰고 있느냐'는 핀잔도 있었지만, 나는 나름의 사명감이 있다. 제대로 된 책을 내서 의료경영이라는 분야의 중요성을 알리는 것이 내가 해야 할 일이라 생각하고 누가 뭐라 하든 글을 써 나갔다.

단순히 글만 쓴다고 제대로 도움이 되는 학술 서적이 만들어지는 것은 아니었다. 물론 강의하던 내용이라 콘텐츠는 어느 정도 있었지만 이 분야가 아직 체계적인 연구가 있는 것은 아니었기 때문이다. 수년 전 교직에 도전해 보겠다고 SCI 논문을 몇 편 출판하는 과정에 쌓아온 논문 찾는 실력은 참고문헌을 찾는 데 큰 도움이 되었다. 나름 내 주장을 뒷받침할 참고문헌들을 찾았고 돌이켜 보면 거기에 대부분의 시간을 사용했다. 논문으로 찾지 못한 이론은 보강을 위해 다른 수많은 자료를 찾아보았고, 내가 알고 있다고 생각한 것이 사실은 잘못 알고 있었던 것도 발견하며 내 스스로도 더욱 성장하고 성숙해졌음을 고백한다. 그래서 먼저 학술 서적을 출판하신 분들을 달리 보게 되었다.

이 책은 수많은 주변 분들의 도움을 받은 결실이다. 우선 수련의 시절부터 독특했던 필자를 사랑으로 대해주시고 개인적으로 지도하고 대학원까지 공부하도록 이끌어 주신 김영훈 은사님께 감사드린다. 대학원 석박사 과정 동안 비판적 사고와 학술적 글쓰기에 대한 체계를 잡도록 교실의 김명기 지도 교수님께 많은 배움을 받았다. 박사 졸업 후 경희대에서 후배들을 위한 재능기부의 기회를 주신 박영국, 권긍록 전 학장님들께도 과분한 사랑과 지지를 받았음에 감사드린다. 학술적 의욕이 꺾여갈 즈음 교직의 기회를 도전해 보라며 지지와 지도를 아끼지 않고 베풀어 주신 연세대학교 치과대학 예방치과학교실의 김백일 교수님, 서울대학교 치과경영정보학교실의 김홍기 주임 교수님께도 큰 은혜를 받아 성장했고 오늘의 내 모습을 만들 수 있었음에 감사드린다.

가장 감사해야 할 사람은 당연히 가족들이다. 다양한 분야에 뛰어난 능력의 소유자임에도 대학생 시절에 만나 전문의 수련과정부터 육아, 석박사 공부, 병원 경영 등 모든 과정 동안 내가 집중할 수 있도록 지지해 주고 기꺼이 희생해 주었으며, 경영자로서 올바른 방향을 위해 현재도 함께 논의하고 있는 아내 김미경 덕분에 이 책을 완성할 수 있었음에 감사한다. 미술계에서 '서각'이라는 분야를 개척하시고 제자를 사랑하는 교육자로서의 삶에 모범을 보여주셨던 돌아가신 아버님께 많은 지혜와 철학을 배웠다. 최근까지도 80이 되어가는 힘든 몸을 이끌고도 매주 금요일 아들의 아침 8시 강의 뒷바라지를 위해 6시부터 아침식사를 준비해 주는 것을 기쁘게 맡아주신 어머님께 감사드린다. 워커홀릭이란 핀잔을 들을 정도로 공부와 일에 미쳐서 많이 함께해 주지 못했음에도 사회인으로서 자신의 길을 잘 찾아가고 있는 딸 서영과 아들 승찬에게도 사랑을 전하며 이 책을 감사로 마무리한다.

2023년 5월

연건캠퍼스 관악교수실에서 저녁 강의를 준비하며

이정우